Se familiariser avec l'ischémie et l'infarctus

L'ischémie n'est PAS un infarctus !

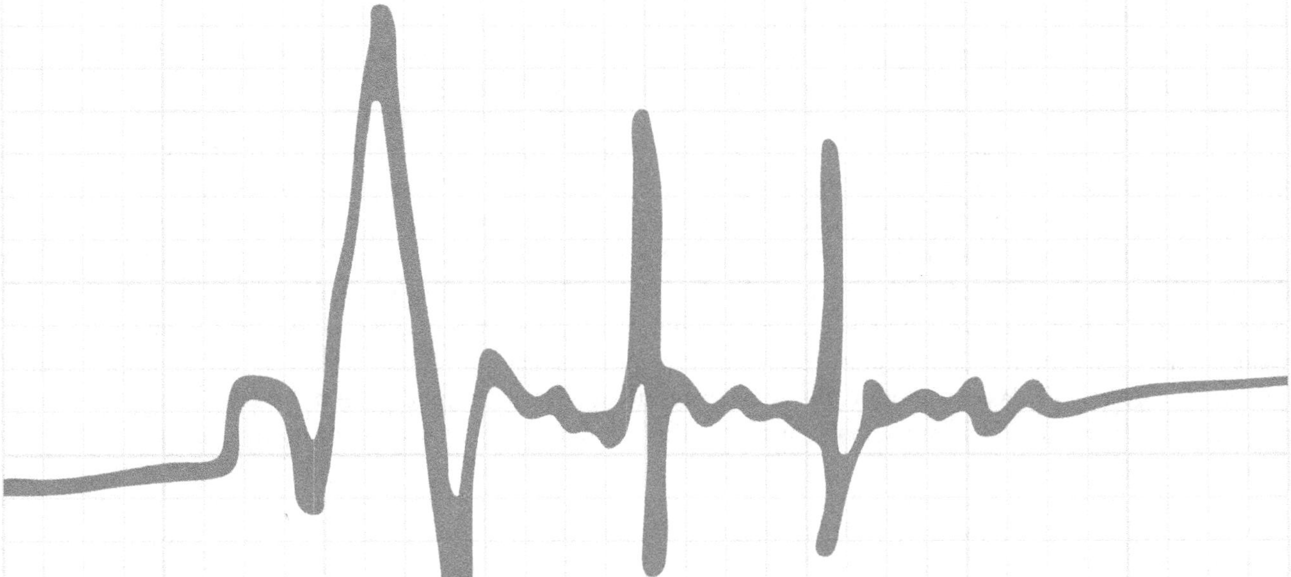

Jerry W. Jones, MD FACEP FAAEM

Conception de la couverture par Daniel O.

ISBN : 979-8-9911371-8-8

Imprimé aux États-Unis d'Amérique

Table des matières

Introduction

J'ai écrit ce livre pour VOUS !

Il est 3 h 20 du matin et vous vous apprêtez à somnoler à votre bureau lorsque vous entendez du bruit dans la salle de réanimation. Soudain, un technicien en électrocardiographie vous présente un ECG à l'aspect peu rassurant. En haut, l'appareil affiche : « Rythme sinusal normal. ECG normal. » Pour une raison qui vous échappe, vous n'y croyez pas !

J'ai écrit ce livre pour VOUS !

Vous transportez un homme de 71 ans aux urgences. Malgré la nitroglycérine, il se plaint toujours de douleurs thoraciques. Vous examinez l'ECG. Il présente de nombreuses anomalies du segment ST. L'appareil affiche : « Ischémie sous-endocardique inférieure. » Pour une raison qui vous échappe, vous n'y croyez pas !

J'ai écrit ce livre pour VOUS !

La cardiologue vous a envoyé aux urgences examiner le patient souffrant de douleurs thoraciques pour lequel elle a été appelée. Il est pâle, très vasoconstricté et gémit encore de douleur. Vous examinez son ECG. V1 semble normal, mais on observe un sous-décalage du segment ST en V2 et légèrement en V3. Il y a peut-être aussi un sous-décalage du segment ST en aVL, mais aucune élévation du segment ST. Son ECG indique une « ischémie sous-endocardique antérieure ». Pour une raison ou une autre, vous n'y croyez pas !

Il est temps maintenant de comprendre pourquoi vous avez remis en question ces interprétations – et vous aviez absolument raison !

J'ai écrit ce livre non pas comme un ouvrage de référence académique, mais comme un mode d'emploi. Imaginez que je suis à vos côtés, vous rappelant ce qu'il faut faire, vous mettant en garde contre cela, vous expliquant le pourquoi de telle ou telle situation. Si vous comprenez le raisonnement derrière un concept, vous n'aurez pas besoin de le mémoriser. Quand avez-vous oublié pour la dernière fois que le feu peut vous brûler ?

Je vais vous présenter le nouveau paradigme de l'infarctus du myocarde par occlusion (OMI). Saviez-vous que le protocole actuel pour le STEMI conduit à un diagnostic erroné dans 25 à 30 % des occlusions coronaires complètes ? Lisez les cinq premiers chapitres avant de sauter des passages. Ils sont essentiels.

Apprenez à connaître la grille de référence hexaaxiale (HRG). C'est absolument indispensable ! Croyez-moi, si vous ne la maîtrisez pas, autant laisser tomber ce livre. C'est absolument fondamental. Je ne peux pas regarder un ECG sans le visualiser mentalement. Vous ne comprendrez jamais les concepts très importants de réciprocité ou d'annulation des forces sans une solide connaissance de ce schéma. Il est même imprimé au verso de toutes mes cartes de visite !

Étudiez les chapitres sur l'anatomie des artères coronaires. Ces connaissances vous seront fréquemment utiles pour déterminer, par exemple, comment une occlusion peut entraîner des infarctus basolatéraux et inférolatéraux sans atteinte de la paroi inférieure. Ou encore, comment une occlusion de l'IVA peut provoquer un sus-décalage du segment ST en dérivations V3R et V4R.

Préparez-vous à améliorer considérablement vos compétences en interprétation d'ECG.

Alors... qu'attendez-vous ? Lancez-vous !

Jerry W. Jones, MD, FACEP, FAAEM
Houston, Texas
2026

Remerciements

Je tiens à exprimer ma sincère gratitude à deux grands pédagogues de l'interprétation des ECG :

Stephen W. Smith, MD

et

Dawn Altman, infirmière diplômée, secouriste.

Ils m'ont aimablement et généreusement autorisé à utiliser des ECG issus de leurs collections dans cet ouvrage. Je leur suis profondément reconnaissant.

Et il y a une autre personne sans qui ce livre n'aurait pu être écrit.

Tu te reconnaîtras.

1

Ce qu'il faut savoir avant de commencer...

Toute personne qui doit prendre en charge des patients nécessitant un électrocardiogramme (ECG) dans le cadre de son bilan doit avoir plus que des connaissances et des compétences de base. Les livres « Se familiariser avec... » ont pour objectif de vous faire progresser. Comprendre et diagnostiquer l'ischémie et l'infarctus ne se résume pas à mémoriser les dérivations qui présentent des sus-décalages du segment ST au cours d'un épisode ischémique donné. (Alerte spoiler! Cela ne fonctionne pas toujours!) Je ne vais pas vous faire mémoriser des schémas ou des listes. Je vais vous enseigner les bases de tout ce que vous voyez sur un ECG à 12 dérivations. Si vous comprenez quelque chose, il n'est pas nécessaire de le mémoriser! Quand avez-vous oublié que le feu vous brûlerait?

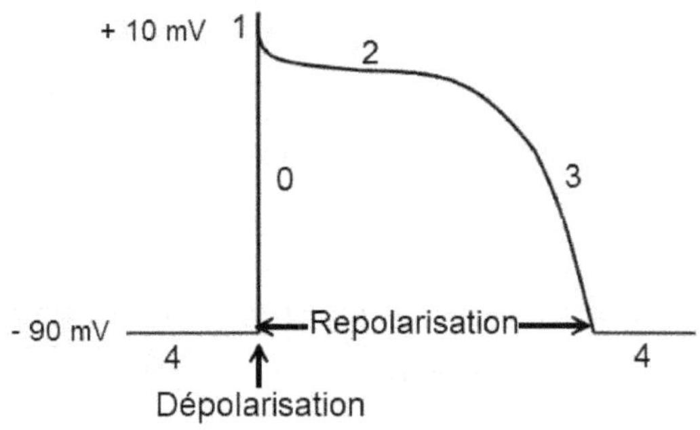

Figure 1-1

Nous n'allons pas commencer à examiner les ECG avec sus-décalages du segment ST pour le moment. Il y a des choses que vous devez savoir avant tout cela ! Il y a des concepts que vous devez apprendre et des outils que vous devez maîtriser pour diagnostiquer l'ischémie, les blessures et l'infarctus avec compétence. Commençons !

Le potentiel d'action pendant l'ischémie

Un potentiel d'action est un ECG d'une seule cellule. Il utilise la même grille – tension en mV sur l'axe vertical (Y) et temps en ms sur l'axe horizontal (X), tout comme un tracé ECG ordinaire. Il existe trois types de potentiels d'action : myocyte en activité, nodal et fibre de Purkinje. Nous allons examiner les myocytes en activité (Figure 1-1).

Le potentiel d'action comporte cinq phases :

La phase 0 représente la dépolarisation. La plupart des illustrations la montrent sous la forme d'une ligne droite verticale, mais elle ne peut pas être parfaitement verticale ; cela impliquerait qu'elle s'est produite en 0 ms. Cette ligne verticale unique comprend les ondes q, R, S et R'. C'est vrai... une seule ligne pour toutes ces déflexions !

La phase 1 représente la première partie du segment ST et le début de la repolarisation, ou ce que l'on appelle généralement le « point J ». La repolarisation démarre rapidement pendant cette phase, mais ralentit rapidement dans des circonstances normales.

La phase 2 se stabilise légèrement et est souvent appelée « plateau » et parfois, lorsque le creux de la phase 1 est inclus, « dôme ». Elle est représentée sur l'ECG par le segment ST. Voici ce qui est important à propos du plateau : dans des circonstances normales, c'est lorsque les deux ventricules sont entièrement dépolarisés. À ce stade, la tension oscille plus ou moins autour de 0 mV. N'oubliez pas : le potentiel d'action mesure le potentiel transmembranaire à chaque instant. Comme les deux ventricules sont entièrement dépolarisés, il n'y a pas d'échange ionique net. Et permettez-moi de répéter : cela ne se produit que dans des circonstances normales !

La phase 3 représente la partie la plus rapide de la repolarisation lorsque le potentiel d'action redescend vers le potentiel membranaire de repos (PMR) à -90 mV. La phase 3 est représentée sur l'ECG par l'onde T. Oui... cette ligne descendante représente l'onde T entière! La perte des ions Ca^{++} entrants via les canaux calciques de type L précipite le début de l'onde T. La sortie accrue de potassium accélère la phase 3 en raison des canaux potassiques rectifiant retardé (IK), que vous découvrirez plus loin dans ce chapitre. Les canaux potassiques à rectifiant retardé conduisent d'abord rapidement le K^+ vers l'extérieur; ensuite, la conduction ralentit considérablement lorsque le potentiel membranaire de repos approche de -90 mV (le PMR). (I = courant)

La phase 4 représente la diastole, le segment T-Q, de la fin de l'onde T au début de l'intervalle QRS. Nous ignorerons l'onde P et l'intervalle PR car ce sont des phénomènes auriculaires. Comme dans la phase 2, un phénomène très significatif se produit ici: dans des circonstances normales, les deux ventricules sont entièrement repolarisés. À ce stade, la tension oscille plus ou moins autour de -90 mV. Bien que les deux ventricules soient entièrement repolarisés, les échanges ioniques continuent à se produire, mais sans échange ionique NET. Et permettez-moi de répéter: cela ne se produit que dans des circonstances normales!

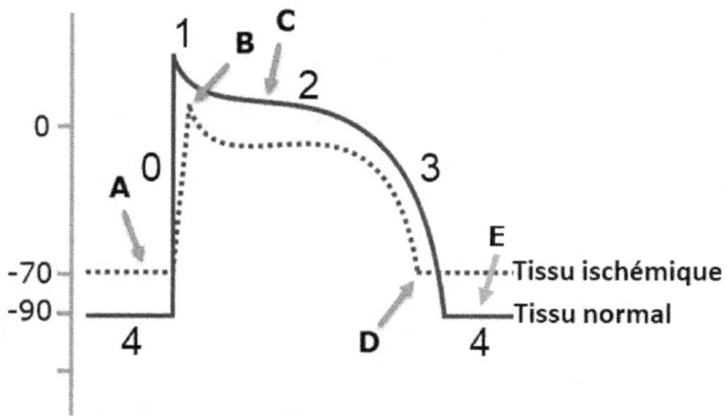

Figure 1-2

Rappelez-vous que ce potentiel d'action (Figure 1-1) concerne un myocyte en activité normal dans des conditions normales. Voyons maintenant à quoi ressemble le potentiel d'action d'un myocyte en activité ischémique:

PERLE | Une façon simple de se rappeler de tout cela est que si un potentiel d'action ischémique est superposé à un potentiel d'action normal, le potentiel d'action ischémique serait entièrement contenu dans le potentiel d'action normal. Il ne peut pas se repolariser vers le bas aussi loin qu'une cellule normale (A et E), il ne peut pas se dépolariser vers le haut aussi loin qu'une cellule normale (B et C), et il ne peut pas durer aussi longtemps qu'une cellule normale (D). Et le fait qu'il y ait moins de pente vers la phase 0 signifie qu'il ne peut pas conduire aussi vite qu'une cellule normale. Regardez à nouveau la figure 1-2. Notez que le potentiel d'action ischémique ne peut pas descendre aussi loin, monter aussi loin ou aller vers la droite que le potentiel d'action normal, et sa phase 0 est inclinée vers la droite.

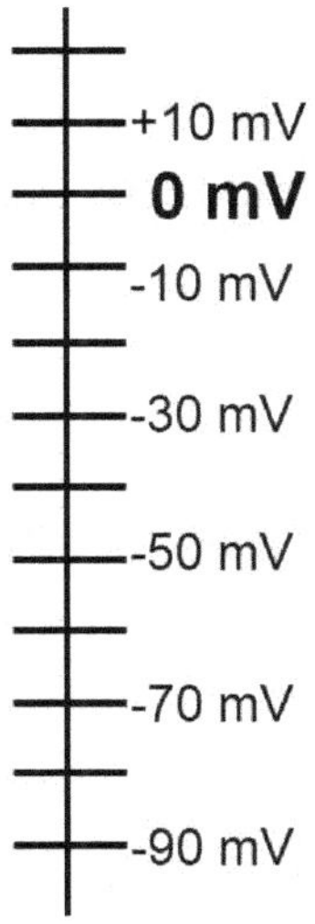

Figure 1-3

En regardant la figure 1-2, vous pouvez facilement voir, grâce à la séparation entre les lignes pleines (normales) et pointillées (ischémiques), que la charge des cellules normales (ou des tissus) est différente de la charge des cellules ischémiques (ou des tissus). Lorsque les tissus ischémiques et normaux sont en contact direct, la différence de charge provoque le développement d'un courant. Ce courant est distinct des courants créés par la dépolarisation et la repolarisation. Nous appelons ce courant (en cas d'ischémie) un courant de lésion ou courant de lésion.

Avant de poursuivre, je souhaite discuter de l'échelle de tension, qui doit être clarifiée parmi les débutants et les interprètes d'ECG avancés. Regardez l'échelle ici à gauche (figure 1-3):

Lorsque nous disons que le potentiel membranaire de repos a DIMINUÉ, nous voulons dire que sa tension a augmenté sur l'échelle et est devenue *moins négative*. Ce concept est contre-intuitif pour de nombreuses personnes: si quelque chose diminue, il doit diminuer; si quelque chose augmente, il doit augmenter. Malheureusement, vous ne pouvez pas penser aux potentiels de membrane au repos de cette manière.

PERLE | Lorsque vous pensez aux changements du potentiel membranaire de repos (PMR), demandez-vous si le changement est un mouvement plus proche de «0» (zéro) ou plus éloigné de zéro. Cela ne fait aucune différence si le PMR est positif ou négatif: s'il se déplace VERS zéro, il *diminue*; s'il s'éloigne de zéro, il *augmente*. Ce n'est pas la tension transmembranaire spécifique qui nous préoccupe, mais la *différence* entre la tension transmembranaire et « 0 » (zéro).

Lorsqu'un potentiel membranaire de repos monte ou descend sur l'échelle, mais reste dans la plage négative, nous décrivons le changement de tension comme « moins négatif » ou « plus négatif ». Lorsque la tension change mais reste dans la plage positive, nous disons qu'elle est devenue « moins positive » ou « plus positive ». Nous n'utilisons pas le terme « plus positif » pour décrire un changement de tension, par exemple, de -70 mV à -50 mV: nous disons qu'elle est devenue moins négative, pas plus positive.

Par conséquent, pour des valeurs inférieures à zéro, le PMR DIMINUE lorsque les valeurs montent sur l'échelle, et le PMR AUGMENTE lorsque les valeurs descendent sur l'échelle; un potentiel membranaire de repos *réduit* signifie que le PMR est MOINS NÉGATIF et plus proche de zéro, et un potentiel membranaire de repos *accru* signifie que le PMR est PLUS NÉGATIF et plus éloigné de zéro.

> **PERLE** | Peu importe de quel côté de ZÉRO vous vous trouvez; ***si les valeurs se rapprochent de zéro, il s'agit de dépolarisation. Si les valeurs s'éloignent de zéro, il s'agit de repolarisation***. Il faut un certain temps pour s'habituer à penser au PMR de cette façon, car c'est très contre-intuitif. La dépolarisation maximale se situe à 0 mV. Tout écart par rapport à cette valeur représente une repolarisation.

Maintenant, nous devons brièvement quitter la discussion sur les potentiels d'action normaux et ischémiques pour introduire un autre aspect de l'ischémie, que vous n'aviez peut-être pas anticipé: *l'hyperkaliémie!*

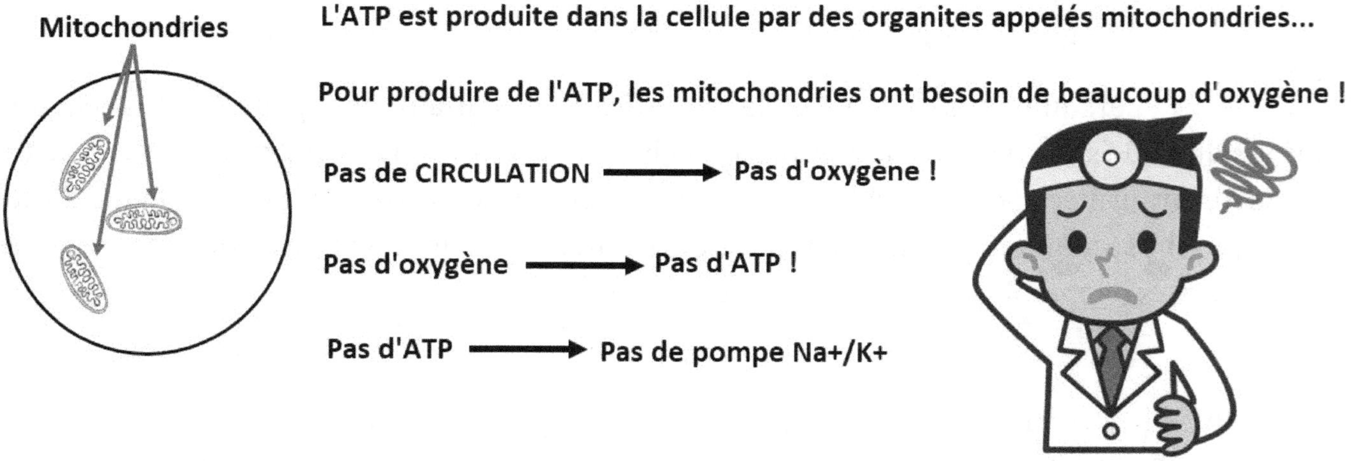

Figure 1-4

L'ischémie localisée endommage toujours certaines cellules. L'hyperkaliémie localisée au cours de l'ischémie est moins due à des causes anatomiques (lyse des membranes cellulaires) qu'à des raisons électrophysiologiques (perturbation des mécanismes de transfert ionique). La perte de circulation dans une zone du myocarde entraîne une hypoxie cellulaire. Les mitochondries des myocytes sont la source d'énergie de la cellule, utilisant l'O_2 pour fabriquer de l'ATP (adénosine triphosphatase) qui est le carburant du myocyte. L'hypoxie entraîne une diminution des niveaux d'ATP dans les cellules affectées. Il existe des systèmes de transport ionique dans la membrane cellulaire qui dépendent de l'ATP pour l'énergie, et la pompe Na^+/K^+ en fait partie. Mais qu'est-ce que la pompe Na^+/K^+?

Repensez à la phase 0 du potentiel d'action. Un nombre massif d'ions Na^+ pénètrent dans la cellule par les canaux Na^+, presque instantanément (1 à 2 ms). Qu'arrive-t-il à ces canaux Na^+ après que le Na^+ soit entré dans la cellule? Ils se ferment... presque instantanément, piégeant le Na^+ à l'intérieur de la cellule. Le Na^+ ne peut pas retourner dans l'espace extracellulaire par ces mêmes canaux Na^+. Et que s'est-il passé d'autre immédiatement après la phase 0? Le K^+ a commencé à sortir des cellules en grande quantité pour réduire la charge positive intérieure de la cellule et ramener la cellule à un potentiel membranaire de repos de -90 mV (c'est-à-dire la repolarisation). À la fin de la repolarisation (fin de la phase 3), la cellule a rétabli son équilibre électrique – mais avec les mauvais ions! Nous avons trop de Na^+ à l'intérieur de la cellule et trop de K^+ à l'extérieur. Si cela continue, la dépolarisation ne pourra finalement pas se produire! C'est là que la pompe Na^+/K^+ entre en jeu.

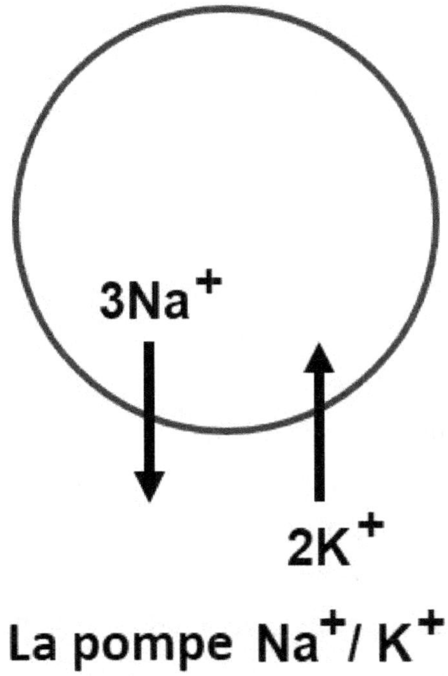

Figure 1-5

La pompe Na^+/K^+ échange trois (3) ions Na^+ intracellulaires contre deux (2) ions K^+ extracellulaires.

PERLE | Lorsque Na^+ est impliqué dans un échange avec un autre ion (typiquement K^+ ou Ca^{++}), il échangera toujours dans un rapport de 3 Na^+ pour deux charges positives; en d'autres termes, 3 Na^+ pour 2 K^+ ou 3 Na^+ pour 1 Ca^{++}.

La pompe Na^+/K^+ est active pendant toutes les phases du potentiel d'action, mais son impact le plus important se situe pendant la phase 4. Notez qu'il y a plus d'ions Na^+ qui sortent de la cellule que d'ions K^+ qui y entrent. Lorsqu'il y a un échange d'ions et que le flux dans une direction est plus important que dans l'autre, un courant se développe. Nous appelons un tel échange ionique électrogénique, ce qui signifie «créer un courant». Dans quelle direction ce courant se déplace-t-il? Il se déplace dans la direction des ions Na^+; il s'agit donc d'un courant repolarisant pendant les phases 3 et 4. Il aide les canaux K^+ à ramener le potentiel membranaire à -90 mV.

Immédiatement après la dépolarisation, lorsque l'intérieur de la cellule est beaucoup trop positif, il y a une sortie rapide des ions K^+. Cependant, lorsque le potentiel de membrane devient plus négatif et plus proche de -90 mV, la sortie des ions K^+ ralentit considérablement. C'est l'une des fonctions d'un canal rectifiant tel que IK. Les ions K^+ continuent dans une seule direction, mais lorsque le potentiel de membrane devient de plus en plus négatif, le flux sortant diminue en conséquence.

IK_1 est également connu sous le nom de *canal rectifiant entrant* (notez encore une fois le chiffre «1» après le K, qui le distingue de IK, le canal rectifiant retardé). Il est principalement actif pendant la diastole et sa tâche est de maintenir le potentiel membranaire de repos (PMR) aussi proche que possible de -90 mV. Si la cellule commence à se dépolariser légèrement (c'est-à-dire à devenir moins négative), elle augmentera le flux sortant d'ions K^+ à travers ses canaux juste assez pour ramener le potentiel de repos de la membrane (PRM) à -90 mV. D'un autre côté, si le PMR devient trop négative, elle réduira tout flux sortant d'ions K^+. Elle peut même s'inverser et permettre le flux entrant d'ions K^+ à travers ses canaux pour dépolariser la cellule juste assez pour ramener le PMR à -90 mV. Ainsi, IK_1 peut permettre la *sortie* ou l'*entrée* de K^+. Les myocytes en activité ont de nombreux canaux IK_1, mais les cellules pacemaker en ont peu ou pas du tout. Comprenez-vous pourquoi?

La pompe Na^+/K^+ et l'hyperkaliémie localisée

La pompe Na^+/K^+ (Na^+/K^+ ATPase) est le mécanisme principal de rétablissement des concentrations physiologiques d'ions intracellulaires et extracellulaires. Si cela ne se produit pas, le cœur commencera à fonctionner de manière inefficace, et finalement, il ne fonctionnera plus du tout!

Mais quel est le rapport avec l'ischémie?

La perte de cette pompe empêche le K^+ d'être pompé à nouveau dans la cellule pendant la diastole, de sorte que la concentration de K^+ s'accumule à l'extérieur de la cellule ischémique tandis que la concentration intracellulaire de K^+ chute. Il y a maintenant moins de différence entre les concentrations de K^+ à l'intérieur et à l'extérieur de la cellule, ce qui entraîne une réduction du potentiel de repos de la membrane (PRM). La perte de la pompe Na^+/K^+ déclenche une lente dépolarisation de la cellule. Cependant, un autre problème pendant l'ischémie augmente également le K^+ extracellulaire – le canal K_{ATP}. Le canal K_{ATP} est un canal K^+ sortant activé lorsqu'il y a un déficit significatif d'ATP. Nous savons qu'il existe déjà une accumulation de K^+ dans le liquide extracellulaire entourant la zone d'ischémie. Ce K_{ATP} entraînera encore plus de K^+ à sortir de la cellule malgré une hyperkaliémie localisée.

PERLE | Le terme correct pour le potentiel membranaire de repos est la *différence* de potentiel membranaire de repos (PMR). Le mot « potentiel » implique une différence de charge entre deux points, tandis que le mot « différence » est plus sûr. Malheureusement, le mot « différence » est généralement abandonné. Dans le cas du PMR, il s'agit de la différence de charge entre l'intérieur et l'extérieur du myocyte pendant la phase 4 – la diastole. Mais que le PMR devienne plus négatif ou plus positif, zéro reste zéro! Lorsque le PMR s'approche de zéro (0) mV – d'un côté ou de l'autre, positif ou négatif – le PMR diminue et une dépolarisation se produit.

Les dommages causés par l'ischémie et l'hyperkaliémie qui en résulte sont localisés – ils ne se reflètent pas dans l'organisme dans son ensemble mais uniquement dans la zone du myocarde affectée par l'ischémie.

Effet du K+ extracellulaire sur la dépolarisation

L'accumulation de K^+ dans l'espace interstitiel extracellulaire provoque localement une augmentation de la concentration extracellulaire de K^+, ce qui réduit la différence entre les concentrations intracellulaires et extracellulaires de K^+. Une réduction de la différence de potentiel membranaire de repos est la même que la dépolarisation (la différence de charge électrique entre l'intérieur et l'extérieur de la cellule est moindre), de sorte que l'ischémie myocardique localisée entraîne une hyperkaliémie localisée et une dépolarisation partielle localisée. Ainsi, le potentiel de repos de la membrane du myocarde ischémique est moins négatif que le potentiel membranaire de repos du myocarde normal. Bien que le liquide extracellulaire autour de la zone ischémique soit hyperkaliémique, l'ensemble du corps ne l'est pas! Un taux sérique de K^+ sera probablement normal. (Figure 1-2, flèche « A »)

> **PERLE |** Le terme *potentiel membranaire de repos (PMR)* fait référence au potentiel de membrane uniquement pendant la phase 4 – diastole. Sinon, on l'appelle *potentiel de membrane* ou *potentiel transmembranaire* pendant les autres phases.

Au cours de l'ischémie, la durée du potentiel d'action est raccourcie (mais uniquement dans la zone ischémique) et la pente de la phase 3 augmente (devient plus raide) (Figure 1-6). À mesure que le potentiel d'action ischémique devient de plus en plus court, la durée entre la fin de la phase 3 ischémique et la fin de la phase 3 normale augmente, ce qui conduit à une base d'onde T élargie.

Ce phénomène suggère-t-il quelque chose? Qu'en est-il des *ondes T hyperaiguës?* Voyez-vous un lien entre les ondes T *hyperkaliémiques* et les ondes T *hyperaiguës?* Il y a une raison pour laquelle elles se ressemblent!

Alors pourquoi les ondes T hyperkaliémiques sont-elles généralement plus étroites pendant l'hyperkaliémie généralisée que les ondes T hyperaiguës ischémiques?

> **PERLE |** Avec l'hyperkaliémie, tout le corps est hyperkaliémique. Tous les cardiomyocytes sont hyperkaliémiques. Il n'y a pas d'interfaces cellulaires « normales et anormales ».

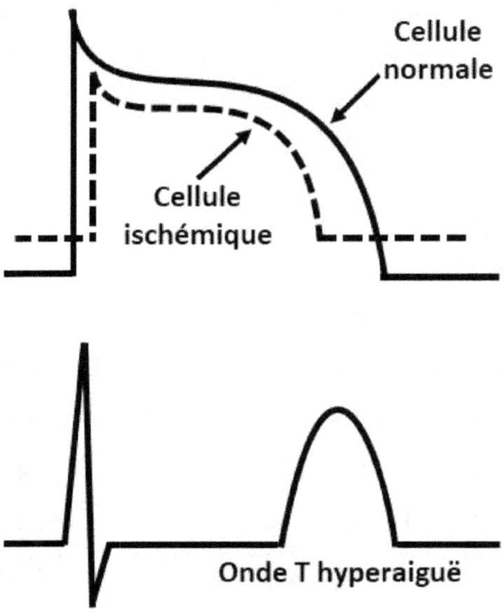

Figure 1-6

Supposons que vous compariez les potentiels d'action de deux cellules dans différentes zones du cœur. Dans ce cas, elles souffriront toutes deux de la même quantité d'hyperkaliémie et de raccourcissement du potentiel d'action. Les pentes similaires de la phase 3 des deux cellules entraîneront des ondes T étroites et hautes (initialement, avant la perturbation de la conduction). Seules les cellules ischémiques sont localement hyperkaliémiques pendant l'ischémie, tandis que les cellules non ischémiques sont normales. Par conséquent, nous comparons deux populations cellulaires – ischémiques (avec hyperkaliémie locale) et normales.

L'augmentation du K^+ extracellulaire favorise la sortie d'encore plus de K^+ de la cellule. (Vous ne vous attendiez probablement pas à cela non plus!) La sortie accrue de K^+ raccourcit considérablement la phase 2 et entraîne une séparation plus précoce du potentiel d'action ischémique du potentiel d'action normal. Dans le cas d'une ischémie localisée, seul le potentiel d'action ischémique se raccourcit. Ainsi, la séparation du plateau de la phase 2 et le début de la phase 3 commencent à partir d'une tension plus élevée, ce qui entraîne une onde T plus haute. Comme il n'y a pas de raccourcissement du potentiel d'action normal, il y a une plus grande séparation entre les descentes de la phase 3 des deux potentiels d'action. N'oubliez pas: cette plus grande distance entre les deux AP sur la ligne de base à la fin de la phase 3 est mesurée en ms. Par conséquent, l'onde T hyperaiguë ischémique sera plus haute (souvent) et plus large (toujours).

La dépolarisation partielle causée par l'ischémie n'est pas assez rapide pour déclencher une véritable onde de dépolarisation (c'est-à-dire un potentiel d'action). Cependant, cela provoque l'ouverture brève de nombreux canaux Na^+, puis leur fermeture. Ainsi, lorsque l'onde de dépolarisation (potentiel d'action) arrive finalement, elle trouve moins de canaux Na^+ disponibles pour s'ouvrir. Par conséquent, le potentiel d'action est à la fois ralenti (pente diminuée de la phase 0) et a moins d'amplitude (la phase 0 ne monte pas aussi haut et a une pente plus faible; Figure 1-2, flèche «B»). Finalement, tant de canaux Na+ se sont ouverts et fermés qu'il n'y a plus assez de canaux Na+ disponibles pour soutenir un potentiel d'action, et la conduction échoue.

« Mais attendez! » dites-vous. « Les canaux Na^+ redeviendront disponibles à chaque repolarisation! Pourquoi le potentiel d'action ne peut-il pas continuer à se propager dans tout le système His-Purkinje (SHP)? » Revenez à la Figure 1-2 et examinez-la à nouveau, de très près cette fois. Concentrez-vous en particulier sur la phase 4. Voilà votre réponse! Si les cellules ischémiques pouvaient se repolariser complètement à -90 mV, alors "Oui!" la propagation du potentiel d'action continuerait normalement. Cependant, les cellules ischémiques ne peuvent pas se repolariser à -90 mV! Et, à mesure que le potentiel membranaire de repos (PMR) devient de moins en moins négatif (se rapproche de plus en plus de 0 mV), il y a de moins en moins de canaux Na^+ disponibles pour être activés – mais seulement dans la zone ischémique.

Étant donné que l'amplitude de la phase 0 est réduite dans les cellules affectées par l'ischémie, la phase 2 doit donc se produire à une tension plus faible. La tension maximale de la phase 2 dans le myocarde ischémique est significativement inférieure à celle de la phase 2 dans le tissu normal. Notez que la phase 2 du potentiel d'action normal est POSITIVE (au-dessus de « 0 ») pendant la majeure partie de la systole (Figure 1-2, flèche « C »).

Il y a deux choses dont vous devez vous souvenir...

1. Le tissu ischémique ne peut pas se dépolariser aussi bien que le myocarde normal, ce qui rend le myocarde ischémique moins positif que le tissu normal pendant les phases 0 à 3. Observez le potentiel d'action représenté par la ligne pointillée sur la figure 1-2.

2. Le tissu ischémique ne peut pas se repolariser aussi bien que le tissu normal, donc le myocarde ischémique sera toujours moins négatif que le myocarde normal pendant la phase 4. Encore une fois, reportez-vous à la figure 1-2.

Réflexions sur la dépolarisation et la repolarisation du ventricule

La dépolarisation du ventricule commence dans le sous-endocarde du septum interventriculaire gauche. C'est là que l'impulsion spontanée du nœud sinusal entre en contact pour la première fois avec le myocarde ventriculaire en activité. Lorsque l'impulsion se propage autour du ventricule gauche, la propagation de l'impulsion sinusale se produit dans le sous-endocarde, car c'est là que se trouvent toutes les fibres de Purkinje à conduction rapide. Les fibres de Purkinje sont situées uniquement dans le tiers interne de la paroi ventriculaire – elles ne s'étendent PAS jusqu'à la surface épicardique. Le ralentissement de la conduction suite à la transition du système de Purkinje à la conduction de cellule à cellule provoque un retard de la dépolarisation du (sous-)épicarde.

Une fois que la dépolarisation atteint l'épicarde, toute la paroi ventriculaire est dépolarisée. Il n'y a pas de courant net car il n'y a pas de différence de potentiel entre les cellules. Un tel état provoque l'aplatissement du potentiel d'action ou son isoélectricité. C'est la phase 2 – le plateau. Il existe deux phases sans courant net car il n'y a pas de différence de potentiel entre les cellules: la phase 2, lorsque toutes les cellules se sont dépolarisées, et la phase 4, lorsque toutes les cellules se sont repolarisées.

Alors, qu'est-ce qui provoque le début de la repolarisation dans les ventricules? Sans entrer dans les détails techniques, il existe un déséquilibre dans la distribution de certains types de canaux K^+ entre le sous-endocarde et le sous-épicarde, ce qui entraîne une sortie plus précoce du K^+ des cellules du (sous-)épicarde.

> **PERLE |** Lorsqu'un ion positif (Na^+, K^+, Ca^{++}) pénètre dans une cellule, il crée un courant dépolarisant. Lorsqu'un ion positif sort d'une cellule, il crée un courant repolarisant.

En raison de cette différence dans la distribution des courants K^+, le sous-épicarde commence spontanément à se repolariser avant le sous-endocarde. Alors que la dépolarisation démarre plus rapidement parce qu'elle se développe dans des fibres de Purkinje à conduction rapide, la repolarisation se déplace plus lentement parce que les deux premiers tiers de son trajet se font dans des cellules non Purkinje et, par conséquent, dans une conduction de cellule à cellule. Lorsqu'elle atteint la couche de Purkinje, certaines des fibres de Purkinje peuvent encore être réfractaires, de sorte que la conduction de cellule à cellule peut se poursuivre encore plus loin. Comparez la largeur (durée) d'un complexe QRS (dépolarisation) avec la durée du point J à la fin de l'onde T (repolarisation). C'est la différence entre la vitesse de dépolarisation et la vitesse de repolarisation.

> **PERLE |** Il faut mettre en perspective la « conduction rapide » et la « conduction lente ». Il s'agit de conduction très rapide! Il suffit de considérer que certaines « conductions rapides » sont plus rapides que d'autres. Une fréquence ventriculaire à 300 battements/minute est une conduction de cellule à cellule.

> **CONSEIL |** Ne confondez pas la fréquence cardiaque et la vitesse de conduction. Nous mesurons la fréquence cardiaque par 1) le nombre de complexes QRS par minute ou 2) l'intervalle entre les complexes QRS (l'intervalle R-R ou, plus précisément, la longueur du cycle R-R). Nous mesurons la vitesse de conduction sur l'ECG par la largeur (durée) de l'intervalle QRS. La durée du QRS comprend non seulement la conduction à travers les fibres rapides His-Purkinje, mais également la conduction de cellule à cellule. Les fibres de Purkinje ne sont présentes que dans le tiers interne de la paroi ventriculaire.

Présentation de la grille de référence hexaxiale (GRH)

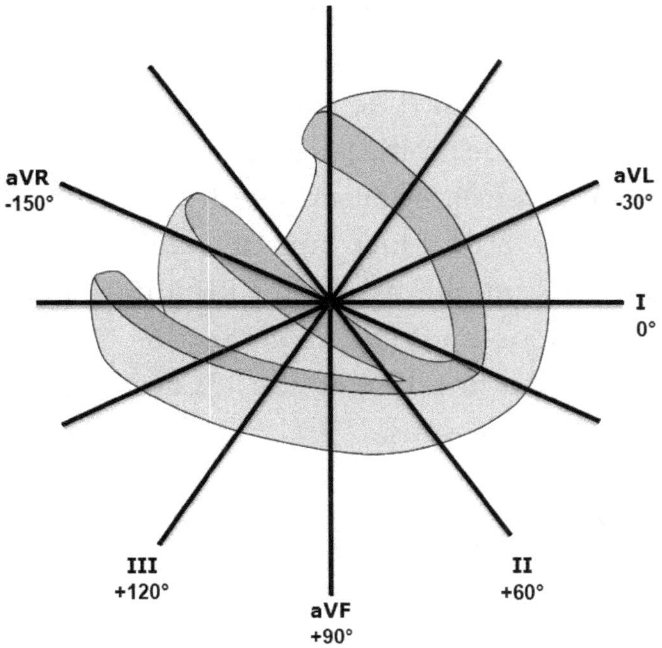

Figure 1-7

La grille de référence hexaaxiale (GRH) résulte du déplacement de toutes les lignes et de tous les côtés du triangle équilatéral d'Einthoven vers le point central. Elle est extrêmement importante, vous devez donc l'apprendre! Je n'ai pas dit de la mémoriser, car vous finiriez alors par l'oublier. Je veux que vous la connaissiez si bien que vous ne l'oublierez jamais, peu importe vos efforts! Je ne me souviens pas de la dernière fois où j'ai pris un ECG sans visualiser la GRH à un moment donné, et c'est la vérité! Elle est particulièrement utile dans le traitement de l'ischémie et de l'infarctus, car elle aide aux changements réciproques et à l'annulation des forces, deux concepts très avancés en électrocardiographie que vous apprendrez.

Tout d'abord, la GRH correspond à toutes les dérivations du plan frontal (et uniquement le plan frontal) disposées en un point central. Nous pouvons l'utiliser pour interpréter les dépolarisations ventriculaires et auriculaires. Si nous déterminons l'axe d'une dépolarisation auriculaire (onde P), nous dessinerons le vecteur auriculaire à partir du point où tous les axes se croisent. Nous supposons que l'intersection représente le site du nœud SA. Si nous voulons déterminer l'axe d'une dépolarisation ventriculaire (intervalle QRS), nous supposons que l'intersection de tous les axes des dérivations est située sur le côté gauche du septum interventriculaire au point de première activation dans les ventricules.

> **PERLE |** Vous avez peut-être remarqué que parfois, je fais référence à un complexe QRS comme à un intervalle QRS. L'intervalle QRS est le terme officiel correct, mais il est acceptable de dire complexe QRS car tout le monde sait ce que vous voulez dire. J'utilise les termes de manière interchangeable.

Dans ce diagramme (Figure 1-7), vous pouvez voir l'emplacement de chaque dérivation mesurée en degrés. Le pôle positif de chaque dérivation est désigné par l'emplacement du nom de la dérivation. Le pôle positif de la dérivation II est située à +60°. la GRH peut être divisé en moitiés supérieure et inférieure ou en moitiés droite et gauche. Discutons de la division en moitiés supérieure et inférieure et des problèmes qu'elle a causés.

La dérivation I est située à 0° et est parfaitement horizontale. Il divise la GRH en deux moitiés supérieure et inférieure. OK... jusqu'ici, tout est facile. Mais au départ, la GRH était considéré comme une échelle à 360°. Vite! Où se situe 175° ? Et 224°? Ce n'est pas facile à imaginer, n'est-ce pas? Il fallait trouver un moyen plus simple et plus rapide de déterminer l'emplacement d'un vecteur sur la GRH, il a donc été décidé que la GRH devait être divisé en deux moitiés séparées par l'axe horizontal de dérivation I. Chaque moitié partagerait les 0° et 180° de la dérivation I. Ainsi, les gens n'avaient plus qu'à penser en termes de 180° au lieu de 360°. OK, pouvez-vous rapidement indiquer où se situe 30°? « Bien sûr! Oh... attendez une minute! De quels 30° parlez-vous? Il y en a deux! » La simplification du GRH à 180° a créé un autre problème: les axes en double. Comment pouvons-nous faire la distinction entre les axes en double? La manière la plus évidente serait d'ajouter une désignation aux degrés situés au-dessus de l'axe Lead I et un autre type à ceux situés en dessous.

Il a été décidé de placer un signe PLUS (+) devant tous les degrés situés sous l'axe Lead I et un signe MOINS (-) devant tous les degrés situés au-dessus de l'axe Lead I.

C'est là que le problème est soudain devenu bien pire!

Maintenant, tout le monde essaie de penser à -30° comme une valeur négative et à +30° comme une valeur positive. Les signes plus (+) et moins (–) n'ont rien à voir avec la négativité ou la positivité! Ce sont simplement des désignations de position. Les signes plus et moins n'ont aucune signification arithmétique, géométrique ou algébrique. Le pôle POSITIF pour Lead aVL est à -30° et le pôle POSITIF pour Lead aVR est à -150°. Le pôle NÉGATIF pour Lead aVR est à +30° et le pôle NÉGATIF pour Lead aVL est à +120°. Vous devrez cesser de considérer les signes « + » et « – » comme positifs et négatifs. (Je sais, « les vieilles habitudes ont la vie dure! »)

> **CONSEIL |** Le reste de ce livre dépend de votre connaissance de la grille de référence hexaxiale (GRH). Apprenez-la maintenant – ou vous serez perdu à jamais !

Mon site Web propose deux articles détaillés sur la grille de référence hexaxiale. Accédez à https://medicusofhouston.com. Passez la souris sur l'onglet « Accueil » pour voir « Le blog ECG du Dr Jones ». Les articles s'y trouvent.

Voici quelques faits sur la GRH qui faciliteront son utilisation:

- Les pôles positifs se rapprochent approximativement de leurs positions relatives sur le corps.

- Les gens essaient souvent de visualiser les pôles positifs des dérivations aVR et aVL comme étant situés très haut alors que chacun d'eux n'est qu'à 30° au-dessus de l'horizontale (dérivation I).

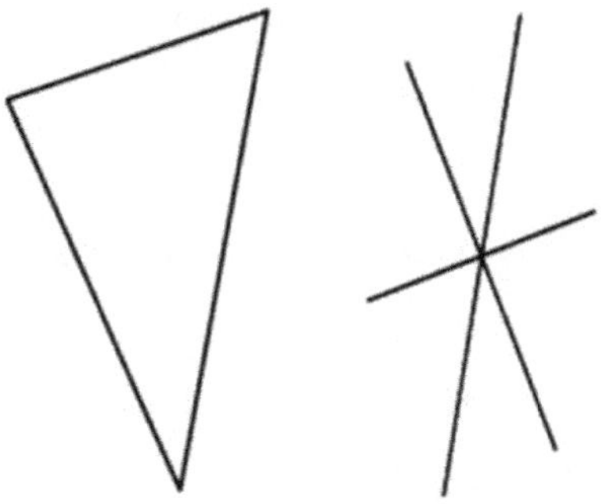

Figure 1-8 Le triangle de Burger et la grille triaxiale

- Toutes les positions sur la GRH représentent soit le pôle positif, soit le pôle négatif de l'une des six dérivations des membres (plan frontal).

- Tous les axes des dérivations sont espacés de 30°. Ce n'est pas un hasard – Einthoven l'avait prévu ainsi. Il savait que les dérivations ne formaient pas un triangle équilatéral, mais il savait aussi qu'il serait assez difficile pour les praticiens de traiter le « vrai » triangle. Le « vrai » triangle est appelé triangle de Burger. Le voici dans la figure 1-8, avec sa grille triaxiale associée (figure 1-8):

Les plans du corps

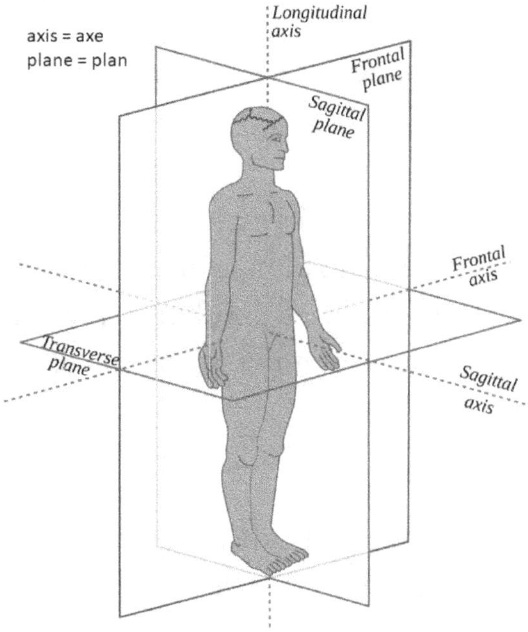

Figure 1-9

Comme vous devez être familier avec les trois différents plans du corps pour bien comprendre les changements réciproques et l'annulation des forces, prenons un moment pour revoir ce qu'ils sont et leurs implications.

Puisque nous étudions l'électrocardiographie, nous n'avons qu'à considérer deux des trois plans: les plans frontal et horizontal (transversal).

Tout d'abord, toutes les dérivations des membres (I, II, III, aVR, aVL et aVF) sont dans le plan frontal. Toutes les dérivations précordiales (V6R à V9) sont dans le plan horizontal. Maintenant, regardez attentivement le diagramme et vous verrez que les plans frontal et horizontal (transversal) sont perpendiculaires!

PERLE | Les dérivations perpendiculaires sont essentiellement invisibles les unes aux autres; le même concept s'applique aux plans électrocardiographiques! Aucune des dérivations du plan frontal ne sait ce qui se passe dans le précordium, et vice versa.

Supposons qu'il y ait un sus-décalage du segment ST dans les dérivations V1-V4 et un sous-décalage du segment ST dans les dérivations II, III et aVF. Le sous-décalage du segment ST dans les dérivations inférieures est-elle réciproque à le sus-décalage du segment ST dans les dérivations antérieures? Comment les dérivations inférieures sauraient-elles qu'il y a un sus-décalage du segment ST dans les dérivations antérieures si elles sont dans des plans perpendiculaires? C'est vrai... elles ne le sauraient PAS! Ainsi, lorsqu'il y a un sus-décalage du segment ST dans les dérivations précordiales et un sous-décalage du segment ST dans les dérivations inférieures, elles ne sont pas directement liées (bien qu'elles soient indirectement liées par la même zone d'ischémie myocardique). Alors, qu'est-ce qui cause le sous-décalage du segment ST dans les dérivations inférieures? Il devrait y avoir un sus-décalage du segment ST dans une ou plusieurs des autres dérivations du plan frontal, telles que les dérivations I et aVL. Les dérivations manifestent une réciprocité uniquement avec d'autres dérivations *dans le même plan*.

> **PERLE** | La réciprocité et l'annulation des forces (dans les dérivations réciproques) n'existent que dans l'appareil ECG (électrocardiographe). Elles ne représentent pas des événements physiques dans le cœur. Quiconque pense que le sous-décalage du segment ST dans les dérivations V1 - V3 est réciproque à le sus-décalage du segment ST dans les dérivations II, III et aVF ne comprend pas ce concept. Les dérivations V1 à V3 sont réciproques aux dérivations V7 à V9.

OK, que se passe-t-il s'il y a le sous-décalage du segment ST dans les dérivations inférieures mais pas de sus-décalage du segment ST dans les autres dérivations du plan frontal? Ensuite, vous répétez l'ECG dans 15 à 20 minutes, puis toutes les 15 à 20 minutes pendant au moins trois ou quatre fois par la suite. Vous en apprendrez davantage à ce sujet plus tard lorsque je présenterai la règle de Jones.

> **PERLE** | Bien qu'il ne soit pas typique que le changement réciproque de l'ischémie transmurale aiguë se manifeste avant le sus-décalage du segment ST (le changement indicatif), laissez-moi vous assurer que vous le verrez se produire de temps en temps! Gardez cela à l'esprit.

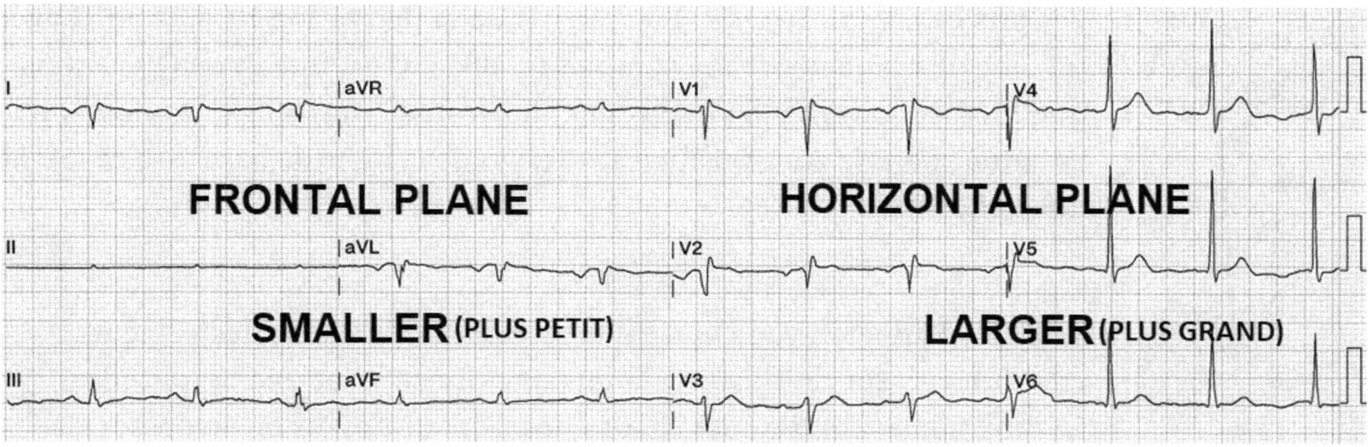

Figure 1-10 The difference 90° can make!

CONSEIL | Un phénomène très intéressant se produit lorsque l'axe QRS moyen (ÂQRS) dans le plan frontal s'aligne davantage avec le plan horizontal. Bien que nous calculions l'ÂQRS dans le plan frontal et la rotation (un concept similaire à l'ÂQRS) dans le plan horizontal, l'axe QRS existe en trois dimensions – pas seulement en deux! Lorsque l'ÂQRS devient plus orienté horizontalement, les complexes QRS dans le plan frontal deviennent plus petits, tandis que les complexes QRS dans le plan horizontal deviennent comparativement plus hauts.

PERLE | Bien que l'appareil ECG enregistre deux plans, chaque dérivation a deux perpendiculaires – la dérivation dans son propre plan qui lui est perpendiculaire (dérivations I et aVF, par exemple) et la dérivation dans l'autre plan (dérivations I et V2, par exemple). Même si l'ECG visualise le cœur en seulement deux dimensions, il s'agit d'une structure tridimensionnelle, et nous devons parfois nous en souvenir. Les dérivations I, aVF et V2 sont toutes perpendiculaires les unes aux autres – toute combinaison de deux des trois dérivations sera perpendiculaire. Les trois dérivations comprendraient le plan frontal (dérivations I, aVF), le plan transversal (dérivations I, V2) et le plan sagittal (dérivations aVF, V2). En utilisant les dérivations I, aVF et V2, vous pouvez déterminer l'axe QRS tridimensionnel moyen. Essayez-le!

Complexes QRS déroutants

On pourrait penser qu'il n'y a rien de plus simple que d'observer un complexe QRS typique et de reconnaître une onde Q, une onde R et une onde S. Mais celui qui a dit que « la vie est facile » n'a jamais étudié l'électrocardiographie ! Examinons quelques problèmes liés à la détermination exacte de ce qui est présent dans un QRS.

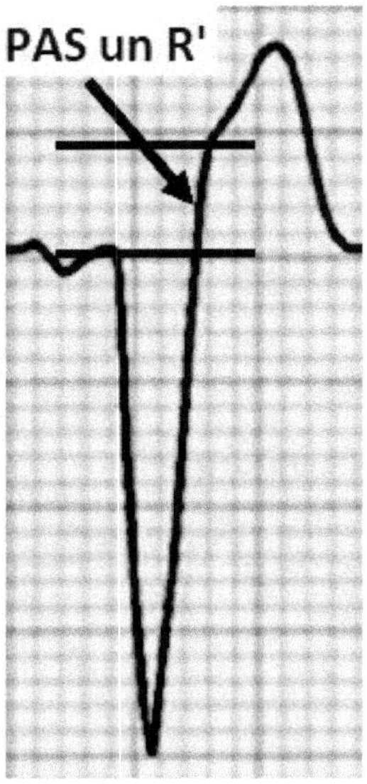

Figure 1-11

J'ai pris ce complexe QRS (Figure 1-11) de la dérivation V1 d'un ECG avec un bloc de branche gauche complet (cLBBB). C'est une onde QS, et puis... quoi? La section entre les deux lignes horizontales est-elle une onde R? Elle est située dans la zone positive au-dessus de la ligne de base. Est-ce même une déflexion?

PERLE | Rappelez-vous que toutes les déflexions sont des vecteurs et qu'un vecteur doit avoir à la fois une direction et une amplitude. La direction est représentée par sa position au-dessus ou en dessous de la ligne de base. Nous appelons cela « direction » parce que sa position par rapport à la ligne de base indique la direction dans laquelle l'impulsion se déplace par rapport à l'électrode d'enregistrement (vers ou loin). L'amplitude est représentée par la zone que la déflexion enferme en utilisant la ligne de base comme son « troisième » côté.

Et voilà votre réponse: si toutes les déflexions sont des vecteurs, elles doivent enfermer une zone sur le tracé ECG. La ligne en question fait-elle cela? NON! Elle n'enferme pas une zone; par conséquent, ce n'est pas une déflexion. Ce que nous voyons ici, c'est une onde QS et un segment ST surélevé. Le point J indique-t-il la fin de l'intervalle QRS ou le début du segment ST? J'associe le point J à la fin de l'intervalle QRS. Le terme segment « ST » désigne le segment allant de la fin de l'onde S (ou après l'intervalle QRS) au début de l'onde T (et il n'est jamais vertical!).

CONSEIL | Étudiez bien la figure 1-12. Assurez-vous de pouvoir voir immédiatement la différence entre une déflexion et une marque qui n'est qu'une ligne. Cela a également des applications importantes dans le diagnostic des tachycardies à complexes larges.

Mais quelle ligne s'étend du point J sur la ligne de base à la ligne horizontale supérieure? Il s'agit de la ligne que le stylo inscrit sur l'appareil ECG lorsqu'il se déplace du point J au début du segment ST – dans ce cas, le début de l'onde T (Figure 1-11). Comme le stylo ne peut pas se décoller du papier, il laissera une marque. Cette marque n'est pas un R, un R', ni même une déflexion. Elle n'a pas d'ampleur.

Dans la Figure 1-12 A, le QRS comporte une onde R, une onde S et un segment ST déprimé. Comme l'onde S commence son retour vers la ligne de base (même si elle est interrompue), nous pouvons considérer qu'il y a deux côtés à la déflexion, qui, combinés à la ligne de base, enfermeraient une zone (bien qu'un côté doive être prolongé jusqu'à la ligne de base).

Dans la Figure 1-12 B, il n'y a pas de retour à la ligne de base. La ligne reliant le point J au début du segment ST déprimé est simplement la ligne laissée par le stylo ECG lorsqu'il s'est déplacé du point J au début du segment ST qui est en dessous de la ligne de base. Il s'agit d'une onde R monophasique avec dépression du segment ST.

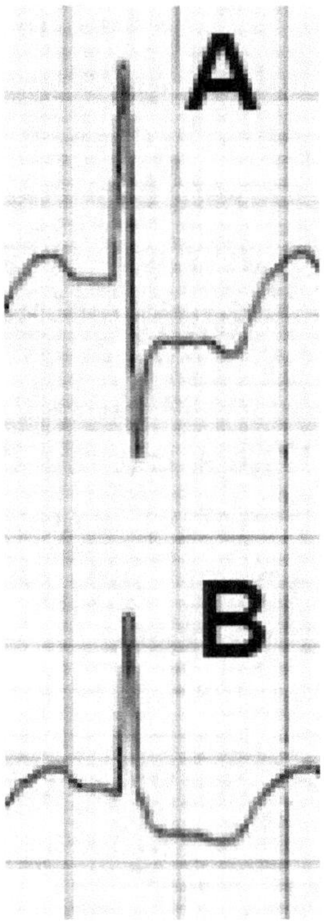

Figure 1-12

PERLE | Certaines déflexions – positives ou négatives – peuvent être tronquées brusquement et prématurément par une déviation du segment ST (comme l'onde R de la Figure 1-13 et l'onde S de la Figure 1-12A). Tant que la déflexion a deux côtés, le troisième côté peut être extrapolé en continuant le deuxième pente de la déflexion jusqu'au point où il coupe la ligne de base.

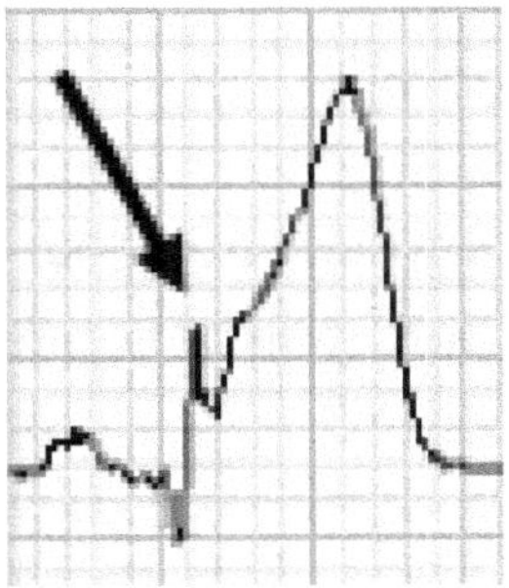
Figure 1-13

La figure 1-13 illustre une ischémie transmurale aiguë (« IDM aigu »). S'agit-il d'un complexe qR avec sus-décalage marqué du segment ST? Comme vous pouvez le voir, la flèche pointe vers ce qui reste à voir: une onde R brusquement interrompue par le sus-décalage du segment ST. La déflexion présente à la fois une pente ascendante et une pente descendante, il s'agit donc bien d'un complexe qR.

Voici un complexe QRS que VOUS devez déchiffrer (Figure 1-14). S'agit-il d'un QS avec sus-décalage du segment ST et d'une marque de stylo ECG reliant le QS au segment ST, ou s'agit-il d'un complexe QR avec sus-décalage du segment ST?

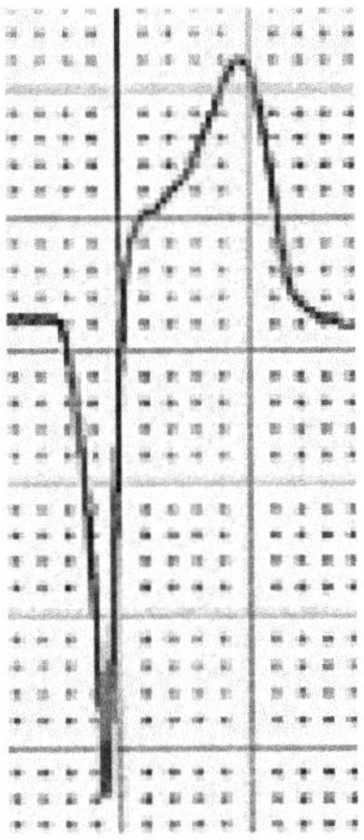
Figure 1-14

Le concept de préconditionnement ischémique

De nombreuses personnes semblent se porter bien sans aucun symptôme de cardiopathie ischémique lorsqu'elles subissent une occlusion coronaire soudaine due à une rupture de plaque et à une thrombose ultérieure, un événement très dévastateur sans aucun avertissement!

D'autres commencent à avoir des épisodes mineurs de douleur thoracique à l'effort qui augmentent progressivement en fréquence, en durée et en intensité au fil des jours ou des semaines. Puis, SOUDAINEMENT: une occlusion! Mais ces personnes se portent souvent beaucoup mieux que le patient sans méfiance qui présente une occlusion soudaine et imprévue. C'est parce que, lors des épisodes paroxystiques répétés d'angine de poitrine, elles développaient un préconditionnement ischémique.

Le préconditionnement ischémique est un concept reconnu, mais sa cause reste insaisissable. Il ne s'agit pas du recrutement de la circulation collatérale – une autre source de protection pour le cœur. Mais elle existe. Peut-être que lorsque nous découvririons exactement ce qui entraîne le préconditionnement ischémique, nous pourrons développer des traitements prophylactiques pour les personnes que nous savons prédisposées aux occlusions coronaires aiguës. Les théories actuelles incluent:

- Activation des récepteurs d'adénosine A1 conduisant à la production d'une protéine protectrice – jusqu'à présent – non identifiée
- L'activité accrue du canal IK_{ATP}, activé pendant l'ischémie, conduit à un potentiel d'action plus court avec un afflux réduit de Ca^{++}.
- Cela provoque une perte de la fonction contractile, qui a un effet d'épargne énergétique.
- Réduction de la glycolyse conduisant à une acidose intracellulaire réduite

Pour que le cœur bénéficie du préconditionnement ischémique, la reperfusion doit être réalisée en temps opportun. Si l'angine se prolonge trop longtemps, le myocarde perdra le bénéfice de sa protection.

Utilisons ce que vous avez appris jusqu'à présent!

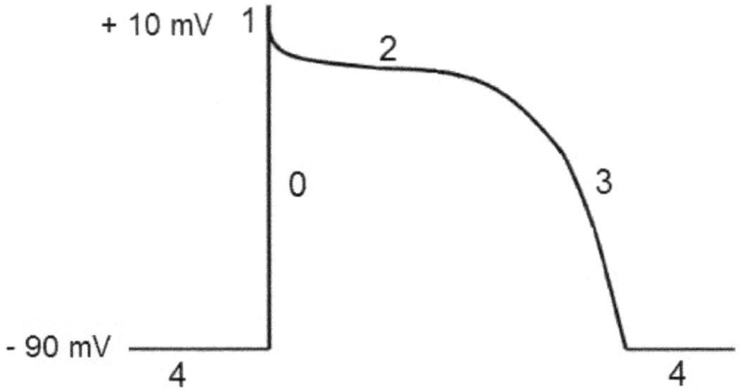

Figure 1-15

Quelle phase est l'équivalent du segment ST sur l'ECG? **0 1 2 3 4**

Quelle phase est l'équivalent de l'ondeT? **0 1 2 3 4**

Quelle phase est l'équivalent du complexe QRS? **0 1 2 3 4**

Voici la grille de référence hexaxiale. Il est très important que vous l'appreniez très bien. Identifiez le pôle positif de chacune des six dérivations des membres (plan frontal) en écrivant le nom de la dérivation – I, II, III, aVR, aVL ou aVF – à sa place.

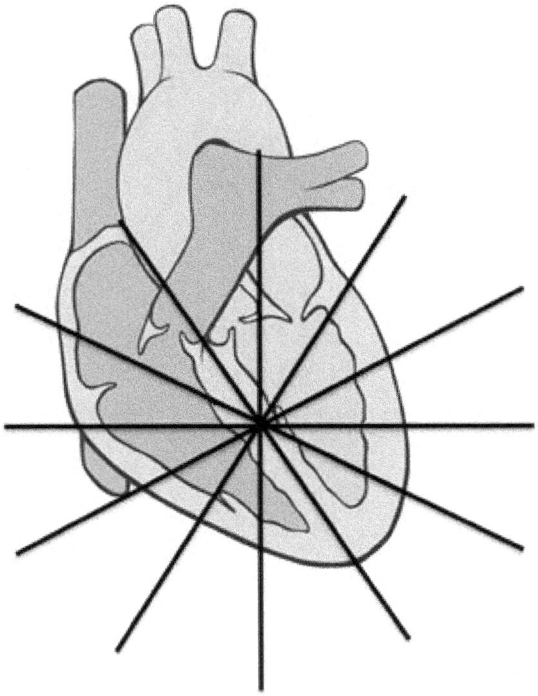

Figure 1-16

Réponses

1. La phase 2 est l'équivalent du segment ST.

2. La phase 3 est l'équivalent de l'onde T.

3. La phase 0 est l'équivalent du complexe QRS.

4. Les pôles positifs du GRH sont étiquetés comme suit:

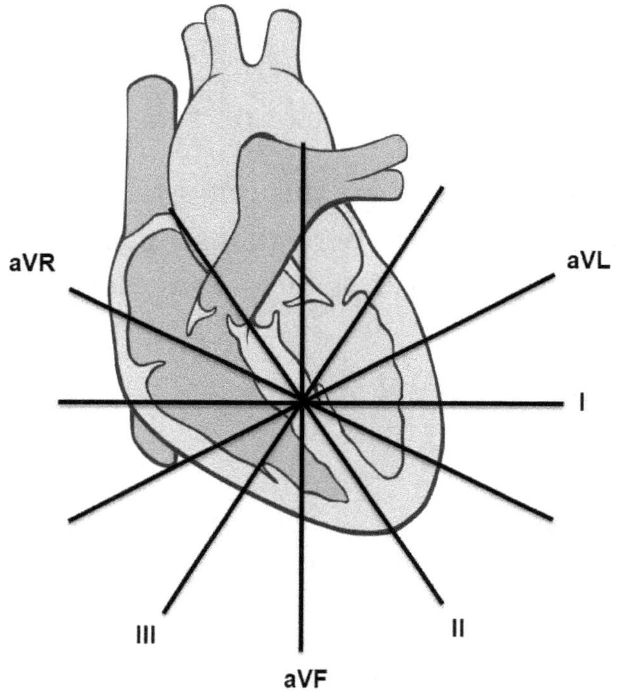

Figure 1-17

Lectures recommandées

Flagg, TP, Nichols, CG. "Cardiac KATP": A Family of Ion Channels. Circ Arrhythm Electrophysiol. 2011;4:796-798.

Grant, AO. Cardiac Action Potentials. Circ Arrhythmia Electrophysiol. 2009;2:185-194.

Kléber, AG. ST-segment elevation in the electrocardiogram: a sign of myocardial ischemia. Cardiovascular Research 45 (2000) 111–118.

Shaw, RM, Rudy, Y. Electrophysiologic effects of acute myocardial ischemia: a theoretical study of altered cell excitability and action potential duration. Cardiovascular Research 35 (1997) 256-272.

Shih, H-T. Anatomy of the Action Potential in the Heart. Texas Heart Institute Journal. 1994;21:1.

2

Ischémie et segment ST

Nous avons été très près de définir l'ischémie clinique au chapitre 1, mais pas tout à fait. Alors, qu'est-ce que l'ischémie et à quoi ressemble-t-elle sur un ECG à 12 dérivations ?

Commençons par un bref rappel. L'ischémie commence par une diminution de la circulation dans une zone de tissu, dans ce cas, le myocarde. Elle peut survenir dans n'importe quelle cavité du cœur, y compris les oreillettes. Bien que l'ischémie auriculaire se produise, elle est beaucoup moins fréquente que l'ischémie ventriculaire. Les parois des oreillettes sont beaucoup plus fines et fonctionnent sous beaucoup moins de pression.

Bien que les deux ventricules subissent une ischémie, elle est beaucoup plus fréquente dans le ventricule gauche. Le ventricule droit a des parois plus fines, fonctionne sous beaucoup moins de pression et peut extraire l'oxygène directement du sang dans sa cavité (même s'il est veineux).

Diminution de l'apport sanguin et ischémie

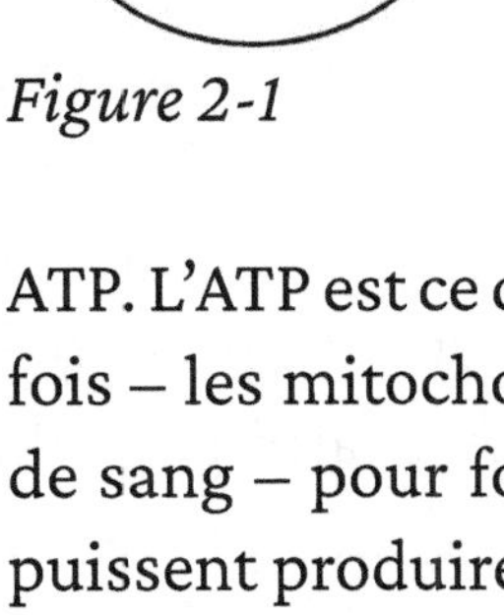

Figure 2-1

Alors, que fait une diminution de l'apport sanguin dans une zone du myocarde ? Le principal nutriment que le sang fournit au cœur est l'oxygène (O_2). Alors que le cerveau et les tissus nerveux ont besoin de glucose (ainsi que d'O_2), le cœur a besoin d'oxygène (bien sûr, il a aussi besoin de glucose).

À l'intérieur de chaque myocyte se trouvent des organites appelés mitochondries.

Les mitochondries sont la source d'énergie de la cellule. Leur rôle est de prendre l'O_2 et de créer un carburant appelé adénosine triphosphatase, ou ATP. L'ATP est ce qui alimente la cellule et permet aux choses de se produire. Mais – encore une fois – les mitochondries ont besoin d'O_2 pour créer l'ATP nécessaire. Ainsi, le cœur a besoin de sang – pour fournir de l'O_2 aux mitochondries des cellules – afin que les mitochondries puissent produire de l'ATP. OK... que fait l'ATP ?

L'ATP est le carburant qui alimente la cellule. Presque tous les processus qui nécessitent de l'énergie utilisent de l'ATP. Une diminution de l'ATP affecte la cellule de deux manières – et les deux entraînent une accumulation locale de K^+ dans le liquide extracellulaire :

L'une de ses fonctions dans la cellule est d'alimenter la pompe Na^+/K^+. Comme vous vous en souvenez, la pompe Na^+/K^+ renvoie le K^+ à l'intérieur de la cellule après la phase 0 du potentiel d'action et déplace le Na^+ hors de la cellule et dans le liquide extracellulaire. Mais s'il y a un manque d'ATP, cela ne peut pas se produire efficacement. À chaque battement de cœur, davantage de K^+ extracellulaire s'accumule autour des myocytes ischémiques et davantage de Na+ pénètre dans la cellule.

Paradoxalement, un canal K^+ particulier – le canal IK_{ATP} – s'active lorsqu'une quantité insuffisante d'ATP est disponible pour la cellule. Ce manque d'ATP favorise la sortie de davantage de K^+ de la cellule, augmentant encore la concentration extracellulaire de K^+ et l'hyperkaliémie localisée. N'oubliez pas : il ne s'agit pas d'une hyperkaliémie généralisée, mais simplement autour de la zone ischémique du cœur. Pour le reste de l'histoire, consultez le chapitre 1.

Voici un bref récapitulatif de ce que vous devez savoir :

1. Une circulation réduite entraîne une quantité réduite d'O_2 disponible pour les cellules.

2. Avec des quantités réduites d'O_2, les mitochondries ne peuvent pas produire des quantités adéquates d'ATP.

3. Sans des quantités adéquates d'ATP, la pompe Na^+/K^+ ne peut pas échanger $2K^+$ contre $3Na^+$; Par conséquent, la concentration de K^+ s'accumule à l'extérieur de la cellule.

4. Des quantités réduites d'ATP stimulent également l'ouverture des canaux IK_{ATP} et favorisent la sortie d'encore plus de K^+, augmentant encore la concentration extracellulaire locale de K^+.

5. Il y a maintenant moins de différence entre le $[K^+]$ à l'intérieur et à l'extérieur de la cellule ischémique. Par conséquent, le potentiel de repos de la membrane (PRM) est moins négatif. Cela équivaut à une dépolarisation des cellules ischémiques.

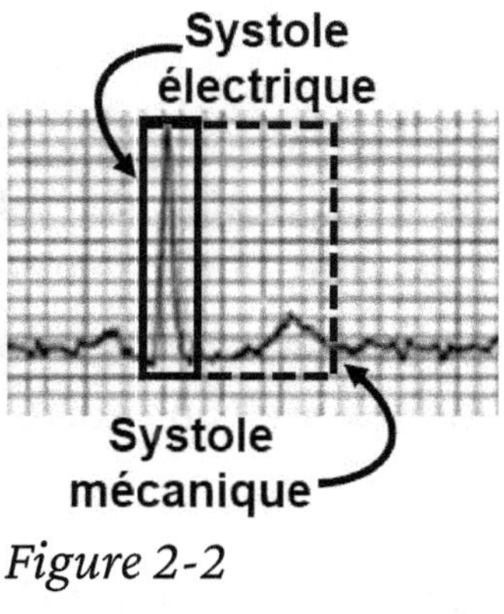

Figure 2-2

À ce stade, vous devez comprendre la différence entre la systole ÉLECTRIQUE et la systole MÉCANIQUE. La phase 0 du potentiel d'action, qui ne dure que 1 à 2 ms, constitue la systole ÉLECTRIQUE. En tant qu'organe, le cœur ne peut rien faire physiquement en seulement 1 à 2 ms. La systole MÉCANIQUE se compose de la partie du potentiel d'action pendant laquelle se produit la contraction myocardique. Elle dure tout au long des phases 1 et 2 et (probablement) une partie de la phase 3. Il est plus pratique de visualiser cela sur un ECG (Figure 2-2). Vous pouvez voir sur l'illustration jusqu'où s'étend la systole mécanique. Pensez à ce qui se passe pendant la systole mécanique : les ventricules se contractent avec une grande force. Maintenant, visualisez une tachycardie sinusale légère avec un léger bloc AV du premier degré. À mesure que l'onde P se rapproche de la fin de l'onde T, la systole mécanique auriculaire se superpose à la systole mécanique ventriculaire. Que va-t-il se passer maintenant ?

La différence entre un courant de lésion et un potentiel d'action

Avant de parler du courant de lésion (CL), je veux que vous soyez sûr de bien comprendre la différence entre un **potentiel d'action** (PA) et un **courant de lésion**. J'ai lu de nombreux articles et manuels écrits par des auteurs qui ne comprenaient pas la différence. Tout d'abord, j'aimerais dissiper certaines idées fausses et vous présenter quelques faits essentiels.

Courant de lésion : faits et idées fausses

1. Les courants de lésion ne font PAS partie du potentiel d'action (PA). Il s'agit de phénomènes électriques entièrement distincts, et leur apparition est limitée à seulement deux phases du PA : la *phase 2* et la *phase 4*. (Savez-vous pourquoi ? Continuez à lire !)

2. Le potentiel d'action (PA) est un courant conduit à l'intérieur du myocyte, se déplaçant de myocyte en myocyte à travers des jonctions communicantes et modifiant la charge interne. Bien sûr, il y a aussi un changement simultané de la charge externe de la cellule, mais c'est le changement de la charge intérieure qui définit le potentiel d'action. (Les jonctions communicantes sont des connexions entre des cellules adjacentes qui permettent aux ions de se déplacer d'une cellule à l'autre sans pénétrer dans l'espace extracellulaire.)

3. Alors que la conduction du PA résultent de processus bioélectriques et ne dépendent pas de la charge extracellulaire, un courant de lésion dépend totalement de la charge extracellulaire.

4. Les disparités dans la présence et la concentration de canaux ioniques spécifiques au sein de la membrane cellulaire (le sarcolemme) et de certains organites du myocyte sont responsables de l'initiation et du maintien du potentiel d'action. Un « effet secondaire » de cela est le changement de la charge extracellulaire lorsqu'une cellule repolarisée se dépolarise et vice versa.

5. Un courant de lésion se développe passivement lorsque le mouvement des ions se produit dans l'environnement extracellulaire (surface des myocytes) en raison de la

différence de charge externe entre deux populations adjacentes de cellules (normales et anormalement dépolarisées). Le mouvement actif des ions à travers des canaux ioniques spécifiques n'initie ni ne maintient un courant de lésion.

6. Les courants de lésion ne se produisent que pendant la phase 2 et la phase 4 car ce sont les seuls moments pendant le potentiel d'action où TOUS les myocytes sont SUPPOSÉS avoir la même charge – tous dépolarisés (phase 2) ou tous repolarisés (phase 4). Un courant de lésion se développe lorsque, dans des circonstances anormales, une population de cellules (ischémiques) diffère des cellules « normales ». Durant les autres phases, le potentiel transmembranaire change constamment, il n'y a donc aucune possibilité de développement d'un courant de lésion.

7. Un potentiel d'action ne commence ni ne continue en raison d'une différence entre les charges extracellulaires. La différence entre les charges intracellulaires et extracellulaires est présente en raison du potentiel d'action ! D'autre part, un courant de lésion existe en raison d'une différence entre les charges externes ! Le fait de ne pas comprendre ce fait a conduit à la diffusion de nombreuses informations erronées en ligne.

Veuillez garder les informations ci-dessus à l'esprit lorsque nous discutons des courants de lésion.

Courant de lésion

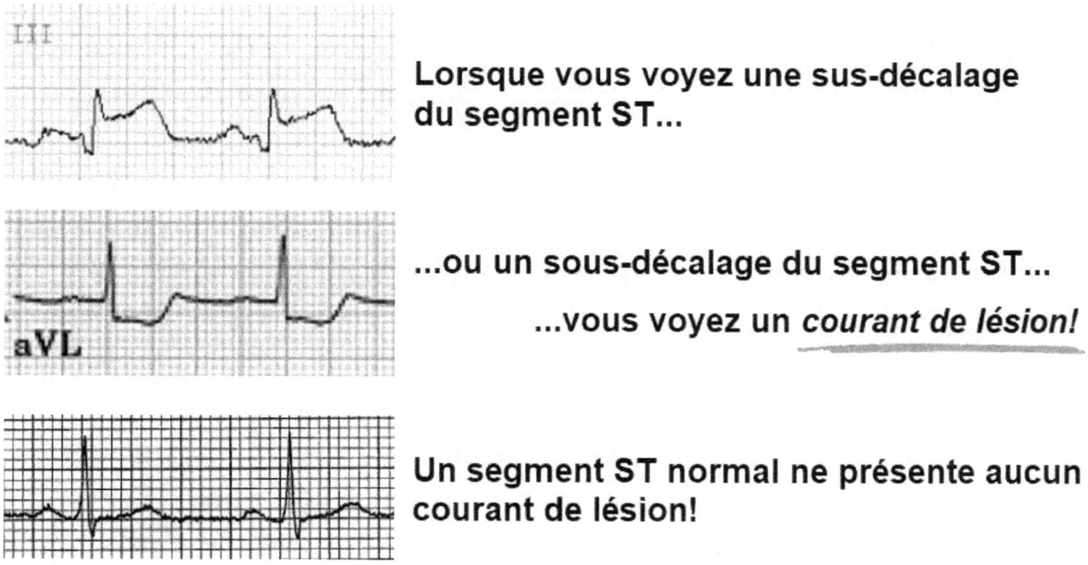

Figure 2-3

Le courant qui se développe entre les tissus normaux et ischémiques pendant la phase 2 (systole) est appelé *courant de lésion*. Ce courant n'est pas impliqué dans la propagation du potentiel d'action – c'est un courant distinct !

Sus- et sous-décalage du segment ST

Avant de commencer, je vais brièvement discuter des théories des courants de lésion systoliques et diastoliques .

Théorie du courant systolique de lésion | L'élévation du segment ST pendant l'ischémie résulte directement du courant de lésion présent pendant la phase 2.

Théorie du courant diastolique de lésion | L'élévation du segment ST est une illusion causée par le sous-décalage T-P due au courant de lésion pendant la phase 4. L'appareil ECG, qui utilise le couplage A-C, ramène automatiquement le sous-décalage T-P au niveau de la ligne de base d'origine, ce qui provoque un déplacement proportionnel vers le haut du segment ST.

Pour être clair, lorsque Samson et Scher ont réalisé leurs expériences en 1960 qui ont examiné de près ces deux théories à l'aide d'un dispositif d'enregistrement à couplage direct, ils ont noté l'apparition des DEUX déplacements. Ils ont également démontré que le sus-décalage réel du segment ST se produisait pendant la phase 2 et était parfois indépendant du courant de lésion survenant pendant la phase 4.

Les deux « théories » ont été validées, mais Samson et Scher ont estimé que le courant systolique de lésion est le plus fréquent des deux mécanismes. D'autres expériences bien exécutées ont suggéré que le courant diastolique de lésion est plus répandu. Cela n'a pas d'importance ! Puisque nous ne pouvons pas voir le sous-décalage T-Q sur un tracé ECG standard, nous devons toujours aborder l'interprétation de le sus-décalage ou de le sous-décalage ST en utilisant ce que nous pouvons voir – le courant systolique de lésion. Par conséquent, pour le reste de ce livre, je supposerai un courant systolique de lésion – nous supposerons que le sus-décalage ou le sous-décalage ST reflète directement l'ischémie transmurale aiguë. Croyez-moi... c'est OK de faire ça !

Pendant la phase 2 (le segment ST), les cellules normales peuvent se dépolariser plus complètement que les cellules ischémiques ; ainsi, un courant de lésion apparaît *qui va du tissu normal au tissu ischémique pendant la systole.*

PERLE | Vous ne pouvez pas voir l'ischémie sur un seul potentiel d'action (PA). Au mieux, ce serait très difficile. Lorsque nous discutons de l'ischémie à l'aide des PA, nous comparons toujours un PA normal à un PA ischémique ou un PA plus ischémique à un PA moins ischémique – nous devons donc utiliser DEUX potentiels d'action superposés – et non pas un seul !

CONSEIL | Étant donné que la phase 2 est représentée sur le tracé ECG par le segment ST, le fait que le segment ST soit surélevé ou abaissé dépend de l'emplacement et de l'épaisseur (ou de la profondeur) de la zone ischémique et de l'emplacement de l'électrode qui visualise cette zone spécifique. Comme vous me l'entendrez répéter maintes et maintes fois : « L'ischémie est l'ischémie ! » La seule différence réside dans la façon dont elle est enregistrée sur l'ECG.

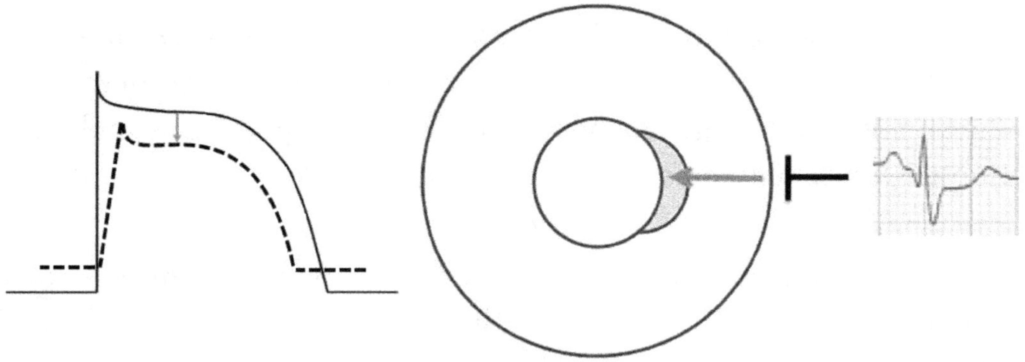

Figure 2-4

Considérons la Figure 2-4 : il y a une zone d'ischémie sous-endocardique (zone grise). Que verra l'électrode d'enregistrement positive située au-dessus de cette zone ? Rappelez-vous : pendant la SYSTOLE (Phase 2, le segment ST), le myocarde normal est plus dépolarisé que le myocarde ischémique (Figure 1-2) et le courant circulera du tissu plus dépolarisé vers le tissu moins dépolarisé.

Ainsi, le courant systolique de lésion se déplacera du tissu normal vers le tissu ischémique. Dans notre exemple (Figure 2-4), le tissu ischémique est le sous-endocarde et le tissu normal est le sous-épicarde (c'est-à-dire le reste de la paroi ventriculaire). Par conséquent, l'électrode d'enregistrement positive située au-dessus de la zone verra un courant de lésion pendant la Phase 2 (le segment ST) s'éloigner de la surface corporelle (de l'épicarde vers l'endocarde) et enregistrera un sous-décalage du segment ST.

PERLE | L'électrode de surface d'enregistrement ECG ne peut voir l'ischémie sous-endocardique que lorsque le myocarde normal est positionné entre lui et la zone ischémique. D'autre part, une électrode intracavitaire ne verra un sus-décalage du segment ST due à l'ischémie sous-endocardique que lorsqu'il y a du myocarde normal positionné derrière la zone ischémique. Pourquoi ? Parce qu'il doit y avoir à la fois du tissu normal et du tissu ischémique adjacents pour qu'un courant de lésion se développe.

Mais que se passe-t-il lorsque l'ischémie est transmurale (sur toute la largeur de la paroi ventriculaire) ? Pendant la systole, le vecteur résultant moyen de l'ischémie transmurale sera vers l'extérieur et les électrodes d'enregistrement sus-jacentes enregistreront le sus-décalage du segment ST (Figure 2-5A). D'autre part, observez ce qu'une électrode d'enregistrement du côté opposé du cœur verrait (Figure 2-5B) - la queue négative du même vecteur, entraînant l'inscription d'un sous-décalage du segment ST. C'est le changement réciproque ! Les modifications réciproques sont des résultats significatifs qui valident le sus-décalage du segment ST de l'ischémie transmurale aiguë, en particulier lorsque ce sus-décalage du segment ST est très subtil.

PERLE | Notez que l'électrode qui enregistre le sus-décalage du segment ST se trouve au-dessus du myocarde ischémique tandis que l'électrode qui enregistre le sous-décalage du segment ST d'une modification réciproque se trouve au-dessus du myocarde normal. Une sonde ne peut pas manifester de modification réciproque à moins que son électrode n'enregistre un myocarde normal. Parfois, le sus-décalage du segment ST d'une ischémie transmurale aiguë est léger ou même subtil, alors que le changement réciproque est beaucoup plus impressionnant. Ne vous concentrez pas sur la mauvaise déviation du segment ST. C'est le sus-décalage du segment ST qui est le problème !

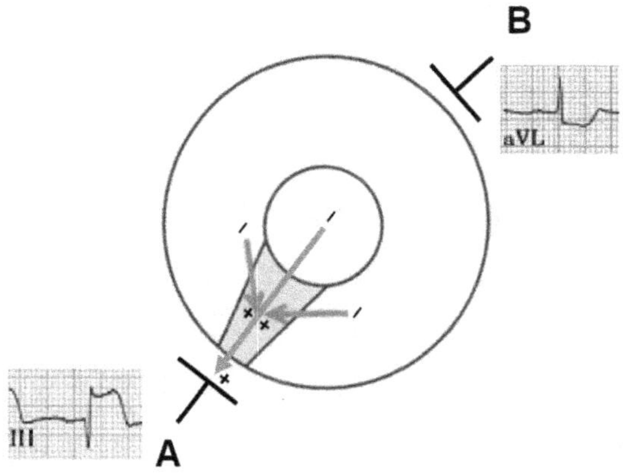

Figure 2-5

PERLE | La vitesse de conduction est représentée *sur le potentiel d'action par la pente de la phase 0* et *sur le tracé ECG par la durée (largeur) de l'intervalle QRS.* La fréquence cardiaque n'a que peu ou rien à voir avec la vitesse de conduction. La fréquence cardiaque est un problème de stimulateur cardiaque (nodule SA) – pas un problème de Purkinje ou de myocytes fonctionnels.

À droite, un schéma d'une coupe transversale de la paroi du ventricule gauche (Figure 2-6). À l'extérieur, une électrode d'enregistrement de la dérivation V6. La zone blanche de la coupe transversale représente le myocarde normal et la zone rayée représente un sous-endocarde ischémique. N'oubliez pas que nous nous intéressons principalement à ce qui se passe pendant la systole mécanique (le plateau ou phase 2).

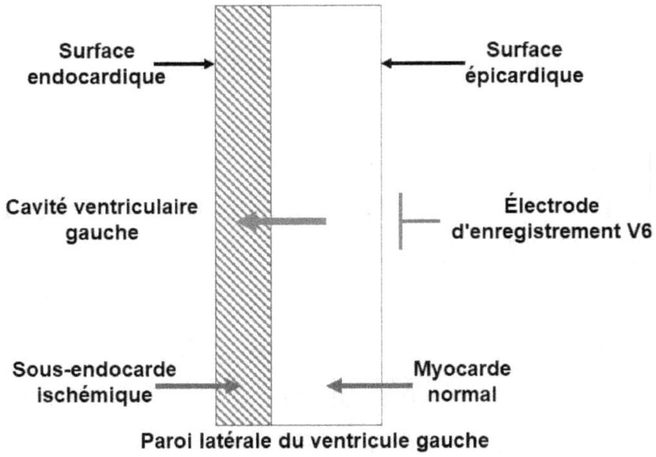

Figure 2-6

Rappel | Nous appelons cette zone du potentiel d'action « systole » car il existe une différence entre la systole électrique et la systole mécanique. La systole électrique se produit pendant la phase 0 et ne dure que 1 à 2 ms. Le cœur ne peut pas se contracter aussi rapidement, donc la systole mécanique – la contraction réelle du cœur – se produit pendant les phases 2 et 3, le segment ST et l'onde T.

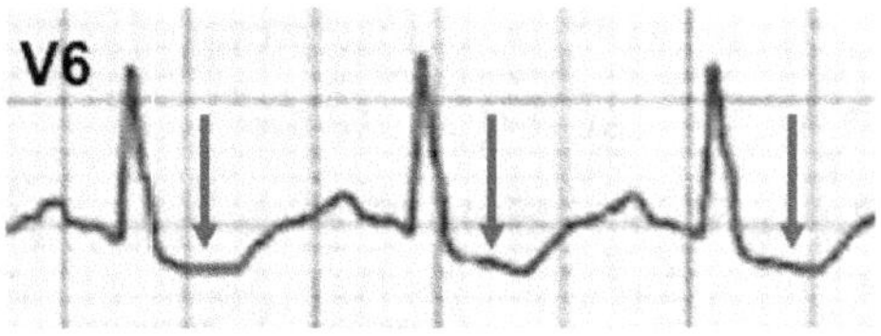

Figure 2-7

Pendant la systole mécanique (la portion du segment ST), le courant de lésion se déplacera du myocarde normal (plus dépolarisé) vers le myocarde ischémique (moins dépolarisé). Que verra une électrode de surface d'enregistrement recouvrant le myocarde normal ? Elle verra un courant s'éloignant de lui et, pendant la phase 2, elle enregistrera le sous-décalage du segment ST (Figure 2-7). En effet, elle verra la queue chargée négativement du courant de lésion.

PERLE | N'oubliez pas que le courant de lésion est complètement séparé du potentiel d'action. Le seul moment où le courant de lésion peut se manifester est pendant les phases 2 et 4. Il y a peu ou pas de courant interférent pendant cette période car la cellule est soit complètement dépolarisée, soit complètement repolarisée. Pendant la phase 0 et la phase 3, il y a un échange ionique considérable avec un potentiel transmembranaire changeant rapidement, il n'y a donc pas de courant de lésion.

Lorsque l'on parle de courants systoliques de lésion, il faut se rappeler que le vecteur de lésion a toujours *une tête positive* et *une queue négative*, quelle que soit la direction dans laquelle il se déplace (qui va toujours du tissu le plus dépolarisé au tissu le moins dépolarisé). Ainsi, si le courant s'éloigne d'une électrode d'enregistrement, cette électrode enregistrera un sous-décalage du segment ST, une inscription négative, car l'électrode ne voit que *la queue négative* du courant du vecteur de lésion. S'il se dirige vers une électrode d'enregistrement, cette électrode enregistrera un sus-décalage du segment ST, une inscription positive, car elle voit *la tête positive* du courant du vecteur de lésion.

PERLE | Vous commencez à comprendre quelque chose ici ? Que l'ischémie se manifeste par un sus-décalage du segment ST ou un sous-décalage du segment ST, il s'agit toujours du même phénomène bioélectrique. La seule différence réside dans la perspective (la vue) de l'électrode d'enregistrement ! Voit-elle le courant de lésion *s'éloigner d'*elle (sous-décalage du segment ST), ou voit-elle le courant de lésion *se diriger vers* elle (sus-décalage du segment ST) ? Aucun type d'ischémie ne produit uniquement sus-décalage du segment ST, et il n'existe pas non plus d'ischémie qui ne produise uniquement un sous-décalage du segment ST. *Cela dépend de la perspective de l'électrode d'enregistrement.*

Prenons un autre exemple qui nous aidera à comprendre comment le sus-décalage ou le sous-décalage du segment ST peuvent être enregistrées à partir de la même zone ischémique et pourquoi l'apparence de l'ECG à 12 dérivations dépend de la perspective de l'électrode d'enregistrement (Figure 2-8)...

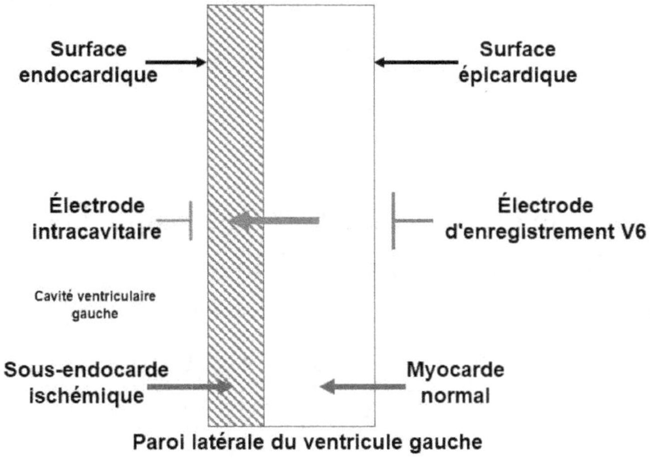

Figure 2-8

Ici, dans la figure 2-8, nous avons la même situation que dans la figure 2-6. Il y a un myocarde normal surmontant une ischémie sous-endocardique. Cependant, nous avons déplacé l'électrode d'enregistrement de la position V6 sur la paroi thoracique vers une dérivation intracavitaire – une dérivation à l'intérieur du ventricule gauche. Que voit maintenant l'électrode d'enregistrement ? Elle voit un courant de lésion se diriger *vers* elle. Que va inscrire cette dérivation sur l'ECG à 12 dérivations ? Elle enregistrera un sus-décalage du segment ST (figure 2-9) !

« Mais Dr Jones », dites-vous, « je ne peux pas insérer une électrode endocavitaire dans le ventricule gauche à chaque fois que je veux enregistrer un ECG sur un patient ! En quoi cela va-t-il m'aider ? »

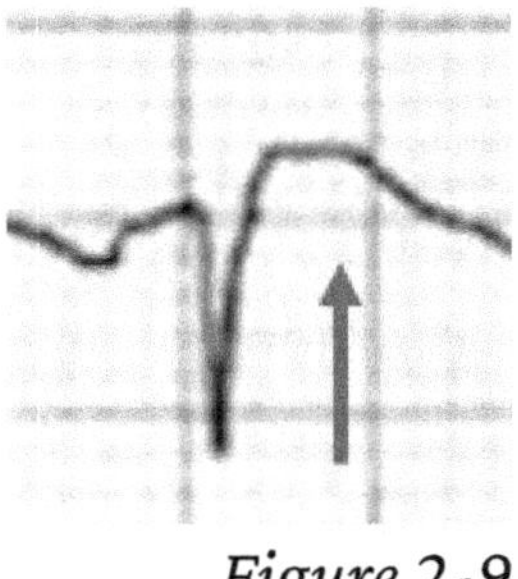

Figure 2-9

Je répond, « Vous n'avez pas besoin d'insérer une électrode endocavitaire car vous en avez déjà une... du moins, une électrode endocavitaire *virtuelle* ! Cela a toujours été là, mais pendant très longtemps nous n'avons pas réalisé à quel point c'était important et nous y avons accordé très peu d'attention. »

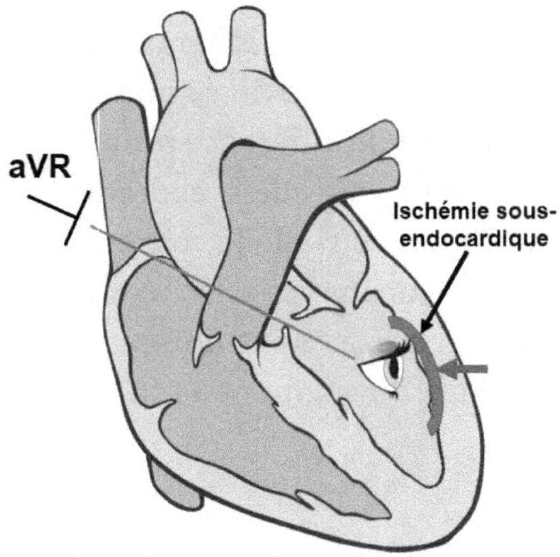

Figure 2-10

Dans la Figure 2-10, la dérivation aVR agit comme une électrode intracavitaire « virtuelle » en raison de sa position sur le corps, ce qui lui permet d'enregistrer comme si elle se trouvait à l'intérieur du ventricule gauche (l'« œil » de la dérivation aVR). Là encore, ce diagramme illustre l'ischémie sous-endocardique de la paroi ventriculaire gauche. La flèche grise indique la direction du courant de lésion, qui se déplace du myocarde normal vers le myocarde ischémique. La dérivation aVR voit ce courant se déplacer vers elle et enregistre ensuite le sus-décalage du segment ST (Figure 2-9). Oui, cet extrait avec le sus-décalage du segment ST (Figure 2-9) provient de la dérivation aVR. Comprenez-vous maintenant pourquoi – lorsque les dérivations V4 à V6 enregistrent le sous-décalage du segment ST de l'ischémie sous-endocardique – la dérivation aVR enregistre à la place le sus-décalage du segment ST ? Encore une fois, l'ischémie est l'ischémie ! Il n'y a aucune différence dans l'ischémie ! La seule différence réside dans l'emplacement de l'ischémie et la perspective de l'électrode d'enregistrement.

PERLE | L'électrode de la dérivation aVR (épaule ou bras droit) est l'électrode la plus à droite des douze dérivations. Aucune électrode, pas même l'électrode de la dérivation V6R, n'est plus à droite que la dérivation aVR. De même, l'électrode des dérivations I et aVL (épaule ou bras gauche) est l'électrode la plus à gauche des douze dérivations, encore plus à gauche que l'électrode de la dérivation V6.

IMPORTANT À RETENIR | Ce n'est que pendant la phase 2, le segment ST, qu'un courant de lésion se déplace du tissu NORMAL, le plus dépolarisé, vers le tissu ISCHÉMIQUE, le moins dépolarisé.

Nous avons vu les effets de l'ischémie sous-endocardique sur l'ECG ; voyons maintenant comment se présente l'ischémie épicardique aiguë...

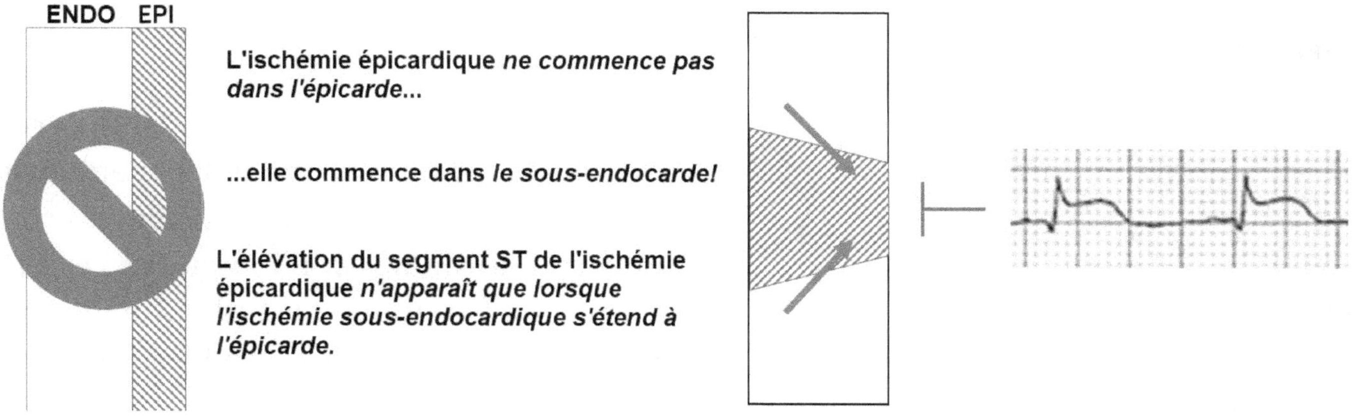

Figure 2-11

ASTUCE | La chose la plus importante à retenir ici est que l'ischémie transmurale commence toujours dans le sous-endocarde – elle ne commence PAS dans l'épicarde. Il n'y a pas d'ischémie sous-épicardique sans ischémie sous-endocardique.

Comme vous pouvez le voir sur le diagramme ci-dessus (Figure 2-11), il existe généralement une base sous-endocardique plus large (diffuse et non localisante) qui se rétrécit à mesure qu'elle se rapproche de la surface épicardique (plus localisante). Tant qu'il y a du myocarde normal entre l'ischémie sous-endocardique et la surface épicardique, le courant de lésion se déplacera vers l'intérieur, produisant un sous-décalage ST sur l'électrode de surface sus-jacente.

PERLE | Une fois que l'ischémie a atteint l'épicarde, le courant moyen de lésion se déplacera vers l'extérieur et l'ECG manifestera un sus-décalage ST sur la zone ischémique. Vous devez également noter qu'à mesure que l'ischémie se rapproche et atteint finalement la surface épicardique, elle devient très localisée. L'ischémie sous-endocardique ne se localise pas ; l'ischémie transmurale se localise.

Système de classification de l'ischémie de Sclarovsky-Birnbaum

Est-il possible de déterminer l'étendue et la gravité d'une ischémie myocardique à partir de la seule analyse d'un électrocardiogramme à 12 dérivations ? Absolument ! Sclarovsky et Birnbaum ont classé l'ischémie en trois niveaux, chacun présentant des implications spécifiques en termes de protection ou de vulnérabilité. Selon cette échelle, il existe trois degrés d'ischémie, qui ont des implications pronostiques et diagnostiques.

Grade 1

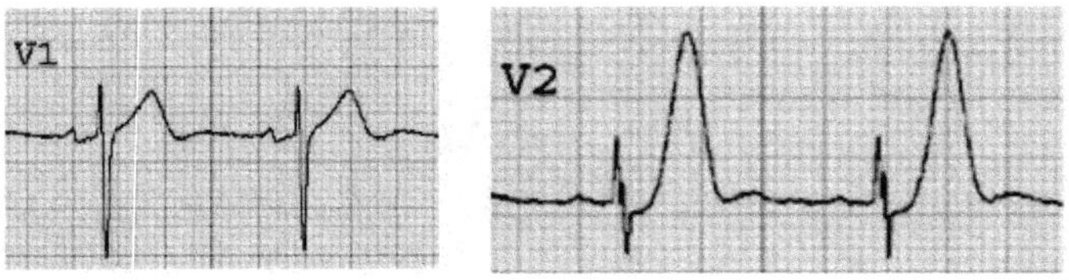

Figure 2-12

L'ischémie de grade 1 (Figure 2-12) correspond à la présence d'ondes T hyperaiguës. Rappelons que les ondes T hyperaiguës sont sous-endocardiques et n'indiquent pas d'ischémie transmurale. Cependant, elles suggèrent une ischémie sous-endocardique qui est sur le point de devenir transmurale !

L'ischémie de grade 1 peut subir une reperfusion spontanée sans progresser vers le grade 2. Le patient peut ressentir une douleur thoracique, qui disparaît, et les ondes T hyperaiguës reviennent à une taille et une morphologie normales. Cela se produit lorsqu'il y a une circulation collatérale suffisante et/ou un préconditionnement ischémique présent, ce qui aide à la résolution de l'épisode ischémique. Dans la Figure 2-12, les deux dérivations manifestent des ondes T hyperaiguës. Les ondes T hyperaiguës sont toujours larges et symétriques. Elles sont souvent – mais PAS TOUJOURS – hautes !

Grade 2

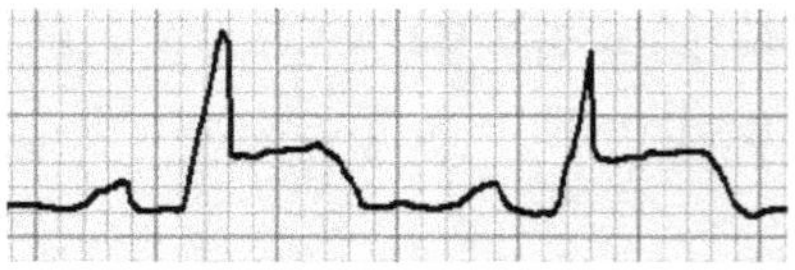
Figure 2-13

L'ischémie de grade 2 (figure 2-13) se produit lorsqu'il y a un sus-décalage du segment ST inférieur à 50 % de la hauteur de l'onde R. Ces changements peuvent également se résoudre spontanément (syndrome de Wellens). Si tel est le cas, le myocarde est probablement protégé par une excellente circulation collatérale et peut-être un préconditionnement ischémique jusqu'à ce qu'une reperfusion spontanée se produise. L'ischémie de grade 2 est déjà passée par l'ischémie de grade 1. La résolution de l'ischémie de grade 2 ne se produit probablement pas aussi souvent que la résolution de l'ischémie de grade 1.

Grade 3

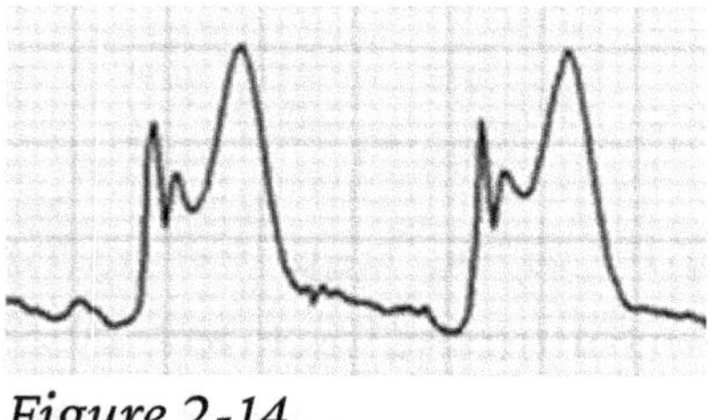
Figure 2-14

L'ischémie de grade 3 (Figure 2-14) se manifeste par une « distorsion terminale du QRS ». Nous ne pensons généralement pas que l'ischémie affecte l'intervalle QRS, mais c'est certainement le cas ! Il existe deux manifestations principales de la distorsion terminale du QRS :

Recherchez une élévation du segment ST ≥ 50 % de la hauteur de l'onde R (Figure 2-14).

Dans les dérivations présentant généralement une onde S terminale (principalement les dérivations précordiales droites), recherchez une diminution ou une disparition de l'onde S (Figure 2-15). La dérivation V3 est généralement un bon endroit à examiner. La Figure 2-15 montre la perte de l'onde S (grade 3) ! Votre attention doit toujours être portée sur le grade d'ischémie le plus élevé présent. La Figure 2-16 montre une dérivation V3 normale ; notez la taille de l'onde S, qui est généralement (mais pas toujours) présente. Bien que l'onde T de la Figure 2-16 soit symétrique, elle n'est ni large ni haute. La symétrie de l'onde T, non accompagnée de modifications du segment ST, peut suggérer une ischémie, mais sans autres modifications de l'ECG ou antécédents pertinents, il s'agit d'un « diagnostic incertain » (diagnostic incertain – une constatation qui suggère un diagnostic mais qui est trop non spécifique pour être définitive | *anglais*: « soft call »).

Alors que les ischémies de grade 1 et 2 étaient protégées ou favorisées par une circulation collatérale et/ou un préconditionnement ischémique, l'ischémie de grade 3 n'a qu'une seule chance de sauvetage : VOUS ! L'ischémie de grade 3 laisse présager un pronostic grave avec une morbidité et une mortalité accrues.

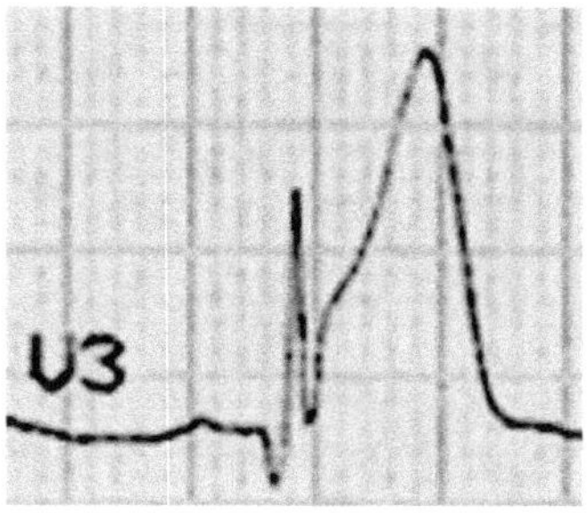

Figure 2-15

Définition de la localisation de l'ischémie sous-endocardique

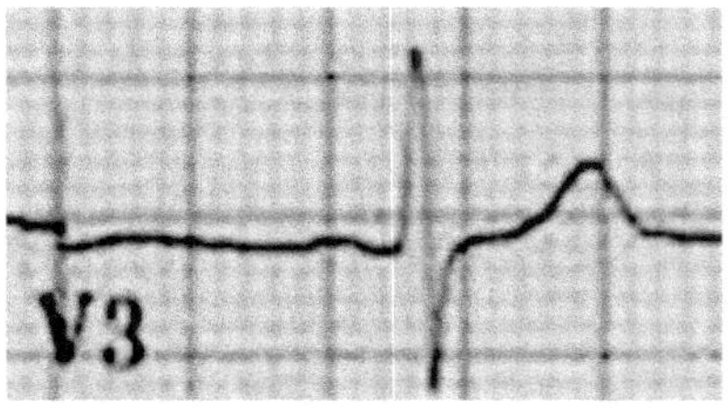

Figure 2-16

Le sus-décalage du segment ST ischémique est relativement efficace pour localiser l'ischémie transmurale aiguë. Même le sous-décalage du segment ST des modifications réciproques de l'ischémie transmurale aiguë est efficace pour localiser l'ischémie. Alors... qu'en est-il de le sous-décalage du segment ST de l'ischémie sous-endocardique – aiguë ou chronique ? Le sous-décalage du segment ST, dans ce cas, indique-t-elle l'emplacement de l'ischémie sous-endocardique ?

La réponse est un « NON » retentissant ! Mais pourquoi pas ?

Il est connu depuis plus de quarante ans que le sous-décalage du segment ST de l'ischémie sous-endocardique ne peut pas localiser la zone ischémique sur un ECG à 12 dérivations. Pourtant, les auteurs, les commentateurs de blogs et les machines ECG font toujours référence à l'ischémie sous-endocardique antéroseptale, antérolatérale, inférieure ou inférolatérale. Il devrait être évident que si l'ischémie sous-endocardique ne peut pas se localiser, il n'existe pas d'ischémie sous-endocardique antéroseptale, antérolatérale, inférieure ou inférolatérale. Il n'y a qu'une ischémie sous-endocardique. Laissez-moi vous expliquer pourquoi...

Des recherches ont montré que les vecteurs (courants) de l'ischémie sous-endocardique se développent à la périphérie de la zone ischémique.

PERLE | Pourquoi la périphérie de la zone ischémique ? Parce que c'est là que se trouve l'interface normale/ischémique qui produit le courant de lésion.

Regardons donc une partie de la paroi ventriculaire gauche qui contient une ischémie sous-e ndocardique...

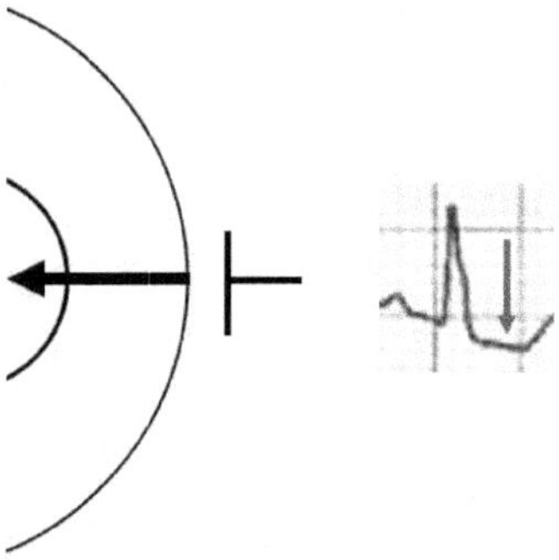

Figure 2-17

Dans la figure 2-17, nous avons un vecteur de courant de lésion (flèche) pointant vers une zone d'ischémie sous-endocardique. Nous savons que le vecteur, qui produit un segment ST déprimé comme le montre l'extrait d'ECG, est situé à la périphérie, c'est-à-dire à la frontière, d'une zone d'ischémie sous-endocardique. En d'autres termes, le vecteur marque la fin de la zone ischémique. Mais de quel côté de ce vecteur se trouve la zone ischémique ?

Vous ne le savez pas, n'est-ce pas ?

Est-ce ici, dans la zone ombrée de la figure 2-18 ?

Vous ne le savez pas, n'est-ce pas ?

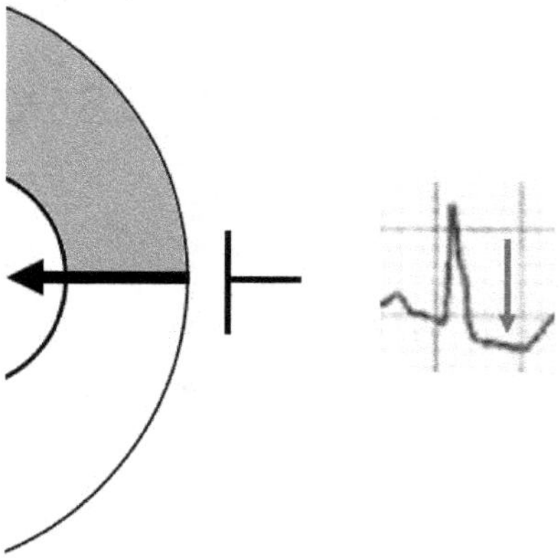

Figure 2-18

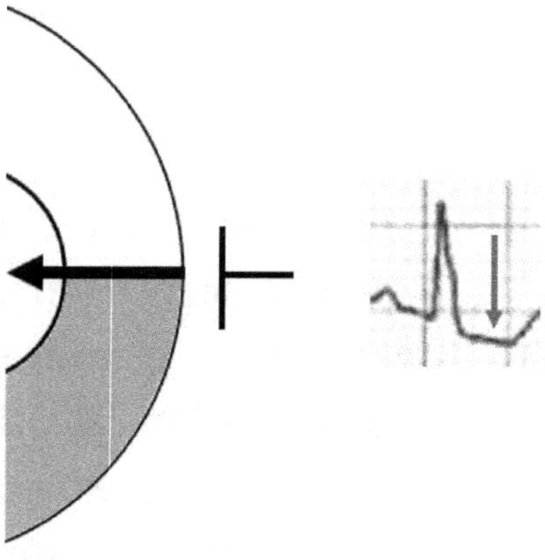

Figure 2-19

Ou est-ce dans la zone ombrée de la Figure 2-19 ?

Vous ne le savez pas, n'est-ce pas ?

OK... à des fins pédagogiques, disons que le vecteur (flèche) de la Figure 2-19 représente la limite supérieure de l'ischémie sous-endocardique. Pouvez-vous me dire jusqu'où s'étend la zone ischémique ?

Vous ne le savez toujours pas, n'est-ce pas ?

Maintenant, laissez-moi vous donner une situation hypothétique : il y a un ECG à 12 dérivations avec dépression ST due à une véritable ischémie sous-endocardique – et non à un changement réciproque – dans les dérivations II, III et aVF. Cela signifie que les dérivations inférieures détectent le vecteur ischémique à la périphérie ou à la limite de l'ischémie sous-endocardique. Maintenant, dites-moi où se situe cette ischémie sous-endocardique. Pensez-vous qu'il y a une ischémie de la paroi inférieure définie ? Savez-vous à quel point la limite est clairement délimitée ? Indice : ce ne sera jamais une ligne droite comme dans ces illustrations! La limite de la zone ischémique peut être la division entre la zone inférieure et une zone plus latérale. Ainsi, même si la dépression ST de l'ischémie sous-endocardique se manifeste dans les dérivations inférieures - ou la plupart des dérivations inférieures - vous ne pouvez toujours pas être sûr qu'une quantité significative d'ischémie est présente en dessous. Si c'est le cas, alors quelle est-elle ? N'oubliez pas qu'une dérivation peut enregistrer un vecteur pointant vers ou loin de son électrode dans une plage de 180°. Vous n'avez aucune idée de l'endroit exact où se situe cette ischémie sous-endocardique !

C'est pourquoi le sous-décalage ST de l'ischémie sous-endocardique n'est pas fiable pour indiquer sa localisation. Évitez donc d'utiliser des termes de localisation comme inférieur, antérieur, antéroseptal, etc., qui n'ont aucun sens lorsqu'il s'agit d'ischémie sous-endocardique. Dites simplement « ischémie sous-endocardique ! »

Règle de Jones

La règle de Jones est une règle que j'ai développée il y a des années pour me garder – et maintenant VOUS ! – hors de danger. Bien que le mot se répande progressivement, de nombreuses personnes qui lisent les ECG supposent toujours que tout sous-décalage du segment ST représente une « ischémie sous-endocardique ». Ce n'est trop souvent pas le cas! Par conséquent, la règle de Jones :

> **Règle de Jones** | Tout sous-décalage du segment ST sur l'ECG d'un patient souffrant de douleurs thoraciques compatibles avec un syndrome coronarien aigu doit être considéré comme une modification réciproque d'une ischémie transmurale aiguë jusqu'à preuve du contraire.

> **Règle de Jones : Corollaire 1** | Le sous-décalage du segment ST du changement réciproque peut se développer AVANT l'apparition du sus-décalage primaire (indicative) du segment ST.

Règle de Jones : Corollaire 2 | Même lorsque le sus-décalage du segment ST de l'ischémie transmurale ET le sous-décalage du segment ST du changement réciproque sont présents sur le même ECG, le changement réciproque peut sembler beaucoup plus évident ou impressionnant. N'oubliez pas : un changement réciproque se produit dans le myocarde NORMAL, NON ISCHÉMIQUE. C'est le sus-décalage du segment ST, même si elle semble relativement mineure, qui constitue le problème majeur !

Signe de Jones

Le sus-décalage du segment ST survient après qu'un segment ST normal a progressé d'une concavité légèrement ascendante qui s'incline progressivement et imperceptiblement vers l'onde T vers un sus-décalage du segment ST manifeste d'ischémie transmurale aiguë, généralement avec une convexité ascendante. Le signe de Jones représente ce segment ST de plus en plus ischémique tel qu'il apparaît lors de sa transition vers le sus-décalage du segment ST. À un moment donné, le segment ST formera une ligne presque parfaitement droite du point J au pic de l'onde T.

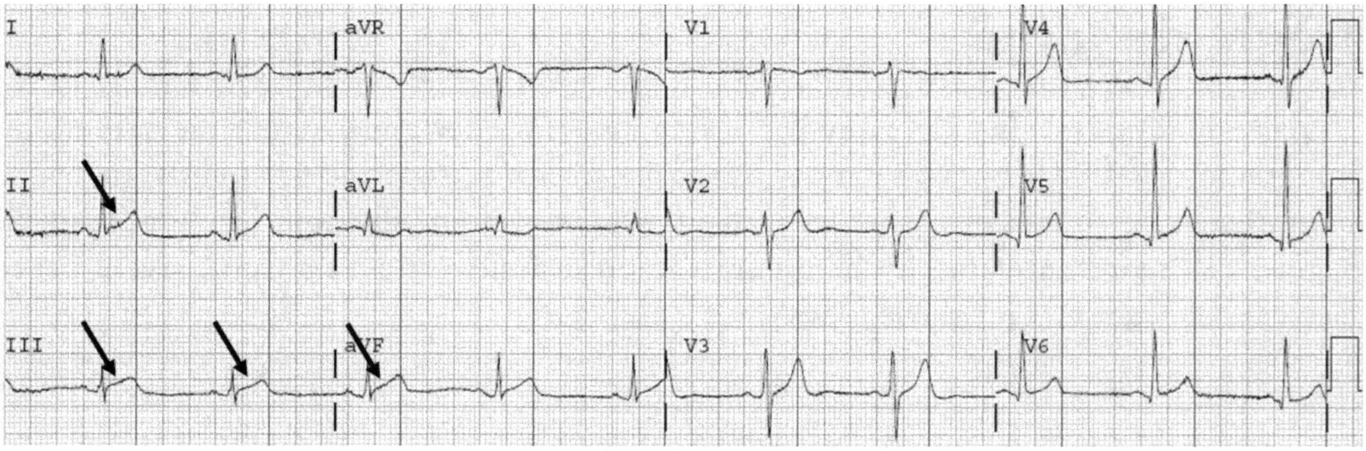

Figure 2-20 Signe de Jones

Il s'agit d'un signe qui est souvent négligé ou qui n'est pas reconnu pour ce qu'il représente chez un patient souffrant de douleurs thoraciques aiguës. Il est mentionné dans la littérature électrocardiographique depuis au moins le milieu du 20e siècle, mais personne ne l'a jamais revendiqué. J'y ai fait référence si souvent dans l'une de mes Masterclasses que les participants ont commencé à l'appeler le *signe de Jones*, et c'est ainsi que je continue à l'appeler. La figure 2-20 illustre quelques exemples du signe de Jones.

Le signe de Jones est présent sur l'ECG (Figure 2-20) dans les dérivations II, III et aVF, mais surtout dans les dérivations III et aVF. Je ne connais aucune étude ayant fait état de cette découverte. Je n'ai pas fait de recherches à ce sujet, sauf pour trouver qu'il est mentionné de temps à autre dans la littérature, sans nom ni document. Je veux que vous compreniez que le signe de Jones, pour autant que je sache, n'est applicable qu'en cas de douleur thoracique aiguë. Sa signification sur l'ECG d'un patient sans symptômes cardiaques m'est inconnue.

Je ne le considère pas comme un « équivalent STEMI », mais si vous prenez en charge un patient souffrant de douleurs thoraciques et que vous constatez ce signe, et que vous n'avez pas encore établi de diagnostic, vous devez répéter l'ECG à 12 dérivations toutes les 15 à 20 minutes.

Utilisons ce que vous avez appris jusqu'à présent !

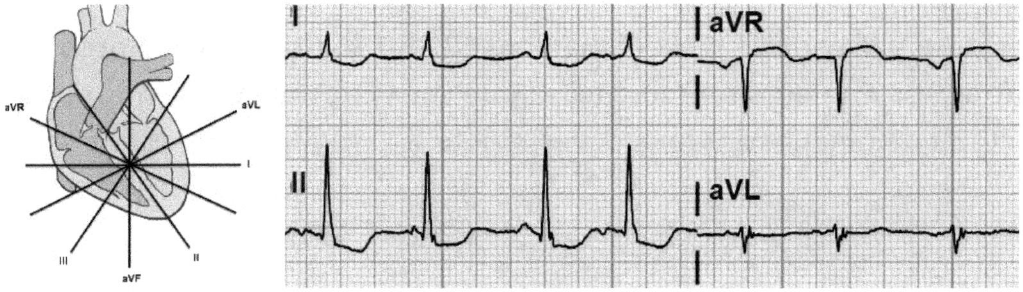

Figure 2-21

1. Regardez les dérivations I, II et aVR dans la Figure 2-21. En utilisant la grille de référence hexaxiale, dans quelle direction le courant de lésion se déplace-t-il par rapport au pôle positif de la dérivation I ?
   Dans quelle direction le courant de lésion se déplace-t-il dans la dérivation II ?
   Dans quelle direction le courant de lésion se déplace-t-il dans la dérivation aVR ?
   Pourquoi y a-t-il une élévation du segment ST dans la dérivation aVR ?

2. À partir de ces trois dérivations seulement (I, II et aVR dans la Figure 2-21), pourquoi soupçonnez-vous fortement que vous observez une véritable ischémie sous-endocardique et non des modifications réciproques ?

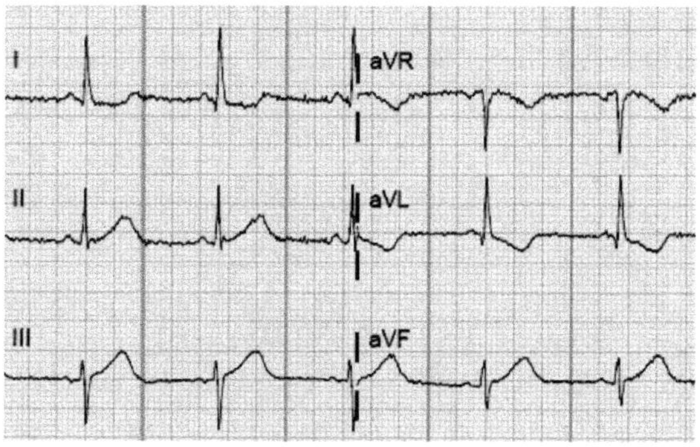

Figure 2-22

1. Les ondes T des dérivations II, III et aVF (Figure 2-22) ne sont pas hautes. Sont-elles toujours qualifiées d'ondes T hyperaiguës ? Si oui, pourquoi ? Si non, pourquoi ?

2. Pourquoi y a-t-il un sous-décalage du segment ST dans les dérivations I et aVL ? S'agit-il d'une ischémie sous-endocardique ? Si oui, pourquoi ? Si non, pourquoi ?

3. Si vous avez répondu à la question n°2 « changement réciproque », où se situe le

sus-décalage du segment ST qui fait que ces dérivations présentent une réciprocité ?

Réponses aux questions

Figure 2-21

1. Dérivation I : de gauche à droite (la dérivation I voit la queue négative du vecteur.)
   Dérivation II : vers le haut et vers la droite (la dérivation II voit la queue négative du vecteur.)
   Dérivation aVR : vers le haut et vers la droite (la dérivation aVR voit la tête positive du vecteur.)

2. Les changements réciproques se produisent toujours dans un schéma vasculaire. Il n'y a que deux schémas vasculaires dans le plan frontal : basolatéral (dérivations I et aVL) et inférieur (dérivations II, III et aVF). Il n'y a pas de schéma vasculaire qui inclut les dérivations I et II ; par conséquent, nous assistons probablement à un exemple d'ischémie sous-endocardique – et non à un changement réciproque (en fait, j'ai pris cet extrait d'un ECG manifestant une ischémie sous-endocardique circonférentielle).

PERLE | Bien qu'il n'y ait que deux schémas vasculaires dans le plan frontal, une réciprocité peut se produire entre deux dérivations quelconques dans le même plan tant que leurs pôles positifs sont séparés d'au moins 90°.

Figure 2-22

1. Elles sont qualifiées d'ondes T hyperaiguës car elles ont des bases très larges, sont symétriques et se produisent dans une distribution vasculaire (circulation de la paroi inférieure, dérivations II, III et aVF).

2. Les dérivations I et aVL sont des changements réciproques en réponse à l'ischémie transmurale en développement (mais pas encore présente) dans les dérivations inférieures. Les dérivations basolatérales (dérivations I et aVL) et les dérivations inférieures (dérivations II, III et aVF) ont une relation réciproque : l'élévation du segment ST dans un ensemble de dérivations évoquera le changement réciproque de la dépression du segment ST dans l'autre.

3. Il existe une élévation du segment ST très subtile dans la dérivation III, que tout adepte du paradigme OMI ne manquera pas de souligner. Cependant, rappelez-vous que le

premier corollaire de la règle de Jones est que « le changement réciproque vers une ischémie aiguë peut apparaître avant l'élévation du segment ST ». Par exemple, si un patient vous consulte pour une douleur thoracique classique et que l'ECG initial ne montre qu'un sous-décalage du segment ST dans les dérivations II, III et aVF, vous devez savoir qu'il faut répéter l'ECG toutes les 15 à 20 minutes tout en surveillant le développement d'un sus-décalage du segment ST dans les dérivations I et aVL (et surtout dans la dérivation aVL).

D'un autre côté, je ne connais aucune situation dans laquelle le sus-décalage du segment ST apparaît avant le sous-décalage du segment ST ou le changement réciproque.

Lectures recommandées

Bayés de Luna, A. et al. Negative T Wave in Ischemic Heart Disease: A Consensus Article. Ann Noninvasive Electrocardiol 2014;19(5):426–441.

Daviglus ML, et al. Association of Nonspecific Minor ST-T Abnormalities With Cardiovascular Mortality. JAMA 1999; 281: 530-536.

Di Diego JM, Antzelevitch A. Acute myocardial ischemia: Cellular mechanisms underlying ST segment elevation. Journal of Electrocardiology 47 (2014) 486 – 490.

Erling BF, Perron AD, Brady WJ. Disagreement in the interpretation of electrocardiographic ST segment elevation: a source of error for emergency physicians? Am J Emerg Med 2004;22:65-70.

Habash F, Albashaireh A, Madmani, ME, Paydak, H. ST Segment Elevation and Depressions In Supraventricular Tachycardia without Coronary Artery Disease. Case Reports in Cardiology. Volume 2018.

Levine, HD. Subendocardial infarction in retrospect: pathologic, cardiographic, and ancillary features. Circulation 72, No. 4, 790-800, 1985.

Li D, Li CY, Yong AC, Kilpatrick D. Source of Electrocardiographic ST Changes in Subendocardial Ischemia. Circ Res. 1998;82;957-970.

Samson WE, Scher AM. Mechanism of S-T segment alteration during acute myocardial injury. Circ Res. 1960 Jul;8:780-7. doi: 10.1161/01.res.8.4.780. PMID: 14441272.

Shelke B A, Kawade R, Sriram C. Pseudonormalization of T Waves after Coronary Angioplasty: A Medical Emergency. Ann Clin Case Rep. 2021;6:1912.

Simon A, et al. Pseudonormalisation of the T wave: old wine? Netherlands Heart Journal, Volume 15, Number 7/8, August 2007.

Zahran ME. The Pattern of Reciprocal Electrocardiography Changes in ST-Segment Elevation Myocardial Infarction Patients Presenting with Single-Vessel Disease versus Multi-Vessel Disease. International Journal of the Cardiovascular Academy. Volume 5, Issue 3, July-September 2019.

3

L'ischémie et l'onde T

La base des ondes T normales

Vous allez voir beaucoup de dessins de potentiels d'action. Gardez à l'esprit que le dessin d'un potentiel d'action a un but illustratif et explicatif. Nous n'utilisons pas les dessins de potentiels d'action pour tenter d'interpréter un résultat d'ECG comme nous utilisons les laddergrammes pour déchiffrer une dysrythmie complexe.

Puisque tous les changements résultant des ondes T hyperaiguës, des ondes T de reperfusion et de la pseudonormalisation des ondes T sont causés par l'ischémie, examinons un potentiel d'action fixe pour le myocarde normal et voyons comment le potentiel d'action ischémique provoque ces changements. Nous ne discutons ici que des modifications de l'onde T, et non du sus-décalage ou du sous-décalage du segment ST. Voici deux potentiels d'action normaux, non ischémiques, provenant des régions sous-endocardique et sous-épicardique (Figure 3-1) :

Le carré en pointillé indique la phase 3, qui représente l'onde T. C'est sur cette zone que nous allons nous concentrer. Cependant, nous avons besoin des potentiels d'action de deux sites différents pour démontrer correctement l'ischémie, alors ajoutons le potentiel d'action d'un myocarde NORMAL - non ischémique. Dans ce cas, nous utiliserons les potentiels d'action d'une cellule sous-endocardique normale et d'une cellule sous-épicardique normale.

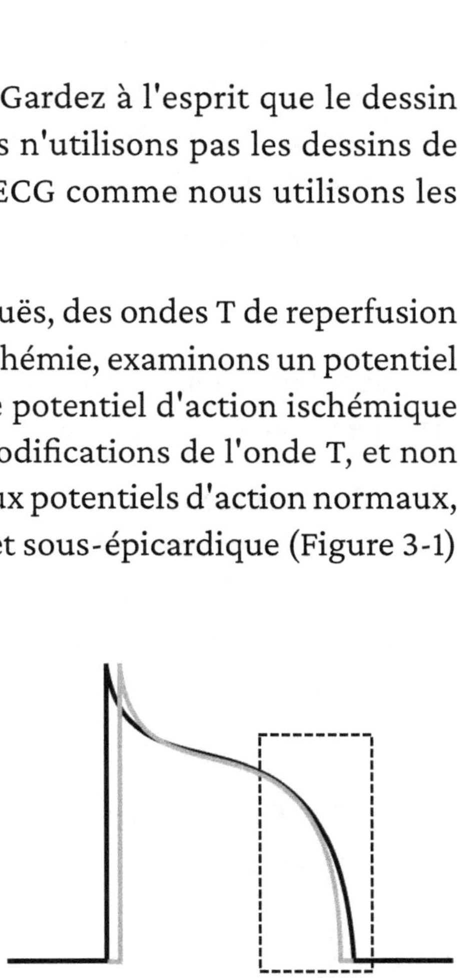

Figure 3-1

Le potentiel d'action avec les lignes noires représente le sous-endocarde normal, et le potentiel d'action avec les lignes grises représente le sous-épicarde normal. La tension en mV est mesurée verticalement et le temps en ms est mesuré horizontalement. Comme vous pouvez le voir, la phase 0 du potentiel d'action épicardique commence plus tard que la phase 0 du potentiel d'action sous-endocardique.

Maintenant, c'est là que commence beaucoup de confusion. Les lignes noires et grises apparaissent ensemble sur le potentiel d'action pendant la phase 4, mais au début de la dépolarisation (phase 0), le sous-endocarde commence sa phase 0 en premier, suivi de l'épicarde. C'est normal, mais pourquoi cela se passe-t-il ainsi ? Les potentiels d'action voyagent à travers le tissu conducteur (fibres de Purkinje) dans le tiers interne de la paroi myocardique, mais pour atteindre l'épicarde, ils doivent parcourir le reste du chemin via une transmission de cellule à cellule. Par conséquent, l'impulsion de dépolarisation atteint l'épicarde et l'active (dépolarise) après le sous-endocarde, même dans des conditions normales.

> **PERLE |** La DÉpolarisation commence toujours dans le sous-endocarde* dans des circonstances normales, tandis que la REpolarisation commence dans le sous-épicarde dans des circonstances normales. Dans des circonstances anormales, la repolarisation peut commencer dans le sous-endocarde. C'est la différence entre une onde T verticale et une onde T inversée ! Si la repolarisation commence dans le sous-épicarde, ce qui est normal, l'onde T apparaîtra verticale ; si elle commence dans le sous-endocarde, l'onde T sera inversée. Ceci est important - souvenez-vous-en lorsque vous voyez un QRS d'un côté de la ligne de base et son onde T de l'autre.

*La dépolarisation ventriculaire peut commencer à l'extérieur du sous-endocarde dans deux cas : l'ectopie ventriculaire et la préexcitation ventriculaire.

Vous devez également avoir remarqué que la région épicardique termine la repolarisation en premier. Le retour à la ligne de base, qui est supposée être de -90 mV, légèrement avant le potentiel d'action sous-endocardique. C'est également normal. Cela crée une situation où, à tout moment sur les deux potentiels d'action pendant la phase 3 (le carré en pointillé), le sous-endocarde (dans cet exemple) est plus dépolarisé que l'épicarde.,

> **PERLE |** Le plateau du potentiel d'action plus haut sur l'échelle verticale est plus dépolarisé.

C'est là que de nombreuses personnes ont besoin d'aide pour conceptualiser ce qui se passe. Vous n'avez pas besoin de visualiser les charges externes sur les cellules ni les vecteurs se déplaçant du négatif au positif. N'oubliez pas que le vecteur de repolarisation aura une tête négative et une queue positive. L'électrode d'enregistrement sur la surface verra cette queue positive et inscrira une déviation positive, une onde T verticale. Ainsi, la repolarisation qui commence dans le sous-épicarde entraînera une onde T verticale lorsqu'elle sera enregistrée par une électrode de surface.

> **PERLE |** Lorsque vous abordez la dépolarisation et la repolarisation, n'oubliez pas que le vecteur de dépolarisation a une tête positive et une queue négative. Celui qui fait face à l'électrode d'enregistrement déterminera si la déviation sur

l'ECG sera positive ou négative. La repolarisation est, bien sûr, tout le contraire : une tête négative et une queue positive. En fonction de la polarité de l'onde T, si elle est inversée, vous savez alors que l'électrode d'enregistrement a vu une tête négative se déplacer vers elle, ce qui signifie que la repolarisation a dû provenir du sous-endocarde.

Si la repolarisation commence dans le sous-endocarde, rappelez-vous que le vecteur de repolarisation aura une tête négative et une queue positive. Que verra alors l'électrode d'enregistrement de surface ? Elle verra une charge négative se déplacer vers elle et enregistrera une déviation négative, une onde T inversée ! Ainsi, une onde T inversée signifie que la repolarisation a commencé, de manière très anormale, dans le sous-endocarde.

Il y a deux endroits qui nécessitent une attention particulière lors de l'interprétation des potentiels d'action, et je les ai indiqués avec de petites flèches (Figure 3-2) :

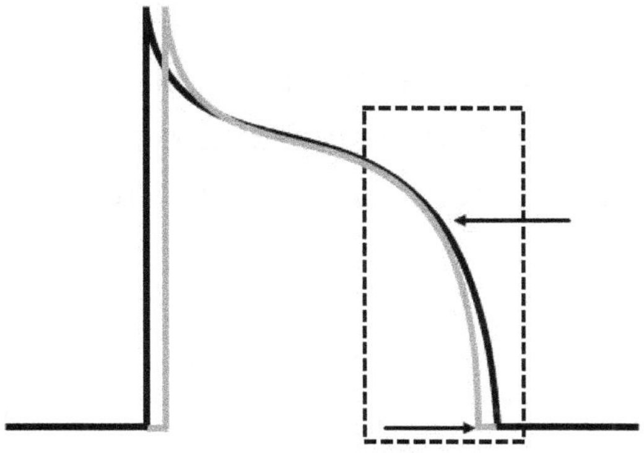

Figure 3-2

La flèche supérieure indique le point auquel le potentiel d'action sous-épicardique (PA) commence à se repolariser avant le PA sous-endocardique et commence sa séparation du PA sous-endocardique. Étant donné que les deux, dans cet exemple, sont des tissus normaux et non ischémiques, les potentiels d'action épicardique et sous-endocardique sont très similaires jusqu'à ce point. La tension à laquelle l'épicarde se sépare du sous-endocarde suggérera la hauteur de l'onde T (son amplitude).

La flèche inférieure indique la différence de temps entre les deux potentiels d'action en raison de la différence de pente de la phase 3. Cette mesure déterminera la largeur de l'onde T.

PERLE | Si une onde T hyperaiguë est verticale, haute et large, alors vous savez que le sous-épicarde a commencé sa repolarisation très tôt - à partir d'un niveau de tension plus élevé. Si une onde T hyperaiguë est droite, courte et large (et elle sera toujours large), alors vous savez que la repolarisation sous-épicardique a commencé un peu plus tard.

Utilisation et interprétation des diagrammes de potentiel d'action avec les courants de lésion

Pour interpréter correctement les potentiels d'action (PA), vous devez vous rappeler trois choses :

1. Les courants électriques dans les tissus biologiques se déplacent du négatif vers le positif, deux charges externes.

2. Lorsque nous traitons des courants de lésion, nous ne nous intéressons qu'aux charges à l'extérieur de la membrane cellulaire (sarcolemme). Une cellule dépolarisée a un extérieur négatif. Une cellule repolarisée a un extérieur positif. Par conséquent, un courant de lésion se déplacera du tissu le plus dépolarisé vers le tissu le moins dépolarisé. Au cours de l'étape 2, cela se ferait du tissu normal vers le tissu ischémique.

3. Lorsque nous discutons d'un vecteur se déplaçant du tissu le plus dépolarisé vers le tissu le moins dépolarisé, nous parlons d'un *courant de lésion*, et *non d'un potentiel d'action*. La direction du potentiel d'action dépend de l'activité de plusieurs canaux ioniques (INa, IK, IK1, IKATP, ICaL) et du fait que la cellule gagne ou perde des ions positifs. Elle ne dépend PAS des charges externes.

PERLE | Les courants de lésion ne se produisent que lorsque des tissus normaux jouxtent des tissus ischémiques. Même lorsque l'ischémie est transmurale, il existe toujours une interface normale/ischémique de chaque côté, ce qui favorise les courants de lésion.

Voyons un exemple :

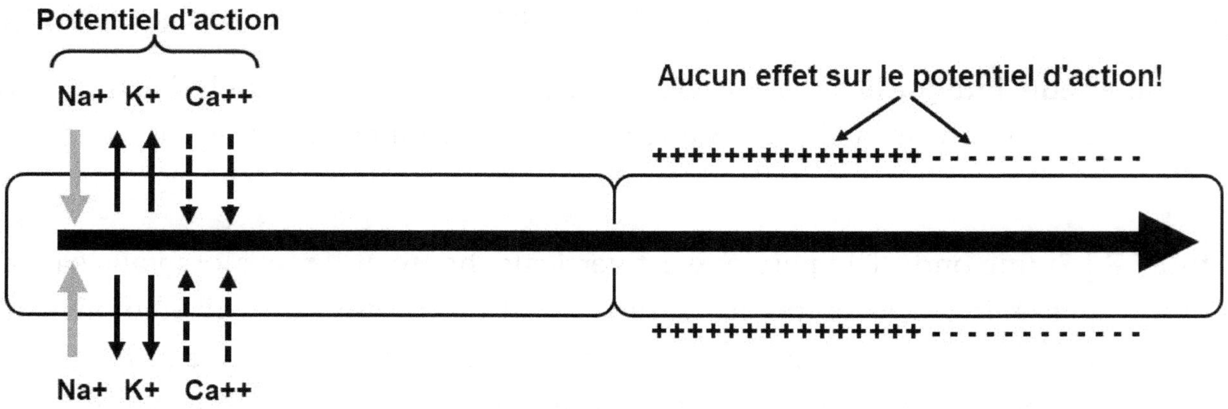

Figure 3-3

Comme vous pouvez le voir sur la figure 3-3, le potentiel d'action est initié et maintenu par des échanges ioniques via des canaux ioniques dédiés. L'activité de ces canaux ioniques entraîne le changement de polarité de la charge interne et détermine si une dépolarisation ou une repolarisation se produit. Rien de tout cela ne dépend de la charge externe des cellules distantes.

Ondes T hyperaiguës

Ondes T hyperaiguës - un phénomène SOUS-ENDOCARDIQUE

TOUTES LES ISCHÉMIES ÉPICARDIQUES AIGUËS COMMENCENT DANS LE SOUS-ENDOCARDE!

L'ÉLÉVATION DU ST de l'ischémie épicardique aiguë n'apparaît que lorsque l'ischémie atteint la surface épicardique.

Les ondes T hyperaiguës vous avertissent que l'ischémie se rapproche de la surface épicardique.

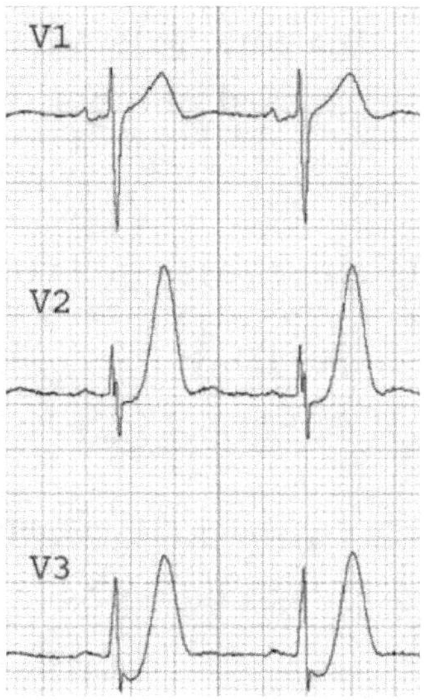

Figure 3-4

Les ondes T hyperaiguës (Figure 3-4) sont un phénomène sous-endocardique. Dans la Figure 3-5, le potentiel d'action interne représente une région sous-épicardique de plus en plus ischémique, et le potentiel d'action externe représente des cellules myocardiques moyennes normales et non ischémiques. (S'il est vrai qu'un potentiel d'action ne représente qu'une seule cellule, nous utilisons souvent cette cellule pour représenter une région du myocarde.)

Comme vous pouvez le voir, le potentiel d'action des cellules sous-épicardiques ischémiques présente toutes les caractéristiques attendues d'une cellule ischémique :

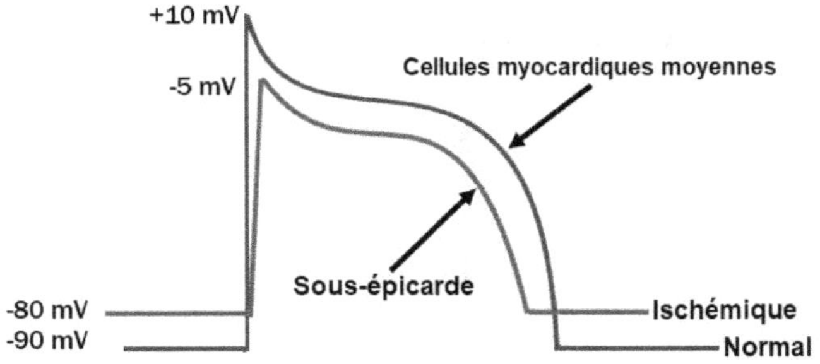

Figure 3-5a

1. Plus dépolarisée pendant la phase 4 (-80 mV contre -90 mV)

2. Moins dépolarisée pendant la systole (phases 2 et 3)

3. Repolarisation plus précoce (segment ST plus court) en raison de la plus grande sortie de K+ de la cellule

La paroi ventriculaire est divisée en trois couches.

1. La couche la plus externe est la couche sous-épicardique qui comprend l'épicarde. La couche sous-épicardique commence normalement sa phase 3 la plus tôt des trois couches, elle a donc la durée de potentiel d'action la plus courte.

2. La couche intermédiaire est la couche mi-myocardique. Elle commence sa phase 3 en dernier, elle a donc la durée de potentiel d'action la plus longue.

3. La couche la plus interne (à côté de la cavité ventriculaire) est la couche sous-endocardique qui comprend l'endocarde. Elle commence sa phase 3 entre les deux autres couches, ce qui lui confère une durée de potentiel d'action intermédiaire.

Il y a deux choses que vous devez retenir à propos des ondes T – TOUTES les ondes T :

1. Le début de l'onde T sera déterminé par la cellule qui commence sa phase 3 EN PREMIER (généralement sous-épicarde).

2. La fin de l'onde T sera déterminée par la cellule qui atteint le potentiel de membrane de repos (phase 4) EN DERNIER (généralement le myocarde moyen).

Dans des circonstances normales, l'épicarde et la couche épicardique (sous-épicarde) commencent la phase 3 avant les autres couches du myocarde (sous-endocarde et myocarde moyen). La dernière couche à réaliser la repolarisation (pour revenir à la phase 4, la ligne de base) est la couche myocardique moyenne (parfois appelée « sous-endocarde profond »).

Une onde T verticale, hyperaiguë ou non, indique une origine dans la couche sous-épicardique. Une onde T inversée, hyperaiguë ou non, indique une origine dans la couche sous-endocardique.

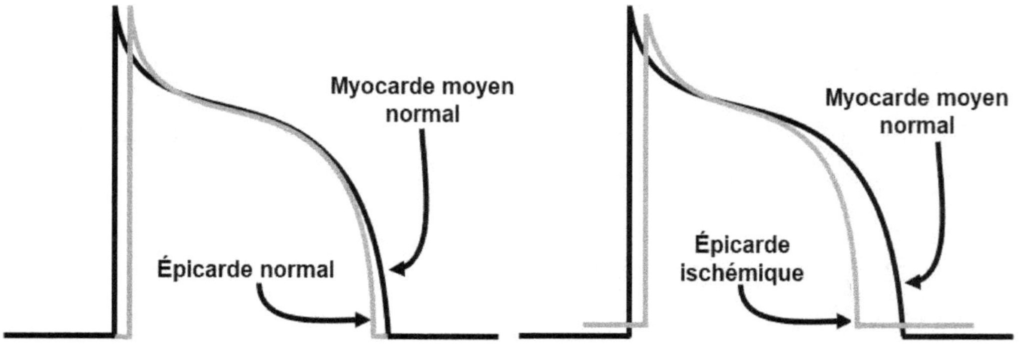

Figure 3-5b

L'ischémie débute dans le sous-endocarde et s'étend vers l'extérieur jusqu'au sous-épicarde (Figure 3-5c). Au cours de son expansion vers l'extérieur, elle inclura la couche cellulaire du myocarde moyen. Cependant, l'ischémie n'a pas encore atteint l'épicarde. Par conséquent, l'épicarde et le sous-épicarde continuent de se repolariser normalement. Même si le sous-endocarde et le myocarde moyen ischémiques commencent la phase 3 plus tôt que la normale (pour eux) - comme le font toutes les cellules ischémiques - le sous-épicarde normal se repolarise toujours plus tôt. Le segment ST manifeste un abaissement du segment ST à ce moment (en raison du courant de lésion se déplaçant du tissu normal vers le tissu ischémique), mais les ondes T, non affectées par le courant de lésion pendant la phase 2, restent normales et verticales.

Finalement, l'ischémie progresse jusqu'au bas de la couche sous-épicardique et les cellules sous-épicardiques commencent à devenir ischémiques. Ces cellules commencent alors à se repolariser beaucoup plus tôt qu'avant ("X" blanc, Figure 3-5c). Ce début plus précoce de la phase 3 commence à partir d'un niveau de tension plus élevé (rendant les ondes T plus hautes que d'habitude) et le potentiel de membrane de repos est maintenant atteint beaucoup plus tôt que les cellules du myocarde moyen, rendant les ondes T plus larges que d'habitude. La fin de l'onde T ne va pas changer car elle est déterminée par les cellules du myocarde moyen dans le tissu normal, non ischémique, qui auront toujours la durée d'action la plus longue.

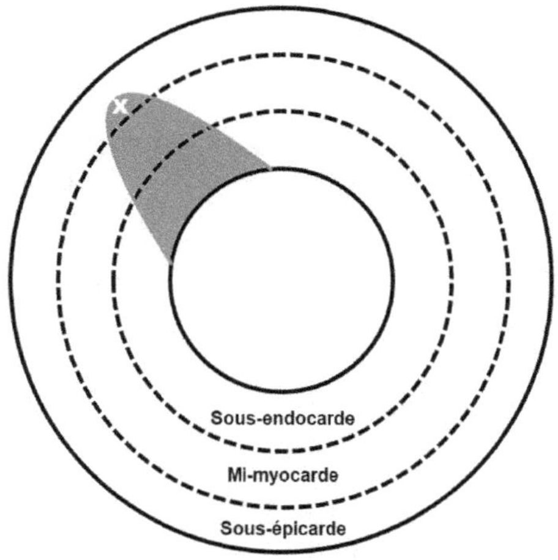

Figure 3-5c

Avant toute ischémie, les cellules sous-épicardiques normales marquent le début de l'onde T car elles commencent leur phase 3 en premier. Les cellules normales du myocarde moyen marquent la fin de l'onde T car elles ont la durée de potentiel d'action la plus longue des trois couches et se repolarisent en dernier. Lorsque l'ischémie apparaît, seule la repolarisation des cellules sous-épicardiques désormais ischémiques affecte l'onde T (Figure 3-5b). Les cellules du milieu du myocarde dans la zone normale, non ischémique, continuent de marquer la fin de l'onde T. Cela ne change pas. Cependant, les cellules sous-épicardiques ischémiques se repolarisent maintenant encore plus tôt que les cellules sous-épicardiques normales, de sorte que les cellules sous-épicardiques ischémiques marqueront un début encore plus précoce de l'onde T. Les ondes T hyperaiguës ne se développent pas en prolongeant leur pente descendante vers l'avant, mais en prolongeant leur pente ascendante vers l'arrière.

PERLE | L'ischémie *accélère* la repolarisation. En conditions *normales*, l'onde T débute dans le sous-épicarde car c'est là que la repolarisation commence. Lorsque l'ischémie, qui débute dans le sous-endocarde, se propage vers le sous-épicarde, ce dernier devient lui-même ischémique et se repolarise de plus en plus tôt, ce qui provoque un début de l'onde T de plus en plus précoce. Les cellules du myocarde moyen étant les dernières à se repolariser, elles déterminent la fin de l'onde T. Ainsi, en cas d'ischémie, le sous-epicarde *ischémique* est responsable du début précoce de l'onde T, tandis que les cellules du myocarde moyen, *normales*, sont responsables de sa fin. L'amplitude des ondes T hyperaiguës est donc *due à un début plus précoce, et non à une fin retardée.*

Au fur et à mesure que l'ischémie se rapproche de l'épicarde, les ondes T s'élargissent et la phase 2 se raccourcit au point de ne plus être visible. Sur l'ECG, le segment ST disparaît dans la pente ascendante de l'onde T hyperaiguë qui semble maintenant provenir du point J (Figure 3-6):

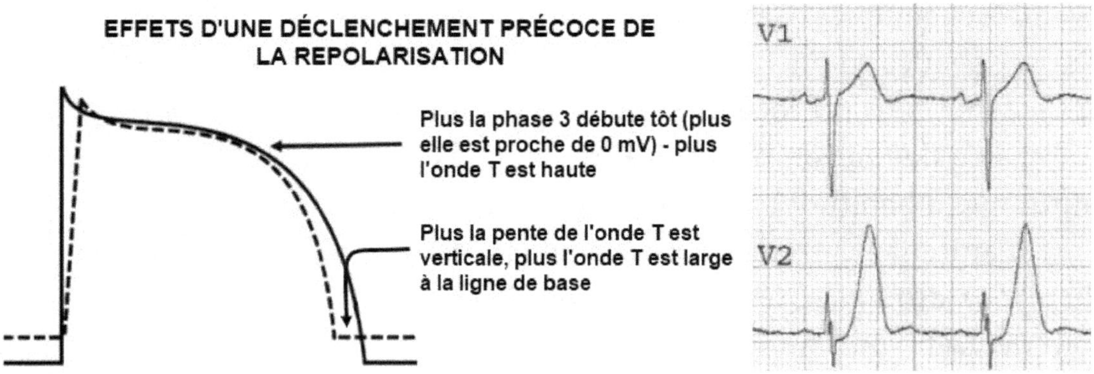

Figure 3-6

PERLE | Si le patient a des douleurs thoraciques mais que les ondes T ne sont pas hautes, vérifiez la quantité de segment ST présente. Souvent, lorsque les ondes T hyperaiguës passent à une élévation du segment ST, la branche proximale de l'onde T semble provenir directement du complexe QRS, effaçant le segment ST. La dérivation V1 de la figure 3-6 (au-dessus) en est un bon exemple.

CONSEIL | En électrocardiographie, lorsque nous disons épicarde, nous entendons généralement sous-épicarde. Il en va de même pour l'endocarde et le sous-endocarde.

Ondes T de reperfusion

Après la reperfusion, les ondes T s'inversent. La figure 3-7 montre que le sous-épicarde ischémique est maintenant plus lent à se repolariser. Mais POURQUOI est-il plus lent à se repolariser ?

PERLE | Il n'y a que trois vecteurs impliqués dans l'ischémie que vous devez connaître : 1) Dépolarisation - tête positive, queue négative ; 2) Repolarisation - tête négative, queue positive ; 3) Courant de blessure – tête positive, queue négative (identique à la dépolarisation).

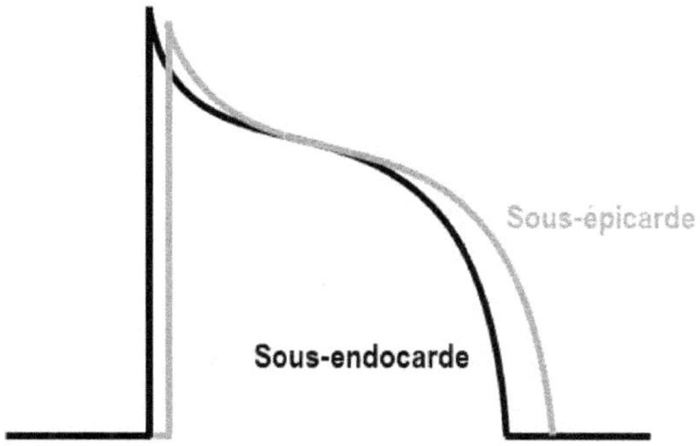

Figure 3-7

Le retour de la circulation vers les cellules épicardiques viables a considérablement réduit la sortie de K+ des cellules, et la phase 2 n'est plus raccourcie. Le site et le début de repolarisation ont maintenant changé : le sous-endocarde se repolarise plus tôt que le sous-épicarde ischémique plus récent (Figure 3-6). Étant donné que le sous-endocarde est encore relativement ischémique par rapport au sous-épicarde, ses potentiels d'action sont plus courts, ce qui conduit à un début plus précoce de repolarisation.

La repolarisation commence maintenant dans le sous-endocarde. L'onde de repolarisation avec sa tête négative se déplace du sous-endocarde vers le sous-épicarde. Une électrode de surface d'enregistrement recouvrant la zone verra une impulsion négative se déplacer vers elle et enregistrera une déviation négative sur l'ECG. C'est ainsi qu'une onde T de reperfusion se forme.

CONSEIL | Ne confondez pas re*polarisation* et re*perfusion*. Ce sont deux phénomènes complètement différents. La repolarisation peut être normale, prématurée ou retardée tant que la perfusion du myocarde reste normale (ou du moins adéquate). La repolarisation n'affecte pas directement le processus de repolarisation, mais la reperfusion peut certainement l'influencer.

Le sous-endocarde est le premier à développer une ischémie en raison de sa microcirculation compromise. Les artères sous-épicardiques plus grosses mettront plus de temps à manifester une ischémie. Avec la restauration de la circulation, les plus grosses artères sous-épicardiques bénéficieront d'abord de la résolution de l'ischémie et la durée de leur potentiel d'action s'allongera. Le sous-endocarde restera cependant ischémique un peu plus longtemps et la durée de son potentiel d'action restera plus courte jusqu'à ce que son ischémie soit totalement résolue. C'est pourquoi les potentiels d'action post-reperfusion présentent une phase 3 sous-épicardique plus tardive.

PERLE | L'ischémie raccourcit le potentiel d'action et la restauration de la circulation, c'est-à-dire la reperfusion, permet au potentiel d'action de revenir à sa durée initiale. Mais ne cherchez pas de signes de raccourcissement du potentiel d'action ischémique sur l'électrocardiogramme. Ce raccourcissement n'apparaît que dans les zones ischémiques. Le myocarde non ischémique continue de conduire normalement et masque ainsi le raccourcissement causé par l'ischémie.

Pseudonormalisation de l'onde T

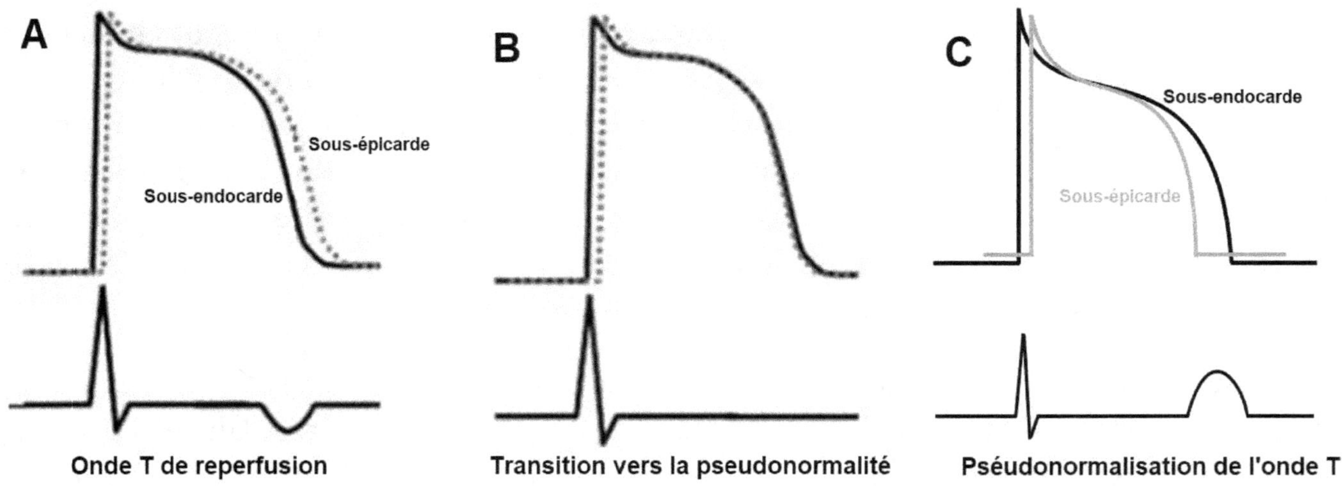

Figure 3-8

La pseudonormalisation de l'onde T débute toujours après la reperfusion. La reperfusion indique la fin de l'épisode ischémique. La « fin » ne dure pas très longtemps pour quelques patients malchanceux. L'ischémie réapparaît – peut-être une nouvelle rupture de plaque ou une thrombose de stent. Comment cela se manifeste-t-il sur l'ECG à 12 dérivations ?

Les ondes T de reperfusion sont inversées, ce qui signifie que le sous-épicarde prend désormais plus de temps à se repolariser que le sous-endocarde (Figure 3-9A). N'oubliez pas qu'il y a deux raisons pour lesquelles le sous-épicarde se repolarise en premier :

C'est normal ! Dans des conditions normales, le sous-épicarde se repolarise en premier en raison de l'activité d'une abondance de canaux K+ appelés IK, qui améliorent considérablement la repolarisation.

En cas d'ischémie, le sous-épicarde se repolarise encore plus tôt en raison de la perte accrue de K+ des myocytes. L'activation des canaux KATP et l'inactivation de la pompe Na+/K+ (Na+/K+ ATPase) favorisent toutes deux la perte de K+ du myocyte et conduisent à une repolarisation plus précoce, c'est-à-dire à un début plus précoce de la phase 3.

Comme nous pouvons le voir sur la figure 3-8A, après la reperfusion, la repolarisation sous-épicardique commence après la repolarisation sous-endocardique. Par conséquent, la phase 0 du sous-épicarde survient légèrement plus tard (ce qui est normal). Cela entraîne l'inversion caractéristique de l'onde T annonçant la fin de l'épisode ischémique. Notez que l'inversion de l'onde T commence dans la partie terminale de l'onde T, de sorte que l'onde T de reperfusion est initialement biphasique (figure 3-9).

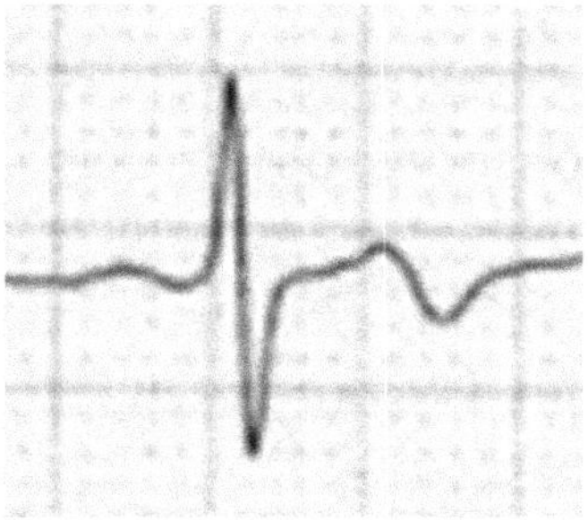

Figure 3-9

Si l'ischémie recommence à se reproduire – surtout avant le moment attendu de normalisation des ondes T inversées – les potentiels d'action ischémiques de la couche sous-épicardique commenceront à se raccourcir en raison du début plus précoce de la repolarisation. À un moment donné, le sous-endocarde et le sous-épicarde se repolariseront à peu près au même moment et l'onde T sera isoélectrique (Figure 3-8B). Finalement, cependant, le sous-épicarde commencera à se repolariser plus tôt que le sous-endocarde et les ondes T redeviendront verticales – mais malheureusement, pour la mauvaise raison (Figure 3-8C) !

C'est ainsi que se produit la pseudonormalisation de l'onde T.

Concernant la véritable normalisation des ondes T après la reperfusion

N'oubliez pas : après une reperfusion réussie, les ondes T doivent rester inversées pendant 1 à 3 semaines et parfois même plus longtemps. Toute normalisation de l'onde T avant cette date doit être soigneusement étudiée, et toute normalisation de l'onde T avant sept jours doit être considérée comme une preuve de nouvelle ischémie jusqu'à preuve du contraire. Une autre pathologie – la péricardite post-infarctus précoce (EPIP) – peut également provoquer une redressement prématuré des ondes T de reperfusion. Vous en apprendrez davantage sur l'EPIP plus loin dans ce livre. La durée du potentiel d'action (et, par déduction, l'intervalle QT) des cellules d'une zone ischémique aiguë du myocarde se raccourcira toujours. Cependant, cela n'est pas évident sur l'ECG à 12 dérivations de surface en raison de la durée plus longue des potentiels d'action dans d'autres zones et couches du myocarde (en particulier la couche myocardique médiane). Bien qu'il n'affecte pas l'intervalle QT (ou QTc), ce raccourcissement du potentiel d'action affectera la forme de la repolarisation sur l'ECG. Lorsque l'ischémie des couches sous-endocardiques et myocardiques moyennes se résorbe, les potentiels d'action des cellules reviennent à leur durée normale, la repolarisation dans ces couches se produit à nouveau après la couche épicardique et les ondes T reviennent à leur état normal et vertical.

Comprendre le timing du courant de lésion

Le courant de lésion visible se produit principalement pendant la phase 2, le segment ST sur l'ECG. Il existe deux moments sur le potentiel d'action où il n'y a pas d'activité électrique NET (ou presque pas d'activité électrique NET) : la phase 2 et la phase 4. Le courant de lésion pendant la phase 4 n'est pas détectable sur l'ECG à 12 dérivations car il n'y a pas de déplacement visible du segment T-P pendant cette phase. Bien sûr, il y a un échange ionique pendant les deux phases, mais les courants entrants et sortants ont tendance à s'équilibrer.

Le courant de lésion produit trois types de déviation ST :

1. l'élévation du segment ST d'une ischémie transmurale telle qu'observée par une électrode d'enregistrement sus-jacente,

2. la dépression du segment ST d'une ischémie sous-endocardique lorsque l'ischémie n'est pas transmurale, telle qu'observée par une électrode sus-jacente et

3. la dépression du segment ST d'un changement réciproque telle qu'enregistrée par une électrode sus-jacente au myocarde normal et qui voit le courant de lésion du côté opposé du ventricule s'éloigner de celui-ci. Dans de rares cas, une dépression primaire du segment ST due à une véritable ischémie sous-endocardique peut produire une élévation du segment ST de manière réciproque.

Étant donné que le courant de lésion survient après la dépolarisation, il apparaîtra pendant la phase 2. Il n'a pas à entrer en compétition avec des courants contraires (l'afflux de Ca^{++} via les canaux Ca^{++} de type L n'est pas un problème).

Notez que la différence de morphologie du potentiel d'action normal et du potentiel d'action ischémique donne à l'onde T sa forme – pas tant le courant de lésion, qui n'a aucun effet distinctif sur l'onde T (phase 3). Laissez-moi vous expliquer cela...

Le myocarde, le potentiel d'action et le courant de lésion sont trois entités distinctes. Le courant de lésion résulte de la rencontre d'un myocarde normal et d'un myocarde ischémique. Étant donné que la forme du potentiel d'action est déterminée par le myocarde qu'il traverse, un myocarde normal (non ischémique) produira un potentiel d'action aux caractéristiques uniques, et un myocarde ischémique produira un potentiel d'action aux caractéristiques propres, mais différentes. Les caractéristiques d'une onde T hyperaiguë, par exemple, sont déterminées par la quantité de dépolarisation obtenue pendant la phase 0 et le moment d'apparition et le taux de repolarisation pendant la phase 3.

C'est l'une des raisons pour lesquelles l'onde T reste verticale pendant l'épisode ischémique aigu et ne subit généralement aucun changement jusqu'à la reperfusion (à l'exception des changements d'hyperacuité). Par conséquent, lorsque vous voyez une dérivation avec sus-décalage du segment ST mais des ondes T inversées, vous voyez très probablement une ischémie subaiguë post-reperfusion. Les ondes T dans les dérivations avec sus-décalage du segment ST ne s'inversent pas avant la reperfusion.

Lectures recommandées

Bayés de Luna A, et al. Negative T Wave in Ischemic Heart Disease: A Consensus Article. Ann Noninvasive Electrocardiol 2014;19(5):426–441.

D'Ascenzi F, et al. Interpretation of T-wave inversion in physiological and pathological conditions: Current state and future perspectives. Clin Cardiol. 2020;43:827–833.

Joy M, Trump DW. Significance of minor ST segment and T wave changes in the resting electrocardiogram of asymptomatic subjects. Br Heart J. 1981; 45: 48-55.

Miller MA, et al. Giant T-Wave Inversions and Extreme QT Prolongation. Circ Arrhythm Electrophysiol. 2009;2:e42-e43. Miller MA, et al. Giant T-Wave Inversions and Extreme QT Prolongation. Circ Arrhythm Electrophysiol. 2009;2:e42-e43.

Patel C, et al. Is there a significant transmural gradient in repolarization time in the intact heart?: Cellular Basis of the T Wave: A Century of Controversy. Circ Arrhythm Electrophysiol. 2009;2:80-88

Reinig MG, Harizi R, Spodick D. Electrocardigraphic T and U wave discordance. Ann Noninvasive Electrocardiol 2005;10:41–46.

Somers MP, Brady WJ, Perron AD, Mattu A. The prominant T wave: electrocardiographic differential diagnosis. Am J Emerg Med 2002;20: 243-51.

Tamura A, Nagase K, Mikuriya Y, et al. Significance of spontaneous normalization of negative T wave in infarct related leads during healing of anterior wall acute myocardial infarction. Am J Card 1999;84:1341–1344.

4
Infarctus

L'infarctus est l'un des termes les plus mal utilisés en médecine. Un infarctus est un tissu mort. Il ne peut pas être réanimé. Pourtant, si vous faites une recherche sur Internet pour trouver un article sur la façon de reconnaître un infarctus, tous les articles porteront en fait sur l'ischémie et non sur l'infarctus. L'ischémie n'est PAS un infarctus ! Demandez à quiconque a terminé un livre ou un programme « Devenez un génie de l'ECG en 3 jours » comment reconnaître un infarctus et il vous répondra invariablement : « Les ondes Q ! » La plupart des ondes Q n'indiquent PAS un infarctus. En fait, la plupart des ondes Q sont bonnes ! Alors, comment décider si un VRAI infarctus est présent sans dépendre entièrement de la présence ou de l'absence d'ondes Q ?

Cela dit, je reconnais que dire « infarctus aigu » est beaucoup plus facile que de dire « ischémie transmurale aiguë ». C'est aussi beaucoup plus facile à taper !

Donc, si un « infarctus aigu » n'est pas vraiment un infarctus, qu'EST-CE qu'un infarctus ?

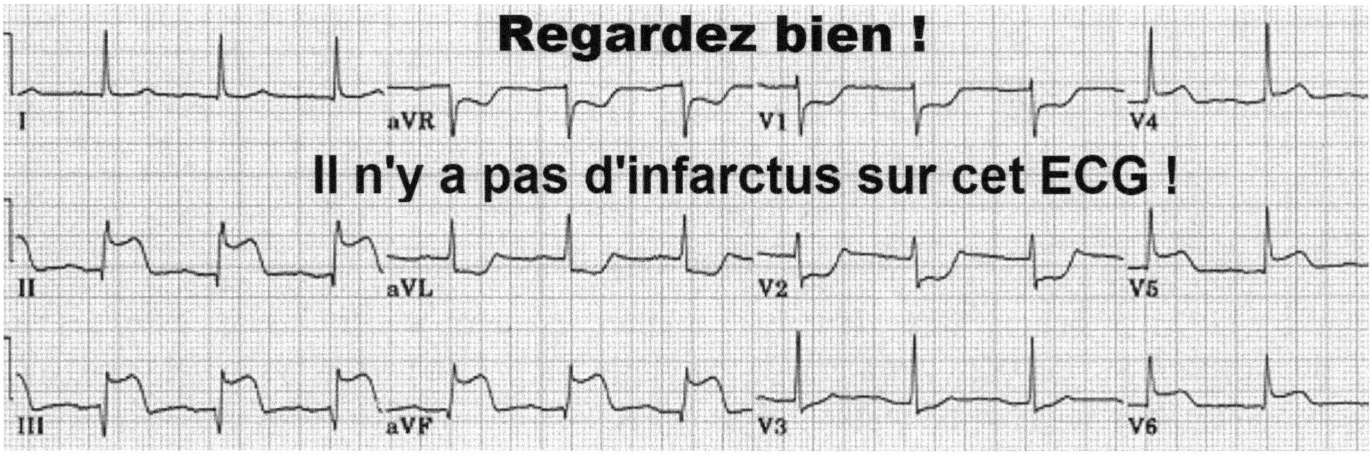

Figure 4-1

L'infarctus fait référence à un tissu mort dans lequel tous les processus métaboliques et la capacité à conduire des potentiels d'action ont cessé... définitivement.

PERLE | Ce n'est pas parce qu'un tissu infarci ne peut plus conduire un potentiel d'action qu'il ne peut plus conduire l'électricité ! Cependant, la conduction de l'électricité et la propagation d'un potentiel d'action sont des phénomènes très différents. Il est intéressant de noter que les deux se produisent dans le cœur humain vivant. Un courant de lésion est un courant électrique, pas un potentiel d'action.

Comment distinguer l'ischémie de l'infarctus ?

À première vue, on pourrait penser que c'est une question à laquelle il est facile de répondre, mais ce n'est pas le cas. En effet, parfois l'ischémie peut ressembler à un infarctus, et parfois l'infarctus peut ressembler à une ischémie.

Ondes Q

La caractéristique typique d'un infarctus est l'apparition d'ondes Q pathologiques dans les dérivations qui recouvrent la région infarcie. (Le « génie de l'ECG de 3 jours » avait raison !) Les ondes Q pathologiques auront une durée (largeur) d'au moins 40 ms (0,04 seconde ou un petit carré). Certaines sources indiquent que la largeur minimale est de 0,03 seconde (30 ms). D'autres critères exigent que la profondeur de l'onde Q soit de 1/4 à 1/3 de l'amplitude totale du complexe QRS. La plupart des gens (y compris moi-même) sont plus préoccupés par la largeur de l'onde Q (et j'utilise 40 ms).

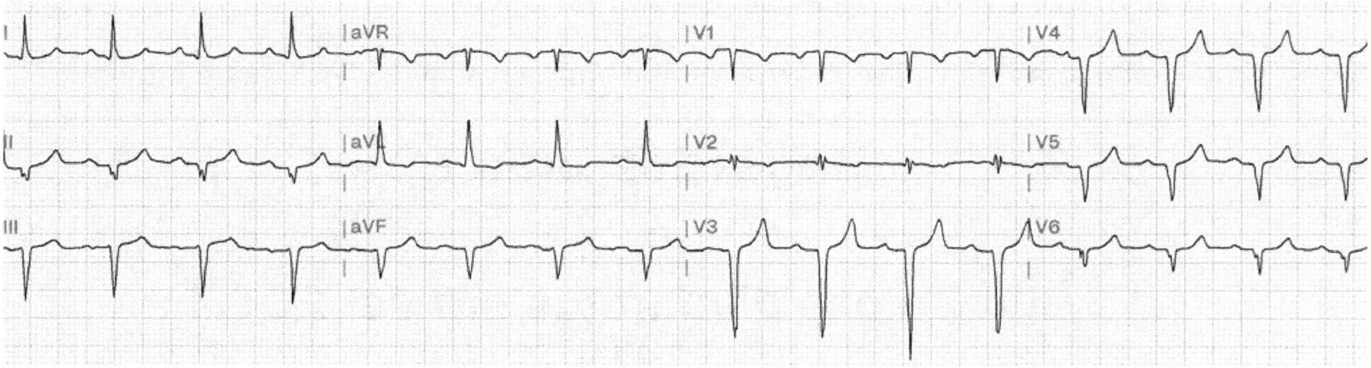

Figure 4-2

La figure 4-2 représente DEUX infarctus – un infarctus inférieur distant et un infarctus antérieur distant. Sur cet ECG, l'infarctus se manifeste par des ondes QS. Les ondes Q peuvent se présenter sous deux morphologies différentes : un QR ou un QS.

PERLE | Nous utilisons des lettres majuscules et des lettres minuscules pour indiquer la taille relative des déflexions dans un complexe QRS. Il n'existe pas de règle standard à ce sujet. Les complexes QRS dans les dérivations II et aVF (figure 4-2) pourraient être désignés par « qs », tandis que dans la dérivation V3, ils pourraient être signalés par « QS ».

PERLE | Nous utilisons également les termes ancien, précédent, terminé et distant pour désigner un infarctus terminé de durée inconnue. Si – en plus des ondes Q pathologiques – il existe des signes d'un infarctus récent, tels qu'une élévation résiduelle du segment ST, une perte de hauteur de l'onde R et/ou des ondes T inversées dans une distribution vasculaire, nous appellerions cela un infarctus subaigu. « Subaigu » implique que l'infarctus s'est produit au cours des derniers jours ou peut-être une semaine plus tôt (pas d'intervalle de temps spécifique - juste récemment).

Soyez particulièrement prudent avec les ondes Q d'apparence pathologique en dérivation III. Elles sont assez fréquentes - elles apparaissent en dérivation III, mais il n'y a pas d'ondes Q pathologiques en dérivation II ou aVF. Voici un exemple :

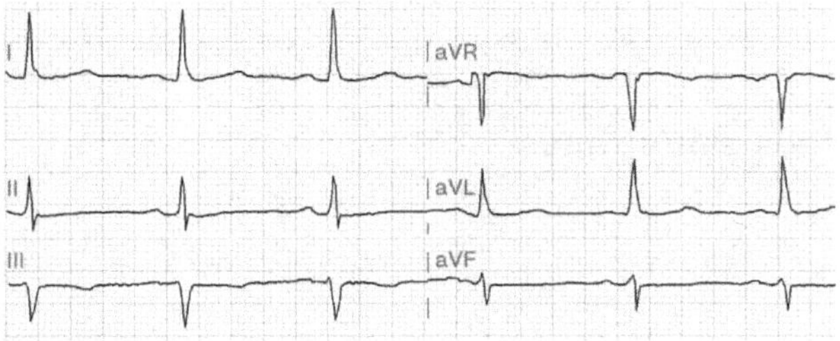

Figure 4-3

Ceci (Figure 4-3) semble mauvais. Il ne fait aucun doute que le complexe QS de la dérivation III est qualifié d'onde Q pathologique (en fait, un QS), ce qui le rend très inquiétant.

Mon conseil : habituez-vous simplement à voir cela. Ce n'est pas du tout rare ! Et ne vous inquiétez pas, car je vais vous montrer quelque chose qui vous rassurera concernant les ondes Q « pathologiques » de la dérivation III.

Tout d'abord, vous devez vous rappeler que pour diagnostiquer une ischémie aiguë ou un infarctus du myocarde terminé, vous devez voir des preuves dans au moins deux dérivations contiguës (selon le paradigme STEMI actuel). Regardons la grille de référence hexaxiale :

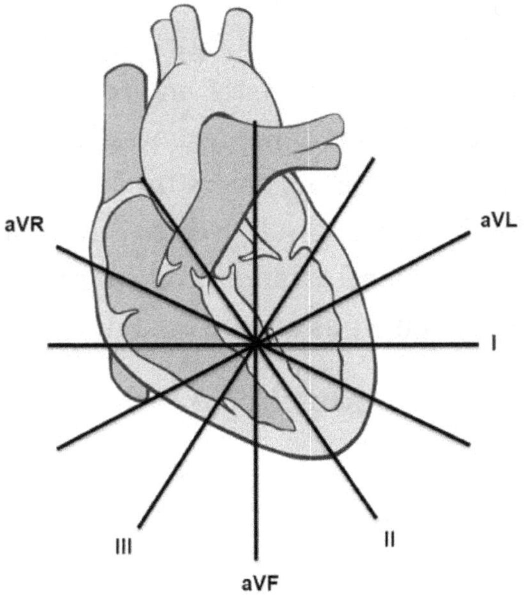

Figure 4-4

Comme le montre le HRG (Figure 4-4), les dérivations II et III sont séparées par la dérivation aVF. Une zone d'ischémie ou d'infarctus ne peut pas simplement « sauter par-dessus » la dérivation aVF et affecter uniquement les dérivations II et III. Ainsi, si une onde Q doit être valide dans la dérivation III ou la dérivation II, elle doit également impliquer la dérivation aVF ! Bien qu'un infarctus du myocarde inférieur antérieur puisse impliquer les trois dérivations inférieures, il peut également n'en impliquer que deux ; mais s'il n'en implique que deux, l'une d'entre elles doit être la dérivation aVF.

CONSEIL | Il existe une ischémie transmurale aiguë impliquant uniquement la dérivation III des dérivations inférieures, appelée schéma d'Aslanger. Cependant, l'implication de la dérivation III n'est pas la seule constatation de ce schéma. Il existe d'autres raisons plus probables pour lesquelles une onde Q d'apparence pathologique apparaît dans la dérivation III sans infarctus. Le schéma d'Aslanger est rare ; les ondes Q d'apparence pathologique dans la dérivation III sont courantes.

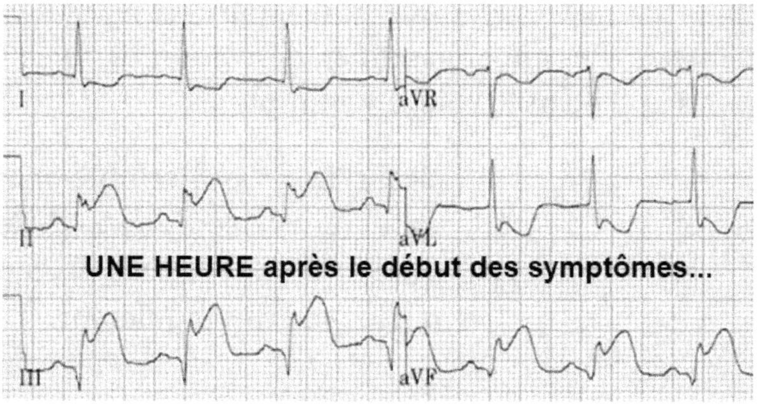

Figure 4-5

Il est important de noter le moment où les ondes Q pathologiques commencent à apparaître. Regardez cet ECG (Figure 4-5). Cet ECG (seules les dérivations des membres sont représentées) a été enregistré environ une heure après le début des symptômes du patient – et des ondes Q sont déjà présentes ! Il serait très inhabituel qu'une occlusion coronaire aiguë évolue aussi rapidement vers un infarctus. C'est un phénomène qui se produit fréquemment. Ces ondes Q NE sont PAS dues à un infarctus – elles sont dues à un retard de conduction causé par une ischémie transmurale aiguë. Le cœur est toujours ischémique à ce stade – il est malade, mais il n'a pas encore eu d'infarctus !

Voici comment je peux le déterminer :

1. Les segments ST sont toujours hauts. Ils n'ont pas commencé à diminuer en amplitude.

2. Il n'y a pas d'inversions d'ondes T de reperfusion – pas même de manière terminale.

3. Les ondes R sont toujours relativement hautes.

L'ischémie aiguë est toujours en cours. Les ondes Q apparaissent tôt dans les dérivations qui se trouvent au-dessus de la zone ischémique en raison du ralentissement de la conduction. Qu'est-ce que cela signifie ? Comment cela se produit-il ?

La conduction est toujours lente dans les tissus ischémiques. C'est ce que montre la petite flèche grise sur la Figure 4-6. La conduction du côté opposé non ischémique du ventricule est cependant normale. Que voit donc en premier l'électrode de surface d'enregistrement située au-dessus de la zone ischémique pendant la Phase 0 : l'impulsion à conduction lente qui finira par donner lieu à une onde R ou l'impulsion à conduction rapide de l'autre côté du ventricule, se déplaçant dans la direction opposée ?

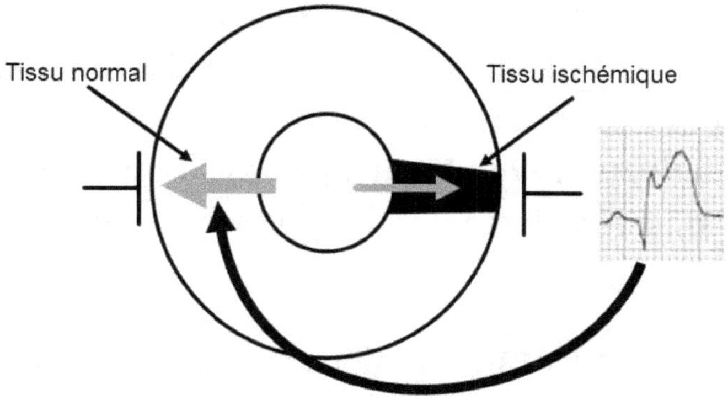

Figure 4-6

Bien entendu, l'électrode d'enregistrement située au-dessus de la zone ischémique détectera l'impulsion se déplaçant dans le tissu normal dans la direction opposée. Elle sera enregistrée comme une déviation négative initiale, une onde Q. Mais il n'y a pas d'infarctus, seulement une ischémie ! C'est le même principe selon lequel les ondes Q sont enregistrées après un infarctus terminé, mais dans ce cas, ce n'est pas dû à une défaillance complète de conduction due à l'infarctus, mais plutôt à un retard de conduction dû à l'ischémie.

Les premières ondes Q sont détectées par l'électrode située au-dessus du myocarde ischémique. Les changements réciproques sont détectés par l'électrode placée au-dessus du myocarde normal situé du côté opposé du ventricule.

Perte d'amplitude de l'onde R (« mauvaise progression de l'onde R »)

Outre l'apparition d'ondes Q pathologiques, la perte d'amplitude (hauteur) normale de l'onde R est un autre signe d'infarctus du myocarde à distance. Parfois, les ondes R sont réduites en hauteur ; parfois, elles disparaissent complètement. Voici un exemple (Figure 4-7) :

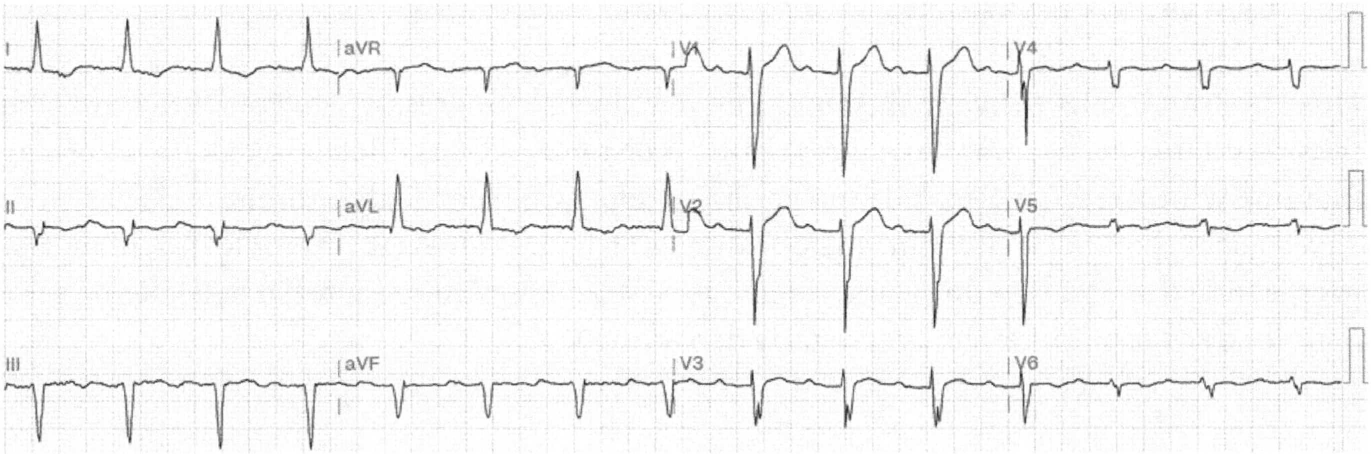

Figure 4-7

Regardez d'abord les dérivations inférieures. Il y a une minuscule onde R après chaque onde Q. Nous ne savons pas quelle était la hauteur des ondes R avant l'infarctus, mais il est fort probable qu'elles étaient plus hautes et non précédées d'ondes Q. Regardez maintenant les dérivations V4 à V6. Il n'y a pas d'ondes Q dans ces dérivations, mais la taille des ondes R a été considérablement réduite. C'est très typique des dérivations précordiales.

CONSEIL | Les dérivations précordiales avec de grandes ondes R perdent souvent l'amplitude des ondes R après un infarctus du myocarde, mais ne forment pas toujours des ondes Q.

Nous savons qu'il est typique pour les complexes QRS des dérivations V4 à V6 d'avoir de grandes ondes R, donc ce qui s'est passé ici est très évident.

PERLE | Il est toujours temps de faire une petite leçon sur l'interprétation d'un ECG à 12 dérivations. Dans cet ECG (Figure 4-7), il y a eu un infarctus inférieur et antérieur. Lorsque ces deux infarctus sont présents, en particulier lorsque l'un est à distance et l'autre est encore en phase ischémique aiguë (élévation du segment ST), de quelle structure devez-vous vous inquiéter ? Vous trouverez la réponse plus loin dans ce chapitre.

Vous entendrez souvent l'expression « mauvaise progression de l'onde R » dans l'interprétation de l'ECG. Je suis sûr que vous l'avez déjà entendue. Il s'agit d'une « haie » quelque peu dénuée de sens, souvent utilisée à outrance dans les conversations.

DÉFINITION | « Haie » – Un mot ou une expression utilisée pour éviter de s'engager sur un diagnostic ou une opinion réelle, comme l'utilisation du terme « TVS » lorsqu'on n'a aucune idée de la tachycardie à complexes étroits présente.

Plusieurs conditions peuvent entraîner une « mauvaise progression de l'onde R » qui sont plus courantes qu'un infarctus du myocarde à distance : BPCO, bloc fasciculaire antérieur, placement incorrect des électrodes précordiales, surcharge ventriculaire droite et déviation de l'axe gauche, pour n'en citer que quelques-unes. La figure 4-8 est un exemple de « mauvaise progression de l'onde R » due à une surcharge ventriculaire droite (notez la taille des ondes P dans les dérivations inférieures et dans la dérivation V1) :

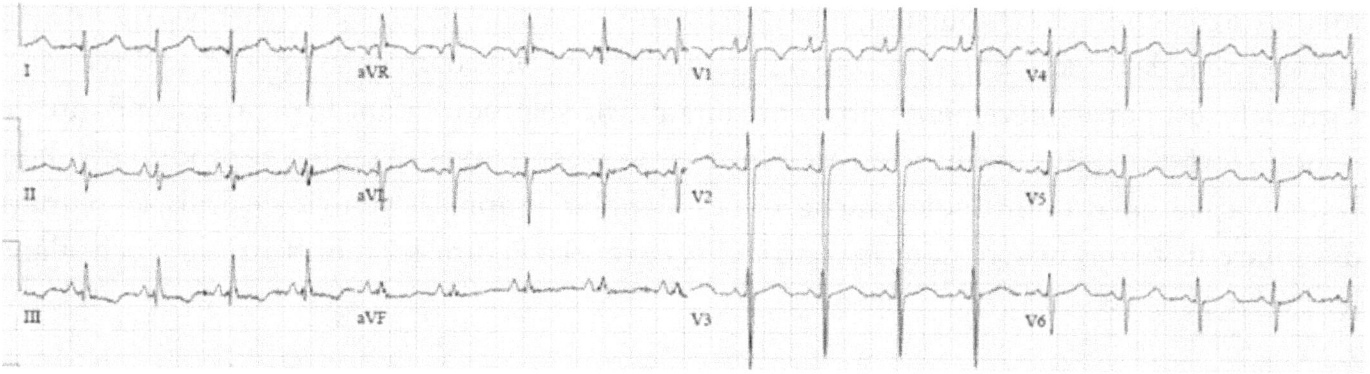

Figure 4-8

RÉPONSE | La structure qui doit vous inquiéter est le septum interventriculaire. Soyez attentif à une éventuelle rupture 4 à 7 jours après la dernière occlusion.

Entaille

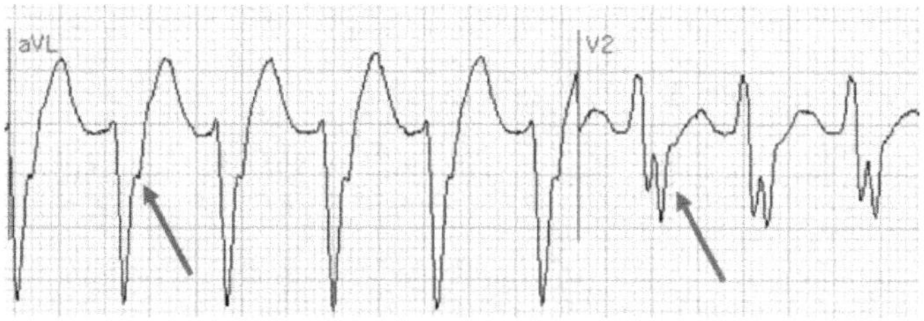

Figure 4-9

Voici un élément à prendre en compte : les infarctus du myocarde anciens et terminés sont caractérisés par des ondes Q (ou ondes q). Une onde Q pathologique doit durer au moins 40 ms (0,04 seconde). Par conséquent, l'impulsion de dépolarisation qui traverse le myocarde doit trouver la zone infarcie dans les 40 ms de l'intervalle QRS. Dans le cas contraire, il n'y aura pas d'onde Q pathologique, même si un infarctus antérieur est présent. Il n'existe pas d'onde Q qui suive une onde R ou une onde S. Par définition, une onde Q est une déviation négative et, lorsqu'elle est présente, elle doit être la première déviation d'un complexe QRS. Si l'impulsion de dépolarisation ne trouve pas la zone infarcie dans les 40 ms, il n'y aura pas d'onde Q.

Trois autres signes – tous impliquant l'intervalle QRS – peuvent indiquer un infarctus du myocarde antérieur à distance : l'encoche (souvent plus évidente en cas de BBG), la fragmentation (encoches supplémentaires, essentiellement une extension de l'encoche) et l'élargissement non spécifique (qui peut s'étendre au-delà de 120 ms).

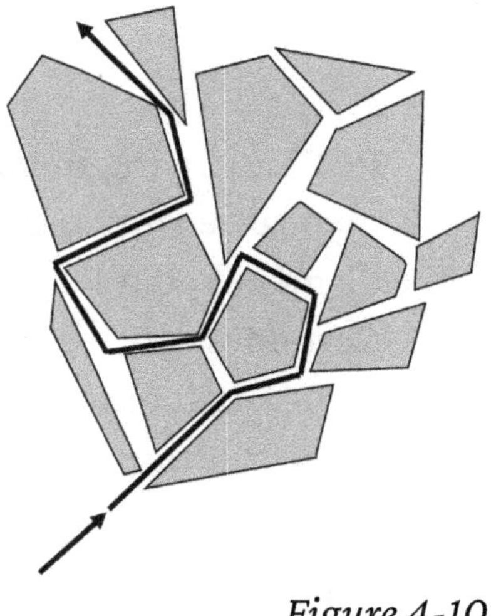

Figure 4-10

Une encoche dans le complexe QRS qui apparaît plus de 40 ms après le début du QRS est très évocatrice d'un infarctus antérieur (Figure 4-9). L'encoche se produit lorsque l'impulsion de dépolarisation rencontre une zone d'infarctus antérieur de forme très irrégulière (Figure 4-10). Cela provoque un ou plusieurs changements de direction de l'impulsion, manifestés sur l'ECG par une encoche (s'il n'y a qu'un seul changement de direction) ou un QRS fragmenté (s'il y a plus d'un changement de direction). L'encoche est particulièrement pertinente lorsqu'elle se produit dans la pente ascendante de l'onde S lors d'un BBG. La raison en est que la pente ascendante de l'onde S se produit pendant la dépolarisation du ventricule gauche, qui est dépolarisé après le ventricule droit. La plupart des infarctus se produisent dans le ventricule gauche. La Figure 4-7 montre une encoche dans les dérivations V3 et V4.

Fragmentation du complexe QRS

La fragmentation implique une perturbation de la voie d'influx normale pendant la dépolarisation, probablement causée par une cicatrice fibreuse non conductrice. Voici un exemple (Figure 4-11) :

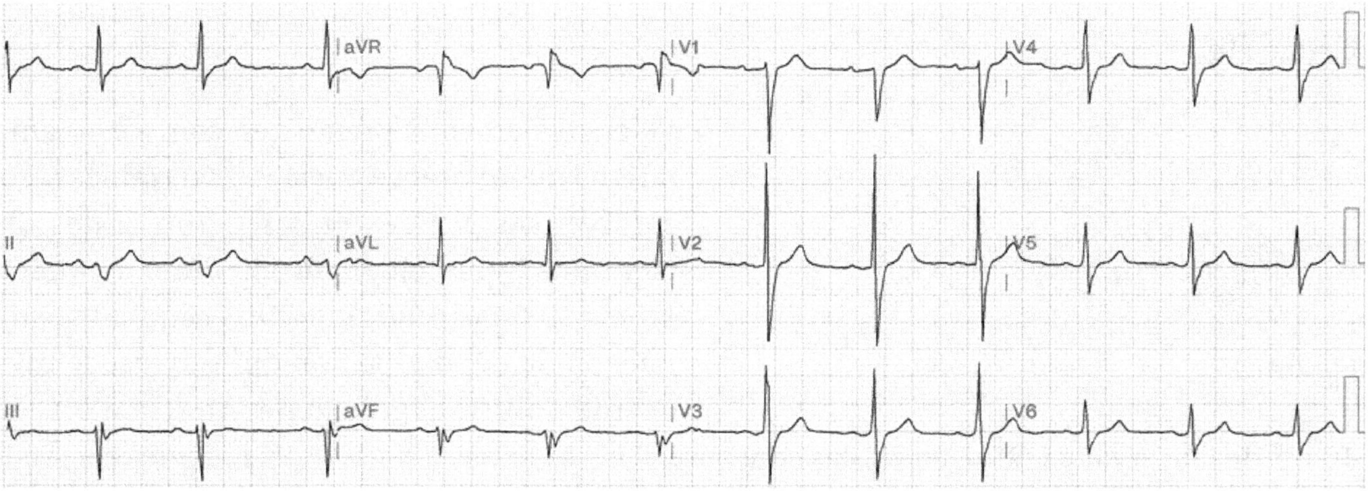

Figure 4-11

Notez les intervalles QRS dans les dérivations III et aVF. Il s'agit d'une fragmentation, qui a les mêmes implications que l'encoche et les ondes Q. C'est une autre façon d'enregistrer un infarctus antérieur sur l'ECG lorsque la cicatrice est à plus de 40 ms du début de la dépolarisation ventriculaire.

> **PERLE |** La fragmentation de l'intervalle QRS représente toujours un infarctus du myocarde antérieur et terminé. Cela ne suggère PAS une ischémie actuelle. Il en va de même pour l'encoche dans les ondes S lors de tachycardies à larges complexes. Certaines sources signalent l'encoche comme preuve d'une ischémie myocardique aiguë concomitante ; ce n'est PAS le cas ! L'encoche du QRS indique un infarctus du myocarde terminé et à distance. Ne confondez pas cela avec l'encoche près de l'apex de l'onde R dans les dérivations inférieures, indiquant une CIA d'ostium secundum (signe de crochetage).

Retard de conduction intraventriculaire non spécifique

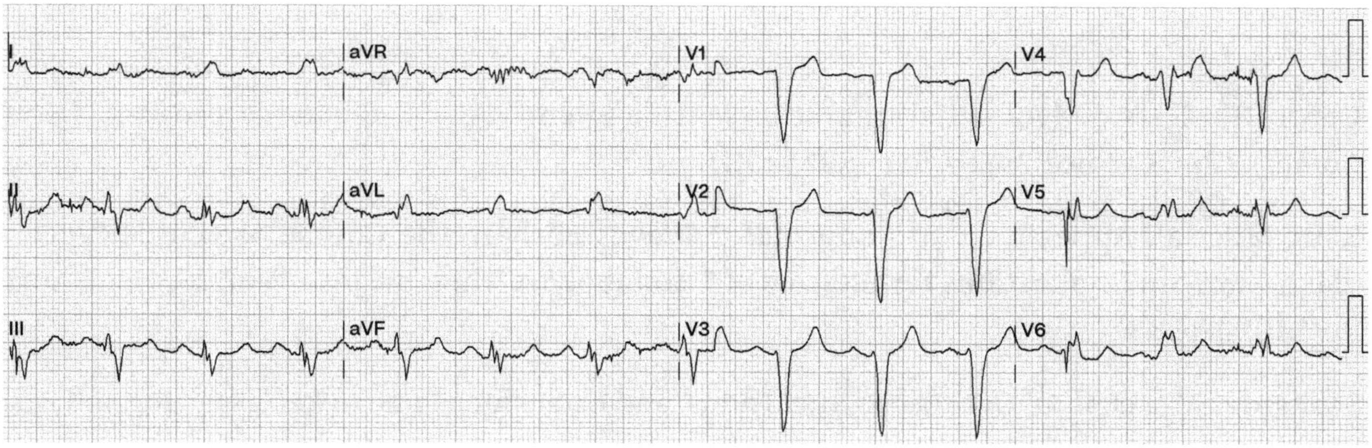

Figure 4-12

Quand avez-vous pensé pour la dernière fois à la cause d'un retard de conduction intraventriculaire non spécifique, parfois appelé « élargissement non spécifique du QRS » ? L'une des causes les plus courantes est une cicatrice due à un infarctus du myocarde antérieur. D'autres causes incluent la fibrose myocardique due au vieillissement, des troubles du tissu conjonctif ou des matières étrangères (amyloïde, dépôts de fer, nodules sarcoïdes). Dans cet ECG (Figure 4-12), la durée du QRS est de 130 ms. N'oubliez pas que la limite supérieure de la normale pour un intervalle QRS chez un adulte est de 100 ms. Les gens ont tendance à faire deux erreurs ici...

Ils supposent que 120 ms est la limite supérieure de la normale car au-delà de cette durée, nous désignons le QRS comme manifestant un bloc de branche. Ce n'est PAS le cas ! Cent ms (100 ms) est la limite supérieure de la normale.

De nombreuses personnes ne tiennent pas compte de la largeur de toute onde S présente. Elles ne regardent que l'onde R pour évaluer la largeur du QRS. Cela peut être une très grave erreur !

L'appareil ECG a interprété cet ECG (Figure 4-12) comme un bloc de branche gauche. Y a-t-il quelque chose sur cet ECG qui vous semble incompatible avec ce diagnostic ? Nulle part sur cet ECG on ne trouve d'anomalie de repolarisation secondaire. Il ne s'agit PAS d'un bloc de branche gauche ! Il s'agit d'un retard de conduction intraventriculaire non spécifique, probablement dû à une cicatrisation antérieure, mais il pourrait également être dû à un médicament ou à l'effet d'un médicament.

Lectures recommandées

Conti CR. Classic Myocardial Infarction With a Silent 12-Lead Electrocardiogram (How Come?). Clin. Cardiol. 34, 10, 586–587 (2011).

Raitt M, et al. Appearance of Abnormal Q Waves Early in the Course of Acute Myocardial Infarction: Implications for Efficacy of Thrombolytic Therapy. JACC Vol. 25, No. 5 April 1995:1084-1088.

Sankardas MA, et al. Of Occlusions, Inclusions, and Exclusions Time to Reclassify Infarctions? Circulation. 2021;144:333–335.

5

Anatomie du cœur

Il existe deux façons de visualiser le cœur :

1. l'approche anatomiquement correcte, qui est la méthode la plus précise, ou

2. le concept anatomique simplifié et schématique, qui, bien que pas entièrement précis, est beaucoup plus facile à conceptualiser, à comprendre et à apprendre.

J'utilise les deux méthodes. La méthode simplifiée mais moins précise est acceptable pour acquérir des connaissances de base, mais il est toujours impératif de comprendre que la méthode simplifiée n'est pas entièrement précise... elle n'est pas réelle !

Quelques notions d'anatomie du cœur

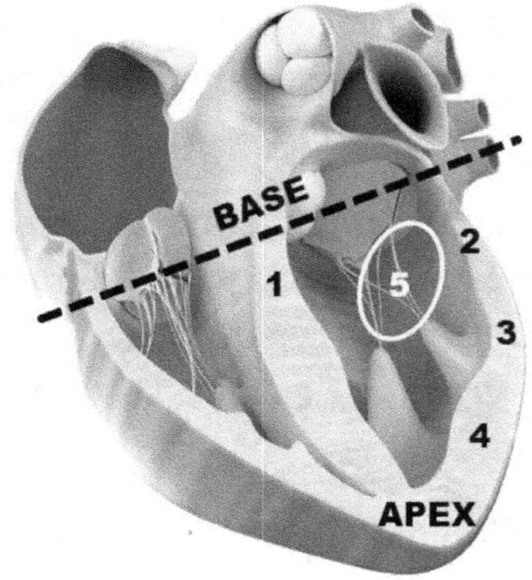

Figure 5-1

Commençons par quelques repères de base sur le cœur. Notez que j'ai volontairement représenté le cœur en position Valentine. Vous en apprendrez plus sur la position Valentine plus tard – sachez simplement qu'elle n'est PAS anatomiquement correcte et qu'elle n'est utilisée qu'à des fins pédagogiques !

La **BASE** du cœur est la zone (ligne pointillée sur la figure 5-1) qui sépare les oreillettes des ventricules. L'APEX est le « bas » des deux ventricules, le point le plus éloigné des valves AV. Si elle est anatomiquement précise, la ligne indiquant la base sera presque verticale. Au lieu de vider le sang vers le bas dans le ventricule droit, l'oreillette droite décharge son contenu de droite à gauche.

Examinons les termes que nous utilisons aujourd'hui pour certains points de repère (Figure 5-1)...

1. **SEPTUM BASAL** (ou **SEPTUM BASILAIRE**) (anciennement septum proximal – mais le « septum proximal » est encore beaucoup utilisé)

2. **PAROI BASOLATÉRAL** (anciennement paroi latérale haute)

3. **PAROI LATÉRALE** (également connue autrefois sous le nom de paroi postérieure)

4. **PAROI APICOLATÉRALE** (anciennement paroi latérale inférieure)

5. **PAROI INFÉROBASALE** ou **INFÉROLATÉRALE)** (anciennement paroi postérieure)

Examinons maintenant le problème de plus près en reconnaissant la différence entre la position de Valentine du cœur et sa véritable position anatomique (Figure 5-2).

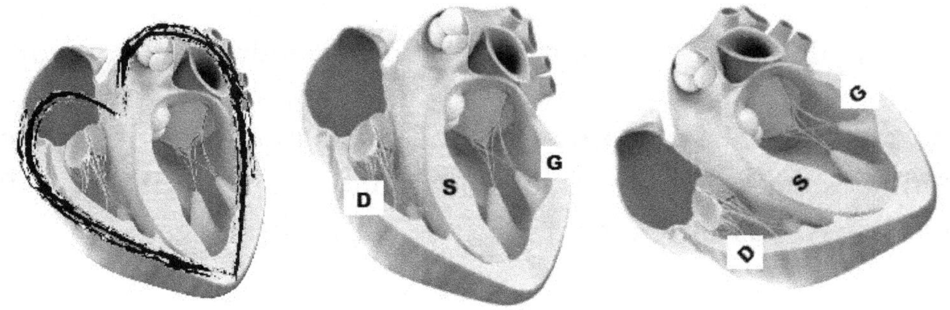

La position de Valentine (Orientation incorrecte)

A. La position de Valentine (Orientation incorrecte)

B. Correct position anatomique

Figure 5-2

La figure 5-2A montre le cœur en position de Valentine. Notez l'emplacement de la paroi latérale droite du ventricule droit (R), la position presque verticale du septum interventriculaire (S) et la paroi latérale du ventricule gauche (L).

Regardez maintenant la figure 5-2B dans la position anatomique réelle et notez où se trouvent ces structures maintenant ! La paroi latérale gauche est toujours la paroi latérale gauche, mais elle est située postérieurement ! Maintenant, où se trouve la paroi antérieure du ventricule gauche ? *Le septum est la paroi antérieure du ventricule gauche.* Le terme antéroseptal a plus de sens maintenant, n'est-ce pas ?

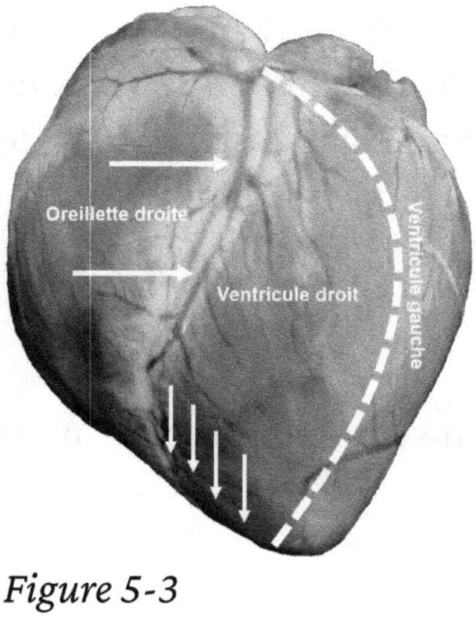

Figure 5-3

Et si vous deviez ouvrir le thorax d'un patient par l'avant, verriez-vous les ventricules droit et gauche côte à côte ? Non ! Vous ne verriez que le ventricule droit, car il s'agit en réalité d'un ventricule antérieur, et non d'une chambre droite !

Voici une illustration anatomiquement correcte du cœur dans le thorax (Figure 5-3)...

Les deux grandes flèches blanches indiquent l'artère coronaire droite (RCA) – PAS l'artère descendante antérieure gauche (ADG). La flèche noire pointe vers la partie distale de l'ADG. Et ce que vous voyez comme la partie antérieure du cœur est la paroi latérale droite (libre) du cœur.

Il y a deux caractéristiques anatomiques dans cette illustration que je veux particulièrement que vous notiez et que vous vous rappeliez lorsque nous discuterons des infarctus du ventricule droit :

1. L'ADG atteint le bas du cœur et longe sa surface diaphragmatique inférieure en tant qu'artère marginale aiguë (petites flèches blanches).

2. La partie la plus antérieure du cœur est le ventricule droit.

Ce sont deux faits très importants à retenir ! Souvenez-vous-en !

Malheureusement, pendant des décennies, l'anatomie a été enseignée de telle manière qu'il y a eu une perte de distinction entre la simplification et la réalité. Les écoles de médecine et d'infirmières ont diplômé des étudiants sans une compréhension adéquate de la véritable anatomie du cœur. Je vais corriger cela tout de suite !

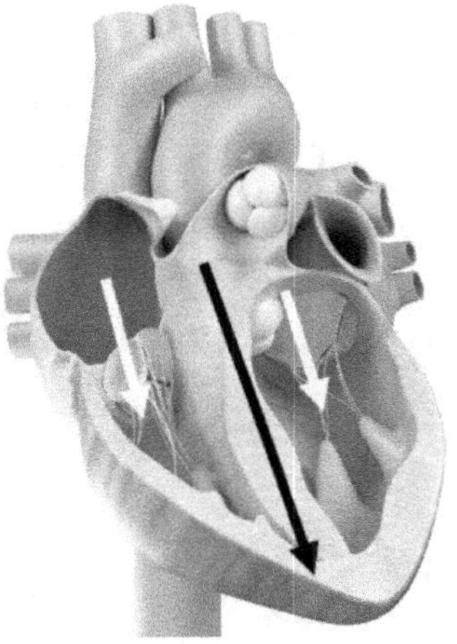
Figure 5-4

La figure 5-4 est une illustration du cœur que j'utilise souvent dans mes cours car elle représente certaines structures d'une manière anatomiquement correcte. Cependant, l'illustration elle-même, en ce qui concerne sa position, n'est PAS du tout précise. C'est ce qu'on appelle la position de la Saint-Valentin. La position de la Saint-Valentin montre les quatre cavités du cœur avec un septum interventriculaire vertical séparant les ventricules en cavités droite et gauche.

C'est faux ! La raison pour laquelle il existe autant d'illustrations du cœur en position de Valentine est probablement à des fins pédagogiques. Comme je l'ai mentionné, vous pouvez voir les quatre cavités du cœur dans une seule illustration. Mais la réalité est la suivante :

Les ventricules ne sont PAS des cavités droite/gauche ; ce sont plutôt des cavités antérieures/postérieures. Le ventricule droit est antérieur au ventricule gauche. Dans une illustration anatomiquement correcte, vous ne verriez principalement que le ventricule droit, avec une petite partie du ventricule gauche visible le long de la marge gauche.

Par conséquent, si le septum interventriculaire ne sépare pas le ventricule droit du ventricule gauche, il doit alors séparer le ventricule antérieur du ventricule postérieur. Quelle position doit-il adopter pour séparer « l'avant » de « l'arrière » ? Il devrait être parallèle (ou presque parallèle) au plan frontal. Si vous regardez le cœur directement de face (Figure 5-5), vous verrez d'abord la paroi antérieure du ventricule droit, puis la chambre du ventricule droit, puis la paroi postérieure du ventricule droit... qui est le septum interventriculaire !

Mais attendez une minute ! Si le septum est la paroi postérieure du ventricule droit – et que le ventricule gauche est situé en arrière du ventricule droit – alors le septum doit aussi être la paroi antérieure du ventricule gauche ! Bien que ce concept soit peut-être nouveau pour vous, il était déjà enseigné il y a de nombreuses années dans un livre sur l'interprétation de l'ECG par le grand Dr Leo Schamroth – l'un des pionniers les plus célèbres de l'électrocardiographie. Ses livres semblent avoir été oubliés – du moins aux États-Unis – et ont malheureusement été supplantés par des livres promettant de faire de vous « un expert en ECG en 3 jours ».

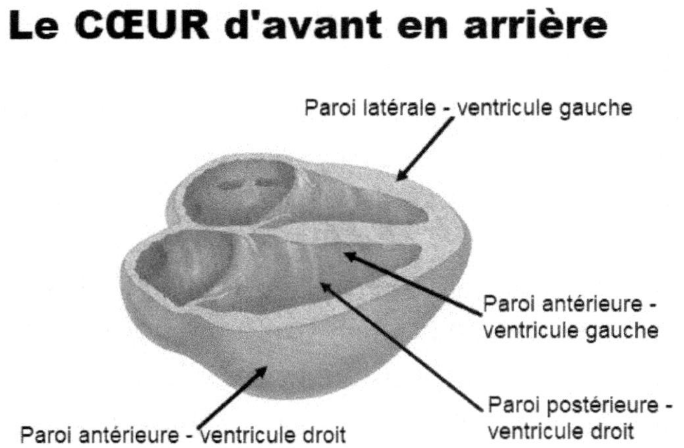

Figure 5-5

Il reste des vestiges de l'ancien (et correct) enseignement dans notre vocabulaire. Le terme « antéroseptal » devrait avoir une nouvelle signification pour vous maintenant. De plus, l'ischémie antérieure fait référence à l'ischémie de la paroi antérieure du VENTRICULE GAUCHE – PAS de la paroi antérieure du CŒUR. La paroi antérieure du CŒUR est la paroi antérieure (paroi libre droite) du VENTRICULE DROIT !

Comment ce concept de ventricule antérieur/postérieur par rapport au ventricule droit/gauche affecte-t-il l'interprétation de l'ECG à 12 dérivations ? Il suffit de regarder la dérivation V1 :

La figure 5-6 est un QRS typique pour la dérivation V1 : on y trouve une petite onde R septale coupée par une onde S plus profonde représentant une dépolarisation de droite à gauche de la paroi latérale du ventricule gauche. On vous a probablement appris que l'onde R septale était due à l'activation de gauche à droite du septum interventriculaire. Et vous l'avez cru ! (Ne vous sentez pas mal, moi aussi !) Mais cette information était entièrement basée sur la position Valentine du cœur qui, vous le savez maintenant, est incorrecte. Voyons à quoi ressemblerait un vecteur « de gauche à droite » avec le cœur dans sa position anatomiquement correcte (figure 5-7)...

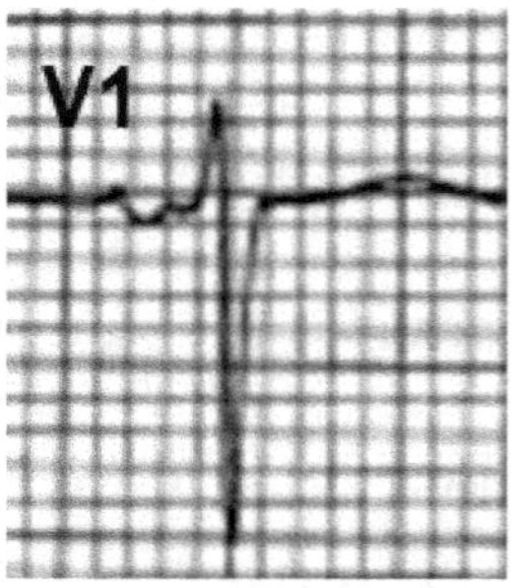

Figure 5-6

Voici une coupe transversale du cœur dans son orientation correcte dans la poitrine : le ventricule droit est antérieur au ventricule gauche et le septum interventriculaire est presque parallèle au plan frontal. La flèche noire épaisse indique la direction « gauche-droite » du vecteur de dépolarisation initial du septum interventriculaire, comme indiqué précédemment. La ligne pointillée noire représente l'axe de la dérivation V1.

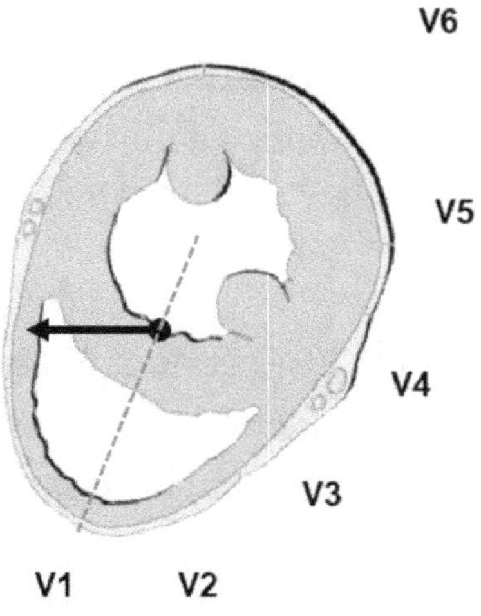

Figure 5-7

Que remarquez-vous ici ? Le vecteur « gauche-droite » est presque perpendiculaire à l'axe de la dérivation V1 ! Quel est le résultat électrocardiographique d'un vecteur se déplaçant perpendiculairement à l'axe d'une dérivation ? L'électrode n'enregistre RIEN dans cette dérivation !

Regardons maintenant une version différente de la dépolarisation septale initiale (Figure 5-8) :

Avec le cœur dans sa bonne orientation dans la poitrine (Figure 5-8), la dépolarisation initiale du septum produit un vecteur qui, bien que très légèrement orienté de gauche à droite, est plus précisément perçu comme se déplaçant de l'arrière vers l'avant et plus directement vers le pôle positif de la dérivation V1.

C'est pourquoi il y a une petite onde r septale dans la dérivation V1 (dans des conditions normales). De **GAUCHE** à **DROITE**, c'est en fait du **POSTÉRIEUR** vers l'**ANTÉRIEUR** !

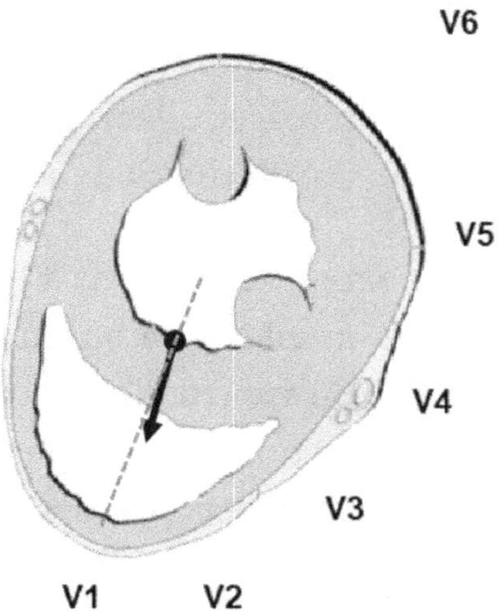

Figure 5-8

Schémas vasculaires sur l'ECG à 12 dérivations

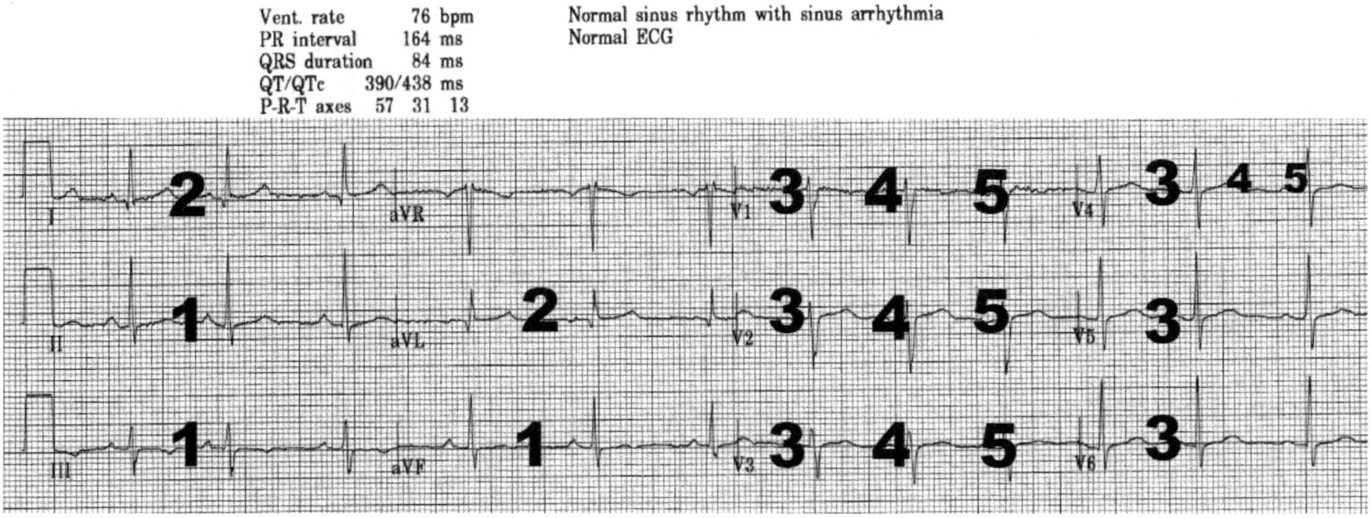

Figure 5-9

Regardons la Figure 5-9 :

1. Les dérivations II, III et aVF constituent les DÉRIVATIONS INFÉRIEURES. Elles visualisent la paroi inférieure ou diaphragmatique. Bien que les dérivations II et III soient côte à côte sur ce format d'ECG particulier, elles ne sont PAS contiguës. La dérivation aVF se trouve entre elles. Cela est beaucoup plus clair lorsque l'on utilise le format Cabrera.

2. Les dérivations I et aVL sont les DÉRIVATIONS BASOLATÉRALES. Elles étaient autrefois appelées « dérivations latérales hautes », et vous entendrez souvent ce terme encore utilisé. Ces dérivations visualisent la paroi latérale du ventricule gauche à partir de son point médian environ vers le haut en direction de la base du cœur. Vous devez vous rappeler que la base du cœur est le plan qui sépare les oreillettes des ventricules.

3. Les dérivations V1 à V6 sont les DÉRIVATIONS PRÉCORDIALES ANTÉRIEURES. Elles sont souvent divisées en dérivations antéro-apicales (V1 – V3, anciennement antéro-septales) et en dérivations antéro-latérales (V4 – V6). Je fais souvent référence aux dérivations V4 à V6 comme étant les DÉRIVATIONS APICOLATÉRALES.

4. Les dérivations V1 – V3 (et parfois V4) manifestent parfois une dépression du segment ST, ce qui indique une ischémie transmurale aiguë de la paroi inféro-latérale du ventricule gauche. En fait, il s'agit de la paroi latérale du ventricule gauche, mais de nombreuses personnes n'ont pas encore accepté ce fait. La dépression du segment ST observée dans ces dérivations est l'inverse de l'élévation du segment ST qui serait observée dans les dérivations V7 – V9... si ces dérivations étaient enregistrées. Bien que les dérivations V7 à V9 soient appelées DÉRIVATIONS POSTÉRIEURES, nous continuons à désigner les dérivations précordiales antérieures par leurs noms réels : V1, V2, etc.

5. Les dérivations V1 à V3 (et parfois V4) jouent également un rôle majeur dans une autre ischémie transmurale aiguë – celle due à un infarctus du myocarde droit. Cette présentation d'un infarctus du myocarde droit est souvent manquée en raison d'une annulation des forces postérieures et antérieures. Elle est causée par une occlusion proximale de l'artère coronaire droite. Vous devez être capable de reconnaître ce type d'infarctus du myocarde, car il a tendance à être très mortel, avec une mortalité hospitalière élevée !

Voici les zones vasculaires standard sur les ECG à 12 dérivations de ce format. Un autre format – le format Cabrera – présente chaque dérivation dans l'ordre dans lequel elle apparaît sur la grille de référence hexaaxiale, en commençant par la dérivation aVL puis en se déplaçant dans le sens des aiguilles d'une montre. Une nouvelle dérivation (-aVR) est ajoutée à +30° entre les dérivations I et II. C'est l'inverse de la dérivation aVR située à -150°. Voici un exemple (Figure 5-10) des dérivations des membres disposées au format Cabrera (adapté de ECGGURU.com) :

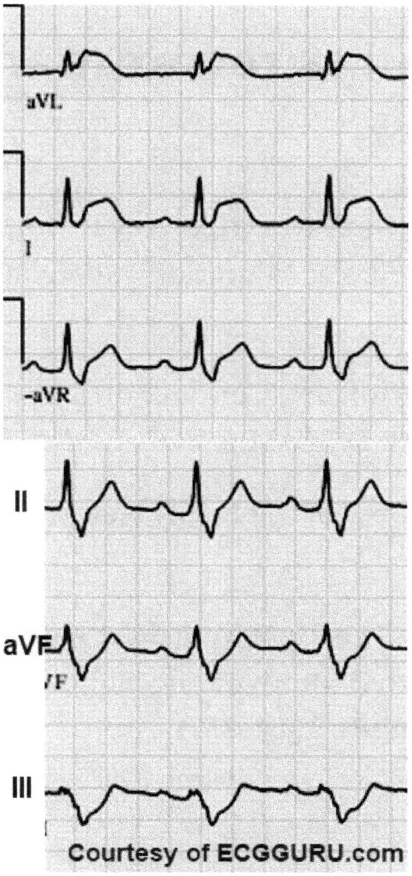

Figure 5-10

Lectures recommandées

James TN. Anatomy of the Crista Supraventricularis: Its Importance for Understanding Right Ventricular Function, Right Ventricular Infarction and Related Conditions. JACC Vol. 6, NO.5; November 1985: 1083-95.

James, TN. The Coronary Circulation and Conduction System in Acute Myocardial Infarction. PROGRESS IN CARDIOVASCULAR DISEASES, VOL. 1O, No. 5 (MARCH), 1968: 410-449.

Mori S, et al. Revisiting the Anatomy of the Living Heart. Circulation Journal. Vol.80, January 2016: 24-33.

Sadeghpour A and Alizadehas A. The Right Ventricle: A Comprehensive Review From Anatomy, Physiology, and Mechanics to Hemodynamic, Functional, and Imaging Evaluation. Arch Cardiovasc Imaging. 2015 November; 3(4):e35717.

6

Artère coronaire gauche et son anatomie

L'ischémie et l'infarctus du myocarde surviennent en raison d'occlusions, complètes ou partielles, d'une artère coronaire. Connaissez-vous toutes les artères coronaires ? En êtes-vous sûr ? Connaissez-vous toutes leurs branches ? En êtes-vous sûr ? En combien de branches se divise l'artère coronaire principale gauche ? Vous avez dit deux ? En êtes-vous sûr ?

Commençons !

L'artère coronaire gauche

L'artère coronaire gauche (ACG) provient du côté gauche de l'aorte. Soixante-dix pour cent du temps, elle se divise en deux branches, également appelées artères coronaires : l'artère descendante antérieure gauche (également appelée artère interventriculaire antérieure) et l'artère circonflexe gauche (également appelée ramus circumflexus). L'artère interventriculaire antérieure est plus communément connue sous le nom d'artère IVA ou ADA et l'artère circonflexe gauche sous le nom d'ACX. Cependant, dans environ 30 % des cas, une troisième artère se ramifie à partir du ACG, le ramus intermedius (RI). Le ramus intermedius couvre à peu près le même territoire que la première branche diagonale du AIA (nous y reviendrons plus tard).

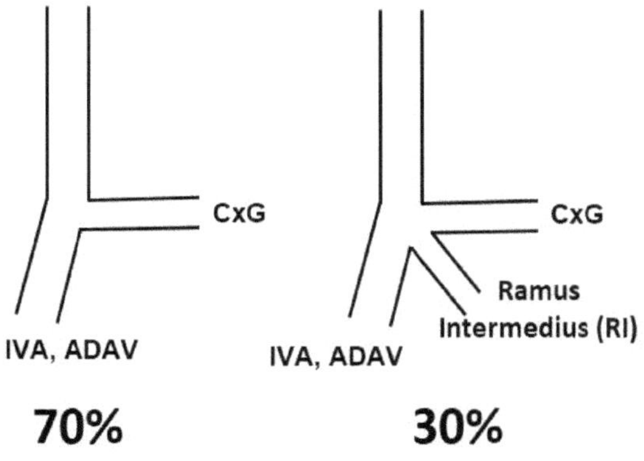

Figure 6-1

Comme pour toutes les artères coronaires, les occlusions peuvent être partielles ou complètes. Une occlusion partielle de l'artère coronaire gauche est généralement un processus graduel survenant au fil des années. L'effet résultant sur le myocarde est une ischémie sous-endocardique circonférentielle. Cette forme d'ischémie sous-endocardique est reconnue par un sous-décalage du segment ST avec inversion de l'onde T. Elle est généralisée, affectant les distributions vasculaires de l'artère coronaire gauche et de toutes ses branches, du segment ACX et de toutes ses branches, et du ramus intermedius (le cas échéant). Il s'agit d'*une zone à risque* très importante (zone à risque - le myocarde affecté par une perte de circulation). Il s'agit d'une ischémie très dangereuse et elle est généralement traitée par pontage.

L'ischémie sous-endocardique circonférentielle se présente sous la forme d'un sous-décalage diffus du segment ST avec inversion de l'onde T dans au moins huit des douze dérivations.

PERLE | Le sous-décalage du segment ST de l'ischémie sous-endocardique NE SE LOCALISENT PAS ! Il n'existe pas d'ischémie sous-endocardique inférieure, antéroseptale ou antérolatérale. Quiconque utilise ces termes n'est pas au courant de la littérature actuelle (et par « actuelle », j'entends les 15 à 20 dernières années). Lorsque vous voyez un sous-décalage du segment ST que vous pensez être dû à une ischémie sous-endocardique, dites : « Je vois un sous-décalage du segment ST indiquant une ischémie sous-endocardique. »

L'occlusion complète et soudaine du ACG se présente généralement comme une mort cardiaque subite. La survie jusqu'à l'arrivée dans un établissement médical est assez rare. Les victimes de cet événement dévastateur qui ont survécu présentent souvent des anomalies anatomiques des artères coronaires. Un de ces patients avait une origine anormale du ACX de l'artère coronaire droite au lieu du IVA, ce qui l'a maintenu en vie. Il est également utile que la victime ait une artère coronaire supradominante (une « méga-artère »).

Lecture recommandée

Nguyen VH, Talarico Jr EF. A morphometric anatomical study on the division of the left main coronary artery and myocardial bridges. Eur. J. Anat. 22(4); 355-365 (2018).

7

Anatomie de l'artère interventriculaire antérieure (IVA)

Artère interventriculaire antérieure gache (IVA)

L'artère interventriculaire antérieure (IVA) possède des branches que vous ne connaissez peut-être pas. Presque tout le monde connaît les branches diagonales (qui peuvent être au nombre de deux à six) et les branches perforantes septales (qui sont généralement au nombre de deux à quatre). Les branches diagonales alimentent la paroi du ventricule latéral gauche et les branches perforantes septales alimentent les 2/3 antérieurs du septum interventriculaire (le « septum »).

Je voudrais m'arrêter ici un instant car c'est là que certaines personnes ne savent plus à quelle partie du septum je fais référence lorsque je dis « antérieur ». Examinez ce diagramme (figure 7-1) pour vous assurer que vous comprenez bien ce dont je parle...

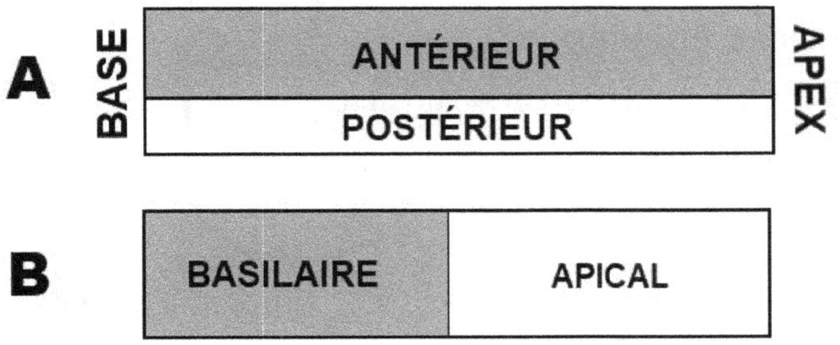

Figure 7-1

Chaque rectangle représente le septum tel qu'il est vu sur toute sa longueur depuis le côté droit. Si nous voulons diviser le septum en zones irriguées par l'artère coronaire gauche et l'artère interventriculaire postérieure, nous parlerions de septum *antérieur* ou *postérieur*, et c'est ainsi (Figure 7-1A) qu'il se présenterait. Si, par septum « antérieur », nous entendons la zone la plus proche des valves cardiaques, nous utiliserions alors le terme *basilaire* (Figure 7-1B). À l'extrémité distale des ventricules se trouve *l'apex*, ou *zone apicale*.

La plupart des praticiens pensent que l'artère coronaire gauche alimente uniquement le ventricule gauche en sang, mais ce n'est pas vrai. L'artère coronaire gauche est également un important fournisseur de circulation sanguine vers le ventricule droit ! Lorsque l'artère interventriculaire postérieure (nous y reviendrons plus tard) provient de l'artère coronaire droite – ce qui est le cas dans environ 80 à 85 % des cas – les branches perforantes septales de l'artère coronaire gauche forment une anastomose très importante avec les perforantes septales de l'artère descendante postérieure.

En plus des branches diagonales bien connues vers la paroi ventriculaire latérale gauche, l'artère coronaire gauche envoie également des branches diagonales vers la paroi antérieure du ventricule droit. Pourtant, il vous faudra chercher longtemps pour trouver des illustrations anatomiques représentant ces branches. Et lorsqu'elles sont représentées sur un dessin, elles sont généralement laissées sans étiquette. Une autre connexion avec le ventricule droit se fait via *l'artère du cône gauche*, qui s'anastomose avec *l'artère du cône droit* dans la partie proximale et basilaire du septum. Une quatrième connexion avec la circulation du côté droit est une artère appelée *artère modératrice.*

Regardons un schéma de l'artère interventriculaire antérieure :

1. **Branche gauche du cône** – anastomose importante avec la circulation du côté droit (l'emplacement est variable – elle n'est pas toujours située en position proximale)

2. **Branches perforantes septales** – nombre variable ; les branches proximales alimentent en sang les deux branches du faisceau et assurent également une connexion importante avec la circulation du côté droit

3. **Branches diagonales** – apport sanguin majeur aux parois basolatérales (dérivations I, aVL) et apicolatérales du ventricule gauche (dérivations V4 – V6)

4. **Branches diagonales droites** – alimentent en sang la paroi libre antérieure du ventricule droit ; l'occlusion n'entraîne PAS de détresse hémodynamique causée par un infarctus du ventricule droit

5. **Artère modératrice de la bande** – une source importante d'apport sanguin au ventricule droit

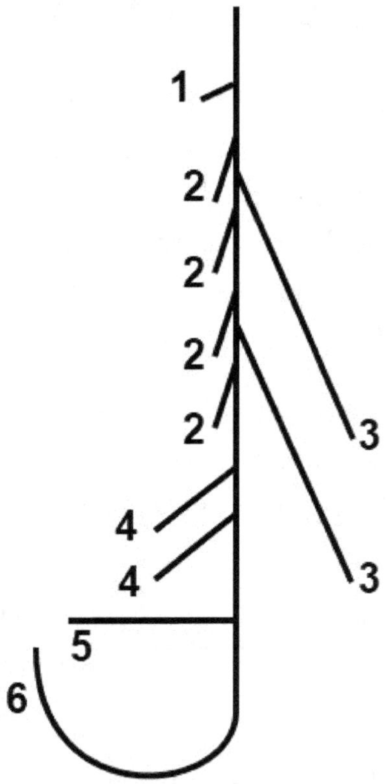

Figure 7-2

6. **Extension enveloppante** – présente chez 75 à 80 % des personnes ; assure la circulation à 25 % ou plus de la paroi inférieure du ventricule gauche

Les positions relatives de la première branche diagonale (D1) et de la première branche perforante septale (S1) sont variables : parfois, S1 apparaît avant D1, et parfois D1 avant S1. L'occlusion de l'artère interventriculaire antérieure peut être très différente sur un ECG à 12 dérivations en fonction de sa position par rapport aux positions de la première perforante septale (S1) et de la première branche diagonale (D1).

CONSEIL | Ne supposez jamais que la première branche diagonale (D1) suit la première perforante septale (S1), bien que ce soit généralement le cas. Elles sont souvent représentées de cette façon sur les schémas, mais D1 précède parfois S1.

Il existe trois types d'artères interventriculaires antérieures :

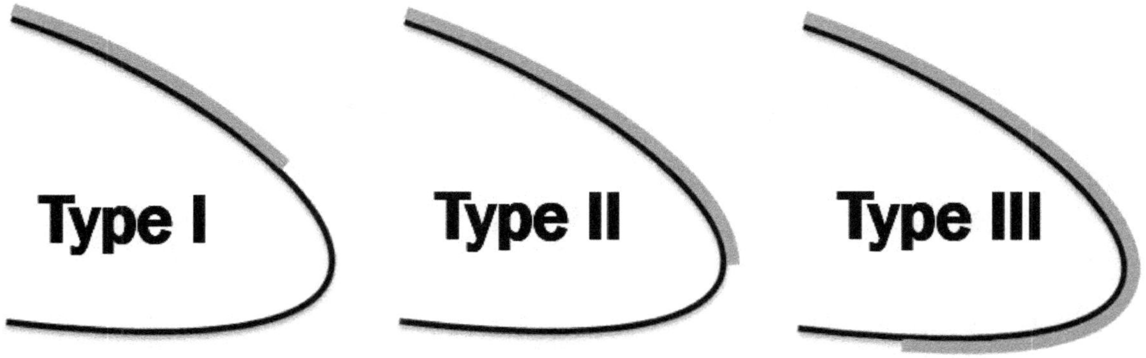

Figure 7-3

L'IVA de type I est court et n'atteint pas l'apex du cœur.

L'IVA de type II atteint l'apex mais ne s'étend pas plus loin.

L'IVA de type III s'étend au-delà de l'apex et remonte la paroi inférieure, assurant au moins 25 % de sa circulation. C'est le plus courant des trois types et il est présent chez 75 à 80 % des personnes. On l'appelle communément IVA enveloppant.

Examinons maintenant la relation entre le premier perforateur septal (S1) et la première branche diagonale (D1). Bien qu'il existe plusieurs perforateurs septaux et plusieurs branches diagonales, nous en parlons comme s'il n'y en avait qu'un de chaque car nous ne pouvons pas distinguer quel perforateur septal ou quelle branche diagonale est impliqué dans la pathologie. La première perforante septale et la première branche diagonale étant très proches, nous ne prenons en compte que celles-ci.

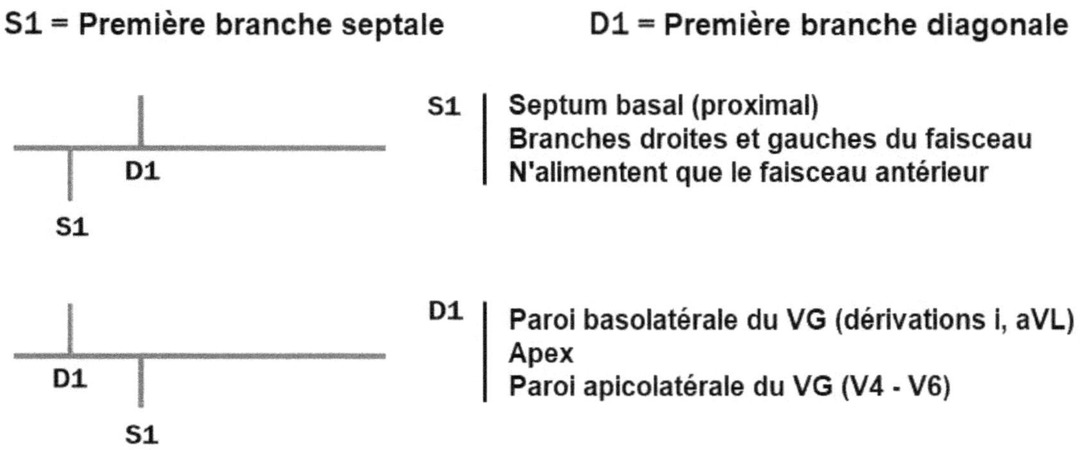

Figure 7-4

Les positions de S1 et D1 l'une par rapport à l'autre sont variables : généralement, S1 est le premier, mais parfois D1 est le premier. La figure 7-4 indique également les structures fournies par chaque branche.

Lecture recommandée

Kubicka RA and Smith C. How to interpret coronary arteriograms. RadioGraphics. Volume 6, Number 4; July, 1986: 661-701.

8

Anatomie de l'artère coronaire droite (ACD)

L'artère coronaire droite est très intéressante car elle a trois formes : *dominante, non dominante* et *codominante* (avec l'artère circonflexe gauche). En tant que personne qui interprète l'ECG, vous vous préoccuperez surtout de savoir si l'artère coronaire droite est dominante ou non dominante. Ne vous inquiétez pas de la forme codominante. Chaque forme a des implications particulières concernant l'apport sanguin au cœur. Examinons d'abord la forme dominante de l'artère coronaire droite, car c'est sa forme la plus courante (environ 80 à 85 % du temps). Le diagramme suivant est une version simplifiée et schématique de l'artère coronaire droite pour la rendre plus facile à mémoriser. Il n'est PAS anatomiquement correct. Je vous montrerai en quoi il est différent dans un instant.

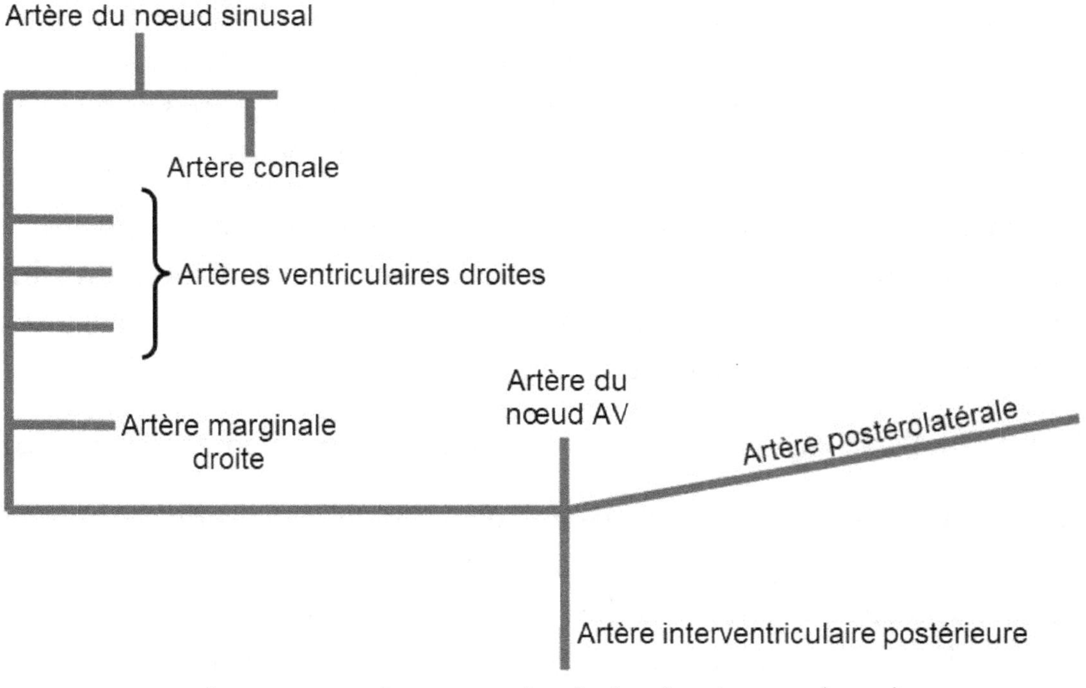

Figure 8-1 Artère coronaire droite dominante (ACD)

Artère du cône (artère conale) – Cette branche est très importante – probablement la branche la plus importante dont vous n'ayez jamais entendu parler ! Cette artère est une source majeure de circulation collatérale vers une artère descendante antérieure gauche malade. Elle forme une anastomose avec l'artère coronaire gauche. L'artère conale provient parfois directement de l'aorte, ce qui en fait une troisième artère coronaire. Parfois, elle est courte et ne peut pas atteindre le septum basal, ce qui la rend peu utile à l'artère coronaire gauche, mais elle est souvent longue (et d'une grande aide à l'artère coronaire gauche). C'est également le principal apport sanguin à la voie de sortie du ventricule droit et une source majeure de circulation vers le septum basilaire.

Artère du nœud SA – L'artère du nœud SA provient de manière très proximale – probablement parce qu'il y a moins d'occlusions à ce niveau de l'artère coronaire droite. Le nom de l'artère est quelque peu sous-estimé car elle se trouve également être le principal fournisseur de sang de toute l'oreillette droite !

Artères ventriculaires droites – Ces artères alimentent en sang la paroi libre du ventricule droit de manière quelque peu latérale.

Artère marginale aiguë – La branche marginale aiguë alimente la majorité du sang de la surface antérolatérale du ventricule droit. Dans une artère coronaire droite non dominante (10 à 15 % du temps), elle représente la dernière branche de l'artère coronaire droite et sa terminaison. Il est très important de noter qu'elle longe la surface diaphragmatique du ventricule droit.

Artère du nœud AV – Cette artère dessert le nœud AV, une structure auriculaire droite. C'est pourquoi l'ischémie due à une occlusion de l'artère coronaire droite (ou LCx) provoque parfois des blocs AV, notamment un bloc AV du premier degré, un bloc AV du deuxième degré de Mobitz I et un bloc AV du troisième degré (complet). Elle ne provoque pas de bloc AV de Mobitz II car ce bloc est situé dans le système His-Purkinje sous le nœud AV.

Artère interventriculaire postérieure (IVP) – La branche descendante postérieure (également appelée artère interventriculaire postérieure) alimente la paroi inférieure du ventricule gauche en circulation. Cependant, elle n'alimente qu'environ la moitié de la paroi inférieure, l'artère labio-ventriculaire et l'ACX contribuant au reste.

À partir de ce point, l'artère coronaire postérieure alimente uniquement le ventricule gauche.

Artère postérolatérale – Cette artère est également connue sous le nom de branche postérolatérale de l'artère coronaire postérieure. Les deux noms conviennent. Il peut y avoir une, et parfois deux, branches postérolatérales. Cette branche contribue à la circulation de la paroi latérale ou inférolatérale (anciennement postérieure) du ventricule gauche et de sa paroi apicolatérale. Vous verrez occasionnellement des modifications du segment ST dans les dérivations V5-V6 qui peuvent être attribuées à une compromission de la circulation dans la ou les branches postérolatérales de l'artère coronaire postérieure.

Je veux que vous vous souveniez de quelque chose à propos de l'artère coronaire dominante, qui est illustrée dans la figure 8-2. Le cœur est positionné anatomiquement, comme il l'est dans la poitrine :

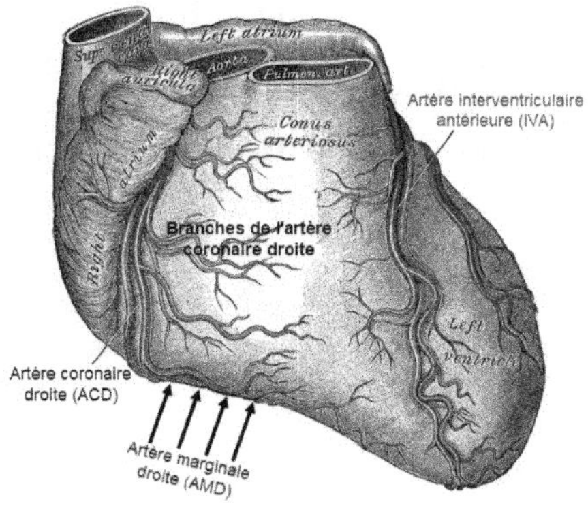

Figure 8-2

L'artère coronaire droite (ACD) est souvent décrite comme partant de l'aorte et s'enroulant ensuite autour du sillon auriculo-ventriculaire. La plupart des cliniciens pensent que le sillon auriculo-ventriculaire est une structure horizontale, car c'est ainsi qu'il est généralement représenté dans les illustrations du cœur en position de Valentine. *Mais ce n'est pas correct !* Le sillon auriculo-ventriculaire droit est une structure verticale. Ainsi, l'artère marginale aiguë ne longe pas le côté droit du ventricule droit, comme le montrent de nombreuses illustrations, mais plutôt le bas du ventricule droit, comme le montre la figure 8-2. Le flux sanguin de l'oreillette droite vers le ventricule droit s'effectue de droite à gauche plutôt que de haut en bas. Souvenez-vous bien de ce point, car vous utiliserez ces connaissances pour résoudre un paradoxe auquel vous serez confronté lorsque nous discuterons des infarctus du ventricule droit.

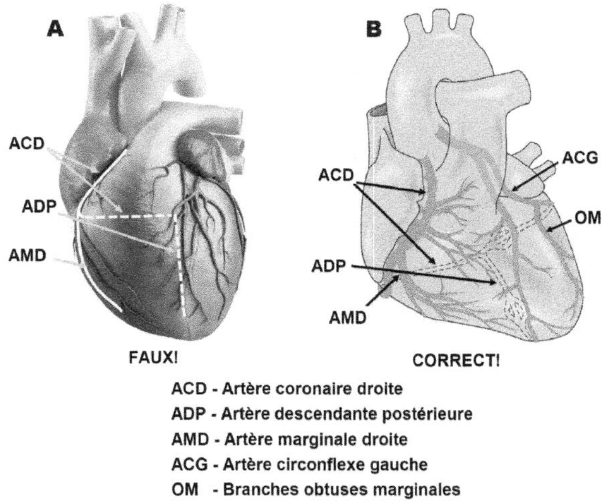

Figure 8-3

La plupart des illustrations de l'artère coronaire droite (comme la figure 8-3A) montrent l'artère (ligne blanche continue) comme une boucle horizontale autour de la base de l'oreillette droite (jonction AV), qui se dirige ensuite vers l'arrière du cœur, puis vers le bas sous forme d'artère descendante postérieure (ADP) (ligne pointillée blanche). L'artère coronaire droite fait effectivement une boucle autour de la base de l'oreillette droite, mais l'oreillette droite se trouve à droite du ventricule droit, et non au-dessus de celui-ci ! Par conséquent, l'artère coronaire droite forme une boucle verticale, et non une boucle horizontale (figure 8-3B). L'ADP commence alors son parcours dans une direction plus horizontale que verticale. Le départ de l'artère marginale aiguë (vers le ventricule droit) est généralement représenté comme un vaisseau descendant, mais comme vous pouvez le voir, il court horizontalement le long de la surface diaphragmatique (inférieure) du cœur (paroi libre antérieure du ventricule droit). Regardez à nouveau la figure 8-2, qui montre une illustration anatomiquement correcte de l'artère coronaire droite et de son emplacement sur le cœur.

PERLE | N'oubliez jamais qu'il existe deux parois antérieures : une pour le ventricule gauche et une pour le ventricule droit. Qu'une occlusion provoque une ischémie de la paroi antérieure gauche ou droite, l'ECG sera très similaire : sus-décalage du segment ST des dérivations précordiales antérieures. Et n'oubliez jamais qu'il existe deux parois inférieures : une paroi inférieure du ventricule gauche et une paroi inférieure du ventricule droit. Là encore, une ischémie dans l'une ou l'autre zone entraînera un sus-décalage du segment ST dans les dérivations II, III et aVF.

Lecture recommandée

Greet B, et al. Anomalous Right Coronary Artery and Sudden Cardiac Death. (Circ Arrhythm Electrophysiol. 2012;5:e111-e112.

9

Anatomie de l'artère circonflexe (ACX)

Comme l'artère coronaire droite, l'artère circonflexe gauche (parfois appelée ramus circumflexus) existe sous trois formes : *dominante*, *non dominante* et *co-dominante* (avec l'artère coronaire droite). Elle est non dominante environ 85 % du temps. Voici un schéma de l'artère circonflexe dorsale dominante complète et de ses branches (Figure 9-1) :

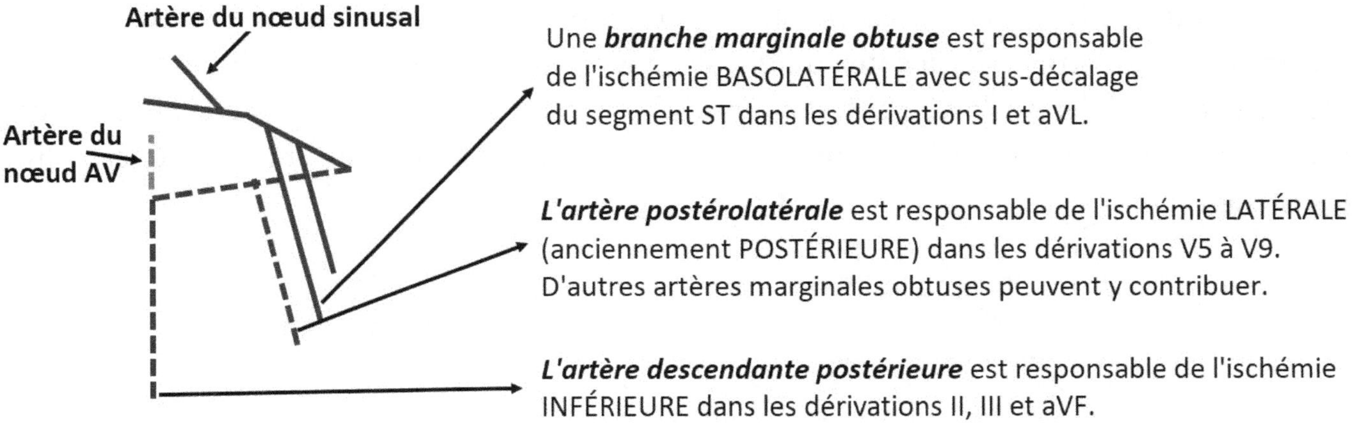

Figure 9-1

Les lignes pointillées représentent l'ACX et les branches situées derrière le cœur.

Artère nodale SA – l'artère nodale SA est toujours située très proximalement sur l'ACX. L'ACX et le RCA ont une relation différente concernant leurs artères nodales SA : une seule est normalement présente. Le RCA est dominant environ 85 % du temps, et le LCx est dominant environ 15 % du temps (pour information : ces pourcentages varient considérablement selon la source à laquelle vous faites référence, alors gardez cela à l'esprit). Bien que ces pourcentages concernant la dominance s'appliquent à l'artère du nœud AV, ils ne s'appliquent PAS à l'artère nodale SA. Le RCA alimente la circulation au nœud SA (et à l'oreillette droite) chez 55 % des personnes, et l'ACX alimente la circulation au nœud SA (et à l'oreillette droite) chez 45 %. Que le RCA ou l'ACX alimente le nœud SA n'a rien à voir avec la dominance de l'un ou l'autre ! Une artère non dominante peut alimenter le nœud SA et l'oreillette droite, tandis que seule l'artère dominante peut alimenter le nœud AV.

La terminologie de l'artère circonflexe gauche doit être clarifiée en ce qui concerne les branches marginales et marginales obtuses (artères).

PERLE | L'artère coronaire droite fournit l'artère marginale droite (aiguë) et l'artère circonflexe gauche fournit l'artère marginale (obtuse). La surface latérale du ventricule droit est appelée *marge aiguë* et la surface latérale du ventricule gauche est appelée *marge obtuse*. Les deux termes sont désormais considérés comme archaïques.

Certaines sources désignent toutes les branches marginales comme des marginales *obtuses*. En revanche, d'autres sources indiquent qu'il ne peut y avoir qu'une seule artère marginale obtuse, qui devrait être plutôt grande et avoir ses propres branches antérieures et postérieures. Voici mon conseil : en tant que personne qui interprète simplement un ECG et essaie de gérer un patient souffrant de douleurs thoraciques aiguës, ne vous en faites pas ! Essayer de faire la distinction entre les marginales et les marginales obtuses n'offre aucun avantage en électrocardiographie. Nous allons considérer toutes les branches marginales – obtuses ou non – comme un seul groupe à des fins diagnostiques. Tout comme nous considérons toutes les branches diagonales de l'artère interventriculaire gauche comme D1, je vais considérer toutes les branches marginales de l'ACX comme une seule branche marginale obtuse pour simplifier les choses.

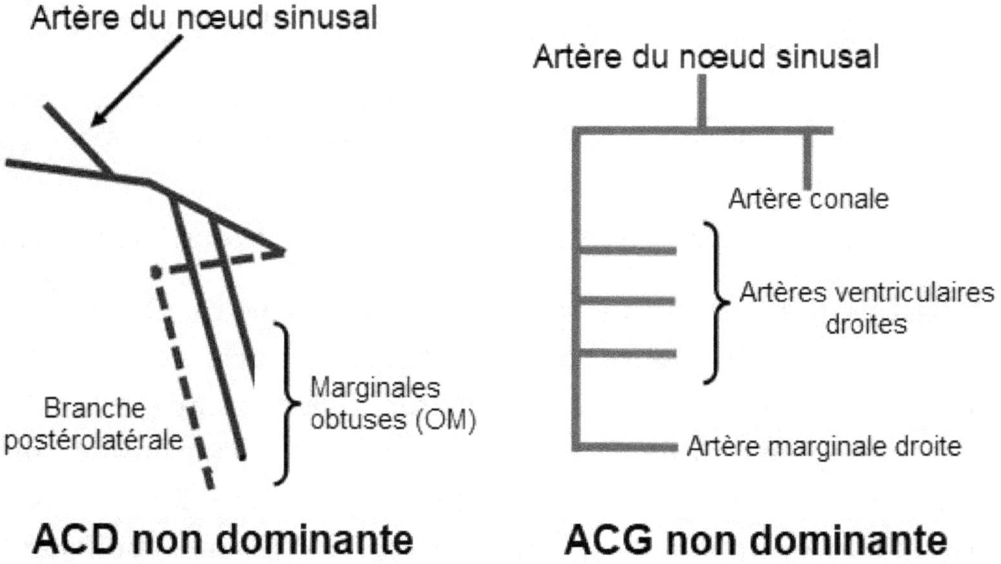

Figure 9-2

La branche marginale obtuse et la première diagonale partagent une partie du même territoire, mais la branche marginale obtuse s'étend plus postérolatéralement et peut occasionnellement provoquer une ischémie inférolatérale. D1 ne peut pas le faire car elle ne s'étend pas aussi loin en arrière. L'occlusion de l'une ou l'autre artère peut provoquer une élévation du segment ST dans les dérivations I et aVL.

Il existe une différence majeure entre les formes non dominantes de l'ACD et de l'ACX (Figure 9-2). Lorsque l'ACX est non dominante, elle perd l'artère nodale AV et l'artère descendante postérieure mais conserve la branche postérolatérale. Lorsque l'ACD est non dominante, elle perd l'artère nodale AV, l'artère descendante postérieure et les branches postérolatérales. L'ACD non dominante se termine par l'artère marginale (parfois appelée artère marginale aiguë).

Cela signifie que l'occlusion de la branche postérolatérale d'une ACX non dominante pourrait entraîner un infarctus postérolatéral (inférolatéral) si les branches postérolatérales de l'ACD ne fournissent pas une circulation suffisante à cette zone.

PERLE | Même lorsque l'ACD est dominante, l'ACX non dominante et l'IVA contribuent toujours à la moitié de la circulation vers la paroi inférieure du ventricule gauche.

Bien que les occlusions des artères ACD ou ACX puissent provoquer une ischémie inférolatérale (anciennement postérieure), la plupart des cas impliquent l'ACX, et pratiquement tous les cas d'ischémie inférolatérale en l'absence d'ischémie inférieure sont dus aux occlusions de l'ACX.

Lectures recommandées

Dunn R, et al. The clinical features of isolated left circumflex coronary artery disease. Circulation 69, No. 3, 477-484, 1984.

Ogobuiro I, Wehrle CJ, Tuma F. Anatomy, Thorax, Heart Coronary Arteries. [Updated 2023 Jul 24]. In: StatPERLEs [Internet]. Treasure Island (FL): StatPearls Publishing; 2024 Jan-. Available from: https://www.ncbi.nlm.nih.gov/books/NBK534790/

10

Anatomie de l'artère du cône (conus artériosus)

La branche du cône de l'artère coronaire droite (ACD) – parfois appelée artère du cône, qui naît directement de l'aorte – est probablement le vaisseau le plus important dont vous n'avez jamais entendu parler. On l'appelle aussi souvent artère conale. Elle alimente en sang la voie de sortie du ventricule droit (VSVD) et le septum basilaire droit, qui fait également partie du VSVD. Cependant, sa fonction la plus importante est peut-être son rôle d'apport sanguin collatéral à l'artère interventriculaire antérieure (IVA).

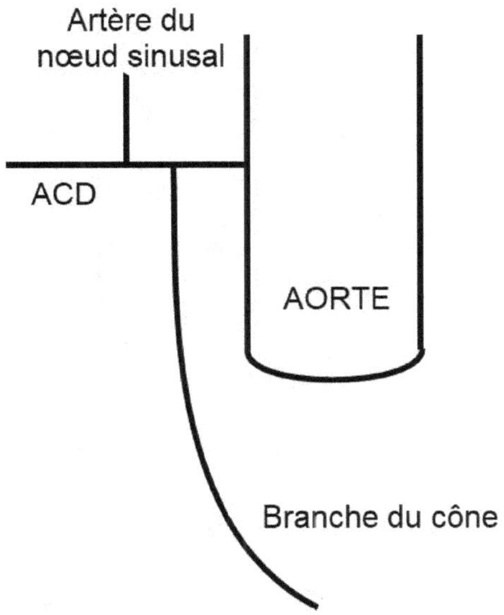

Figure 10-1

La branche du cône est généralement la première branche de l'artère coronaire droite. Elle peut également provenir de son propre ostium dans le sinus de Valsalva droit à côté de l'ostium de l'artère coronaire droite. Elle apparaît généralement sur la vidéo lors d'une angiographie coronaire s'il s'agit d'une branche de l'artère coronaire droite. Dans le cas contraire, le cathéter a été placé en aval de la branche du cône, où il quitte l'artère coronaire droite, ou il est présent sous la forme d'une artère du cône distincte qui naît comme un vaisseau distinct de l'aorte. Dans de tels cas, on l'appelle souvent la troisième artère coronaire (et c'est vraiment le cas !).

L'artère du cône s'incurve autour et dessert la voie de sortie du ventricule droit (VSVD, Figure 9-2), également connue anatomiquement sous le nom d'infundibulum ou de conus arteriosus - d'où le nom de l'artère.

Lorsque l'artère du cône droit est longue, elle se connecte généralement à la circulation du côté gauche via une branche correspondante de l'artère coronaire gauche et peut servir de source de circulation collatérale. Cette anastomose est généralement très proximale mais peut parfois être plus distale. Lorsque l'artère du cône droit est courte, elle n'aide pas l'artère interventriculaire antérieure.

Si vous ne le saviez pas déjà, vous apprendrez que l'élévation du segment ST dans la dérivation V1 avec preuve d'une occlusion de l'artère interventriculaire antérieure n'est pas fiable comme preuve d'une occlusion proximale du premier perforateur septal (S1). Pendant longtemps, on a pensé que l'élévation du segment ST dans la dérivation V1 due à une occlusion proximale de l'artère interventriculaire gauche impliquait une occlusion proximale de S1. Cependant, une artère du cône long (nous discutons généralement de la branche ou de l'artère du conus en termes de conus long ou de cône court) peut fournir une circulation suffisante au septum basal pour prévenir l'ischémie et l'élévation du segment ST dans la dérivation V1.

Exemple : vous verrez parfois un ECG dans lequel il n'y a pas de sus-décalage du segment ST dans la dérivation V1, mais il y en a dans les dérivations V2-V6, et vous penserez : « Ah ! L'occlusion est distale par rapport au premier perforateur septal ! » Puis, vous recevrez le rapport de cathétérisme quelques heures plus tard, et une occlusion a été trouvée à proximité de S1 et D1 ! Comment est-ce possible ? Il n'y a pas de déviation du segment ST dans la dérivation V1 ! C'est vrai, mais il devait y avoir une longue branche droite du cône qui a fourni une circulation collatérale suffisante au septum basilaire et a empêché toute ischémie significative dans cette zone. Par conséquent, la dérivation V1 semblait en parfait état ! Et la branche (ou l'artère) du cône peut fournir une circulation collatérale suffisante pour empêcher le sus-décalage du segment ST dans la dérivation V1 !

Lorsque l'élévation du segment ST commence dans la dérivation V2, cela indique généralement une occlusion de l'artère interventriculaire antérieure distale par rapport à S1, mais pas toujours. Vous le saurez une fois que vous aurez vu le rapport de cathétérisme.

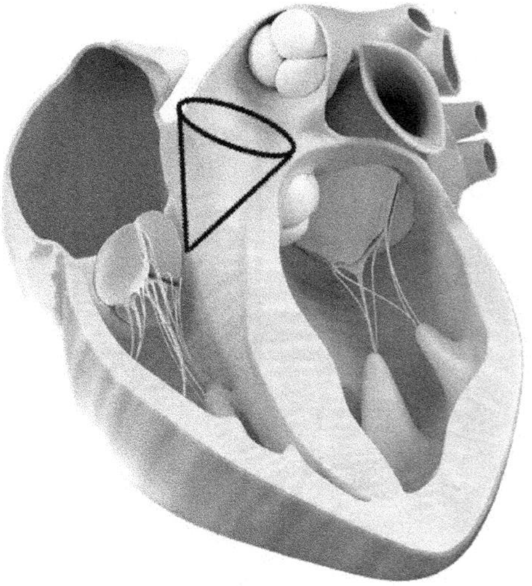

Figure 10-2 La VSVD

Mais disons qu'un patient a une longue branche du cône droit qui développe elle-même une occlusion aiguë. Parfois, cela n'est pas dû à une maladie athéroscléreuse - cela peut être iatrogène ! Parfois, lors de la direction d'un cathéter dans l'ostium de l'artère coronaire droite, un médecin peut occlure l'origine proximale de la branche du cône, ou elle peut être occluse par la mise en place d'un stent proximal. Que se passe-t-il alors ?

L'élévation du segment ST dans les dérivations V1 à V3 peut être causée par l'occlusion de deux artères coronaires : l'artère interventriculaire antérieure et l'artère coronaire droite. L'ACX ne provoque pas d'élévation du segment ST dans ces dérivations ; par conséquent, il doit être immédiatement exclu du diagnostic différentiel. Lorsqu'il y a une élévation du segment ST dans la dérivation V1 en raison d'une occlusion proximale de l'artère coronaire droite, la branche du cône est généralement impliquée.

PERLE | Une ischémie antérieure aiguë peut être provoquée par une occlusion de l'artère interventriculaire antérieure (IVA) OU de la branche du cône de l'artère coronaire droite (ACD). Il s'agit toujours d'une ischémie antérieur, quelle que soit l'artère occluse ou la paroi antérieure affectée.

Maintenant, laissez-VOUS démontrer vos connaissances de l'anatomie – et des conséquences de l'anatomie – de l'artère du cône droit...

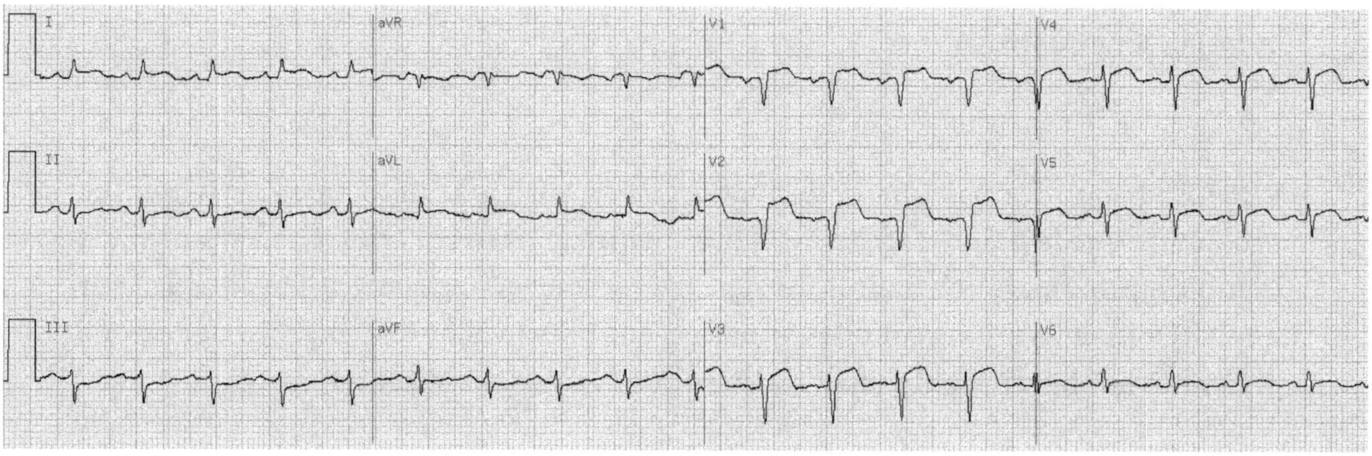

Figure 10-3

Une ischémie épicardique antérieure aiguë est présente sur cet ECG (Figure 10-3), se manifestant par une élévation du segment ST à travers le précordium – y compris la dérivation V1 – et les dérivations I et aVL. Il y a une dépression du segment ST dans les dérivations inférieures, ce qui représente un changement réciproque de l'élévation du segment ST dans la dérivation aVL.

PERLE | Nous utilisons le changement réciproque de l'ischémie aiguë pour la valider lorsque les déviations du segment ST sont subtiles, suspectées ou douteuses. Cela n'est pas nécessaire avec cet ECG (Figure 10-3) puisque l'ischémie épicardique antérieure est évidente.

L'élévation du segment ST s'étend à travers le précordium. Les occlusions de lIVA ou de l'ACD peuvent le faire, mais il y a ici un indice majeur que le vaisseau coupable est l'IVA. Le voyez-vous ? Il y a une élévation du segment ST dans les dérivations I et aVL avec des changements réciproques dans les dérivations inférieures. L'artère coronaire droite ne provoque en aucun cas une élévation du segment ST dans les dérivations I et aVL, ni de modifications réciproques dans les dérivations II, III ou aVF.

Voici votre question : quel type de branche ou d'artère du cône est présent – cône long ou cône court ?

Si une artère du cône long avait été présente, elle aurait probablement fourni une circulation collatérale suffisante pour protéger le septum basal, et il n'y aurait pas eu d'élévation du segment ST dans la dérivation V1. Cependant, il y a une élévation du segment ST dans la dérivation V1, ce qui signifie que l'artère du cône était courte et n'a pas aidé l'ILA occluse.

CONSEIL | L'artère du cône droit assure la circulation vers la voie de sortie du ventricule droit (infundibulum, cône artériel, VSVD et septum basilaire).

N'oubliez pas que le VSVD est une source importante de tachycardies ventriculaires – généralement bénignes, mais parfois mortelles. Si vous suspectez une occlusion de l'artère du cône droit, soyez très attentif aux tachydysrythmies complexes larges soudaines !

PERLE | N'oubliez pas que la dérivation V1 ne peut pas détecter d'activité plus proximale que le point médian du septum entre la base et l'apex. Les actions dans la moitié proximale (basilaire) du septum ne sont généralement pas visibles sur un ECG à 12 dérivations car elles apparaissent plus tard que 40 ms. Les déflexions produites se superposent aux déflexions des dérivations V3 et V4.

Lectures recommandées

de Augustin, JA, et al. Collateral Circulation From the Conus Coronary Artery to the Anterior Descending Coronary Artery: Assessment Using Multislice Coronary Computed Tomography. Rev Esp Cardiol. 2010;63(3):347-51.

Ben-Gal T, et al. Importance of the Conal Branch of the Right Coronary Artery in Patients With Acute Anterior Wall Myocardial Infarction: Electrocardiographic and Angiographic Correlation. JACC Vol. 29, No. 3; March 1, 1997.

Eichhöfer J, Curzen N. Unexpected Profound Transient Anterior ST Elevation After Occlusion of the Conus Branch of the Right Coronary Artery During Angioplasty. Circulation. 2005;111:e113-e114.

Kuno T, Fujisawa T, Numasawa Y, Takahashi T. The electrocardiogram change of conus branch occlusion during right coronary artery angioplasty. Case Reports in Internal Medicine, 2015, Vol. 2, No. 2; 7-9.

Lyle M, et al. Conus artery occlusion causing isolated right ventricular outflow tract infarction: novel application of cardiac magnetic resonance in anterior STEMI. Cardiovascular Diagnosis and Therapy, Vol 6, No 3 June 2016.

Udaya Sankari T, Vijaya Kumar J, Saraswathi P. THE ANATOMY OF RIGHT CONUS ARTERY AND ITS CLINICAL SIGNIFICANCE. Recent Research in Science and Technology 2011, 3(10): 30-39.

11

Changements réciproques | Règle de Jones

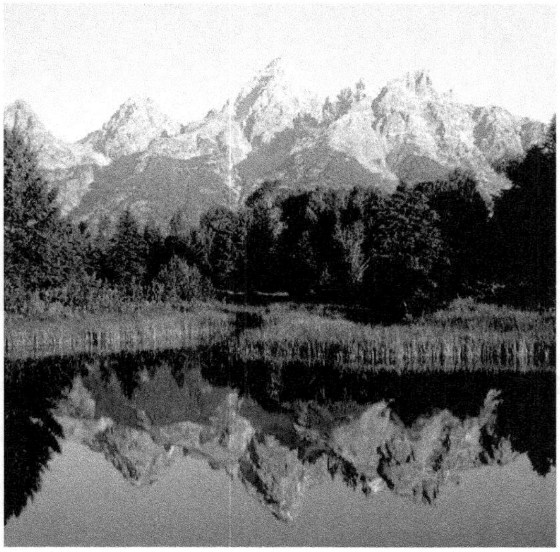

Figure 11-1

Tout comme un étang calme reflète le paysage environnant avec l'orientation inversée, les changements réciproques au cours d'un épisode ischémique aigu refléteront le myocarde ischémique - mais aussi en sens inverse.

La figure 11-2 est un ECG à 12 dérivations manifestant une ischémie transmurale aiguë avec des changements réciproques.

Cet ECG présente un sus-décalage du segment ST en dérivations I et aVL et en dérivations V2 à V5. Sur le plan frontal, on observe un sous-décalage du segment ST en dérivations III et aVF (légèrement en dérivation II) – modifications réciproques au sus-décalage du segment ST en dérivations I et aVL.

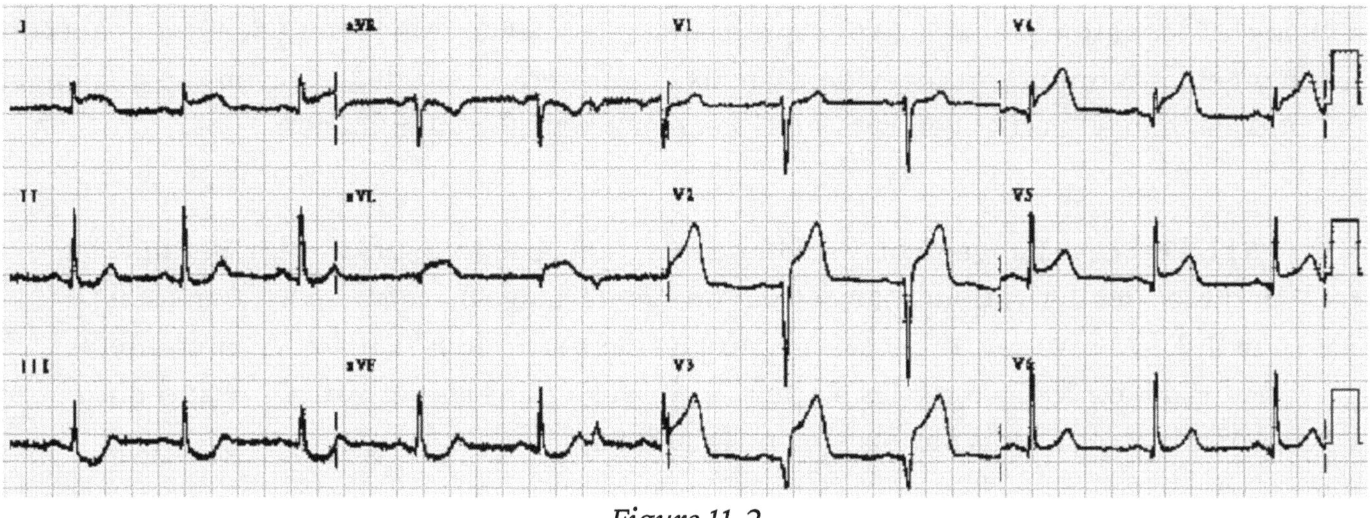

Figure 11-2

PERLE | Leads in the frontal plane do not act reciprocally to leads in the horizontal (or transverse) plane and vice versa. Although Leads I and aVL manifest the same ischemia as "seen" by the precordial leads, the inferior leads can only react to the changes in Leads I and aVL because they are all in the same plane.

"But," you ask, "why do I need the reciprocal changes when the ST elevation in Leads I and aVL is so obvious?" "That's a very good question," I reply. "You don't need the reciprocal changes at all to make the diagnosis... in this ECG!"

Let's look at another 12-lead ECG (Figure 11-3):

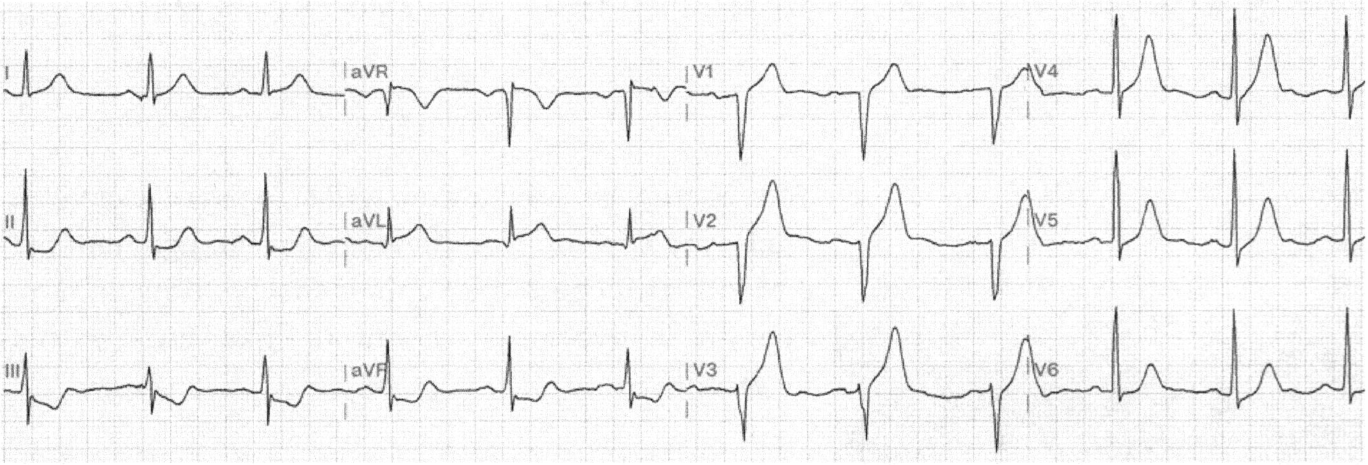

Figure 11-3

Quel résultat sur cet ECG a attiré votre attention en premier ? S'agissait-il des ondes T hyperaiguës dans les dérivations V1-V5 ? S'agissait-il du sous-décalage du segment ST dans les dérivations II, III et aVF ? Ou bien du sus-décalage du segment ST dans les dérivations I et aVL ?

La plupart des gens remarquent d'abord les ondes T hyperaiguës dans les dérivations V1-V4, puis le sous-décalage du segment ST dans les dérivations inférieures. Ce n'est qu'après un examen plus approfondi qu'ils finissent par remarquer les modifications aiguës du segment ST dans les dérivations I et aVL. Et c'est précisément le sujet de ce livre : tout débutant peut voir les changements importants et évidents, mais l'interprète expert de l'ECG voit rapidement et en toute confiance les changements subtils et comprend leur signification !

> **ASTUCE |** Les changements réciproques ne sont pas toujours des images miroir parfaites des dérivations manifestant un sus-décalage du segment ST. Dans la figure 11-3, la dérivation aVL et ses réciproques, les dérivations II, III et aVF, présentent toutes des ondes T verticales. Parfois, les ondes T dans les dérivations réciproques sont inversées... mais parfois elles ne le sont pas.

L'intérêt d'un changement réciproque est de confirmer ou de valider votre impression d'une élévation très subtile du segment ST impliquant d'autres dérivations. Tout aussi important, la présence de ce qui semble être des changements réciproques sur l'ECG d'un patient présentant une douleur thoracique crédible - mais aucune preuve d'élévation du segment ST - est un avertissement pour observer le patient et répéter l'ECG toutes les 15 à 20 minutes.

PERLE | Si le patient présente une douleur thoracique crédible, n'excluez JAMAIS un infarctus aigu du myocarde avec un seul ECG « normal » ou seulement 12 dérivations.

Quelle est la base d'un changement réciproque ? Il y a deux choses que vous devez comprendre :

Premièrement, la dérivation manifestant un changement réciproque doit être à > 90° du pôle positif d'une dérivation manifestant une élévation du segment ST. Plus la séparation des deux axes est grande - en particulier des deux pôles positifs - plus la réciprocité est évidente. Si les dérivations ne sont séparées que de quelques degrés au-delà de 90°, les changements réciproques seront pratiquement impossibles à détecter sur un ECG à 12 dérivations. Cependant, plus la séparation se rapproche de 180°, plus le changement réciproque est apparent. Dans le plan frontal, aucune dérivation n'est à 180° l'une de l'autre – 180° à partir du pôle positif de la dérivation I est toujours la dérivation I. Notez sur la Figure 11-4 que la séparation maximale dans le plan frontal est de 150°, ce qui correspond à la distance entre les dérivations III et aVL, les dérivations II et aVR, et les dérivations I et aVR. Dans le plan horizontal (dérivations précordiales), la séparation peut certainement approcher 180°.

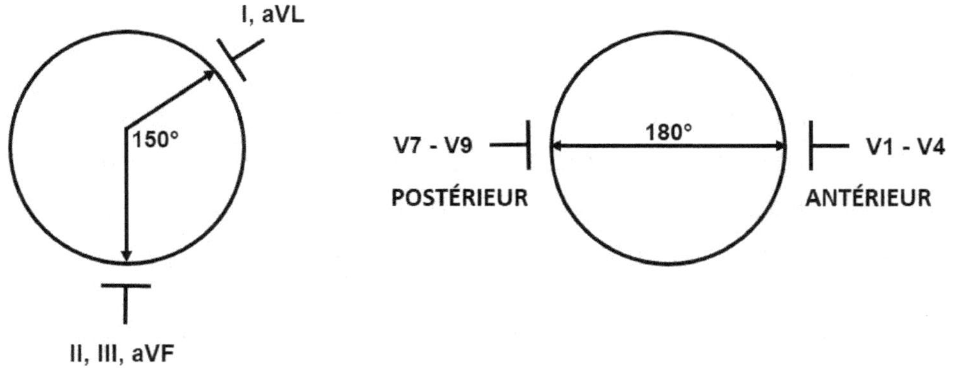

Figure 11-4

Deuxièmement, une dérivation ne peut agir comme réciproque que pour une dérivation qui partage le même plan ! Il peut y avoir des « pierres tombales » pour les segments ST dans les dérivations V1-V4, mais les dérivations inférieures ne le sauront jamais. Pourquoi ? Rappelez-vous que les dérivations inférieures sont dans le plan frontal et que toutes les dérivations précordiales sont dans le plan horizontal. Étant donné que ces deux plans sont perpendiculaires, les dérivations d'un plan ne peuvent pas détecter les événements dans l'autre plan. Elles pourraient tout aussi bien être invisibles l'une pour l'autre. Alors pourquoi y a-t-il un creux ST dans les dérivations inférieures sur l'ECG de la figure 11-3 ? Ces creux ST sont une réponse aux élévations ST dans les dérivations I et aVL, qui sont dans le même plan (plan frontal) que les dérivations inférieures et réagissent à la même ischémie que les dérivations V1-V4.

"Mais les creux ST sont très évidents et les élévations ST sont si subtiles qu'elles pourraient facilement passer inaperçues !" vous exclamez-vous.

"Oui, c'est exact", répondis-je. "C'est exactement pourquoi les changements réciproques sont si importants !" En fait, c'est un point très important. Supposons qu'un patient de 56 ans se présente aux urgences en se plaignant de douleurs thoraciques classiques, qui ont commencé seulement quarante-cinq minutes avant son arrivée. Vous enregistrez un ECG à 12 dérivations, mais il ne montre qu'un sous-décalage du segment ST dans les dérivations I et aVL. Rien ne répond aux critères d'un STEMI. Cette situation serait similaire à l'ECG de la figure 11-3. Vous n'avez pas encore exclu un infarctus aigu du myocarde chez ce patient !

RÈGLE DE JONES | Un sous-décalage du segment ST sur l'ECG à 12 dérivations de tout patient présentant une douleur thoracique crédible de type SCA doit être considéré comme une modification réciproque d'une ischémie aiguë située ailleurs jusqu'à preuve du contraire. Le changement réciproque de sous-décalage du segment ST peut apparaître avant le changement indicatif de sus-décalage du segment ST (corollaire 1), ou, même lorsque les deux sont présents, le changement réciproque peut être plus impressionnant que le sus-décalage du segment ST (corollaire 2).

Comprenez-vous le concept de « réciprocité » et de « dérivations réciproques » ? Si vous pensez que la réciprocité ne fait référence qu'à la dépression du segment ST observée dans les dérivations opposées à celles présentant une élévation du segment ST... alors vous en savez un peu sur la réciprocité... mais seulement un peu !

La réciprocité fait référence au résultat cumulé des vecteurs se déplaçant dans des dérivations opposées.

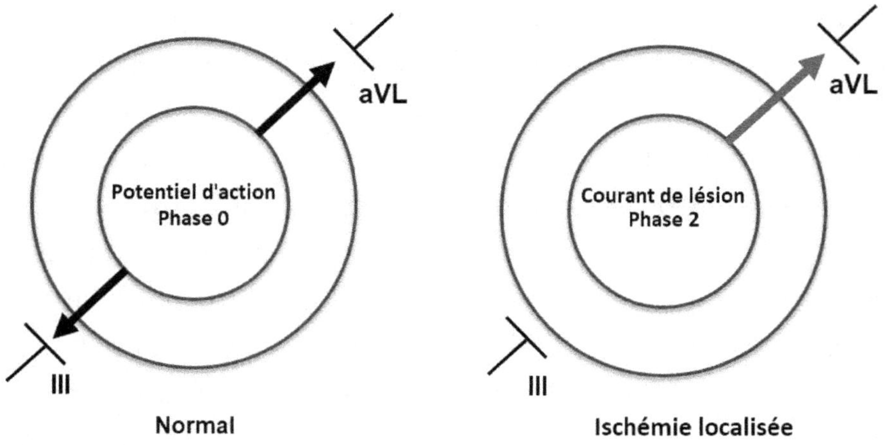

Figure 11-5

Chaque battement cardiaque normal est le produit de la réciprocité. On estime que près de 90 % de l'activité électrique du cœur n'est jamais enregistrée en raison de vecteurs opposés se déplaçant dans des directions opposées qui s'annulent, comme dans le diagramme « normal » de la figure 11-5. Je qualifie ce concept d'annulation de forces (et beaucoup d'autres le font aussi), mais vous pouvez parfois le voir décrit comme un contrepoids ou un contrepoids. Vous en apprendrez beaucoup plus sur l'annulation des forces dans le prochain chapitre.

PERLE | La réciprocité et l'annulation des forces se produisent entre les mêmes groupes de paires réciproques. Si un seul des groupes d'électrodes se trouve sur un tissu ischémique, la réciprocité se produit. Si les deux groupes d'électrodes se trouvent sur le même type de tissu (les deux zones ischémiques ou les deux zones non ischémiques), une annulation des forces se produit. Deux dérivations ne peuvent pas agir de manière réciproque à moins que l'une d'elles ne visualise un myocarde normal et non ischémique.

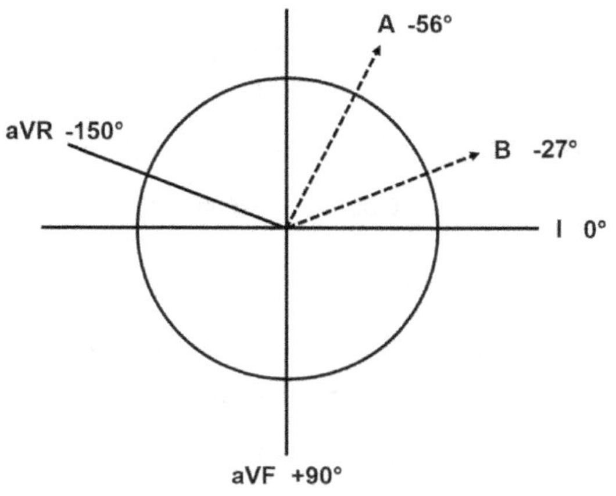

Figure 11-6

Voyons ce qu'implique la réciprocité.

Dans la Figure 11-6, nous voyons deux flèches en pointillés (vecteurs). Le pôle positif de la dérivation aVR est à 150° de la dérivation I, qui est la distance maximale entre deux pôles positifs dans le plan frontal ; par conséquent, il devrait pouvoir manifester une certaine réciprocité avec la dérivation I. Bien que, théoriquement, il puisse réagir de manière réciproque au vecteur « A », je doute sérieusement que vous, moi ou quiconque puisse détecter un changement réciproque sur l'ECG. Cependant, il n'y aurait aucun problème à voir la dérivation aVR réagir de manière réciproque au vecteur « B ».

Regardez le deuxième diagramme de la Figure 11-5 (intitulé « Ischémie localisée »). Il n'y a qu'un seul vecteur, et il se déplace vers le pôle positif de la dérivation aVL. En raison de sa direction vers la dérivation aVL, cette dérivation inscrira une déflexion positive et verticale. Cependant, le pôle positif de la dérivation III voit le vecteur s'éloigner de lui, il inscrit donc la même déflexion comme négative ou inversée. Une question se pose toujours à ce stade : comment le pôle positif de la dérivation III peut-il voir le vecteur opposé s'éloigner de lui alors qu'un vecteur se dirige vers lui ? En quoi est-ce différent des conditions du premier diagramme de la figure 11-5 ? Ma réponse est la suivante : il voit le vecteur opposé s'éloigner de lui assez facilement car aucun vecteur ne se dirige vers lui ! L'explication se trouve dans le texte situé au milieu de chaque diagramme.

Dans le premier diagramme, les vecteurs opposés représentent la dépolarisation qui se produit pendant un potentiel d'action. La même activité se produit simultanément des deux côtés du cœur. Cela se produit pendant la phase 0 – la dépolarisation ! Le deuxième diagramme se produit pendant la repolarisation – la phase 2. Et le vecteur pointant vers le pôle positif de la dérivation aVL n'est ni un potentiel d'action ni une dépolarisation – c'est un courant de lésion ! Un courant de lésion est un courant électrique complètement séparé et différent d'un potentiel d'action.

Au cours de la phase 2 d'un cœur normal, tout le myocarde a été dépolarisé en raison de la phase 0. Il n'y a pratiquement aucun échange net d'ions entre l'intérieur et l'extérieur de la cellule. L'entrée de calcium au cours de la phase 2 compense la sortie de potassium, ce qui entraîne un léger plateau. Une pause similaire dans l'activité électrique transmembranaire se produit également au cours de la phase 4. Cependant, il semble y avoir une certaine ischémie dans la région basolatérale du ventricule gauche sous l'électrode de dérivation aVL (bras gauche). Un courant de lésion, complètement séparé du potentiel d'action, s'est développé et son vecteur pointe vers l'électrode de dérivation aVL. Ainsi, la dérivation aVL produira une déviation positive au cours de la phase 2 et, bien sûr, cette « déviation positive » est enregistrée comme une élévation du segment ST.

Mais rappelez-vous : c'est la phase 2 ! Le myocarde sous l'électrode de dérivation III est normal et non ischémique. Momentanément, il est au repos. Par conséquent, il n'y a pas d'activité électrique supplémentaire entre lui et la queue négative du courant du vecteur de lésion du côté opposé du ventricule. Il voit donc la queue négative et inscrit une « déviation négative » pendant la phase 2, qui est enregistrée comme une dépression du segment ST.

> **PERLE** | La forme que prend la réciprocité dépend non seulement de l'emplacement et de la direction des vecteurs, mais aussi de la phase du potentiel d'action pendant laquelle les vecteurs se manifestent.

Voici comment les changements réciproques se développent :

Une électrode d'enregistrement voit d'abord l'impulsion de dépolarisation se déplacer vers elle et enregistre une déviation verticale. Les étudiants m'ont souvent demandé : « L'impulsion de dépolarisation et le courant de lésion ne s'annulent-ils pas ? » Non, ils ne s'annulent pas car ils ne se produisent pas simultanément. Le courant de lésion n'existe qu'après la dépolarisation.

Le vecteur de dépolarisation apparaît en premier et écrit une déviation verticale car il a une tête positive et une queue négative et se déplace vers l'électrode d'enregistrement. La dépolarisation est suivie d'un vecteur de repolarisation avec une tête négative et une queue positive, se déplaçant beaucoup plus lentement et dans la direction opposée. Dans des conditions normales, l'électrode d'enregistrement enregistrera une déviation verticale (onde T) car elle voit la queue positive du vecteur de repolarisation.

Entre la dépolarisation et la repolarisation se trouve une zone sur le potentiel d'action appelée plateau. Sur l'ECG, elle est appelée segment ST. Bien que le segment ST fasse également partie de la repolarisation, il y a peu d'échange ionique net pendant cette période, avec peu de mouvement vers le potentiel de membrane de repos (-90 mV). Cela permet aux charges externes sur les cellules ischémiques et normales de rester momentanément fixes. Pendant ce temps, nous pouvons voir les effets d'un courant de lésion sans l'interférence du reste du potentiel d'action (c'est-à-dire la phase 3 - l'onde T). Les vecteurs des courants de lésion ont des têtes positives et des queues négatives, tout comme le vecteur de dépolarisation.

PERLE | Les courants de lésion (également appelés courants de lésion) ne peuvent se manifester que pendant les périodes d'inactivité ionique relative. Pendant les phases 2 et 4 du potentiel d'action, peu ou pas d'échange ionique net se produit. Cela permet aux charges externes de rester fixes suffisamment longtemps pour qu'un courant de lésion se développe. Pendant la dépolarisation et la repolarisation actives, les charges externes changent rapidement et une telle activité n'est pas propice à un courant passif de lésion.

Après le ou les vecteurs de dépolarisation, il enregistre le vecteur de courant de lésion et inscrit une élévation du segment ST. La repolarisation commence dans le sous-épicarde, même pendant l'ischémie transmurale. Ainsi, l'électrode sus-jacente enregistre une onde T verticale car le vecteur de repolarisation s'éloigne d'elle et a une queue positive.

Les changements réciproques déroutants dans les dérivations V1 – V3

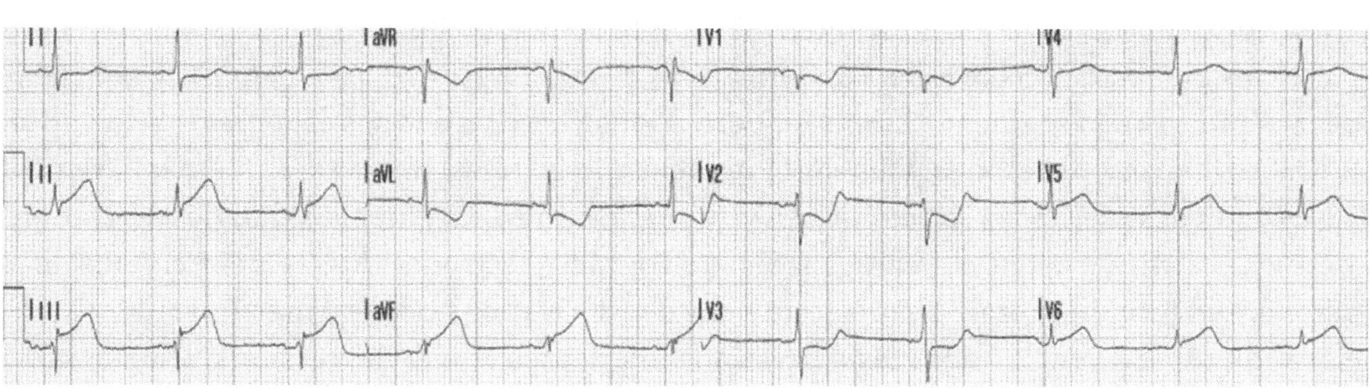

Figure 11-7

Les dépressions ST observées dans les dérivations V1 à V3 (et parfois V4) sont responsables de certaines des idées fausses les plus déroutantes en électrocardiographie. De nombreuses personnes lisant des ECG tentent toujours de relier la dépression réciproque du segment ST dans ces dérivations à l'élévation du segment ST observée sur les dérivations II, III et aVF. Comme indiqué précédemment, la réciprocité ne se produit qu'entre les dérivations situées dans le même plan.

La figure 11-7 montre l'élévation du segment ST dans les dérivations II, III et aVF. Nous observons également une dépression du segment ST dans les dérivations I, aVL et V1 à V3. Seules les dérivations I et aVL sont réciproques à l'élévation du segment ST dans les dérivations II, III et aVF. Les dérivations V1 à V3 ne le sont pas car le plan horizontal est perpendiculaire au plan frontal.

> **ASTUCE** | ANTERIOR est opposé à POSTERIOR ; INFERIEUR est opposé à SUPERIOR. Quelles dérivations sont désignées comme les dérivations SUPÉRIEURES ? Laissez-moi vous répondre à cette question : AUCUNE ! Mais quelles dérivations dans le plan frontal seraient situées SUPÉRIEURES aux dérivations INFÉRIEURES ? Les dérivations I et aVL.

"Donc, la dépression ST dans les dérivations V1 – V3 ne représente pas un changement réciproque ?" demandez-vous. "Oh, si, c'est le cas ! Absolument !" je réponds.

"Mais comment peut-elle être réciproque aux dérivations inférieures ? Vous venez de dire qu'elles sont dans deux plans différents, perpendiculaires l'une à l'autre !" vous exclamez-vous. "Non, j'ai dit que les dérivations V1 – V3 n'étaient pas réciproques à l'élévation ST dans les dérivations II, III ou aVF. Mais la dépression ST est en effet un changement réciproque !"

"Alors où l'élévation ST est-elle à l'origine de la réciprocité ? Cela pourrait-il être dû à cette subtile élévation ST dans la dérivation V6 ?"

"Non, cette subtile élévation du segment ST dans la dérivation V6 est un autre sujet dont nous parlerons plus tard dans ce livre. Les dérivations avec l'élévation du segment ST responsable de la dépression du segment ST dans les dérivations V1 à V3 n'ont pas été enregistrées sur cet ECG. Les dérivations responsables sont rarement enregistrées - même si leur enregistrement apporterait des précisions ! Nous aurions vu une élévation du segment ST dans les dérivations V7 à V9... si elles avaient été enregistrées. Ce sont les électrodes directement en face de la paroi antérieure du thorax. L'enregistrement des dérivations postérieures lorsqu'il y a une élévation du segment ST dans les dérivations inférieures et une dépression du segment ST dans les dérivations V1 à V3 est inutile. Nous pouvons maintenant considérer la dépression du segment ST dans les dérivations V1 à V3 dans ces circonstances comme une ischémie latérale ou inférolatérale (les deux termes se réfèrent à la même zone ischémique).

PERLE | Les dépressions du segment ST dans les dérivations V1 à V3, généralement (mais pas toujours) en association avec une élévation du segment ST dans les dérivations II, III et aVF, représentent en effet des changements réciproques - mais pas par rapport aux élévations du segment ST dans les dérivations inférieures du plan frontal. Elles sont réciproques à la Les sus-décalages ST dans les dérivations V7-V9 sont situés en face des dérivations V1-V3, mais sont rarement enregistrés.

IMPORTANT | Les différents plans du cœur sont des désignations qui n'existent que dans les calculs effectués au sein de l'appareil ECG lui-même. Ils n'existent certainement pas dans le cœur physique réel. Nous discutons de la partie de la structure qui croise ces plans imaginaires. Tous ces calculs sont faits pour notre commodité et, heureusement, ils fonctionnent !

La réciprocité a ses imitateurs

L'ischémie myocardique aiguë n'est pas la seule pathologie pouvant produire des modifications réciproques sur l'ECG à 12 dérivations (malheureusement). Des modifications réciproques peuvent également être observées dans la myocardite aiguë, la cardiomyopathie de Takotsubo, les anévrismes ventriculaires, l'embolie pulmonaire, l'hyperkaliémie et la péricardite post-infarctus précoce (PAS la péricardite post-virale !).

Comprendre la ligne de base de l'ECG

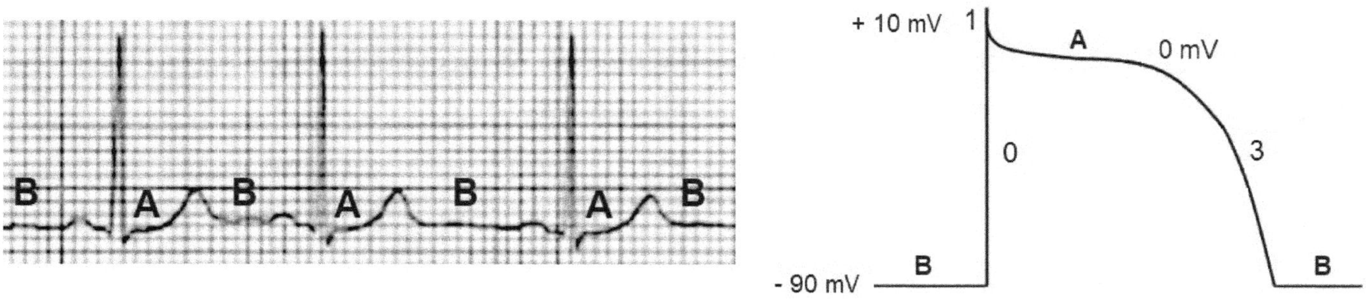

Figure 11-8

Chapitre 2 vous a présenté les théories du courant systolique et diastolique des lésions, où vous avez appris comment l'appareil ECG ajuste la ligne de base à un niveau standard fixe. Cela nous empêche de voir la dépression ST du segment T-P pendant une ischémie aiguë. Vous pensiez que l'appareil ECG faisait cela uniquement pendant l'ischémie ? Il fait la même chose en l'absence d'ischémie ! Regardez cet extrait d'ECG (Figure 11-8) et comparez les segments T-P et ST avec leurs emplacements correspondants (phases 4 et 2, respectivement) sur le potentiel d'action. Bien que le segment T-P et le segment ST semblent être situés à des niveaux similaires sur l'extrait d'ECG, le diagramme du potentiel d'action révèle qu'ils sont en fait séparés d'environ 90 mV !

REMARQUE | Les termes inférolatéral et inférolatéral sont souvent utilisés de manière interchangeable dans ce livre. Les deux font référence à la zone du cœur précédemment connue sous le nom de « paroi postérieure ». Nous savons maintenant que ce que nous appelions auparavant la « paroi latérale du ventricule gauche » est en fait la « paroi postérieure ». Alors, pourquoi ne pas l'appeler tout simplement la « paroi latérale » ? Car trop de gens ne peuvent pas accepter que ce qu'ils ont toujours appelé la « paroi postérieure » soit en fait la paroi latérale. Alors, quand la paroi latérale est-elle devenue la véritable « paroi postérieure » ? Il y a environ deux millions d'années !

Lectures recommandées

Camara EJN, et al. Reciprocal ST Change in Acute Myocardial Infarction: Assessment by Electrocardiography and Echocardiography. JACC. Vol. 2, No 2 August 1983: 251-7.

Martí D, et al. Letter to the Editor: Usefulness of Reciprocal Changes in the Diagnosis of Myocardial Infarction With Minimal ST-segment Elevation. Rev Esp Cardiol. 2016;69(7):699–709.

Parale GP, et al. Importance of Reciprocal Leads in Acute Myocardial Infarction. JAPI. Vol. 52; MAY 2004.

12
Annulation des forces

Si l'on me demandait d'énumérer les raisons les plus courantes pour lesquelles les infarctus aigus ne sont pas détectés sur les ECG à 12 dérivations, je n'irais pas très loin avant de mentionner l'annulation des forces. Vous n'avez peut-être jamais entendu parler de ce phénomène, car il est plutôt avancé et n'est généralement pas abordé dans les cours d'ECG - en direct, en ligne ou autrement. Beaucoup de gens le confondent avec le changement réciproque - mais ce n'est pas la même chose. Même s'il n'est pas bien connu en tant que concept et qu'il est quelque peu avancé, il n'est pas difficile à comprendre... mais pas sans discuter des vecteurs.

Je commencerai par vous poser deux questions :

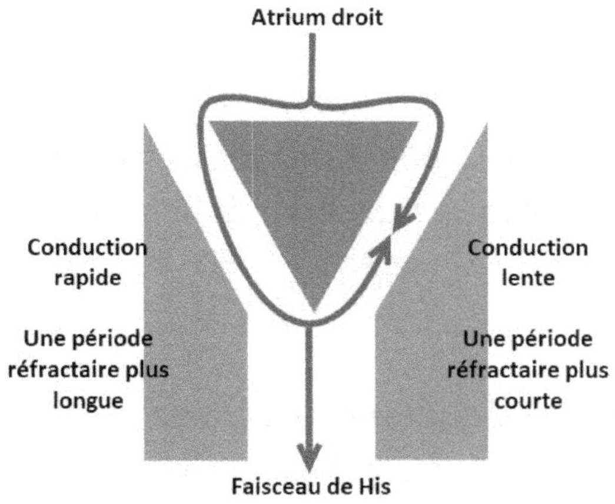

Figure 12-1

Tout d'abord, que se passerait-il si deux vecteurs se déplaçant l'un vers l'autre entraient en collision – directement et « de front » ? Pour trouver la réponse, il suffit de s'intéresser à tous les battements de cœur normaux.

Chaque battement auriculaire se déplace le long des voies rapide et lente du nœud AV pour atteindre le faisceau de His et, finalement, les ventricules. L'impulsion qui se déplace le long de la voie rapide atteint d'abord le bas, entre dans le faisceau de His, puis remonte pour remonter de manière rétrograde la voie lente. L'impulsion qui a commencé à se déplacer le long de la voie lente rencontre l'impulsion rétrograde, et elles entrent en collision de front ! Que se passe-t-il ? Elles s'éteignent toutes les deux... et le processus recommence. Il s'agit d'un type d'annulation de forces qui se produit principalement dans le système conducteur. C'est réel ! Ce n'est pas un calcul théorique.

Deuxième question : que se passerait-il si deux vecteurs (deux courants de lésion) de charges similaires se déplaçaient simultanément dans des directions opposées – chacun à travers le myocarde ischémique ? Ils ne s'éteindraient certainement pas l'un l'autre car ils n'entreraient jamais en contact. Chacun continuerait sa progression à travers le myocarde ischémique.

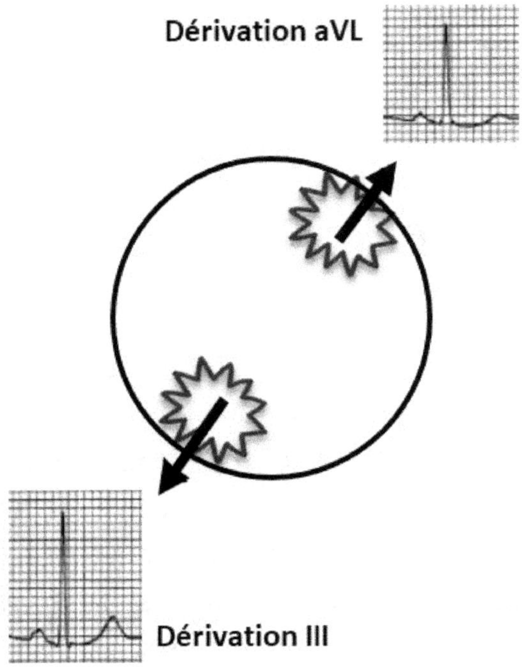

Figure 12-2

Here, we have a simplified representation of the heart with two areas of ischemia. Each area has become transmural and sends injury currents toward the overlying recording electrodes – Leads III and aVL. But the ST segments look completely normal! There is no hint of ischemia! Why do these leads not manifest ST elevation?

Don't be fooled! The ischemia is there, and it is still as dangerous as ever! In this case, the two vectors are not extinguishing themselves by colliding in the same pathway or fiber – a real event that happens within the heart! Instead, they are canceling each other on the ECG by traveling in opposite directions which is NOT a real event in the heart but happens only within the ECG machine. Let's be clear: the vectors traveling in opposite directions are real; the cancellation of forces on the ECG is a phenomenon of the ECG machine.

Do you recall at the beginning of the last chapter when I mentioned that the depolarization vector and the current of injury vector did not interfere with each other because they were not simultaneous events – the current of injury occurring after the depolarization? In this case, there was only one current of injury. Now we have two simultaneous currents of injury causing ST elevation – that does not appear on the ECG in either case!

VERY IMPORTANT! | When two currents of injury travel simultaneously in opposite directions, their electrical forces will cancel each other in the ECG recording, and the resulting ST segments may appear either normal or with ST deviations that may be minor, subtle, or easy to overlook.

What findings on a 12-lead ECG indicate that a cancellation of forces is occurring?

PERLE | The first thing that should make you suspect that you may be dealing with this phenomenon is a patient with risk factors, a credible history accompanied by ACS-compatible chest pain, and a "normal" ECG! Always be suspicious if a patient's condition truly appears disproportionately worse than the ECG would suggest.

Most cardiologists would consider a limited, distal IVA occlusion less likely to cause problems or complications (although they would certainly not dismiss it). However, due to the cancellation of forces, what may appear to be a small, limited distal IVA occlusion may actually represent a very large area at risk with very dangerous consequences!

Which occlusions are likely to result in a cancellation of forces?

Proximal Occlusion of a Type 3 Left Anterior Descending Artery

Here's the first scenario: an occlusion of a Type 3 IVA distal to S1 and proximal to D1.

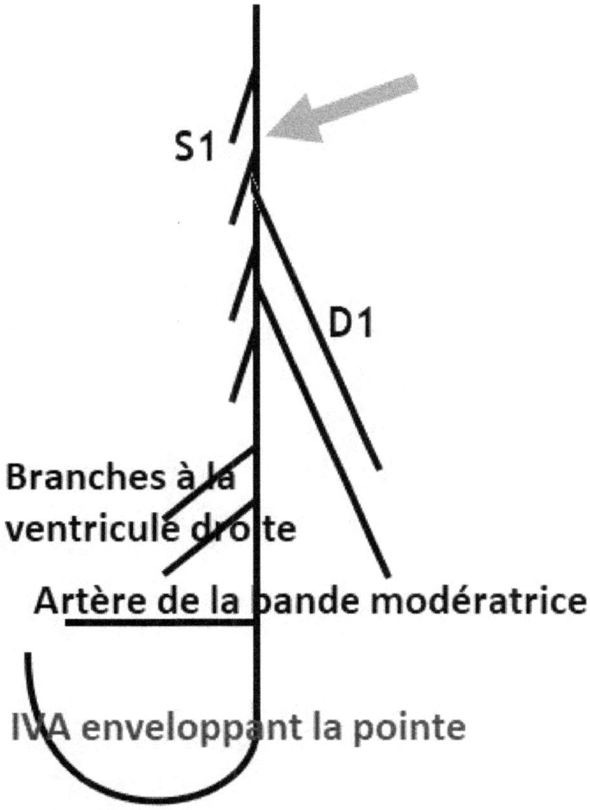

Figure 12-3

Que verrons-nous sur l'ECG à 12 dérivations ?

PERLE | Lorsqu'il y a DEUX courants de lésion et qu'ils se déplacent dans des directions opposées, il y aura une annulation des forces et vous pourrez voir peu de déviation ST – ou peut-être aucune ! Supposons qu'il n'y ait qu'UN seul courant de lésion et deux électrodes d'enregistrement opposées. Dans ce cas, une dérivation manifestera le changement principal de l'élévation ST et la dérivation opposée manifestera un changement réciproque.

Pour voir ce qui se passe avec une occlusion pré-diagonale d'une IVA de type 3 (une occlusion proximale à la branche D1), regardez la figure 12-3. C'est exactement ce qui est dessiné ici. À quoi ressemblera l'ECG (figure 12-4) ?

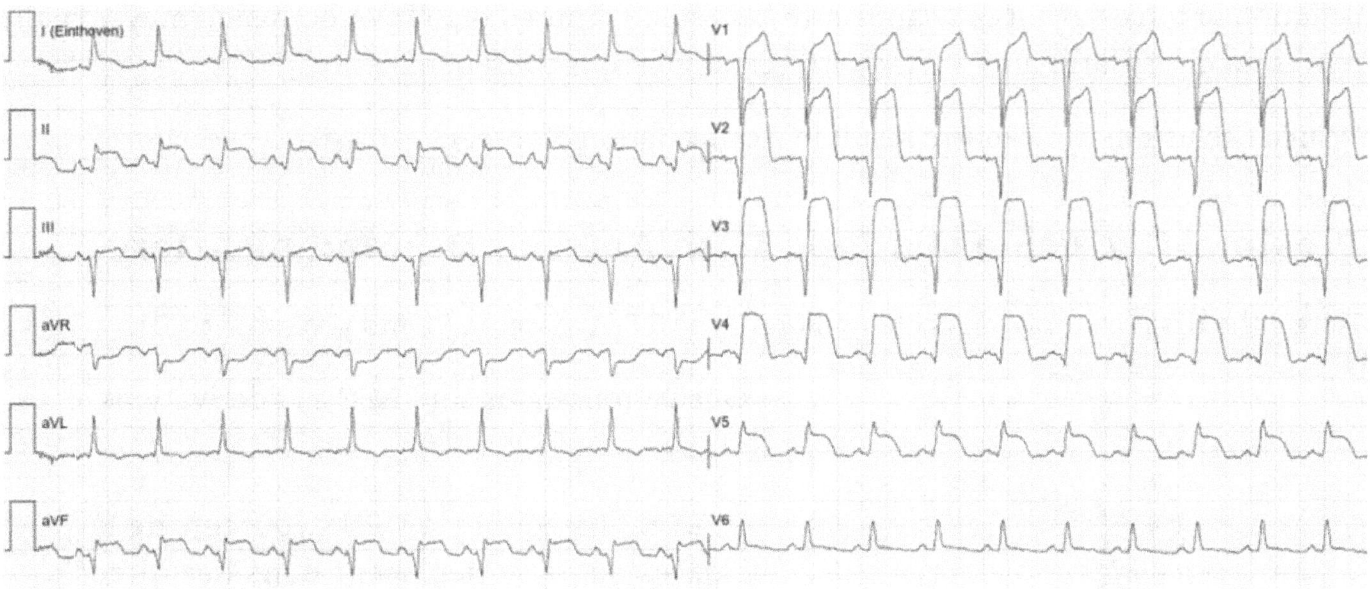

Figure 12-4

Il y a une élévation évidente du segment ST dans les dérivations précordiales et dans les dérivations I, II et aVF. Il ne fait aucun doute qu'il s'agit d'une occlusion proximale d'une artère ventriculaire gauche de type 3 (« enveloppante »). La paroi basolatérale et la paroi inférieure du ventricule gauche sont impliquées. Cependant, observez les dérivations aVL et III. Les deux dérivations sont situées dans la zone affectée mais ne présentent qu'une élévation minime ou nulle du segment ST. Si vous ne savez pas si la réciprocité est vraie ou si les forces sont annulées, regardez à nouveau cette illustration :

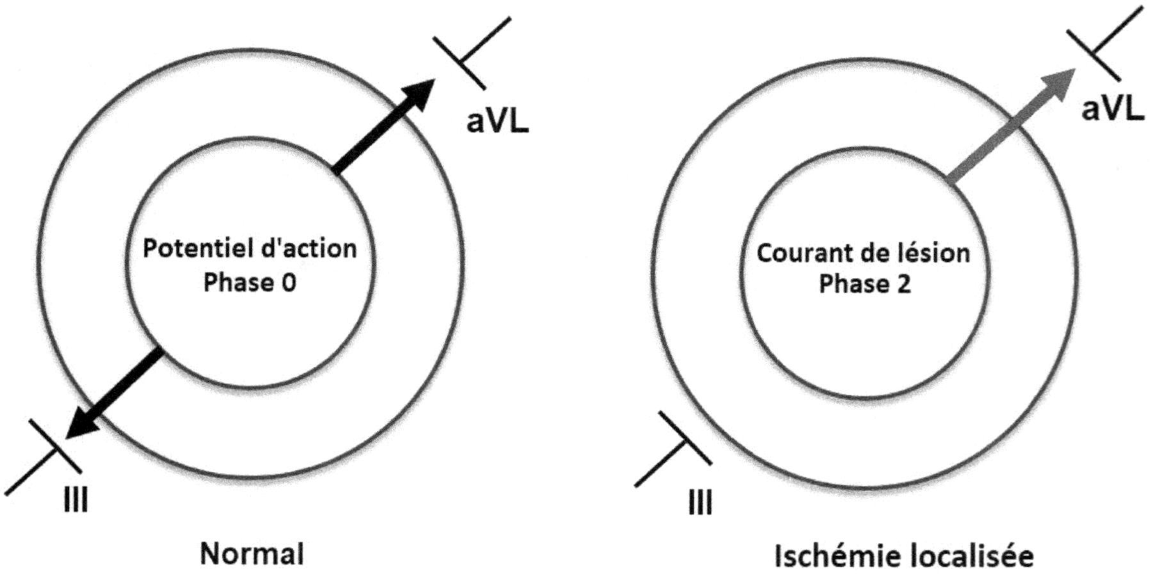

Figure 12-5

Voici un autre exemple d'annulation de forces :

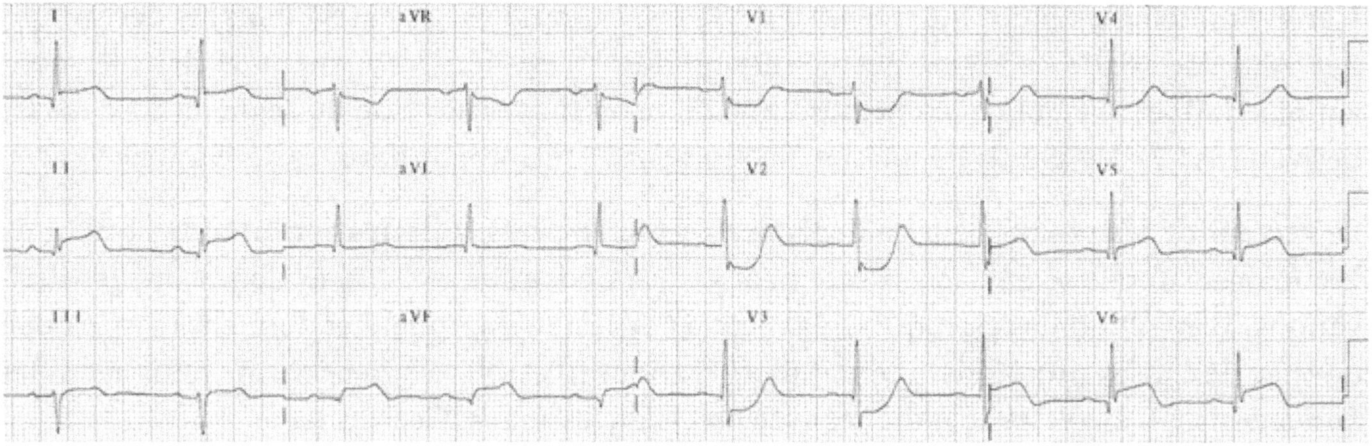

Figure 12-6

Dans la Figure 12-6, nous observons une dépression marquée du segment ST dans les dérivations V1 à V4 et une élévation du segment ST dans les dérivations I, II, aVF, V5 (subtile) et V6. Il apparaît rapidement qu'il existe une ischémie transmurale inférolatérale aiguë (anciennement « postérieure ») indiquée par la dépression du segment ST. En utilisant la méthode d'élimination du diagnostic de Jones, nous savons que l'artère IVA ne peut pas être l'artère responsable car elle ne provoque pas d'ischémie inférolatérale. L'ECG précédent (Figure 12-4) a démontré une annulation des forces due à une occlusion pré-diagonale de l'artère IVA – mais celle-ci est différente ! L'artère responsable doit être soit l'artère coronaire droite, soit l'artère ACX.

Il y a une élévation du segment ST dans la dérivation I. Les occlusions de l'artère coronaire droite ne produisent pas d'élévation du segment ST dans la dérivation I. Cela élimine l'artère coronaire droite comme artère responsable. Il s'agit donc d'une occlusion de l'artère ACX. Elle peut produire un sus-décalage du segment ST en dérivation I car la branche marginale obtuse dessert la zone basolatérale de la paroi ventriculaire gauche – exactement comme la première branche diagonale de l'angiopathie gauche. Mais elle devrait également produire un sus-décalage du segment ST en dérivation aVL. Alors, où se situe le sus-décalage du segment ST en dérivation aVL ? Nous reviendrons sur cette question dans un instant.

Cette occlusion du ACX a également entraîné un sus-décalage du segment ST dans les dérivations II et aVF. Il y a également un sus-décalage du segment ST en dérivation III, mais elle est très subtile. Pourquoi n'est-elle pas aussi évidente que les autres dérivations inférieures ?

Je peux répondre aux deux questions en même temps – annulation des forces. L'ECG de la figure 12-6 représente une occlusion proximale d'un ACX – c'est-à-dire proximale à l'artère marginale obtuse. Cela signifie que l'occlusion est également proximale à l'artère descendante postérieure et à l'artère postérolatérale. De toute évidence, ce ACX est une artère dominante car il a impliqué la paroi inférieure du ventricule gauche. Elle ne pourrait pas le faire à moins d'être dominante. Elle pourrait toujours produire un infarctus inférolatéral, qu'elle soit dominante ou non.

L'artère marginale obtuse est responsable de l'élévation du segment ST dans les dérivations I et aVL. L'artère descendante postérieure produit l'élévation du segment ST dans les dérivations II, III et aVF et la branche postérolatérale produit l'élévation du segment ST dans les dérivations V7 à V9 avec la dépression du segment ST réciproque dans les dérivations V1 à V4.

Le vecteur de lésion inférieur se déplace directement vers la dérivation III et le vecteur de lésion basolatérale se déplace directement vers la dérivation aVL. Étant donné que les dérivations III et aVL sont réciproques, les vecteurs de lésion s'annulent et donnent l'impression que peu de choses se produisent dans les dérivations III et aVL. Heureusement, nous avons les dérivations I, II et aVF pour indiquer avec précision les zones d'ischémie.

OK, nous avons vu des exemples d'annulation de forces lors d'occlusions de l'AGL et du ACX - la même chose peut-elle se produire avec des occlusions de l'ACD ? Regardons un autre ECG :

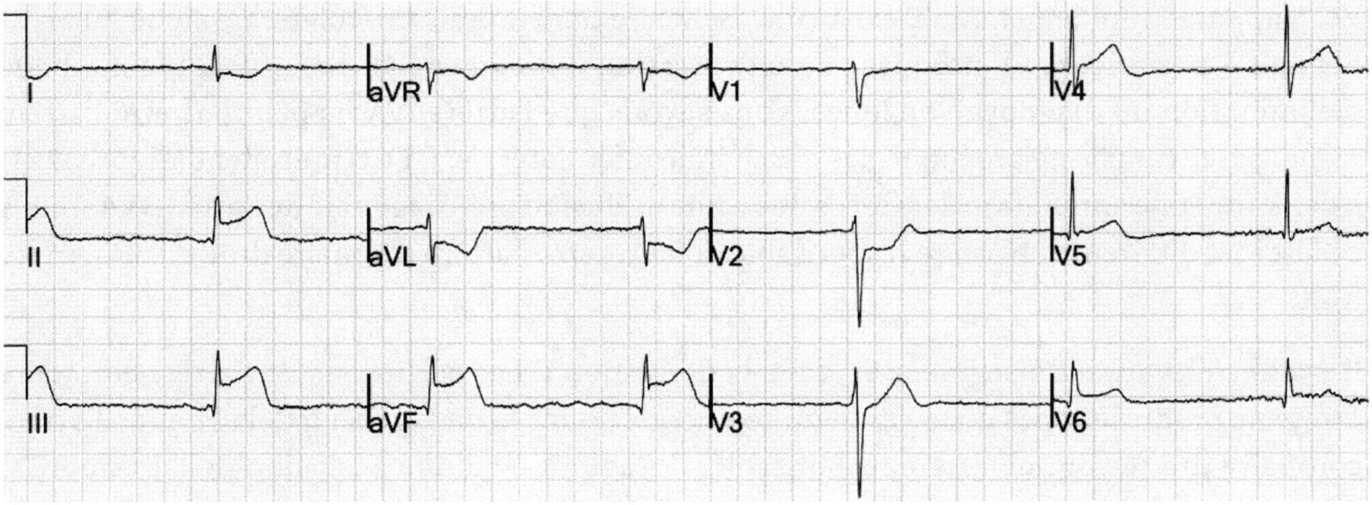

Figure 12-7

Dans la Figure 12-7, nous observons un sus-décalage du segment ST dans les dérivations II, III et aVF avec une dépression du segment ST réciproque dans les dérivations I et aVL. Dans les dérivations précordiales, il y a une dépression évidente du segment ST dans la dérivation V2 avec une dépression subtile du segment ST dans la dérivation V3. Les ondes T dans les dérivations V3 et V4 semblent étrangement larges. Il y a une ischémie transmurale aiguë de la paroi inférieure du ventricule gauche avec des modifications réciproques confirmant notre impression. La dépression du segment ST qui semble limitée aux dérivations V2 et V3 ne peut pas être causée par une occlusion de l'IAD, ce qui laisse l'ACD et la ACX comme coupables possibles. L'élévation du segment ST dans la dérivation III est visiblement plus grande que l'élévation du segment ST dans la dérivation II ; par conséquent, l'ACD est l'artère coupable. De plus, la ACX ne peut pas produire d'élévation du segment ST dans la dérivation V1. Quoi ? Vous ne voyez pas l'élévation du segment ST dans la dérivation V1 ? Elle est là ! Regardez de plus près. Il s'agit de l'élévation du segment ST dans la dérivation V1 causée par l'infarctus du ventricule droit annulé par l'élévation du segment ST située en inférolatéralement. Ainsi, la dépression du segment ST de l'infarctus inférolatéral plus l'élévation du segment ST de l'infarctus du ventricule droit ont produit une dérivation V1 avec un segment ST normal, le tout causé par une seule occlusion proximale d'une artère coronaire droite dominante.

Félicitations ! Vous venez de vous faire avoir par l'artère coronaire droite ! Ces trois exemples sont ceux que vous rencontrerez probablement le plus souvent, mais cela peut être pire ! L'occlusion proximale d'une artère coronaire gauche « enveloppante » de type 3 avec une très grande zone à risque est connue pour produire une élévation minimale du segment ST.

Le but de ce chapitre est le suivant : lorsque vous voyez un patient souffrant de douleurs thoraciques classiques, soyez particulièrement prudent afin que l'ECG « non diagnostique » ne soit pas en fait le résultat d'une annulation des forces !

Indices d'annulation des forces sur l'ECG...

1. Si une élévation du segment ST est présente dans la dérivation I, il doit également y avoir une élévation du segment ST dans la dérivation aVL. Elles sont contiguës, séparées de seulement 30° sur la grille de référence hexaaxiale. Lorsque la dérivation I présente une élévation du segment ST mais pas la dérivation aVL, il faut considérer qu'il y a probablement eu une annulation des forces. Examinez la dérivation III pour voir si la même chose s'est produite dans les dérivations inférieures.

2. S'il y a une élévation du segment ST dans les dérivations II et aVF mais pas d'élévation du segment ST ou une élévation minimale du segment ST dans la dérivation III, suspectez une annulation des forces. Les dérivations III et aVL sont réciproques. Vérifiez la dérivation aVL pour voir si elle présente une élévation du segment ST ou si son élévation du segment ST est visiblement inférieure à celle de la dérivation I. Si tel est le cas, il y a probablement eu une annulation des forces impliquant ces deux dérivations.

3. En présence d'un sus-décalage du segment ST dans les dérivations inférieures (II, III, aVF), un abaissement du segment ST dans la dérivation V2 avec un segment ST isoélectrique normal dans la dérivation V1 doit toujours vous alerter d'une annulation des forces entre le sus-décalage du segment ST de l'infarctus du ventricule droit (dérivation V1) et le sus-décalage du segment ST d'un infarctus inférolatéral concomitant (dérivations V7 – V9).

Lectures recommandées

Madias JE. Difficulties in assessing the presence, duration, severity, extent, and evolution of acute myocardial ischemia and infarction: ischemic ST-segment counterpoise as a plausible explanation. Journal of Electrocardiology 39 (2006) 156 – 159.

Rautaharju PM. ST segment deviation counterpoise—a different perspective. Journal of Electrocardiology 39 (2006) 160 – 161.

Réimprimé à partir du blog ECG du Dr Smith

Les ECG suivants sont reproduits avec l'aimable autorisation du Dr Stephen W. Smith. Vous pouvez trouver ces cas et d'autres cas très intéressants et instructifs sur son blog (Dr. Smith's ECG Blog) à l'adresse suivante : https://hqmeded-ecg.blogspot.com/

Figure 12-7
Date : mardi 30 mai 2023
"Chest pain and shock: Is there a right ventricular OMI on this ECG? And should he undergo transcutaneous pacing?"

13

Infarctus du myocarde par occlusion (IMO)

Qu'est-ce que l'infarctus du myocarde par occlusion (OMI) ?

L'infarctus du myocarde par occlusion est une approche du diagnostic des occlusions complètes ou quasi complètes d'une artère coronaire. Il ne s'agit ni d'un algorithme ni d'un ensemble de règles ou de critères à respecter pour valider ou non un diagnostic. Il contraste avec le paradigme STEMI en ce que le paradigme STEMI est davantage une « approche de livre de recettes – si vous voyez ceci, alors vous faites cela ». En revanche, le paradigme OMI consiste à « utiliser votre cerveau et toutes vos ressources disponibles » pour diagnostiquer une occlusion coronaire.

Le paradigme STEMI utilise l'élévation du segment ST d'une quantité spécifique comme substitut de l'occlusion coronaire aiguë (ACO). L'OMI ne se limite pas uniquement au segment ST mais utilise également l'onde T, l'intervalle QRS, l'histoire, l'examen physique, les biomarqueurs, l'échographie ou l'ECHO, et l'observation avec des mesures en série ou des ECG répétés.

La caractéristique la plus importante du paradigme OMI est qu'il n'exclut pas automatiquement une ischémie aiguë/un infarctus du myocarde si l'élévation minimale du segment ST dans certaines dérivations n'est pas respectée. Avec le paradigme STEMI, le prestataire de soins de santé qui prend en charge le patient se concentre sur la conformité du segment ST au protocole STEMI, qui devient le critère d'évaluation principal de l'approche diagnostique.

En utilisant le paradigme OMI, le prestataire de soins de santé se concentre sur la détermination de l'occlusion complète ou quasi-complète de l'artère coronaire. Le prestataire qui adhère au paradigme OMI sait que seuls les patients présentant une véritable occlusion bénéficieront d'une intervention pharmacologique ou procédurale. Toute autre personne sera exposée à un risque plus élevé de complications graves dues à une thrombolyse ou à une ICP injustifiée. De telles complications surviennent – j'en ai personnellement été témoin au cours de ma carrière de médecin urgentiste. Mais ils savent également que l'adhésion dogmatique à un protocole fixe fera manquer 25 % ou plus des véritables occlusions qui bénéficieraient d'une ICP opportune.

ASTUCE | Bien que l'intelligence artificielle (IA) soit un complément bienvenu à vos compétences en matière d'interprétation de l'ECG, n'oubliez pas trois choses : 1) elle n'est pas infaillible, 2) elle ne diagnostique pas à votre place mais vous donne plutôt des « probabilités et vraisemblances » et 3) VOUS devrez toujours accepter l'entière responsabilité de l'interprétation de l'ECG.

Pourquoi ne devrais-je pas utiliser uniquement le sus-décalage du segment ST comme approche diagnostique ?

Nommez UN SEUL résultat électrocardiographique pathognomonique d'un infarctus aigu du myocarde. Ne réfléchissez pas trop longtemps, car il n'y en a aucun ! Le sus-décalage du segment ST, la dépression du segment ST et tous les changements de l'onde T observés lors d'un infarctus aigu du myocarde et les changements du QTc sont observés dans d'autres pathologies, en fait, dans de nombreuses autres pathologies. L'hypertrophie ventriculaire gauche, la repolarisation précoce (« sus-décalage du segment ST de variante normale »), la myocardite, la myopéricardite, la cardiomyopathie de Takotsubo, l'embolie pulmonaire et l'hyperkaliémie peuvent se manifester par un sus-décalage du segment ST... pour n'en citer que quelques-uns.

La sensibilité n'est pas très bonne compte tenu de la gravité du diagnostic, et la spécificité n'est pas aussi bonne qu'on le croit souvent. De plus, vous vous concentrez sur un seul aspect de l'ECG : le segment ST. La spécificité s'améliore à mesure que les critères d'utilisation du segment ST pour le diagnostic deviennent plus restrictifs, mais une sensibilité déjà médiocre est encore aggravée (c'est-à-dire que vous manquerez davantage d'infarctus aigus). L'utilisation du paradigme STEMI conduit à passer à côté de 25 à 30 % des occlusions coronaires aiguës qui bénéficieraient d'une intervention immédiate. C'est vrai : bon nombre des STEMI non STEMI que vous avez admis pour une prise en charge médicale étaient en réalité des occlusions coronaires complètes ou presque complètes nécessitant une revascularisation immédiate ! Mais elles n'ont fait l'objet que d'une prise en charge médicale. D'autres OMI ont été complètement manquées.

Lorsque les critères STEMI ont été publiés pour la première fois en 2000, la preuve d'ischémie transmurale aiguë (ce que nous appelons à tort un « IDM ») était une élévation du CK-MB. L'angiographie n'a pas été utilisée dans l'étude définissant les critères, ce qui a conduit à la promotion du segment ST comme facteur déterminant pour savoir qui recevrait ou non une intervention. Bien que le test CK-MB ait constitué une amélioration par rapport à l'utilisation des tests SGOT, LDH et CK totale, il n'a fallu que peu de temps avant que nous réalisions qu'il n'était pas aussi spécifique que nous le pensions (ou l'espérions) à l'origine. Il a été découvert que l'isoenzyme CK-BB pouvait également déclencher un résultat faussement positif de CK-MB. La CK-MB est présente dans le muscle squelettique, le diaphragme, l'intestin grêle, l'utérus et la prostate en plus du cœur. Elle peut être élevée en cas de lésion du muscle squelettique, d'effort, de myopathies de divers types, de cancer du poumon, de pancréatite et de carcinome à cellules rénales. Dans de nombreux cas, ce n'est pas la CK-MB qui est élevée mais la CK-MM et/ou la CK-BB, qui sont modifiées par d'autres processus biochimiques, ce qui entraîne une élévation faussement positive du test CK-MB. Ce que vous verriez, cependant, c'est une élévation du segment ST - qui peut ou non indiquer une ischémie aiguë - et une élévation du segment CK-MB - qui peut ou non indiquer également une ischémie aiguë. À quand remonte la dernière fois où vous avez pris en charge un patient souffrant de douleurs thoraciques en lui prescrivant une CK-MB ? Vous ne vous en souvenez pas ? Eh bien, laissez-moi vous répondre : c'était la dernière fois que vous avez utilisé le protocole STEMI !

Si ce paradigme remplace le STEMI, ne prend-on plus en compte l'élévation du segment ST dans le diagnostic d'un infarctus aigu du myocarde ?

Vous continuerez à utiliser les directives actuelles pour le STEMI lorsqu'elles sont utilisées pour diagnostiquer une ischémie transmurale. Vous ne les utiliserez cependant pas pour exclure une ischémie transmurale aiguë ou une occlusion coronaire aiguë. Vous comprendrez que des élévations du segment ST de 0,5 à 1 mm peuvent indiquer une occlusion aiguë en fonction des circonstances et d'autres résultats, y compris des résultats non ECG. Le paradigme OMI n'a pas nécessairement été développé pour remplacer l'utilisation des déviations du segment ST qui suggèrent fortement la présence d'une occlusion coronaire aiguë. Il a été créé pour inclure les cas qui étaient exclus à tort par les critères actuels du STEMI, c'est-à-dire ces 25 à 30 % d'occlusions coronaires aiguës qui ont été soit complètement manquées, soit diagnostiquées à tort comme des non-STEMI et reléguées à la prise en charge médicale.

Quelles sont les exigences de l'OMI pour diagnostiquer ou exclure une OMI ?

Il n'y a qu'UNE exigence : vous devrez améliorer vos compétences diagnostiques en électrocardiographie ainsi que l'utilisation d'autres outils diagnostiques - prise d'antécédents, examen physique, échographie/ECHO, et la compréhension que les manifestations d'une occlusion coronaire aiguë sont des processus dynamiques et nécessitent souvent des examens et des observations répétés ! Des connaissances d'initiation et d'amateur ne suffiront pas. Cela seul devrait inciter les écoles de médecine qui ignorent l'enseignement de l'électrocardiographie à l'ajouter à leur programme.

Comment maximiser mes compétences diagnostiques en adhérant au paradigme OMI ?

Tout d'abord, vous devez améliorer vos compétences diagnostiques dans l'interprétation de l'ECG à 12 dérivations (ou à 15 ou 18 dérivations). Le paradigme OMI nécessitera une interprétation avancée et habile de l'ECG.

> **CONSEIL |** Il ne suffit pas de « lire » simplement un ECG. Il ne suffit pas de reconnaître ce qui est sur l'ECG ; vous devez comprendre ce qu'il vous dit. La simple lecture d'un ECG revient à énumérer les résultats d'un examen physique d'un patient sans tenter de les combiner pour créer un diagnostic.

La lecture de ce livre est certainement un pas dans la bonne direction. Le Dr Stephen Smith a joué un rôle déterminant dans le développement du concept d'infarctus du myocarde par occlusion (OMI). Son site Web, « Dr. Smith's ECG Blog », contient une version téléchargeable au format PDF du « Manifeste OMI », qui est une lecture très précieuse sur l'infarctus du myocarde par occlusion (OMI). Il comprend également de nombreuses discussions avancées sur l'interprétation de l'ECG, à la fois avant et après la publication du « manifeste » de l'OMI. Le site Web est devenu un manuel d'ECG en ligne.

14

L'ischémie et ses déguisements | La règle de Jones

Examinons de plus près certains aspects de l'ischémie aiguë qui pourraient vous échapper.

L'ischémie, comme vous le savez, est une affection complexe aux multiples facettes. Certaines vous sont familières, d'autres peuvent vous être inconnues. Elle peut être chronique ou aiguë, chacune présentant ses propres défis uniques. La compréhension de ces nuances est essentielle pour prodiguer des soins cardiaques efficaces.

Amplitude de l'onde R

Le premier signe d'ischémie aiguë est probablement celui que vous ne reconnaîtrez peut-être jamais ou que vous n'aurez même pas l'occasion de rencontrer. Il s'agit d'une augmentation de l'amplitude de l'onde R dans la zone ischémique et peut survenir au début de l'ischémie transmurale. Le myocarde ischémique conduit plus lentement, de sorte que les tissus normaux terminent la dépolarisation avant la dépolarisation dans la zone ischémique. Ainsi, les ondes R dans la zone ischémique ne sont pas opposées par des forces d'annulation et semblent plus grandes. Il s'agit d'un phénomène très transitoire et précoce qui ne sera probablement pas remarqué sans un enregistrement continu qui commence avec l'apparition de la douleur.

Ondes T hyperaiguës qui ne sont PAS hautes

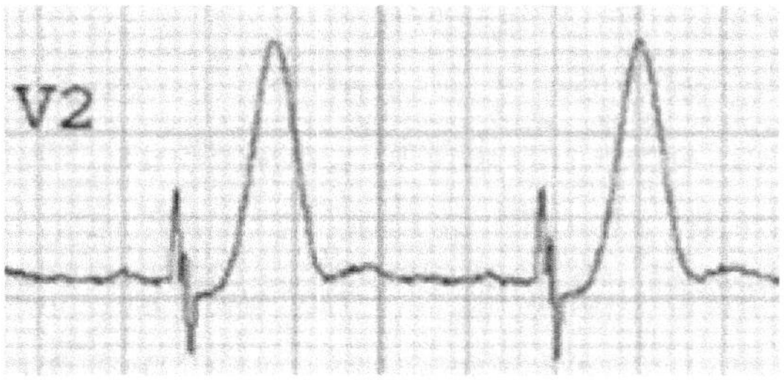

Figure 14-1

Le deuxième signe précoce d'ischémie aiguë, celui que vous êtes beaucoup plus susceptible d'observer, est la présence d'ondes T hyperaiguës.

La figure 14-1 illustre l'onde T hyperaiguë d'apparence classique : haute, large et symétrique. Ces ondes T particulières naissent en dessous de la ligne de base, ce qui n'est pas typique. L'onde T hyperaiguë « typique » naisse de la ligne de base ou de l'onde R légèrement au-dessus de la ligne de base. Leur origine en dessous de la ligne de base les qualifie probablement d'ondes T de Winter, un sujet important que nous aborderons dans un chapitre ultérieur.

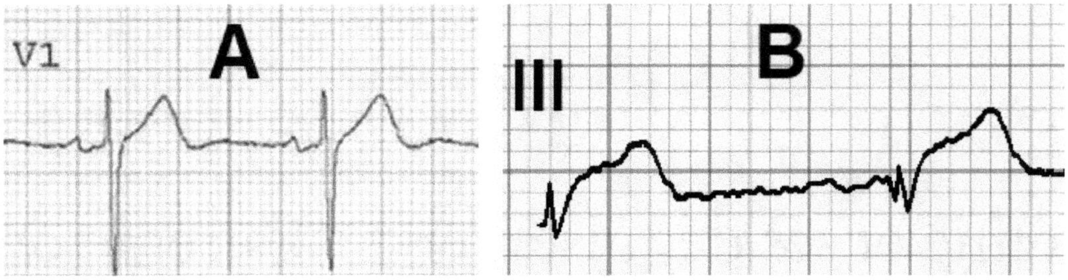

Figure 14-2

Toutes les ondes T hyperaiguës ne sont pas hautes, mais toutes sont beaucoup plus larges que les ondes T normales (Figure 14-1 et Figure 14-2).

Changements réciproques

Vous êtes certainement conscient des changements réciproques à présent, mais n'oubliez pas qu'ils peuvent prêter à confusion.

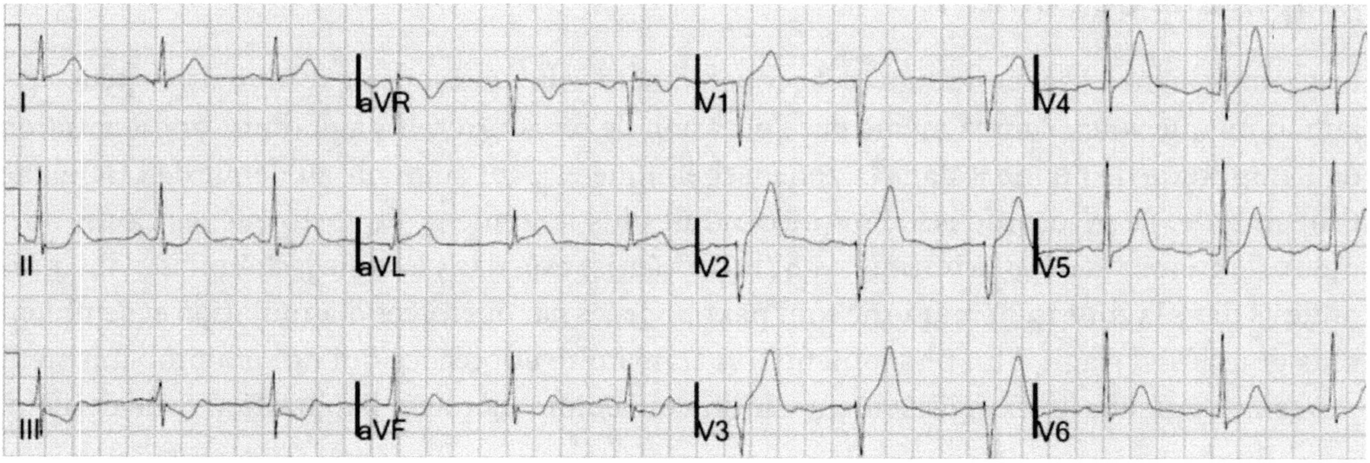

Figure 14-3

Premièrement, ils peuvent apparaître bien avant le sus-décalage du segment ST, indiquant une ischémie transmurale, et deuxièmement, même si le sus-décalage primaire du segment ST est présent, les modifications réciproques peuvent être beaucoup plus impressionnantes. Les modifications réciproques apparaîtront également dans une distribution vasculaire, tout comme le changement indicatif du sus-décalage du segment ST. Cependant, la distribution vasculaire sera dans une zone opposée. L'ischémie transmurale dans la zone basolatérale (anciennement latérale haute) entraînera des modifications réciproques dans les dérivations inférieures. Dans la Figure 14-3, en considérant uniquement les dérivations des membres, qu'avez-vous remarqué en premier - la dépression très évidente du segment ST dans les dérivations II, III et aVF... ou la très subtile élévation du segment ST dans la dérivation aVL ? Notez également que la dépression du segment ST dans les dérivations inférieures est réciproque à l'élévation du segment ST dans la dérivation aVL - et non aux modifications survenant dans les dérivations précordiales. Bien sûr, les dérivations aVL et précordiales présentent la même ischémie transmurale aiguë, mais les dérivations inférieures (plan frontal) ne peuvent réagir qu'à la déviation ST de la dérivation aVL (plan frontal) car elles ne peuvent pas voir ce qui se passe dans les dérivations précordiales (plan horizontal ou transversal). Les deux plans sont perpendiculaires et chacun est essentiellement « invisible » pour l'autre.

Ne confondez pas la technologie avec l'anatomie. Il n'y a pas de plans frontaux ou horizontaux dans le cœur – ces plans n'existent que dans les calculs de l'appareil ECG lui-même.

Il ne s'agit pas d'une « ischémie sous-endocardique inférieure ». Il n'existe pas d'« ischémie sous-endocardique inférieure » ! Nous savons maintenant avec certitude que la dépression du segment ST de la véritable ischémie sous-endocardique n'est pas localisée. Si vous observez une dépression du segment ST localisée dans une distribution vasculaire spécifique, en particulier chez un patient présentant des symptômes compatibles avec un syndrome coronarien aigu (SCA), vous devez considérer qu'il s'agit d'une modification réciproque de l'ischémie transmurale aiguë jusqu'à preuve du contraire - même s'il n'y a pas (encore) d'élévation visible du segment ST ! C'est la règle de Jones !

Règle de Jones | Toute dépression du segment ST sur l'ECG à 12 dérivations d'un patient présentant des symptômes compatibles avec un syndrome coronarien aigu (SCA) doit être considérée comme une modification réciproque de l'ischémie transmurale aiguë jusqu'à preuve du contraire. L'élévation du segment ST peut - ou non - être présente sur l'ECG.

Modifications subtiles et souvent manquées du segment ST-T

Il existe des modifications du segment ST et de l'onde T qui sont souvent négligées. Avant de commencer, voici un segment ST normal suivi d'une onde T normale (Figure 14-4a) :

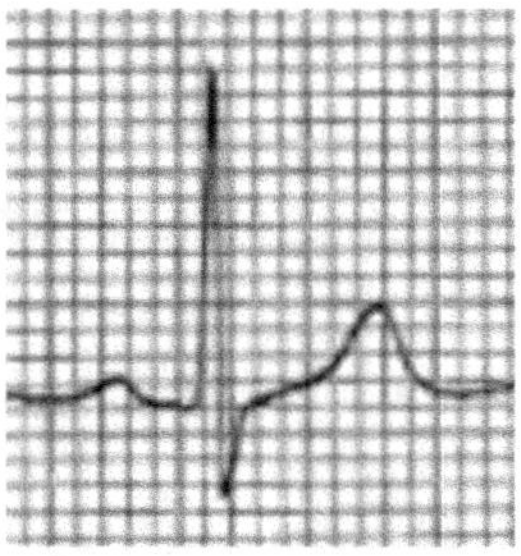

Figure 14-4a

Notez que le segment ST ne reste pas longtemps sur la ligne de base ; il commence immédiatement à évoluer vers le haut. L'onde T est légèrement asymétrique, ce qui est normal ! De plus, il n'y a aucune indication de l'endroit où le segment ST se termine et où l'onde T commence (Figure 14-4a), de manière analogue à la transition de la phase 2 à la phase 3 du potentiel d'action (Figure 14-4b). Cela est également normal. Trois signes subtils d'ischémie sont des segments ST plats, des ondes T symétriques et une origine abrupte de l'onde T à partir du segment ST, c'est-à-dire qu'un angle aigu est créé au début de l'onde T là où il aurait dû y avoir une courbe lisse.

On ne devrait pas pouvoir discerner où se termine le segment ST et où commence l'onde T.

Regardons cela de plus près :

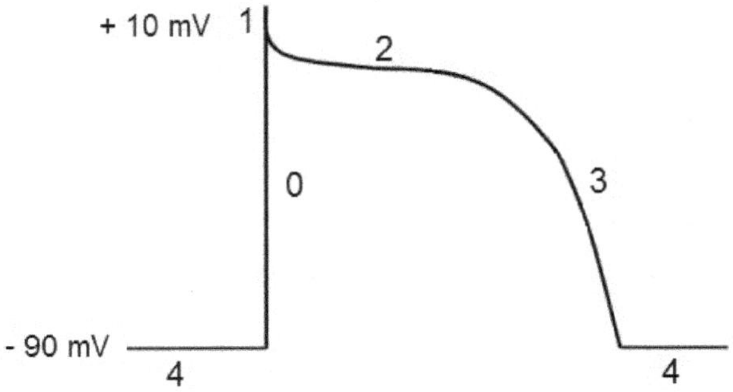

Figure 14-4b

Dans la figure 14-5, le segment ST est plat, il reste sur la ligne de base trop longtemps. Toute durée supérieure à trois petits carrés (120 ms) est généralement très suspecte d'ischémie. L'onde T est également assez symétrique. Ce n'est pas normal. Y a-t-il un angle aigu indiquant le début brutal de l'onde T ? Non, pas vraiment.

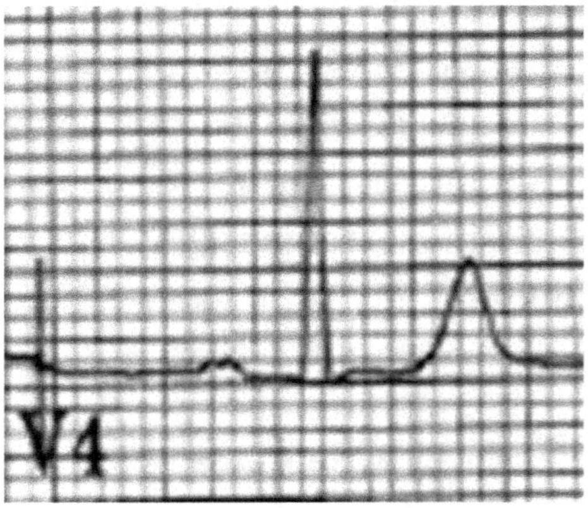

Figure 14-5

PERLE | Si vous enregistriez un millier d'ECG sur des personnes normales, vous trouveriez principalement des ondes T asymétriques, bien qu'un petit pourcentage de femmes normales auraient des ondes T symétriques (non validé mais basé sur près de 40 ans d'expérience). Considérez toujours la symétrie de l'onde T comme un signe léger d'ischémie, en particulier chez les femmes. (« signe léger » = un résultat avec une spécificité faible à modérée)

Examinons un autre exemple d'ischémie subtile (page suivante):

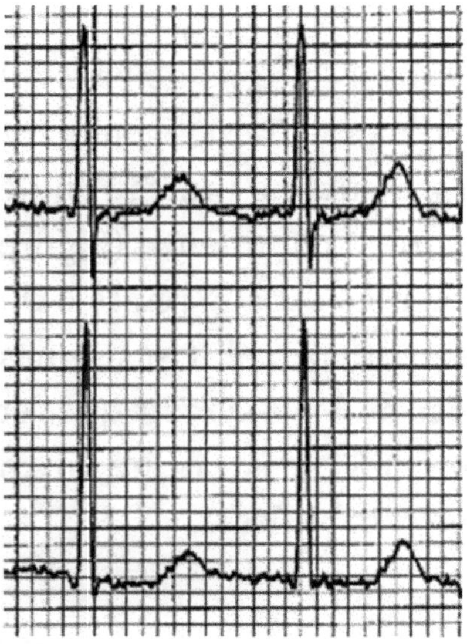

Figure 14-6

L'extrait de la figure 14-6 montre les trois signes d'ischémie subtile : des segments ST plats, des ondes T symétriques et un angle aigu indiquant le début de l'onde T. Remarquez à quel point l'angle entre le segment ST et le début de l'onde T est aigu par rapport à celui de la figure 14-5.

Mettons la symétrie de l'onde T en perspective

Alors que je parcourais ma collection d'ECG de l'époque où je pratiquais aux urgences de l'hôpital du Texas Heart Institute, j'ai été impressionné par le nombre d'ECG manifestant des ondes T symétriques. La plupart étaient des femmes, mais certains étaient des hommes. Bien sûr, il s'agissait d'une population avec une grande proportion de maladies cardiaques, donc cela ne devrait pas être trop surprenant. Ces personnes ressentaient le besoin de se rendre aux urgences et ont ensuite reçu un ECG à 12 dérivations, donc il y avait certainement un biais de sélection. À moins que vous ne voyiez beaucoup d'ECG « de routine » de personnes relativement en bonne santé, vous remarquerez peut-être également dans votre pratique des ECG avec des ondes T symétriques.

Signe de Jones

J'enseigne l'électrocardiographie avancée depuis de nombreuses années maintenant, et il existe un signe que je trouve particulièrement utile pour reconnaître les changements initiaux, très subtils, de l'ischémie transmurale aiguë. Il ressemble à ceci (troisième battement) (Figure 14-7) :

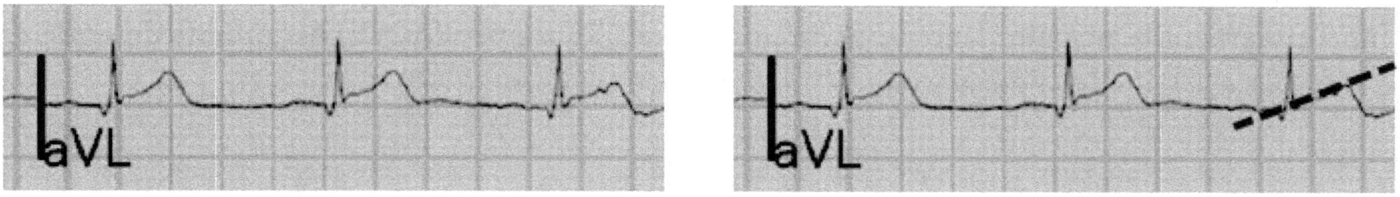

Figure 14-7 Signe de Jones

Le signe est le redressement d'un segment ST en pente ascendante. Dans l'extrait ci-dessus (Figure 14-7), vous pouvez voir une petite concavité du segment ST dans les deux premiers temps de chaque extrait, mais sur le troisième temps, le segment ST – bien que toujours en pente ascendante – est devenu très droit. J'ai vu des références à ce signe qui remontent au milieu du 20e siècle, mais jamais de nom – jamais d'éponyme. Dans l'un de mes camps d'entraînement avancés en ECG il y a des années, je discutais de ce signe, et une participante m'a demandé comment il s'appelait. Je lui ai dit que je ne connaissais aucun nom – alors la classe a commencé à l'appeler *le signe de Jones*.

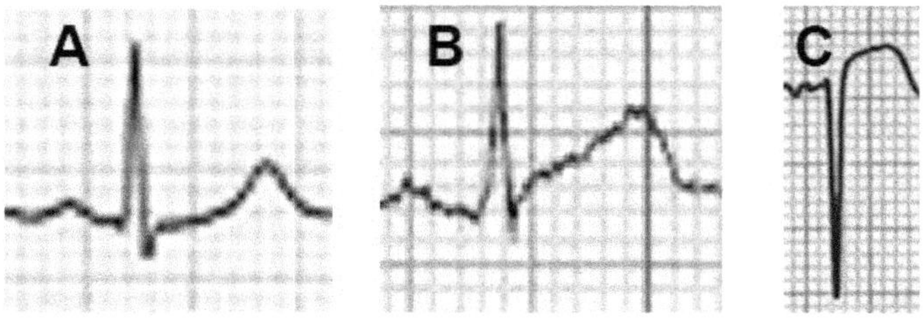

Figure 14-8

Pour que le segment ST passe de l'extrait A (Figure 14-8), qui est normal, à l'extrait C, qui présente une élévation convexe du segment ST, il doit, à un moment donné, passer par la morphologie de l'extrait B. Un ECG à 12 dérivations enregistré à ce moment-là détecte un segment ST en train de passer d'un segment ST normal à l'élévation du segment ST de l'ischémie transmurale aiguë. Voici un autre exemple de signe de Jones (Figure 14-9) :

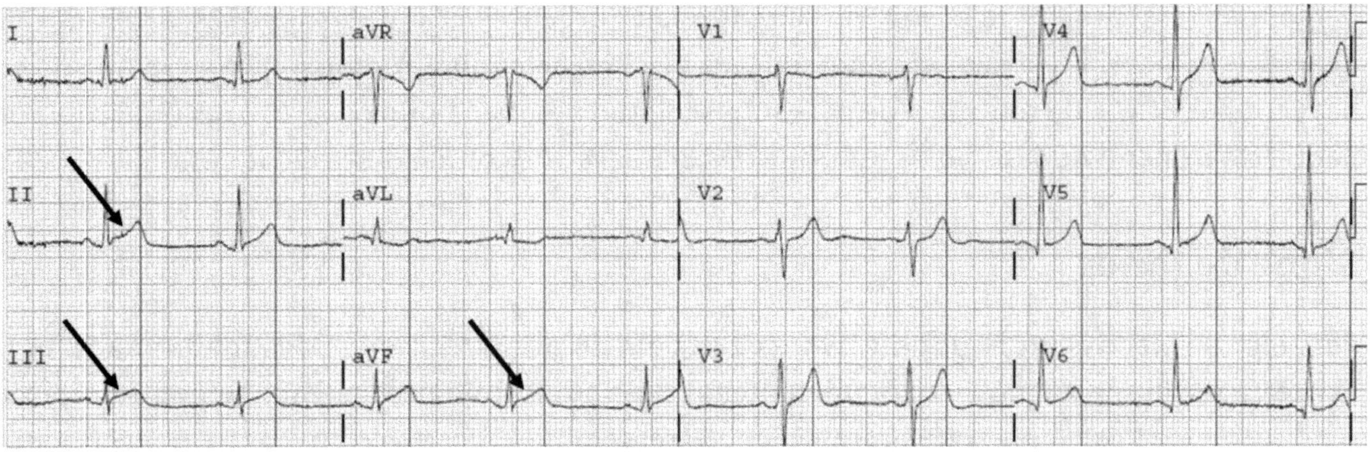

Figure 14-9

Le signe de Jones est particulièrement utile en cas d'ischémie aiguë de la paroi basolatérale (anciennement « latérale haute ») et lorsque l'axe QRS moyen (ÂQRS) est proche de +60°, ce qui fait que le QRS de la dérivation aVL est très petit (Figure 14-10) :

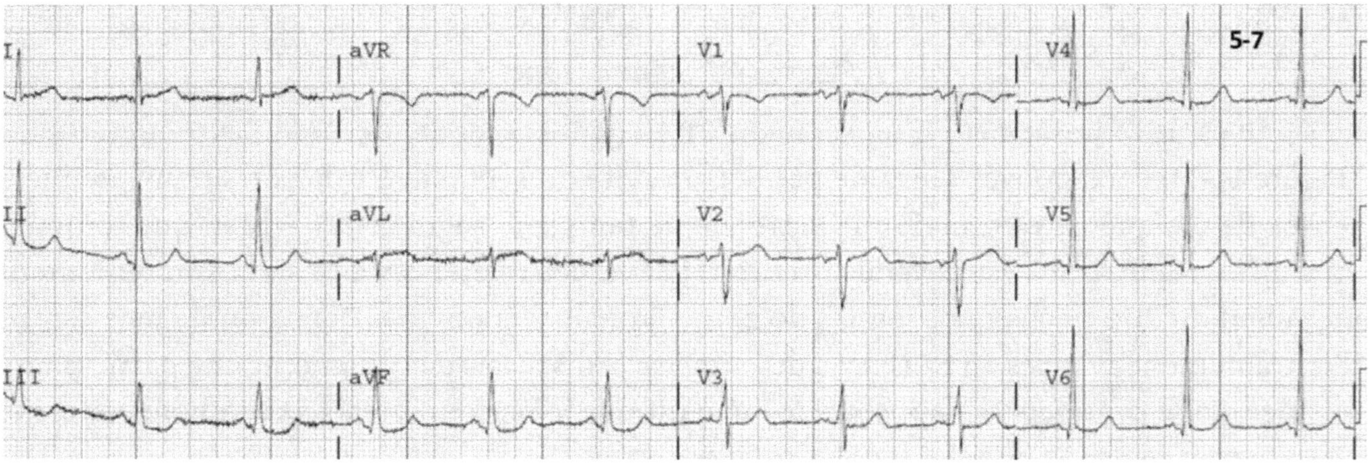

Figure 14-10

Ne laissez pas un petit artefact vous distraire de la forme du segment ST et de son importance.

L'ECG à 12 dérivations et la détermination de l'acuité

L'une des choses que vous devez déterminer de temps en temps est l'acuité des changements sur l'ECG. Les patients viendront vous dire qu'ils ressentent des douleurs thoraciques depuis quelques minutes à plusieurs heures. Avec un peu d'expérience, vous commencerez à remarquer que certains ECG de patients souffrant de douleurs thoraciques depuis « des heures à des jours » semblent assez aigus alors qu'ils devraient sembler subaigus... ou même plus proches d'un infarctus complet. Il est toujours préférable de faire confiance à ce que vous voyez sur l'ECG. Le patient ne ment pas nécessairement – il peut en effet avoir souffert d'angine instable pendant 24 à 48 heures, puis soudainement, l'artère s'est complètement obstruée, ce qui l'a amené à consulter un médecin (enfin !).

Comment évaluer l'acuité sur un ECG à 12 dérivations ? Ces résultats indiquent que l'épisode ischémique est aigu :

Ondes T hyperaiguës

Dans de rares cas, les ondes T hyperaiguës peuvent persister bien au-delà de la durée de l'ischémie transmurale, se mélangeant souvent avec le segment ST et la partie terminale du complexe QRS pour produire une élévation du segment ST. Mais en général, si vous voyez des ondes T hyperaiguës, vous voyez un processus très aigu. Et si vous voyez des ondes T hyperaiguës dans lesquelles le début de l'onde T est séparé du point J du complexe QRS, l'ischémie n'est pas encore devenue transmurale ! C'est très aigu !

Absence d'ondes Q d'infarctus

Il s'agit d'un cas délicat qui nécessite une certaine expérience. Les ondes Q d'infarctus apparaissent plusieurs heures à un jour plus tard, après la reperfusion. Elles n'apparaissent pas au début de l'ischémie transmurale aiguë. Cependant... les ondes Q du retard de conduction ischémique peuvent apparaître dans la première heure suivant l'occlusion et peuvent déjà être présentes lorsque le patient arrive à l'établissement médical. Ces ondes Q n'impliquent pas un infarctus mais plutôt un ralentissement de la conduction à travers le tissu ischémique, et non infarci. Les ondes Q qui apparaissent avant les signes de reperfusion (résolution du sus-décalage du segment ST, inversion terminale ou complète de l'onde T) sont probablement les ondes Q du retard de conduction ischémique et non les ondes Q de l'infarctus. Le sus-décalage du segment ST sera présent. Il n'y aura pas d'inversion terminale de l'onde T. Les ondes Q dues au retard de conduction ischémique disparaissent souvent après la reperfusion.

Absence de signes de reperfusion

La reperfusion se produit à la fin de l'épisode ischémique. Le patient ne devrait plus ressentir de douleur à ce moment-là. Soit le myocarde a été sauvé, soit le myocarde a subi un infarctus complet. C'est terminé maintenant. Les signes de reperfusion sont une diminution du sus-décalage du segment ST et une inversion des ondes T, en commençant par la partie terminale. S'il n'y a pas d'inversion terminale de l'onde T et que les segments ST sont toujours surélevés, l'ischémie doit être considérée comme en cours et toujours au stade aigu.

Lectures recommandées

Birnbaum, Y. Distortion of the Terminal Portion of the QRS on the Admission Electrocardiogram in Acute Myocardial Infarction and Correlation With Infarct Size and Long-Term Prognosis (Thrombolosis In Myocardial Infarction 4 Trial). Am J Cardiol 1996;78:396-403.

Cohn PF, Fox KM, Daly C. Silent myocardial ischemia. Circulation 2003;108:1263—77.

Conti CR. Classic Myocardial Infarction With a Silent 12-Lead Electrocardiogram (How Come?). Clin. Cardiol. 34, 10, 586–587 (2011).

Das, MK, et al. Fragmented Wide QRS on a 12-Lead ECG : A Sign of Myocardial Scar and Poor Prognosis. Circ Arrhythm Electrophysiol 2008;1;258-268.

Duque-González L, et al. The U wave: an ignored wave filled with information. Cardiovascular and Metabolic Science. Vol. 32 No. 4; October-December 2021.

France RJ, Formolo JM, Penney DG. Value of Notching and Slurring of the Resting QRS Complex in the Detection of Ischemic Heart Disease. Clin. Cardiol. 13, 190-196 (1990).

Glancy DL. TV1 taller than TV6 as the only electrocardiographic indication of cardiac diseas e.BUMC PROCEEDINGS 2001;14:303–304.

Hackel DB, Wagner GS. Acute Circumferential Subendocardial Infarction. Clin. Cardiol. 15,373-376 (1992).

15

La reperfusion et ses manifestations ECG

En tant que résident en médecine interne (il y a de nombreuses années), on nous a enseigné les trois I : Ischémie, blessure (Injury) et Infarctus. On nous a également appris que l'inversion de l'onde T était le *premier* signe d'ischémie. C'était en 1973. Ce concept était tiré d'un article publié en 1943. En 1957, ce concept a été totalement démystifié et il a été démontré que chez l'homme, le premier signe fiable d'ischémie sur un ECG à 12 dérivations était l'onde T hyperaiguë. Pourtant, j'étais là en 1973, toujours à entendre la même désinformation qui avait été réfutée 16 ans auparavant. Mais ne nous arrêtons pas là... nous sommes en 2024, et alors que je rassemblais des informations pour ce livre, je suis tombé sur un site Web enseignant "Comment lire un ECG" qui promouvait la même désinformation... 67 ans plus tard !

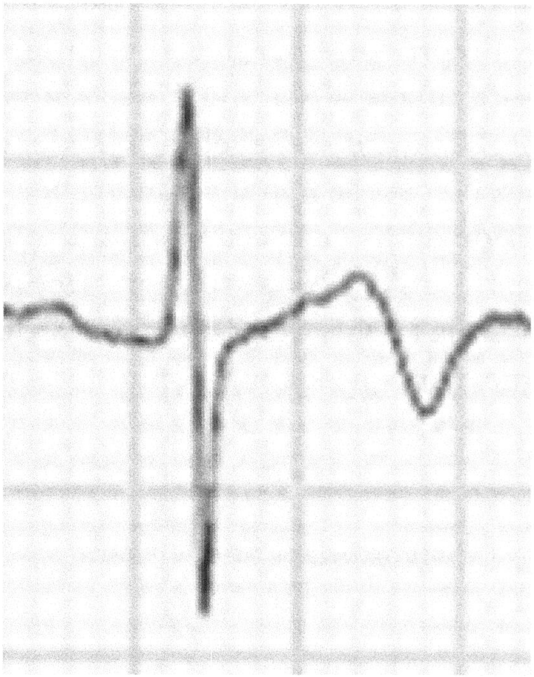

Figure 15-1

La reperfusion marque la fin de l'épisode ischémique et on l'identifie sur l'ECG par l'inversion de l'onde T, en commençant par sa partie terminale (Figure 15-1). Le patient ne devrait plus ressentir de douleur à ce stade. L'onde T ne s'inverse pas avant la reperfusion ; elle doit être verticale pendant l'épisode ischémique. Une onde T inversée n'est pas le premier signe d'ischémie. Ceux qui vous disent cela n'ont pas encore mis à jour leurs connaissances en ECG depuis 1957 (soit 67 ans au moment de cette publication) ! Savent-ils seulement que nous sommes allés sur la lune et en sommes revenus ?

Pourquoi l'onde T s'inverse-t-elle pendant la reperfusion ?

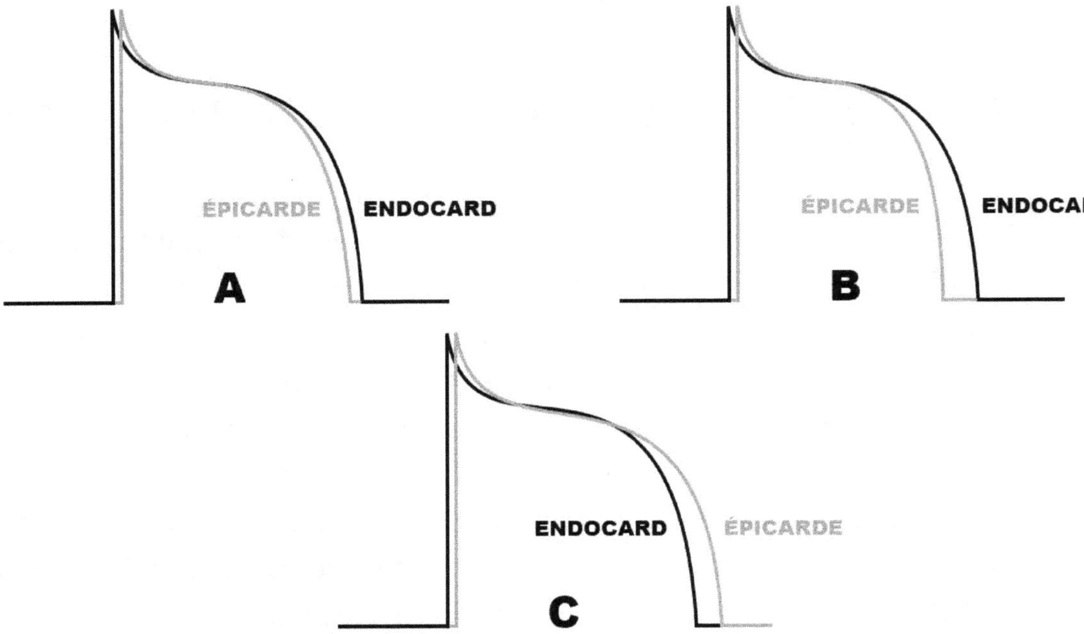

Figure 15-2

Dans la Figure 15-2**A**, nous voyons le myocarde normal représenté par deux potentiels d'action (un noir et un gris) provenant de myocytes ventriculaires en activité. Le PA noir représente l'endocarde et le PA gris représente l'épicarde. L'épicarde se repolarise (revient à la ligne de base) en premier car, de toutes les couches, il possède la plus grande abondance de canaux IKs qui sont responsables de l'élimination du K^+ de la cellule. L'indice « S » signifie « SLOW » (« LENT ») car ces canaux sont lents à s'activer et sont plus actifs pendant la Phase 3. Notez que la distance entre les pentes de la Phase 3 pour l'endocarde et l'épicarde à pleine repolarisation n'est pas très longue. Par conséquent, l'onde T, bien que verticale, n'est pas très large.

> **CONSEIL** | Lorsque *l'épicarde* se repolarise AVANT *l'endocarde*, l'onde T sera *verticale.*

Dans la Figure 15-2**B**, nous voyons que l'épicarde se repolarise beaucoup plus tôt que l'endocarde. Ne vous y trompez pas : les DEUX couches sont ischémiques et l'endocarde se repolarise également plus tôt, mais pas autant que l'épicarde. Regardez maintenant la différence de temps entre les deux couches lors de la repolarisation complète. Elle est plus grande ! Cela signifie que l'onde T est à la fois verticale et large ! À quoi cela ressemble-t-il ? Des ondes T hyperaiguës ! Étant donné que les ondes T hyperaiguës sont des phénomènes sous-endocardiques, l'ischémie épicardique se situe probablement dans la couche sous-épicardique profonde et n'a pas encore atteint la surface épicardique. En d'autres termes, elle n'est pas encore tout à fait transmurale.

Dans la figure 15-2**C**, nous voyons les effets de la reperfusion. L'artère épicardique a été rouverte et le sang y circule à nouveau. Les couches épicardique et sous-épicardique en bénéficieront en premier, de sorte que l'épicarde ne se repolarise plus aussi tôt que pendant l'ischémie. Cependant, les couches endocardiques n'ont pas encore bénéficié de la reperfusion : elles sont encore quelque peu ischémiques et à cause de cette ischémie, le sous-endocarde se repolarise plus tôt que l'épicarde.

CONSEIL | L'ischémie déclenche généralement une repolarisation plus précoce que la normale. Lorsque *l'endocarde* commence sa repolarisation AVANT *l'épicarde*, l'onde T sera *inversée.*

Reconnaître la reperfusion sur l'ECG implique plus que simplement l'inversion de l'onde T. L'élévation du segment ST doit diminuer d'au moins 50 %... mais 75 % serait encore mieux ! Pour en revenir aux ondes T, l'onde T doit s'inverser d'au moins 3 mm pour que la reperfusion soit considérée comme réussie.

Règle de Jones n°2 | Lorsque l'inversion de l'onde T apparaît sur l'ECG à 12 dérivations dans une distribution vasculaire, avec ou sans sus-décalage du segment ST, chez un patient, avec ou sans douleur thoracique, il faut toujours envisager en premier lieu la présence d'ondes T de reperfusion. Cela suggère fortement un infarctus du myocarde subaigu ou au moins récent. Ensuite, vous pouvez envisager 1) une embolie pulmonaire aiguë, 2) une cardiomyopathie hypertrophique apicale, 3) une cardiomyopathie de Takotsubo, 4) une cardiomyopathie arythmogène, 5) le troisième stade de la péricardite aiguë et 6) le schéma de l'onde T juvénile.

Pendant la reperfusion, la diminution du sus-décalage du segment ST et l'inversion de l'onde T ne sont pas toujours parfaitement synchronisées. L'inversion terminale de l'onde T commence alors qu'il y a encore un sus-décalage du segment ST. Comparez cela à la péricardite aiguë, dans laquelle l'inversion de l'onde T ne commence qu'après le retour du segment ST à la ligne de base. Il en va de même pour la cardiomyopathie de Takotsubo.

PERLE | Le diagnostic de péricardite aiguë est périlleux pour un interprète d'ECG inexpérimenté. Si l'élévation du segment ST est toujours présente lorsque l'onde T commence à s'inverser, vous êtes probablement en train de constater la résolution d'un infarctus aigu du myocarde. Si l'élévation du segment ST s'est complètement résolue avant que l'inversion de l'onde T ne commence, vous êtes probablement en train de constater la troisième étape de la péricardite aiguë. Cependant, le diagnostic de la péricardite aiguë et sa différenciation par rapport à l'ischémie aiguë et à la reperfusion sont bien plus complexes (voir chapitre 26).

En résumé...

1. Résolution de la douleur thoracique + légère élévation du segment ST + ondes T avec inversion terminale dans une distribution vasculaire = fin de l'infarctus aigu du myocarde

2. Légère élévation du segment ST + inversion de l'onde T dans une distribution vasculaire = infarctus du myocarde subaigu (en quelques jours à une semaine)

3. Ondes Q dans une distribution vasculaire + inversions de l'onde T dans une distribution vasculaire = infarctus du myocarde récent précédent (en quelques jours à quelques semaines)

Lectures recommandées

Atar S, et al. Electrocardiographic markers of reperfusion in ST-elevation myocardial infarction. Cardiol Clin 24 (2006) 367–376.

Bayes de Luna A, et al. Negative T Wave in Ischemic Heart Disease: A Consensus Article. Ann Noninvasive Electrocardiol 2014;19(5):426–441.

Hira, R.S., Moore, C., Huang, H.D., Wilson, J.M., & Birnbaum, Y. (2014). T wave inversions in leads with ST elevations in patients with acute anterior ST elevation myocardial infarction is associated with patency of the infarct related artery. Journal of electrocardiology, 47 4, 472-7.

Santoro, G.M., Antoniucci, D., Valenti, R., Bolognese, L., Buonamici, P., Trapani, M., Boddi, V., & Fazzini, P.F. (1997). Rapid reduction of ST-segment elevation after successful direct angioplasty in acute myocardial infarction. The American journal of cardiology, 80 6, 685-9.

Vaturi, M., & Birnbaum, Y. (2004). The Use of the Electrocardiogram to Identify Epicardial Coronary and Tissue Reperfusion in Acute Myocardial Infarction. Journal of Thrombosis and Thrombolysis, 10, 5-14.

Wehrens XH, et al. A comparison of electrocardiographic changes during reperfusion of acute myocardial infarction by thrombolysis or percutaneous transluminal coronary angioplasty. Am Heart J. 2000 Mar;139(3):430-6.

Wellens HJJ. The electrocardiographs signs of reperfusion. In: The ECG in Acute Myocardial Infarction and Unstable Angina. Developments in Cardiovascular Medicine, Vol 245. Springer, Boston, MA. (2002).

16

Reconnaître les signes d'ischémie

Certaines ischémies transmurales aiguës sont si évidentes qu'un débutant en interprétation d'ECG peut facilement les reconnaître. Mais beaucoup d'autres sont subtiles et ne se prêtent pas à une reconnaissance immédiate. Cependant, elles laissent généralement des « indices » ou des « suggestions » qui vous incitent à les examiner de plus près. C'est sur celles-là que nous allons nous concentrer, celles que vous risquez de mal interpréter ou de négliger complètement. Cette discussion s'appliquera à l'analyse de toutes les occlusions suspectées des artères coronaires. Commençons...

Existe-t-il un sus-décalage du segment ST (ST+) dans un schéma vasculaire ?

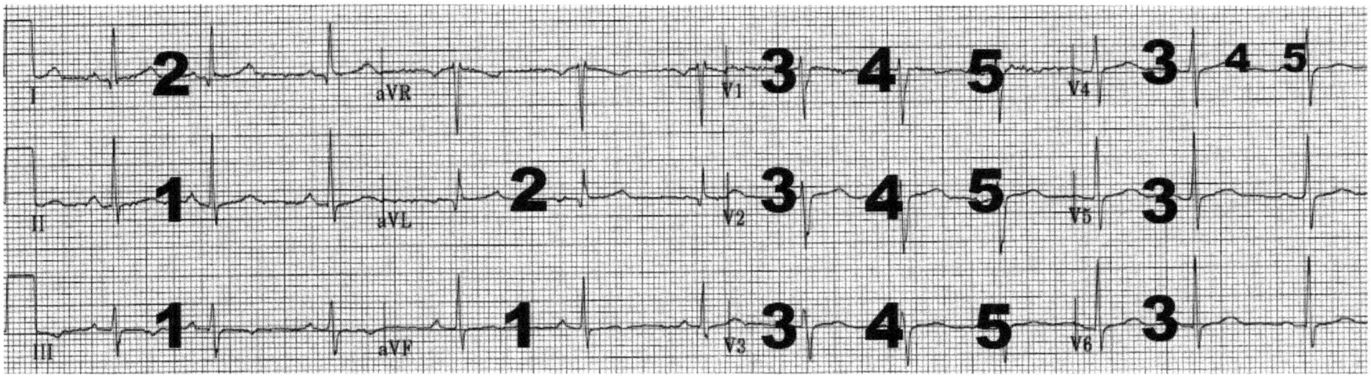

Figure 16-1

1 – Paroi inférieure du ventricule gauche
2 – Paroi basolatérale (anciennement « latérale haute ») du ventricule gauche
3 – Paroi antérieure étendue du ventricule gauche
4 – Paroi inférolatérale du ventricule gauche (sous-décalage ST uniquement)
5 – Ventricule droit antérieur
6 – V7-V9 : Paroi inférolatérale du ventricule gauche (sous-décalage ST)

Le sus-décalage ST est très efficace pour localiser la zone d'ischémie (Figure 16-1), donc noter si elle est ou non limitée à un motif vasculaire spécifique sur l'ECG à 12 dérivations est notre première étape. Ne vous inquiétez pas encore du sous-décalage ST – nous y reviendrons plus tard. Si vous n'êtes pas sûr des motifs vasculaires sur l'ECG à 12 dérivations, consultez la dernière section du chapitre 5 (« Motifs vasculaires sur l'ECG à 12 dérivations ») ou étudiez la

Figure 16-1. Si un sus-décalage ST est présent, est-il causé par une ischémie aiguë ? Amplitude de l'onde R Le premier signe d'ischémie aiguë est probablement celui que vous ne reconnaîtrez peut-être jamais ou que vous n'aurez même jamais l'occasion de rencontrer. Il s'agit d'une augmentation de l'amplitude de l'onde R dans la zone ischémique et peut survenir au début de l'ischémie transmurale. Le myocarde ischémique conduit plus lentement, de sorte que les tissus normaux terminent la dépolarisation avant la dépolarisation dans la zone ischémique. Ainsi, les ondes R dans la zone ischémique ne sont pas opposées par des forces d'annulation et semblent plus grandes. Il s'agit d'un phénomène très transitoire et précoce qui ne sera probablement pas remarqué sans un enregistrement continu qui commence avec l'apparition de la douleur.

Le chapitre 24 – « Ischémie et ses mimiques » est consacré aux « mimiques » d'un infarctus du myocarde par occlusion (IDMO).

Ondes T hyperaiguës (OTH)

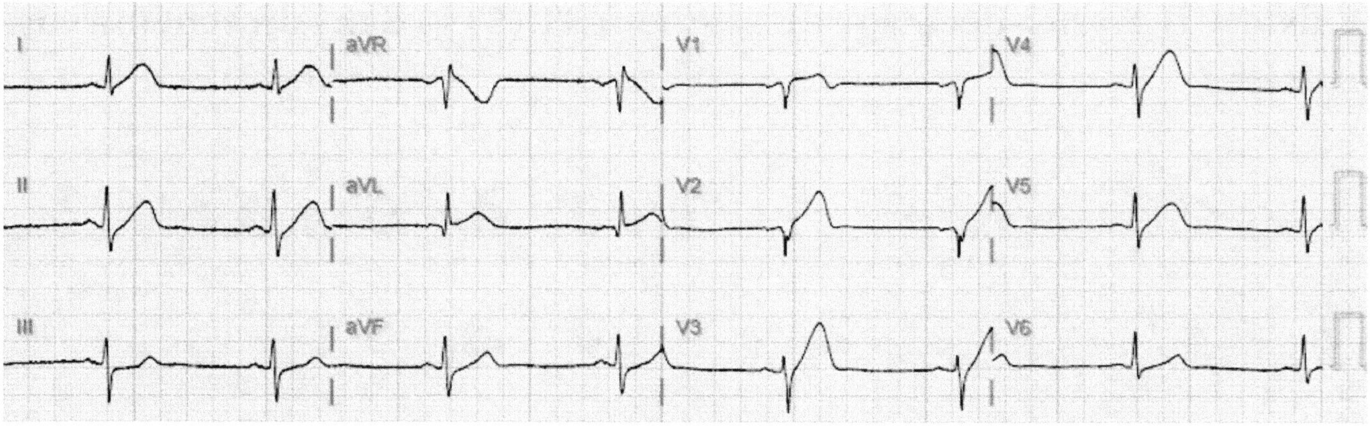

Figure 16-2

Quel est le premier signe fiable que l'on peut observer sur un ECG à 12 dérivations et qui indique une ischémie aiguë, bientôt transmurale ? *Les ondes T hyperaiguës (OTH) !* Les ondes T hyperaiguës sont un phénomène sous-endocardique observé juste avant que l'ischémie n'*atteigne la couche épicardique.* C'est le meilleur moment pour détecter une ischémie potentiellement transmurale et arrêter sa progression. Contrairement à la dépression du segment ST de l'ischémie sous-endocardique, les ondes T hyperaiguës sont légèrement plus efficaces pour localiser l'endroit où l'ischémie transmurale apparaîtra. Elles ont tendance à se produire dans les dérivations qui manifesteront bientôt une élévation du segment ST, mais certaines dérivations peuvent ne pas progresser plus loin que les ondes T hyperaiguës. Certaines OTH reculent et disparaissent sans progresser vers une élévation du segment ST car elles peuvent apparaître dans des dérivations sus-jacentes à des zones du myocarde riches en circulation collatérale et/ou ayant bénéficié d'un préconditionnement ischémique.

L'ECG de la figure 16-2 présente des ondes T hyperaiguës dans les dérivations I, II, probablement aVL, et les dérivations V2-V5. Dans le plan frontal, nous pouvons voir que les ondes T hyperaiguës sont présentes non seulement dans les dérivations gauches mais aussi dans l'une des dérivations inférieures, la dérivation II. Pourquoi cela ? N'oubliez pas que la dérivation II, en plus d'être une dérivation inférieure, est également une dérivation gauche. L'onde T inversée dans la dérivation aVR semble également beaucoup plus grande que d'habitude pour cette dérivation. La dérivation aVR n'est pas une dérivation gauche. C'est la dérivation la plus à droite de toutes les autres dérivations ! Alors pourquoi manifeste-t-elle une onde T hyperaiguë inversée ? Jetons un rapide coup d'œil à la grille de référence hexaxiale (figure 16-3) :

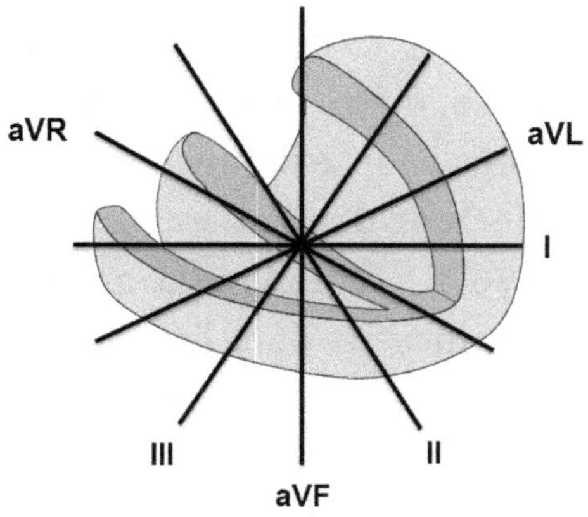

Figure 16-3

Notez que les pôles positifs des dérivations aVR et II sont séparés de 150° (tous les axes sont disposés de manière à être tous séparés de 30°). C'est la même séparation qu'entre les dérivations III et aVL. Ainsi, comme les dérivations III et aVL, les dérivations II et aVR peuvent agir de manière réciproque – et c'est exactement pourquoi la dérivation aVR a une onde T hyperaiguë négative : c'est parce que la dérivation II manifeste une onde T hyperaiguë verticale !

PERLE | Ce n'est pas parce que deux dérivations peuvent agir de manière réciproque qu'elles le feront dans toutes les circonstances. Par exemple, les dérivations V1 et V6 sont situées de manière à pouvoir agir de manière réciproque, et elles le font parfois – mais ce n'est généralement pas le cas !

PERLE | Les ondes T hyperaiguës ne se limitent pas aux ondes T verticales – les ondes T inversées peuvent également être hyperaiguës ! La figure 16-2 en est un bon exemple. De plus, des ondes T larges et inversées dans les dérivations V1 à V3 doivent être prises en compte lors du diagnostic d'un infarctus aigu du myocarde inférieur. De telles ondes T peuvent représenter la réciproque des ondes T hyperaiguës dans la zone inférolatérale du ventricule gauche (dérivations V7, V8 et V9).

Les ondes T hyperaiguës classiques sont des ondes T hautes, larges et symétriques localisées dans la distribution vasculaire de l'ischémie. Notez l'accent mis sur « large ». Les ondes T hyperaiguës sont appelées ischémie de type 1 de Sclarovsky-Birnbaum. Elle peut (et le fait généralement) évoluer vers au moins le type 2 (élévation du segment ST ne dépassant pas 50 % de la hauteur de l'onde R). Cependant, l'ischémie de type 1 peut se résoudre spontanément et arrêter la progression s'il existe une circulation collatérale suffisante dans la zone affectée et/ou un préconditionnement ischémique. Ainsi, le patient pourrait être atteint d'un syndrome coronarien aigu et vous ne verrez peut-être rien d'autre que les ondes T hyperaiguës, qui se résolvent spontanément.

Les ondes T hyperaiguës ne sont pas toutes hautes, mais elles sont toutes beaucoup *plus larges qu'une onde T normale* (Figure 16-4). Les ondes T hyperaiguës de la Figure 16-4 ne sont pas plus hautes que les ondes R septales de la dérivation V1, mais elles sont tout de même hyperaiguës !

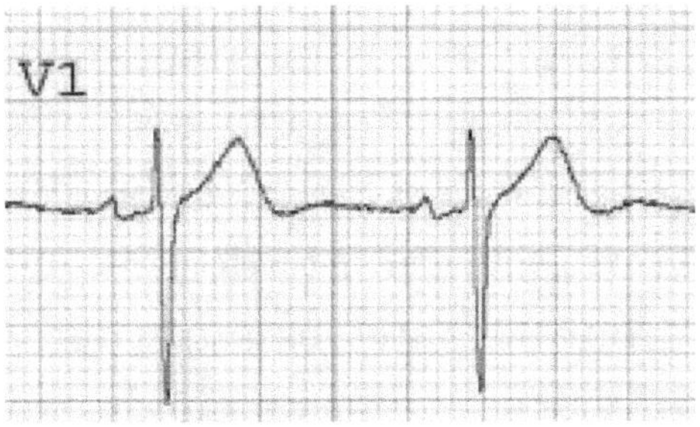

Figure 16-4

Que pensez-vous des ondes T des dérivations V4 et V5 de la figure 16-5 ? Vous semblent-elles hyperaiguës ? Permettez-moi d'être le premier à dire que le contexte joue ici un rôle important. Après avoir examiné cet ECG, les dérivations V4 et V5 représentent probablement une hyperacuité. Ce n'est certainement pas le cas de la dérivation V6. Il y a quelque chose que vous devriez remarquer : il y a une différence significative dans l'amplitude des complexes QRS que suivent les grandes ondes T. Les dépolarisations plus importantes ont tendance à entraîner des repolarisations plus importantes. Encore une fois... il suffit de suspecter une ischémie.

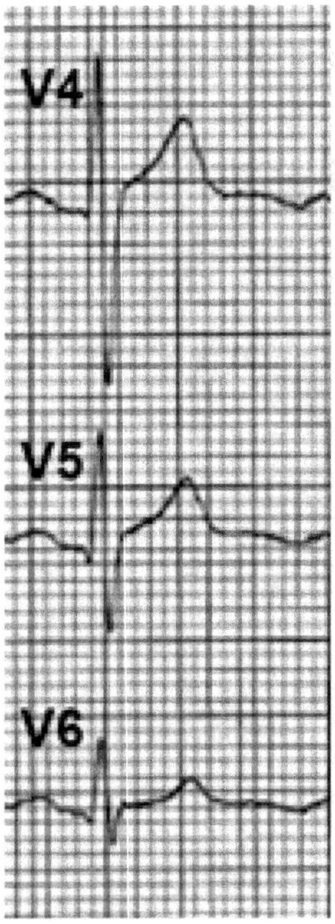

Figure 16-5

Considérons un scénario particulier de la figure 16-6 : lorsque la plupart des gens voient cet ECG, ils désignent immédiatement les « ondes T hyperaiguës », en particulier lorsque je leur dis que le patient a des douleurs thoraciques. Mais je leur dis ensuite que le patient est un homme de 29 ans en excellente santé qui a récemment commencé un programme de musculation non supervisé et qui a maintenant des douleurs thoraciques qui s'aggravent lorsque vous appuyez à droite... LÀ (aïe) ! L'attention se porte donc désormais sur un problème non cardiaque plutôt que sur une ischémie aiguë. Regardons tous les signes sur cet ECG (Figure 16-6) qui nous indiquent : « CE N'EST PAS UN IDM AIGU ! »

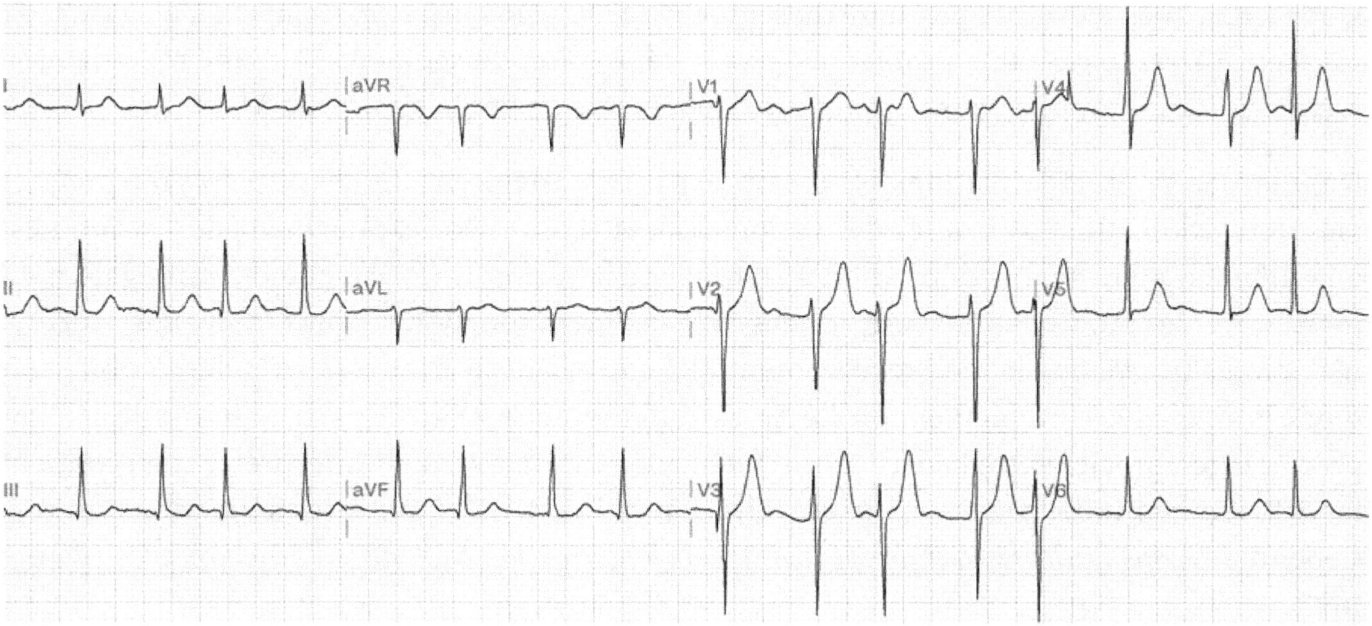

Figure 16-6

Les ondes T hautes et « hyperaiguës » n'apparaissent que dans les dérivations avec de très grands complexes QRS. Les complexes QRS plus petits ont des ondes T beaucoup plus petites et de taille plus appropriée. N'oubliez pas : l'onde S fait partie du QRS. Lorsque nous parlons de l'amplitude du QRS, nous incluons l'onde R PLUS l'onde S. Trop de personnes ont tendance à ne considérer que l'onde R.

Les ondes T ont toutes des bases relativement étroites. Toutes les ondes T hyperaiguës auront des bases larges – *toutes !* Reconnaître avec confiance la différence entre une base étroite et une base large demande de la pratique et de l'expérience.

Il n'y a aucune indication d'ischémie dans les dérivations du plan frontal : pas d'élévation du segment ST, pas d'ondes T hyperaiguës et pas de modifications réciproques du segment ST.

Il existe une progression normale du rapport R/S de la dérivation V1 à la dérivation V6. Le rapport est le plus élevé dans la dérivation V4 ou V5, puis diminue.

Continuez à lire pour une discussion plus approfondie sur les signes d'ischémie aiguë...

Changements réciproques (sous-décalage réciproque du segment ST, un « miroir »)

Vous devrez savoir où chercher les changements réciproques. Rappelez-vous les premier et deuxième corollaires de la règle de Jones : 1) les modifications réciproques peuvent apparaître AVANT la modification primaire de l'élévation du segment ST dans les dérivations affectées, et 2) même lorsque l'élévation du segment ST et les modifications réciproques sont toutes deux présentes sur l'ECG, les modifications réciproques peuvent sembler beaucoup plus impressionnantes que l'élévation primaire du segment ST. *Ne vous laissez pas tromper !* L'élévation du segment ST est le véritable problème – pas la dépression du segment ST d'une modification réciproque, qui, comme vous l'apprendrez, représente en fait le myocarde NORMAL !

Dans le plan frontal (dérivations des membres), il existe deux ensembles de paires réciproques : les dérivations III et aVL et les dérivations aVR et II. En théorie, puisque la dérivation I est à la même distance de la dérivation aVR que la dérivation II (150°), elle devrait également manifester des modifications réciproques avec la dérivation aVR. D'après mon expérience, je n'ai jamais trouvé que la réciprocité potentielle entre la dérivation aVR et la dérivation I soit d'une grande aide cliniquement ou électrocardiographique. D'autre part, il est essentiel d'apprécier la réciprocité entre la dérivation III et la dérivation aVL pour interpréter correctement les ECG ! En fait, la réciprocité existe entre les dérivations II, III et aVF et les dérivations I et aVL. Cependant, *vous ne devez vous préoccuper que de la dérivation III et de la dérivation aVL* (Figure 16-7).

N'oubliez pas : deux dérivations quelconques dans le même plan avec une séparation de plus de 90° peuvent agir de manière réciproque (même si cela n'est peut-être pas perceptible).

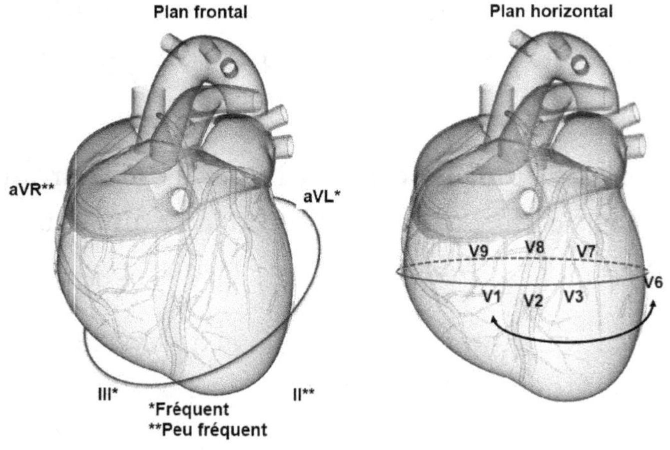

Figure 16-7

Il y a cependant quelques surprises dans le plan horizontal (dérivations précordiales). Tout d'abord, les dérivations antérieures (V1 – V3) NE SONT PAS réciproques aux dérivations inférieures (II, III, aVF). Les dérivations antérieures sont réciproques aux dérivations postérieures ! Les dérivations V1 – V3 sont réciproques aux dérivations V7 – V9. La dépression du segment ST dans les dérivations V1 – V3 associée à une ischémie inférolatérale est un changement réciproque de l'élévation du segment ST survenant dans les dérivations V7 – V9... mais vous ne l'avez peut-être pas remarqué car aucune dérivation postérieure n'a été enregistrée. Lorsqu'il y a une élévation du segment ST dans les dérivations V1 – V3 en raison d'une occlusion proximale de l'ILD, les dérivations V7 – V9 manifestent une dépression du segment ST, mais encore une fois... vous ne l'avez peut-être pas remarqué car aucune dérivation postérieure n'a été enregistrée.

Pour diagnostiquer une ischémie transmurale inférolatérale aiguë, les dérivations postérieures n'ont besoin que de 0,5 mm d'élévation du segment ST. Les électrodes de ces dérivations sont beaucoup plus éloignées de la surface ischémique qu'elles enregistrent. Par conséquent, les complexes QRS et les déviations ST ont tendance à être beaucoup plus petits qu'au niveau antérieur, où les électrodes sont très proches de la surface du cœur.

Une deuxième paire de dérivations réciproques existe dans le plan horizontal : la dérivation V1 est réciproque aux dérivations V5 et V6. Elles sont suffisamment séparées pour que les dérivations V5 et V6 puissent agir réciproquement à la dérivation V1. Un exemple important est la présence d'une dépression ST dans la dérivation V5 avec une occlusion de l'IVA proximale à S1.

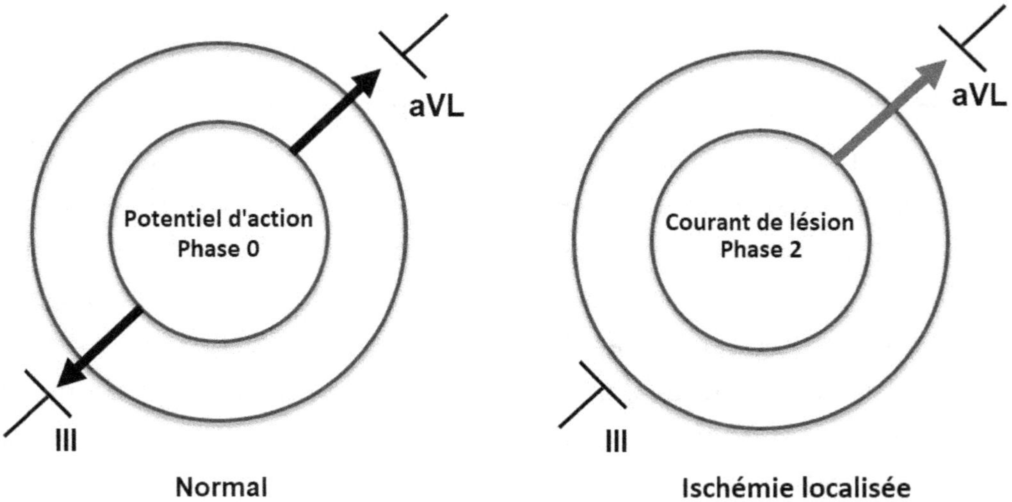

Figure 16-8

Et comme je l'ai mentionné dans l'une de mes autres perles, le fait que deux dérivations soient réciproques ne les oblige pas à agir réciproquement tout le temps. Les conditions doivent être favorables pour que des changements réciproques se produisent. Normalement, la dépolarisation et la repolarisation d'un côté du cœur se produisent presque simultanément avec leurs homologues du côté opposé, et leurs vecteurs respectifs se déplacent dans des directions opposées (Figure 16-8, « Normal »). Pour qu'un changement réciproque devienne reconnaissable sur un ECG à 12 dérivations, un côté du ventricule devient ischémique et manifeste un courant de lésion pendant la phase 2 (le segment ST). En revanche, le côté normal opposé est calme car il a été complètement dépolarisé pendant la phase 0 et n'a momentanément aucune activité électrique nette (Figure 16-8, « Ischémie localisée »).

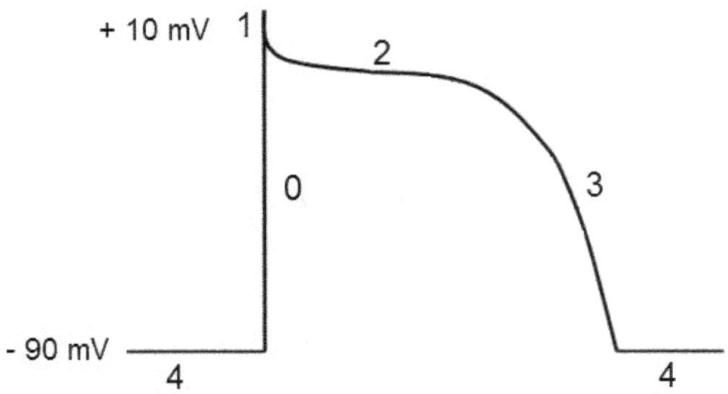

Figure 16-9

La figure 16-9 montre qu'aucun échange ionique net ne se produit pendant la phase 4 (le segment T-P) et qu'il y a très peu d'échange ionique net pendant la phase 2 (le segment ST). Bien qu'il y ait effectivement un très petit échange ionique net pendant la phase 2, il est suffisamment faible pour permettre à la dérivation située à l'opposé de la dérivation avec sus-décalage ST d'enregistrer ce qui se passe du côté opposé du ventricule.

Dans la figure 16-8 (« Ischémie localisée »), l'électrode de dérivation III est capable de visualiser l'activité sous l'électrode de dérivation aVL car elle « regarde » à travers un myocarde normal, calme et momentanément dépolarisé. Elle « voit » la queue négative du courant de lésion s'éloigner de l'électrode de dérivation III et se diriger vers l'électrode de dérivation aVL et inscrit ainsi une déviation négative réciproque. C'est la base des changements réciproques de l'ischémie myocardique aiguë. Le PERLE suivant est très important...

PERLE | Les changements réciproques sont toujours observés à travers un myocarde normal et non ischémique. Je me rends compte que cela ressemble à une ischémie sous-endocardique, mais ce n'est pas le cas ! Si une dérivation manifeste un changement réciproque, le myocarde sous son électrode doit être normal ! C'est la base de la règle de Jones ! C'est également la base de toute dépression ischémique du segment ST qui ne se situe pas dans un schéma vasculaire. Et, contrairement à l'opinion de certains auteurs, une dérivation ne peut pas agir de manière réciproque sur une autre dérivation qui agit déjà de manière réciproque !

Détermination d'un degré d'ischémie (Grades d'ischémie de Sclarovsky-Birnbaum)

Rappelons les trois degrés d'ischémie :

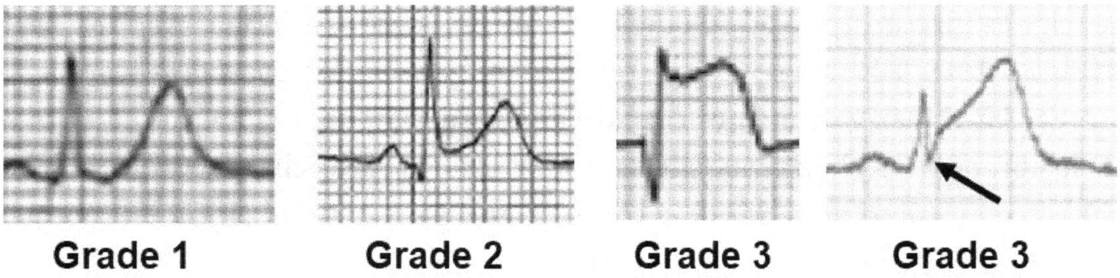

Figure 16-10

Grade 1 – Ondes T hyperaiguës
Grade 2 – Élévation du segment ST jusqu'à 50 % de la hauteur de l'onde R dans un complexe qR
Grade 3 – Élévation du point J ≥ 50 % de la hauteur de l'onde R dans un complexe qR ou perte de profondeur de l'onde S dans un complexe rS

Concernant la figure 16-10, une ischémie myocardique aiguë peut ne pas progresser au-delà de l'ischémie de grade 1 (ondes T hyperaiguës). S'il existe une bonne circulation collatérale et un préconditionnement ischémique adéquat, l'ischémie peut se résoudre spontanément à ce stade. La même chose peut se produire avec l'ischémie de grade 2. Le syndrome de Wellens représente probablement exactement cela – des événements ischémiques de grade I ou de grade 2 qui se sont résolus spontanément (c'est-à-dire reperfusés), et le patient n'a rien à montrer à part une histoire très caractéristique et quelques ondes T inversées (reperfusion) sur l'ECG.

L'ischémie de grade 3 est une toute autre affaire. Elle se manifeste sous deux formes (Figure 16-8), qui peuvent être présentes sur le même ECG. La circulation collatérale et le préconditionnement ischémique sont soit absents, soit totalement inadéquats. Même lorsque la revascularisation est effectuée très rapidement, les dégâts sont déjà faits. VOUS êtes le seul espoir du patient !

Les trois degrés d'ischémie peuvent être présents sur le même ECG. Certaines zones du cœur peuvent progresser plus rapidement vers un degré plus élevé que d'autres zones. Votre diagnostic du degré d'ischémie sera le degré d'ischémie le plus élevé présent.

Progression de l'onde R (progression du rapport R/S) à travers le précordium

Ce n'est probablement pas un problème lors d'une ischémie aiguë, mais cela peut être observé pendant la phase subaiguë post-ischémique, par exemple, lorsqu'un patient consulte un médecin deux ou trois jours après avoir eu un infarctus du myocarde. Cependant, n'oubliez pas que la plupart des exemples de « faible progression de l'onde R » ne sont PAS causés par un infarctus du myocarde antérieur. Bien que la progression de l'onde R dans la figure 16-11 semble très inquiétante, un rapide coup d'œil aux dérivations du plan frontal révèle un bloc fasciculaire antérieur classique. C'est vrai ! Les blocs fasciculaires antérieurs se produisent fréquemment sans BBDc associé ! On observe également une certaine hypertrophie ventriculaire gauche (HVG).

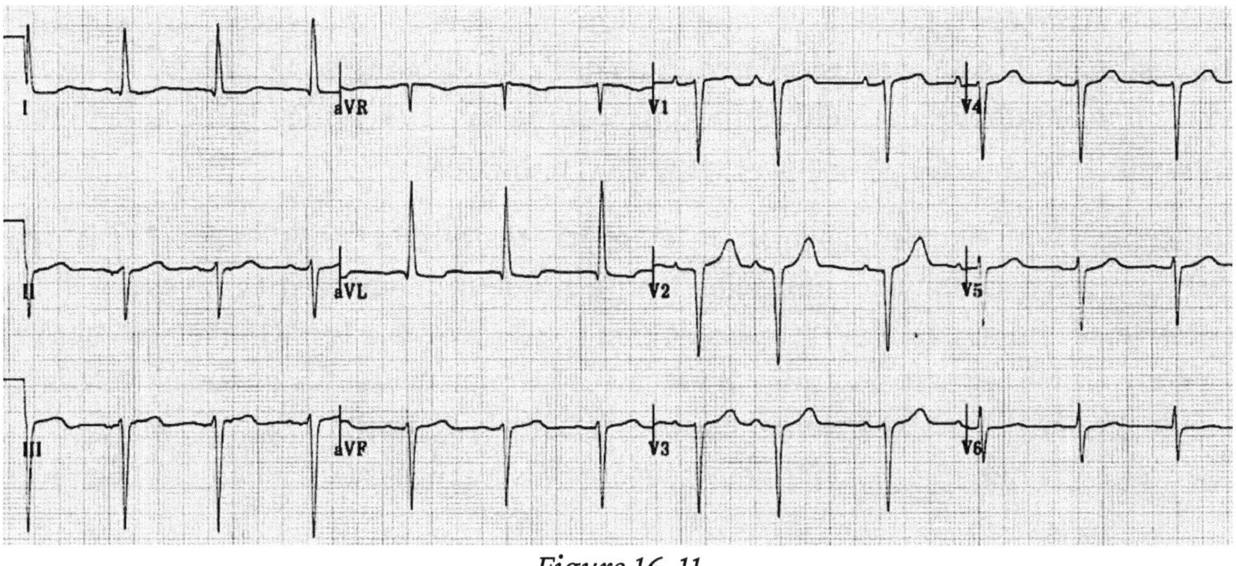

Figure 16-11

L'onde T de la dérivation V1 est plus haute que l'onde T de la dérivation V6

Ce résultat est plus révélateur d'une cardiopathie hypertensive, qui entraîne fréquemment une hypertrophie ventriculaire gauche, conduisant dans de nombreux cas à une cardiopathie ischémique. Je considérerais ce résultat comme un « appel très doux ». Étant donné que le ventricule gauche est situé plus en arrière, derrière le ventricule droit, au lieu de son côté gauche, son hypertrophie entraînera un vecteur QRS moyen dirigé postérieurement vers la grande masse ventriculaire. Cela entraînera une onde S profonde dans les dérivations précordiales droites V1 et V2. Avant que l'HVG ne devienne critique et ne développe une anomalie de repolarisation secondaire, le vecteur d'onde T sera dirigé à l'opposé du vecteur QRS, ce qui entraînera une grande onde T verticale dans ces mêmes dérivations (dérivations V1 et V2). Un exemple de ceci est montré dans la Figure 16-11.

Ondes U inversées

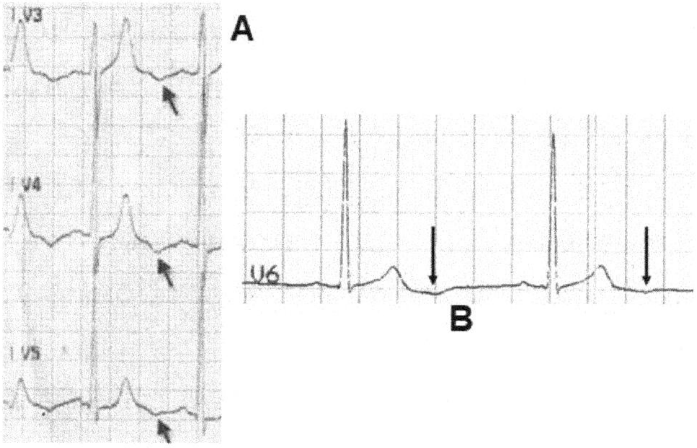

Figure 16-12

Les ondes U inversées (Figure 16-12) sont un signe très évocateur de cardiopathie ischémique et d'occlusion ou de sous-occlusion proximale de l'artère coronaire gauche (ACG), tant aiguë que chronique. Malheureusement, cette constatation est souvent négligée par la plupart des interprètes d'ECG. En voici quelques exemples (Figure 16-12) :

N'oubliez pas : il ne devrait pas y avoir de négativité entre la fin de l'onde T et le début de l'onde P dans des circonstances normales. Il n'y a que deux déflexions négatives possibles : une onde U inversée ou une onde P' rétrograde non conduite. Les ondes U inversées de la Figure 16-12A sont probablement les ondes U inversées les plus évidentes que vous verrez jamais. Elles sont généralement extrêmement subtiles. Dans la Figure 16-12B, vous voyez comment elles peuvent être quelque peu élargies et encore plus nuancées (et facilement négligées !).

Comment le tracé se compare-t-il à un tracé précédent ?

Celui-ci devrait être évident. Essayez d'utiliser l'ECG le plus récent autant que possible.

Faites une ECHO si vous le pouvez.

Une anomalie de mouvement de la paroi régionale est un indicateur fort d'une ischémie/infarctus aigu du myocarde. La myocardite aiguë peut également se présenter avec une anomalie de mouvement de la paroi régionale. Cela pourrait compliquer les choses car le patient atteint de myocardite aiguë peut se présenter exactement comme un patient atteint d'une IDM. S'il n'y a pas d'anomalie de mouvement de la paroi, vous avez exclu une IDM aiguë - mais vous n'avez toujours pas exclu une myocardite aiguë. La cardiomyopathie de Takotsubo présentera des anomalies de mouvement de la paroi, mais elles seront plus caractéristiques de cette maladie.

Les zones les plus souvent manquées...

Si l'ECG n'est pas diagnostique et que la douleur du patient suggère un SCA, enregistrez les dérivations droites et postérieures. Certains « experts » diront de ne pas obtenir d'ECG droit en l'absence d'infarctus inférieur, mais je pense qu'ils ont mal compris les problèmes entourant les infarctus du ventricule droit. Tous les IDM inférieurs doivent avoir un ECG droit. Cependant, lorsque le patient a une douleur thoracique crédible et que l'ECG reste non diagnostique, vous devez continuer à chercher. Trois à cinq pour cent de tous les infarctus sont des infarctus du ventricule droit sans sus-décalage ST inférieur. Continuez à chercher !

L'occlusion de l'artère circonflexe gauche (ACX) est la cause la plus fréquente d'ischémies transmurales inférolatérales (anciennement « postérieures »). L'artère coronaire droite est rarement la cause lorsqu'un infarctus inférolatéral survient sans infarctus de la paroi inférieure, mais ce n'est pas un problème pour l'ACX. La raison réside dans l'anatomie des deux artères : l'artère postérolatérale droite se ramifie à partir du tronc principal de l'artère coronaire dorsale au même endroit que la branche descendante postérieure droite. Si une occlusion de l'artère coronaire dorsale provoque un infarctus inférieur, elle provoquera probablement un infarctus inférolatéral (anciennement « postérieur »). Pour provoquer un infarctus inférieur sans infarctus inférolatéral, l'artère coronaire dorsale doit s'occlure dans l'artère descendante postérieure, sinon sa branche postérolatérale peut être très courte et ne pas irriguer la paroi inférolatérale. L'artère descendante postérieure du LCx se ramifie après l'artère postérolatérale, donc même une ACX non dominant peut toujours provoquer un infarctus du myocarde inférolatéral sans provoquer d'infarctus du myocarde inférieur - et c'est parfois le cas.

Vous pourriez dire : « Mais Dr Jones, l'ACD provoque généralement des infarctus du myocarde inférieur sans infarctus du myocarde inférolatéral associé ! Vous venez de le dire vous-même ! » C'est vrai, mais vous oubliez une chose : même lorsque le LCx n'est pas dominant - comme c'est le cas dans 80 à 85 % des cas - il possède toujours une artère postérolatérale qui alimente en sang la paroi inférolatérale, la protégeant lorsque l'ACD est occluse. Même de longues branches postérieures secondaires de l'artère marginale obtuse (AMO) peuvent assurer la circulation dans cette zone. Parfois, la branche postérolatérale de l'ACD est courte et l'ACX reste le fournisseur de circulation dans cette zone.

Reconnaître les signes d'acuité

Parfois, les patients signalent l'apparition de leurs symptômes plusieurs heures, voire plusieurs jours avant leur arrivée dans un établissement médical. Trop souvent, ils ont eu un infarctus du myocarde qui s'est terminé et a été reperfusé sans l'aide d'une intervention précoce et la récupération d'une quantité importante de myocarde. Cela est généralement mis en évidence sur l'ECG à 12 dérivations par la présence d'ondes Q dans les dérivations affectées, la diminution ou la résolution de l'élévation du segment ST et l'inversion de l'onde T.

Mais parfois, l'ECG à 12 dérivations raconte une histoire différente : il peut y avoir des ondes T hyperaiguës et une élévation précoce du segment ST. Comment pouvez-vous décider en toute confiance que l'ECG dit la vérité concernant la durée de l'ischémie (ce qui est presque toujours le cas) ?

Certains signes sont très évocateurs d'acuité sur un ECG à 12 dérivations :

1. *Ondes T hyperaiguës*
   Bien que les ondes T hyperaiguës disparaissent généralement lorsque l'élévation du segment ST apparaît, elles peuvent rester sur l'ECG pendant des durées variables. Bien que cela puisse se produire, c'est généralement inhabituel. Il est préférable de toujours supposer que les ondes T hyperaiguës sont aiguës.

2. *Absence d'ondes Q pathologiques*
   Ce signe est parfois un peu plus difficile à évaluer car les ondes Q non infarctus apparaissent souvent sur l'ECG très tôt dans le cours de l'infarctus du myocarde - littéralement quelques minutes après l'apparition des symptômes. De telles ondes Q sont dues à une conduction retardée à travers le tissu ischémique. Le tissu ischémique conduira un potentiel d'action, mais non sans quelques difficultés. Ces ondes Q dues à une conduction ralentie ne sont pas des ondes T d'infarctus.

3. *Suspension ST sans inversion de l'onde T*
   Si le segment ST est toujours surélevé, mais qu'il n'y a aucune preuve d'inversion

terminale de l'onde T - et que les ondes T suggèrent une hyperacuité (large), alors l'ischémie est toujours en cours et le processus est aigu.

4. *Absence d'inversion de l'onde T*
L'inversion de l'onde T apparaît à la fin de l'infarctus du myocarde lors de la reperfusion. Les ondes T NE s'inversent PAS pendant l'ischémie active. Il peut d'abord se présenter comme une inversion terminale de l'onde T, puis comme une inversion complète de l'onde T. Il s'agit d'une constatation tardive au cours d'un infarctus aigu du myocarde. S'il n'est pas présent, l'infarctus du myocarde n'a pas encore atteint ce stade.

Quelques réflexions à prendre en compte :

1. Un électrocardiogramme normal à 12 dérivations n'exclut JAMAIS une ischémie aiguë.

2. À moins que le diagnostic ne soit évident dès le premier ECG, ne vous contentez jamais d'un seul ECG chez un patient souffrant de douleurs thoraciques. Répétez-le toutes les 15 à 20 minutes environ.

3. Ne pensez JAMAIS avoir exclu un infarctus aigu du myocarde sur la base d'UN SEUL ECG, de DOUZE dérivations et d'UNE SEULE détermination de la troponine cardiaque.

4. Rappelez-vous la règle de Jones !

PERLE | Pour paraphraser Thomas A. Edison : « Lorsque vous sentez que vous avez finalement épuisé toutes les possibilités et que vous avez envisagé toutes les pistes d'investigation, souvenez-vous d'UNE seule chose... ce n'est manifestement pas le cas !»

OK... regardons quelques ECG dans le prochain chapitre !

Lectures recommandées

Aslanger E, et al. Recognizing electrocardiographically subtle occlusion myocardial infarction and differentiating it from mimics: Ten steps to or away from cath lab. Turk Kardiyol Dern Ars 2021;49(6):488-500.

Glancy DL. TV1 taller than TV6 as the only electrocardiographic indication of cardiac disease. BUMC Proceedings 2001;14:303–304.

Lindow T, et al. Electrocardiographic changes in the differentiation of ischemic and non-ischemic ST elevation. Scandinavian Cardiovascular Journal; 2020, Vol. 54, No. 2, 100–107.

17

Occlusions classiques de l'IVA

L'occlusion de l'artère interventriculaire antérieure (IVA) entraîne des degrés variables de morbidité et de mortalité en fonction du site de l'occlusion. Ces dernières années, nous avons acquis de nouvelles informations concernant la localisation du site d'occlusion en nous basant sur les informations de l'ECG à 12 dérivations. Parallèlement à ces progrès, nous avons acquis de nouvelles connaissances sur le rôle de l'anatomie cardiovasculaire. L'électrocardiographie de l'artère descendante antérieure gauche ne consiste pas seulement à reconnaître une occlusion, mais également à localiser l'occlusion dans l'artère. Cette préoccupation concernant le site d'occlusion ne concerne pas seulement le cardiologue interventionnel qui effectuera une ICP, mais également le médecin urgentiste, l'infirmière, l'assistant médical ou le paramédical qui doit gérer ce patient jusqu'à ce que le cardiologue prenne en charge les soins.

Nous entendons les termes occlusion proximale et distale, mais que signifient-ils? Proximale à quoi? Distale à quoi?

En général, deux branches peuvent être considérées comme proximales : la première branche perforante septale (S1) et la première branche diagonale (D1). Ce sont les deux premières branches de l'IVA. En général, S1 est la première, suivie de D1, mais parfois D1 est la première, suivie de S1. Les branches perforantes septales innervent les deux tiers supérieurs du septum interventriculaire, la branche droite du faisceau et le faisceau antérieur. La première branche diagonale innerve la paroi antérolatérale du ventricule gauche, entraînant des modifications du segment ST dans les dérivations I, aVL, V1-V6 et, dans 75 à 80 % de la population, les dérivations II, III et aVF.

Une occlusion proximale à S1 est la pire, avec une très grande zone à risque. Les complications sont fréquentes et la morbidité/mortalité est assez élevée. Une occlusion proximale à D1 – mais distale à S1 – est presque aussi grave, avec un taux élevé de complications et une morbidité/mortalité accrue. Les occlusions distales par rapport à D1 ont tendance à entraîner une zone à risque plus petite avec moins de complications et une morbidité/mortalité plus faible.

PERLE | J'ai passé des années à essayer de me souvenir des statistiques : 38 % des patients faisaient ceci et 61 % faisaient cela. Cela n'a conduit qu'à la confusion et

> cela n'a jamais changé ma gestion d'un patient. Rappelez-vous simplement si la fréquence d'une complication (par exemple) est *élevée* ou *faible.* C'est tout ce que vous devez savoir pour gérer correctement et efficacement un patient. Baser une décision de gestion sur le fait que quelque chose se produit 54 % du temps est appelé un pari - mais, dans ce cas, vous jouez avec la vie du patient et peut-être avec votre carrière !

Pendant de nombreuses années, on a pensé que le sus-décalage du segment ST dans la dérivation V1 indiquait que l'occlusion était proximale à S1. Le sus-décalage du segment ST dans la dérivation aVL signifiait que l'occlusion était proximale à D1. J'ai même enseigné cela dans mes premières années d'enseignement de l'interprétation d'ECG. Cependant, ni le sus-décalage du segment ST dans la dérivation V1 ni la dérivation aVL (en soi) ne sont des indicateurs fiables. Nous en savons désormais plus et pouvons toujours localiser l'occlusion de l'artère coronaire gauche à partir des informations de l'ECG à 12 dérivations avec une précision raisonnable. Voici quelques méthodes plus fiables pour vous permettre de localiser l'occlusion de l'artère coronaire gauche, d'évaluer la zone à risque et de vous préparer aux conséquences possibles pendant que le patient est sous votre garde :

L'occlusion de l'IVA proximale à S1 est indiquée par :

1. Sus-décalage du segment ST dans la dérivation aVR – quelle que soit la valeur

2. Sous-décalage du segment ST dans la dérivation V5 ; s'il ne se trouve pas dans la dérivation V5, alors dans la dérivation V6

3. Sous-décalage du segment ST dans la dérivation III > sus-décalage du segment ST dans la dérivation aVL (indique une occlusion proximale à S1 et D1)

4. Apparition récente d'un BBD complet

L'occlusion de l'IVA proximale à D1 (mais distale à S1) est indiquée par :

1. Sous-décalage du segment ST dans les dérivations II, III et aVF

2. Sus-décalage du segment ST dans la dérivation aVL avec sus-décalage du segment ST dans l'une des dérivations V1 à V3

L'ACD ne peut pas provoquer de sus-décalage du segment ST dans la dérivation aVL, et l'ACX ne peut pas provoquer de sus-décalage du segment ST dans la dérivation aVL avec sus-décalage du segment ST dans l'un des groupes V1 à V3.

Il peut y avoir ou non sus-décalage du segment ST dans la dérivation V1 avec l'un des critères ci-dessus.

Comment l'IVA peut-elle s'occlure à la fois à proximité de S1 et de D1 sans pour autant provoquer de sus-décalage du segment ST dans la dérivation V1 ? La réponse à cette question est la première branche de l'ACD, la branche du cône. Lorsque la branche du cône est longue, elle alimente la voie de sortie du ventricule droit, y compris le septum basilaire, la zone couverte par l'électrode de la dérivation V1. Ainsi, la circulation collatérale de l'ACD peut prévenir l'ischémie du septum basilaire (proximal) et éviter une élévation du segment ST dans la dérivation V1, même en cas d'occlusion proximale de l'IVA. Cependant, lorsque la branche du cône est courte, cela n'aide pas.

OK... regardons notre premier ECG !

ECG Nº 1

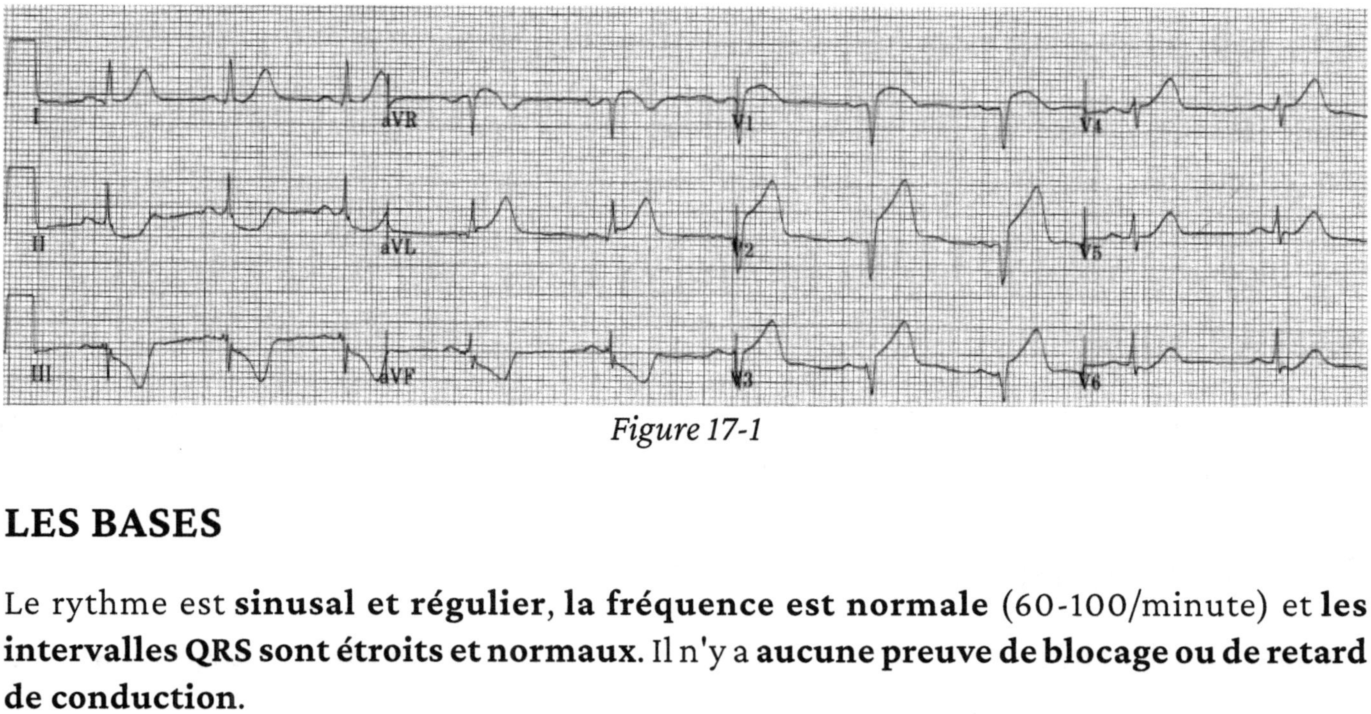

Figure 17-1

LES BASES

Le rythme est **sinusal et régulier**, **la fréquence est normale** (60-100/minute) et **les intervalles QRS sont étroits et normaux**. Il n'y a **aucune preuve de blocage ou de retard de conduction**.

Ce que cela signifie :

sinusal et régulier – Il n'y a pas de rythme ectopique ou de preuve d'irrégularités du rythme telles qu'une arythmie sinusale, des pauses ou des blocs SA, des blocs AV ou des retards.

la fréquence est normale – Il n'y a pas de bradycardie, ce qui peut indiquer une stimulation vagale accrue due à une réponse à la douleur, et pas de tachycardie, ce qui serait inquiétant dans le cadre d'une ischémie aiguë (tachycardie ventriculaire, choc cardiogénique). La tachycardie sinusale n'est pas typique d'une ischémie aiguë/d'un infarctus.

les intervalles QRS sont étroits et normaux – Il n'y a pas de bloc de branche ou de défaut de conduction intraventriculaire non spécifique.

aucune preuve de blocage ou de retard de conduction – aucune preuve de blocs SA ou AV

À LA RECHERCHE D'UN SUS-DÉCALAGE ÉVIDENT DU ST

Il y a une élévation évidente du ST dans les dérivations aVL et V1 – V3.

À LA RECHERCHE D'UN SUS-DÉCALAGE SUBTILE DU ST

Je définirai « un sus-décalage subtile du ST » comme un sus-décalage du ST inférieure à 1,0 mm ou non admissible selon les critères STEMI. Il n'y a aucun autre sus-décalage du ST présente.

À LA RECHERCHE D'ONDES T HYPERAIGUËS

Toutes les ondes T sur cet ECG sont hyperaigus – verticales et inversées, à l'exception de la dérivation aVR.

À LA RECHERCHE D'UN SOUS-DÉCALAGE DU ST DANS UN MODÈLE VASCULAIRE

Il y a un sous-décalage du ST dans les dérivations II, III et aVF, se présentant comme un sous-décalage du ST dans un modèle vasculaire.

À LA RECHERCHE DE L'ARTÈRE COUPABLE

Il y a sus-décalage du segment ST dans la dérivation aVL et sous-décalage du segment ST dans les dérivations inférieures. L'artère coronaire droite est éliminée.

Il y a sus-décalage du segment ST dans les dérivations V1 à V3. Le segment ACX est éliminé.

L'IVA est l'artère coupable (ce n'est pas une surprise puisque ce chapitre porte sur les occlusions de l'IVA !).

OÙ SE TROUVE L'OCCLUSION DANS L'ARTÈRE ?

Il y a sus-décalage du segment ST dans la dérivation aVR, sous-décalage du segment ST dans les dérivations V5 et V6, et sous-décalage du segment ST dans la dérivation III > sus-décalage du segment ST dans la dérivation aVL.

L'occlusion est proximale à la fois à S1 et à D1.

> **PERLE** | Ce n'est pas parce qu'une lésion est proximale à S1 qu'elle est automatiquement proximale à D1.

À LA RECHERCHE DE COMPLICATIONS POSSIBLES

Tachycardie ventriculaire (TV) / Fibrillation ventriculaire (FV) – La première complication qui frappe de nombreuses ischémies transmurales aiguës est la tachycardie ventriculaire ou la fibrillation ventriculaire. Elle est plus fréquente dans les deux premières heures suivant le début de l'occlusion, puis à nouveau trois ou quatre jours plus tard. Soyez prêt à y faire face, quelle que soit l'artère obstruée.

La tachycardie ventriculaire sera généralement une tachycardie ventriculaire polymorphe qui peut ou non ressembler exactement à des torsades de pointe. Cependant, les torsades de pointes ne surviennent que pendant un intervalle QT prolongé, souvent facilité par un faible taux de potassium sérique. Le traitement est très spécifique. La tachycardie ventriculaire polymorphe au cours d'un infarctus aigu du myocarde est causée par l'ischémie – et non par un intervalle QT prolongé. Le traitement est le même que pour toute autre TV réentrante.

Collapsus cardiovasculaire soudain – Ce syndrome est moins fréquent qu'une tachydysrythmie ventriculaire. Il peut néanmoins survenir lorsque l'occlusion touche la partie principale gauche ou la partie proximale de l'une des artères coronaires. De telles occlusions entraînent de très grandes zones à risque. D'autres complications peuvent entraîner un collapsus cardiovasculaire. Dans l'artère descendante antérieure gauche, cela peut inclure:

Infarctus du système de conduction – Une occlusion proximale à S1 entraînera probablement un BBD complet en raison de la perte de contribution de S1 à la circulation de la branche droite du faisceau. Cependant, un infarctus de la zone du faisceau commun gauche entraînerait en outre un bloc AV complet du troisième degré. Avec une zone à risque aussi importante dans le ventricule gauche, un stimulateur cardiaque d'échappement ventriculaire peut ne pas apparaître ou, à sa faible fréquence intrinsèque, peut ne pas être essentiel au maintien de la vie.

Rupture de la paroi libre du ventricule gauche – Il s’agit d’un événement rare, généralement de quatre à sept jours après l’occlusion. Cela ne posera pas de problème si le patient se présente immédiatement dans un état aigu, mais s'il se présente dans un état subaigu – comme c'est le cas pour certains – plusieurs jours après l'événement, une rupture de la paroi libre gauche pourrait survenir pendant que vous le soignez.

Rupture septale – En cas d'infarctus antérieur de l'artère coronaire droite et d'une branche courte du cône (ou de l'artère), la perte de circulation vers le septum interventriculaire pourrait l'affaiblir excessivement et entraîner une rupture septale. Comme pour une rupture de la paroi libre du ventricule gauche, il s'agit d'un événement rare qui survient généralement quatre à sept jours après l'occlusion. Si le patient se présente dans un état subaigu – comme c'est le cas pour certains – plusieurs jours après l'événement, une rupture septale pourrait survenir pendant que vous le soignez.

Insuffisance cardiaque congestive – La fraction d'éjection peut avoir été considérablement réduite, entraînant une insuffisance cardiaque congestive.

> **PERLE** | Si le patient se présente dans un état subaigu – disons environ quatre jours après l’occlusion – vous devez être particulièrement préparé à une tachydysrythmie ventriculaire ou à une rupture du septum interventriculaire ou de la paroi libre. Si le patient présente une ectopie ventriculaire accrue, faites très attention aux intervalles de couplage. S’ils sont courts ou si l’ESV tombe sur la pente descendante de l’onde T, la possibilité d’une tachydysrythmie ventriculaire mortelle est peut-être imminente. Et par imminente, j’entends dans les minutes qui suivent !

ANALYSE COMPLÈTE FINALE DE L'ECG

Rythme sinusal régulier, pas d'élargissement des complexes QRS, pas d'ectopie ventriculaire. Il s'agit d'une occlusion extrêmement dangereuse en raison de l'occlusion de l'artère interventriculaire antérieure (IVA) située à proximité de S1 et D1. La zone à risque est très vaste et la morbidité et la mortalité à l'hôpital sont accrues. Le taux de complications est élevé et ces complications peuvent survenir pendant l'état aigu et pendant que le malade est votre reponsabilité. Soyez prêt à ce qui peut arriver !

Que vous indique l'élévation du segment ST dans la dérivation V1 ? Elle vous indique qu'une artère conus courte est présente, qui ne peut pas alimenter la circulation collatérale qui empêcherait probablement la sus-décalage du segment ST dans cette dérivation. Vérifiez cela sur les autres ECG.

ANATOMIE PERLE | L'activation des ventricules commence sur le côté gauche du septum interventriculaire à peu près à mi-chemin entre la base et l'apex. Elle se propage ensuite vers l'apex et remonte la paroi latérale du ventricule gauche. Ce point à mi-chemin sur le septum entre la base et l'apex est le point le plus proximal sur le septum interventriculaire que la dérivation V1 peut enregistrer. Et généralement, elle voit en fait le septum légèrement plus bas et inclut une partie du myocarde paraseptal à l'apex. Nous appelons maintenant l'élévation du segment ST dans les dérivations V1 et V2 une ischémie antéro-apicale – et non une ischémie antéro-septale. Par conséquent, lorsque vous voyez une élévation du segment ST dans ces dérivations, vous voyez une ischémie aiguë qui est certainement distale par rapport au premier perforateur septal (S1) – mais pas nécessairement proximale par rapport à celui-ci !

ECG Nº 2

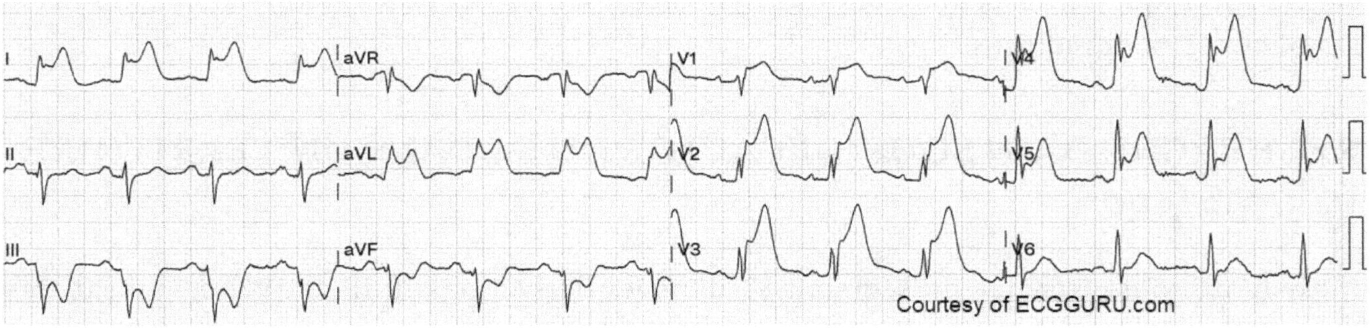

Figure 17-2

LES BASES

Le rythme est sinusal et régulier, la fréquence est normale (environ 100/minute) et les intervalles QRS sont étroits et normaux. Il n'y a aucune preuve de blocages ou de retards de conduction. Ne vous laissez pas tromper par les ondes T hyperaiguës en pensant que les intervalles QRS sont larges – ce n'est pas le cas !

À LA RECHERCHE D'UN SUS-DÉCALAGE ÉVIDENT DU ST

Il y a une élévation évidente du ST dans les dérivations I, aVL et V1 – V5.

À LA RECHERCHE D'UN SUS-DÉCALAGE SUBTIL DU ST

Il n'y a pas de sus-décalage du ST sur cet ECG.

À LA RECHERCHE D'ONDES T HYPERAIGUËS

Toutes les dérivations avec élévation du ST présentaient des ondes T hyperaiguës, qui sont maintenant en train de passer à une élévation du ST. L'onde T de la dérivation V6 est également probablement hyperaiguë. (Voir ci-dessous.)

Pendant la transition de l'onde T hyperaiguë à l'élévation du ST, le segment ST devient progressivement plus court – comme si l'onde T y reculait. Lorsque la pente ascendante de l'onde T entre finalement en contact avec le point J, elle « semble » alors remonter le long de la branche descendante de l'onde R. Cela entraîne l'élévation du segment ST caractéristique – mais PAS pathognomonique – d'une ischémie aiguë/d'un infarctus.

Observez attentivement la dérivation V6. Ce sont des ondes T hyperaiguës basées sur deux observations : 1) leur largeur – et non leur amplitude (hauteur), et 2) la «compagnie qu'elles fréquentent». Ces ondes T suivent des ondes T hyperaiguës très larges et classiques (bien qu'elles soient en transition lorsque l'ECG est enregistré). Comparez les ondes T de la dérivation V6 avec celles de la dérivation II, qui sont normales. Il n'existe aucune mesure ou critère spécifique définissant les ondes T hyperaiguës. C'est là que les compétences, et surtout l'expérience, sont requises !

RECHERCHE D'UN SOUS-DÉCALAGE DU ST DANS UN TERRITOIRE VASCULAIRE

Il existe un sous-décalage du segment ST dans les dérivations II, III et aVF, ce qui satisfait nos critères pour un modèle vasculaire. Ce sous-décalage du segment ST est réciproque à l'élévation du segment ST dans les dérivations I et aVL.

À LA RECHERCHE DE L'ARTÈRE RESPONSABLE

Bien sûr, nous savons déjà qu'il s'agit d'une occlusion de l'IVA, mais si ce n'était pas le cas, je recommanderais la méthode d'élimination diagnostique de Jones :

L'élévation du segment ST dans la dérivation aVL élimine l'artère coronaire.
L'élévation du segment ST dans l'une des dérivations V1 à V3 élimine la LCx.
Par conséquent, l'artère interventriculaire antérieure (IVA) est l'artère coupable (mais nous le savions déjà !)

OÙ DANS L'ARTÈRE SE TROUVE L'OCCLUSION ?

L'élévation du segment ST dans la dérivation aVL et les dérivations V1 à V3 placent l'occlusion à proximité de D1, tout comme le sous-décalage du segment ST dans les dérivations III et aVF. Aucun critère sur cet ECG ne place l'occlusion à proximité de S1. Pourquoi n'y a-t-il pas de sous-décalage du segment ST dans la dérivation II alors qu'il y a une élévation du segment ST aussi spectaculaire dans les dérivations I et aVL ?

À LA RECHERCHE DE COMPLICATIONS POSSIBLES

Il n'y a pas de troubles du rythme sur cet ECG ; cependant, il existe une très grande zone à risque. En observant les dérivations V2 et V3, vous verrez des exemples classiques d'ischémie de grade III selon Birnbaum-Sclarovsky. Ce cœur n'avait aucune protection - pas de circulation collatérale et pas de préconditionnement ischémique. Si ce patient survit, il souffrira de morbidités importantes.

ANALYSE COMPLÈTE FINALE DE L'ECG

Il s'agit d'une occlusion de l'artère coronaire gauche proximale à la branche D1 mais probablement distale à S1. Bien qu'il n'y ait aucun signe de complications à ce stade, il existe une probabilité significative que des complications (tachycardie/fibrillation ventriculaire, choc cardiogénique) se développent de manière imminente. Cette occlusion concernait une très grande zone à risque et avait déjà progressé vers une ischémie de grade III lors de la présentation aux urgences. Le pronostic de ce patient est mauvais.

ECG Nº 3

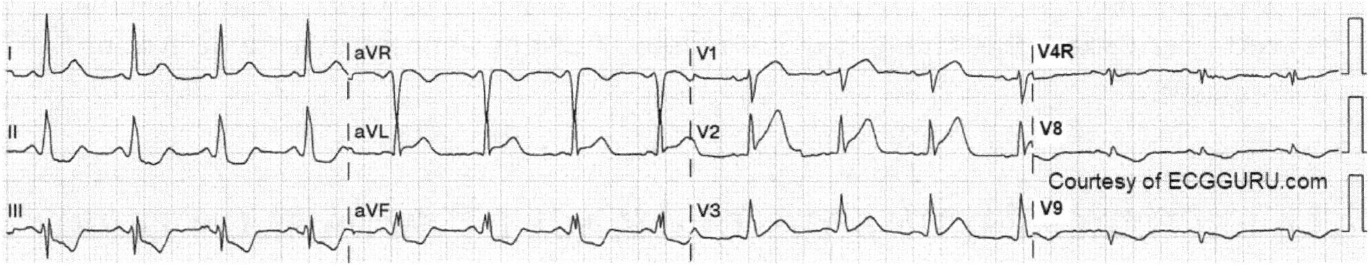

Figure 17-3

LES BASES

Le rythme est sinusal et régulier, la fréquence est normale (60 à 90/minute) et les intervalles QRS sont étroits et normaux.

C'est un ECG intéressant. Bien que je préfère toujours enregistrer des dérivations supplémentaires, telles que les dérivations V3R et V4R et les dérivations V7 à V9, ce n'est que lorsque l'ECG à 12 dérivations reste non diagnostique ou si je souhaite une meilleure confirmation d'un infarctus du ventricule droit. Dans ce cas, nous n'avons aucune difficulté à reconnaître une occlusion de l'ILA. Il n'était pas nécessaire d'enregistrer les dérivations V4R, V8 et V9, ni d'obtenir aucune information. Les dérivations V4 à V6 auraient été beaucoup plus utiles.

À LA RECHERCHE D'UN SUS-DÉCALAGE ÉVIDENT DU ST

Il y a une élévation évidente du ST dans les dérivations aVL et V2.

À LA RECHERCHE D'UN SUS-DÉCALAGE SUBTIL DU ST

Il y a un sus-décalage subtil du ST dans les dérivations I, V1 et V3.

À LA RECHERCHE D'ONDES T HYPERAIGUËS

Il y a des ondes T hyperaiguës verticales dans les dérivations V1 à V3. Il y a des ondes T hyperaiguës inversées dans les dérivations III, aVF, V8 et V9.

> **PERLE** | N'oubliez pas : les ondes T hyperaiguës peuvent être inversées. Ces ondes T sont généralement réciproques aux ondes T hyperaiguës verticales situées ailleurs. Parfois, les ondes T hyperaiguës inversées sont plus visibles. Les ondes T hyperaiguës inversées réciproquement ne représentent pas une ischémie dans cette dérivation. Elles ne font que « refléter » ce qui se passe dans la dérivation opposée.

À LA RECHERCHE D'UN SOUS-DÉCALAGE DU ST DANS UN TERRITOIRE VASCULAIRE

Il y a un sous-décalage du segment ST dans les dérivations II, III et aVF, représentant un modèle vasculaire. Les sou-décalages du segment ST dans les dérivations V8 et V9 sont également qualifiées de modèle vasculaire (dérivations postérieures).

À LA RECHERCHE DE L'ARTÈRE RESPONSABLE

L'IVA, bien sûr :
Le sus-décalage du segment ST en dérivation aVL élimine l'artère coronaire.
Le sus-décalage du segment ST en dérivation V1-V3 élimine l'artère coronaire LCx.

OÙ SE SITUE L'OCCLUSION DANS L'ARTÈRE ?

On observe un sus-décalage du segment ST en aVR.

Un sous-décalage du segment ST en V5, ou à défaut en V6, aurait confirmé davantage une occlusion proximale à S1.

Le sous-décalage du segment ST en III est supérieur au sus-décalage en aVL, ce qui suggère fortement une occlusion proximale à la fois à S1 et à D1. Cependant, le sus-décalage net, mais non contigu, du segment ST en aVL et V2 est également très évocateur d'une occlusion isolée de D1 (signal du drapeau sud-africain). La présence des dérivations V4 à V6 aurait été utile.

L'ensemble de ces observations suggère une occlusion de D1, avec la possibilité, plus faible, d'une occlusion proximale à la fois à S1 et à D1.

RECHERCHE DE COMPLICATIONS ÉVENTUELLES

Actuellement, l'ECG ne révèle aucun signe de complication imminente. Cependant, l'occlusion pouvant être proximale à la fois à S1 et à D1 (sous-décalage du segment ST en D3 > sus-décalage du segment ST en aVL), la zone à risque peut être très étendue et il convient de surveiller l'apparition de tachyarythmies ventriculaires (tachycardie ventriculaire polymorphe) et/ou d'un choc cardiogénique. Pour une discussion plus approfondie, voir l'ECG n° 1.

ANALYSE FINALE COMPLÈTE DE L'ECG

Il s'agit d'une occlusion très proximale de l'IVA, probablement limitée à D1 mais possiblement proximale à S1. L'ischémie semble n'avoir progressé que jusqu'au grade II, mais cela comporte néanmoins un risque important de complications, tant pendant l'hospitalisation qu'après.

ECG Nº 4

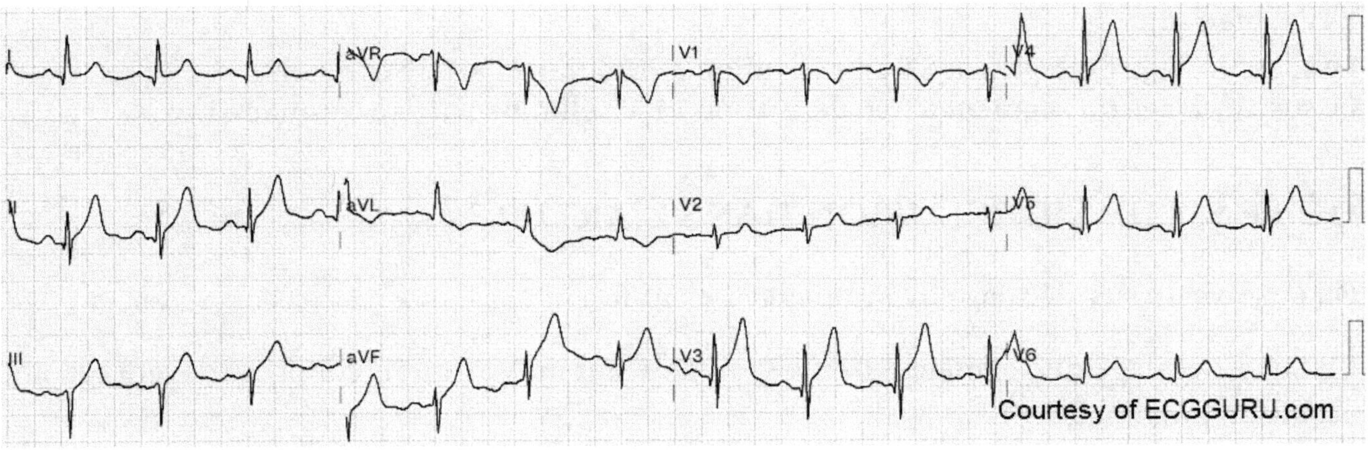

Figure 17-4

LES BASES

Le rythme est sinusal et régulier, la fréquence est normale (60-100/minute) et les intervalles QRS sont étroits et normaux. Il n'y a aucune preuve de blocages ou de retards de conduction.

À LA RECHERCHE D'UN SUS-DÉCALAGE ÉVIDENT DU ST

Il y a une élévation évidente du ST dans les dérivations V3 à V5. Il y a probablement une élévation du ST dans les dérivations II, III et aVF, mais je ne peux pas en être certain en raison de la ligne de base errante.

À LA RECHERCHE D'UN SUS-DÉCALAGE SUBTIL DU ST

Il y a une élévation subtile du ST dans la dérivation I.

À LA RECHERCHE D'ONDES T HYPERAIGUËS

Les dérivations inférieures et les dérivations V3 à V5 ont des ondes T hyperaigus. Les ondes T de la dérivation V6 sont probablement hyperaigus, étant donné «la compagnie qu'elles fréquentent».

À LA RECHERCHE D'UN SOUS-DÉCALAGE DU ST DANS UN TERRITOIRE VASCULAIRE

Il y a un sous-décalage du ST dans les dérivations aVR, V1 et peut-être dans la dérivation aVL. Il n'y a pas de sous-décalage du ST dans un modèle vasculaire.

À LA RECHERCHE DE L'ARTÈRE RESPONSABLE

Cela nécessitera une certaine réflexion et un raisonnement, en utilisant les connaissances que vous devriez avoir acquises à ce stade. (Bien sûr, nous savons qu'il s'agit de l'IVA, mais voyons comment nous le déterminerions si nous ne le savions pas.)

L'occlusion de l'IVA ne produirait pas de sus-décalage du segment ST dans les dérivations V3 à V5 sans produire également un sus-décalage du segment ST dans les dérivations V1 et V2, et elle ne crée pas de sus-décalage du segment ST dans la dérivation I. Ainsi, l'IVA est éliminée.

Le ACX ne produirait pas de sus-décalage du segment ST dans la dérivation V3. Le ACX est éliminé.

Il reste l'artère interventriculaire antérieure, ce qui a été prouvé dans ce cas particulier.

OÙ DANS L'ARTÈRE SE TROUVE L'OCCLUSION ?

Il n'y a pas de sous-décalage du segment ST dans les dérivations inférieures, pas de sous-décalage du segment ST dans la dérivation aVR, et pas de sous-décalage du segment ST dans les dérivations V5 ou V6. Il y a une légère sus-décalage du segment ST dans la dérivation I mais pas de sous-décalage du segment ST dans la dérivation aVL. Il y a une onde T inversée dans la dérivation aVL.

L'occlusion est distale par rapport à S1 et D1 et impliquel'artère interventriculaire antérieure « enveloppante » de type 3.

RECHERCHE DE COMPLICATIONS POSSIBLES

Il n'y a aucune indication d'une tachydysrythmie ou d'un collapsus cardiovasculaire imminent. Les mêmes précautions concernant les tachydysrythmies ventriculaires paroxystiques s'appliquent toujours. Elles sont moins fréquentes avec des occlusions distales plus petites mais surviennent toujours de manière inattendue. Pour une discussion plus complète, voir ECG n°1.

ANALYSE COMPLÈTE FINALE DE L'ECG

Cet ECG manifeste une occlusion de l'artère ventriculaire gauche distale par rapport à la branche D1. Elle s'enroule autour de l'apex et implique une petite partie de la paroi inférieure du ventricule gauche. La zone à risque n'est peut-être pas trop grande, mais ce patient présente toujours un risque de complications.

ECG Nº 5

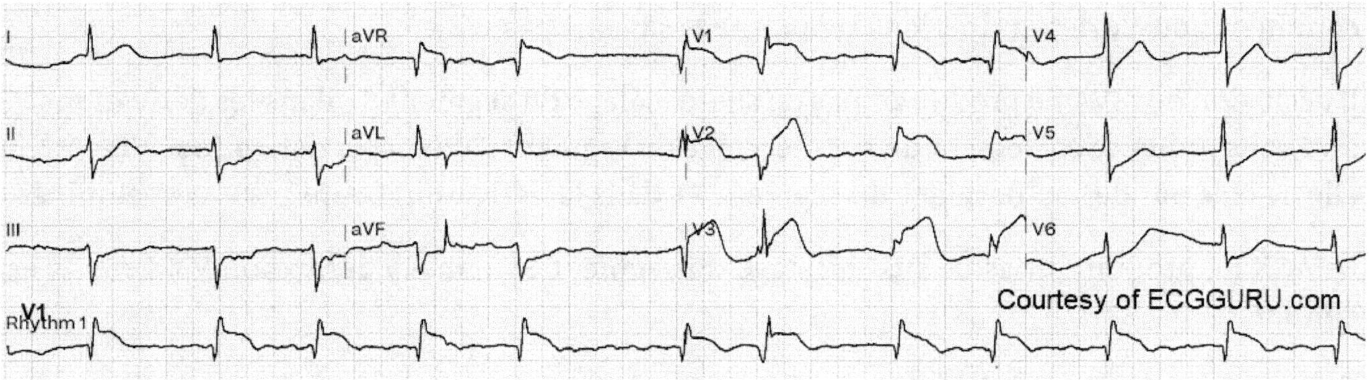

Figure 17-5

LES BASES

Le rythme est une fibrillation atriale, la fréquence est irrégulière et contrôlée (environ 70/minute) et les intervalles QRS sont étroits et normaux.

Une occlusion de l'IVA peut-elle provoquer une fibrillation atriale ? En général, non. L'ACX ou l'ACD alimentent le nœud SA et l'oreillette droite en circulation, quelle que soit la dominance. L'IVA alimente les branches du faisceau, de sorte que l'on peut s'attendre à un bloc de branche ou à un bloc bifasciculaire. Le pire scénario serait un bloc cardiaque complet.

Continuez à lire ! C'est un ECG extrêmement intéressant et complexe !

À LA RECHERCHE D'UN SUS-DÉCALAGE ÉVIDENT DU ST

Il y a un sus-décalage évident du ST dans les dérivations V1 à V3 et dans la dérivation aVR. Cet ECG montre un sus-décalage du ST qui répond aux critères d'une ischémie de grade 3 - perte possible de l'onde S dans la dérivation V3 et sus-décalage du ST supérieur ou égal à (≥) 50 % de la hauteur de l'onde R dans la dérivation V1.

L'ischémie de grade 3 est associée à un pronostic grave. Ce cœur n'a bénéficié ni d'une circulation collatérale ni d'un préconditionnement ischémique (épisodes intermittents d'angine pendant un ou deux jours avant l'occlusion complète). Même avec une reperfusion opportune, il n'y aura que peu d'avantages pour ce patient.

Nous devrions voir un sus-décalage évident du segment ST dans les dérivations I et aVL. Cependant, la dérivation I présente un sous-décalage du segment ST très subtil et la dérivation aVL a un segment ST qui est littéralement isoélectrique. J'aborderai cette question à la fin de cette discussion.

À LA RECHERCHE D'UN SUS-DÉCALAGE SUBTIL DU ST

Il n'y a pas de sus-décalage subtil du segment ST sur cet ECG.

À LA RECHERCHE D'ONDES T HYPERAIGUËS

Il y a des ondes T hyperaiguës dans les dérivations V2 à V4. Les ondes T hyperaiguës restantes ont déjà fait la transition vers une élévation du segment ST.

À LA RECHERCHE D'UN SOUS-DÉCALAGE DU ST DANS UN TERRITOIRE VASCULAIRE

Il y a un sous-décalage du segment ST dans les dérivations II, III et aVF et les dérivations V4 à V6. Ces sous-décalages du segment ST correspondent à un territoire vasculaire. Le sous-décalage du segment ST dans les dérivations inférieures est probablement réciproque au sus-décalage du segment ST dans les dérivations I et aVL (vous ne voyez aucun sus-décalage du segment ST dans ces dérivations ? Donnez-moi un instant et je vous la montrerai.) Un autre problème ici est le fait que la dérivation V3 manifeste une ischémie de grade 3 tandis que la dérivation adjacente V4 présente un sous-décalage du segment ST ! Cela n'a aucun sens ! Il se passe beaucoup de choses avec cet ECG.

À LA RECHERCHE DE L'ARTÈRE RESPONSABLE

L'occlusion de l'artère coronaire droite ne produit pas de sous-décalage du segment ST dans toutes les dérivations inférieures. Par conséquent, l'artère coronaire droite est éliminée.

L'occlusion du segment ACX ne produit pas de sus-décalage du segment ST dans les dérivations V1 à V3. Par conséquent, l'artère ACX est éliminé.

L'IVA est l'artère responsableable.

OÙ DANS L'ARTÈRE SE TROUVE L'OCCLUSION ?

L'occlusion est proximale à S1 et D1.

Suivez-moi attentivement et étudiez l'ECG pendant que je vous explique cela (c'est là que vous passez d'un interprète d'ECG de niveau intermédiaire au niveau expert !)...

Avec une élévation du segment ST dans la dérivation aVR et un sous-décalage du segment ST dans la dérivation V5, nous avons montré que l'occlusion s'est produite à proximité de S1. Mais s'est-elle également produite à proximité de D1 ? Ne présumez pas que S1 est toujours proximale à D1 – parfois, ce n'est pas le cas !

Le sous-décalage du segment ST dans la dérivation III est supérieure ausus-décalage du segment ST dans la dérivation aVL. C'est une décision facile car il n'y a pas de sus-décalage du segment ST dans la dérivation aVL. Le segment ST est isoélectrique. Cela indique que l'occlusion est proximale à la fois à S1 et à D1.

En cas d'occlusion proximale à l'origine de la première branche diagonale, il doit y avoir une ischémie de la zone basolatérale, qui est recouverte par les électrodes des dérivations aVL et I. Je doute que l'ACX ou le ramus intermedius (présent seulement chez environ 30 % des personnes) fournissent une circulation suffisante pour empêcher complètement toute ischémie ici.

Il se peut qu'il n'y ait pas de sus-décalage du segment ST dans les dérivations basolatérales en raison d'une annulation des forces.

Contrairement à certains rapports, le fait qu'il y ait un sus-décalage du segment ST dans les dérivations antéro-apicales (dérivations V1 - V3) et un sous-décalage du segment ST dans les dérivations inférieures ne signifie pas qu'elles sont directement connectées - bien qu'elles puissent être indirectement connectées. Si les dérivations inférieures agissent de manière réciproque, cela ne peut être que pour les dérivations I et aVL. Les dérivations précordiales sont perpendiculaires au plan frontal ; tous les vecteurs dans le plan frontal sont, par conséquent, perpendiculaires aux dérivations précordiales et, par conséquent, indétectables par elles. Les dérivations précordiales et les dérivations basolatérales réagissent à la même ischémie, mais leurs dérivations réciproques doivent être dans le même plan que les changements indicateurs (c'est-à-dire le sus-décalage du segment ST).

À LA RECHERCHE DE COMPLICATIONS POSSIBLES

La fibrillation atriale semble avoir un taux contrôlé car le taux habituel pour la fibrillation atriale non traitée est de 120-150/minute. Cependant, la perte de l'à-coup atrial combiné à une fraction d'éjection (probablement) réduite pourrait certainement prédisposer ce patient à un choc cardiogénique. Et, bien sûr, la fibrillation atriale n'empêche pas le développement d'une tachycardie ventriculaire polymorphe. Pour une discussion plus complète, voir ECG #1.

ANALYSE COMPLÈTE FINALE DE L'ECG

L'ECG montre probablement une fibrillation atriale chronique chez un patient présentant une occlusion très dangereuse de l'IVA à proximité de S1 et D1. Cela inclut une zone à risque très importante. L'ischémie de grade 3 signifie qu'il y aura une morbidité importante pour ce patient s'il survit. Lorsqu'une ischémie de grade 3 est présente sur l'ECG d'admission, même un temps de porte à ballon rapide ne parviendra souvent pas à sauver suffisamment de myocarde.

LE PROBLÈME DE L'ABSENCE DE SUS-DÉCALAGE DU ST DANS LA DÉRIVATION aVL

Nous avons montré que l'occlusion est à proximité de S1 et D1. Par conséquent, la zone basolatérale (dérivations I et aVL) est définitivement impliquée - elle est ischémique ! Pourtant, la dérivation aVL présente un segment ST isoélectrique alors qu'elle aurait dû avoir un sus-décalage marquée du segment ST. Le segment ST de la dérivation I est minimalement déprimé.

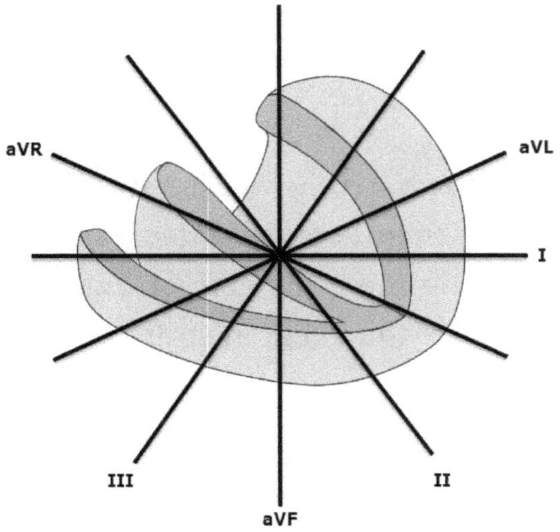

Figure 17-6

Lors de l'analyse d'un ECG avec une ischémie transmurale aiguë de ce degré, un segment ST isoélectrique ne peut être dû qu'à deux choses : soit l'électrode visualise une zone sans ischémie (nous savons que ce n'est pas vrai), soit il s'agit du résultat d'une annulation de forces. Rien d'autre ne peut entraîner un segment ST parfaitement isoélectrique dans une dérivation isolée avec des changements aussi spectaculaires qui se produisent tout autour ! Par conséquent, il doit s'agir d'un problème impliquant une annulation de forces. Regardons la grille de référence hexaaxiale (GRH, à gauche) :

Nous pensons que la réciprocité dans le plan frontal n'existe qu'entre les dérivations basolatérales (dérivations I et aVL) et les dérivations inférieures (dérivations II, III et aVF). Mais ce n'est pas tout à fait vrai ! La réciprocité peut exister entre deux dérivations quelconques qui sont à plus de 90° l'une de l'autre. L'annulation des forces ne se produit qu'entre des dérivations réciproques. Rappelez-vous que pour qu'une annulation des forces se produise, deux dérivations réciproques doivent avoir des vecteurs se déplaçant dans des directions opposées simultanément. Cela se produit dans le cœur normal pendant la phase 0. Mais dans le cœur ischémique, cela peut également se produire pendant la phase 2 lorsque les deux électrodes sont au-dessus du myocarde ischémique. Je vous ai montré trois exemples de cela au chapitre 12 (« Annulation des forces »). Revenons maintenant à l'ECG...

En nous limitant aux dérivations du plan frontal, examinez attentivement la dérivation aVL. Bien que son segment ST soit isoélectrique, vous savez qu'il y a un sus-décalage du segment ST cachée quelque part. Regardez simplement comment réagissent les dérivations inférieures. (Je pense toujours aux sous-décalages ST du changement réciproque comme à des « chiens » qui aboient sur un « intrus » – le sus-décalage ST étant « l'intrus ». Habituellement, vous pouvez le voir, mais parfois non.) Il y a une ischémie dans cette dérivation ! Mais qu'est-ce qui pourrait l'annuler ? Ce ne sont pas les dérivations inférieures – elles réagissent de manière réciproque, ce qui signifie que l'électrode du pied gauche doit se trouver au-dessus d'un myocarde normal et non ischémique. Maintenant, regardez la dérivation aVR. Il y a un sus-décalage ST significative dans la dérivation aVR, mais que voit-elle ? Elle voit la même ischémie que les dérivations V1 – V3 – et regardez à quelle hauteur les segments ST dans ces dérivations sont ! La dérivation aVL est à 120° de la dérivation aVR, ce qui est dans la plage de réciprocité. La dérivation I est à 150° et également bien positionnée pour réagir de manière réciproque. La réciprocité et l'annulation des forces ne se limitent pas dans le plan frontal aux seules dérivations basolatérales et inférieures. La dérivation aVR peut également réagir de manière réciproque. Cela expliquerait l'absence de sus-décalage du segment ST dans les dérivations basolatérales, mais les changements réciproques impressionnants dans les dérivations inférieures.

> **PERLE** | L'annulation des forces est un phénomène de l'appareil ECG. Bien qu'il efface le sus-décalage du segment ST du papier ECG, l'ischémie représentée par ce sus-décalage du segment ST est toujours présente. Comment les dérivations réciproques pourraient-elles « savoir » qu'elles doivent y réagir si elle n'était pas réellement présente ?

Il est probable que le sus-décalage du segment ST dans la dérivation aVR – avant l'annulation des forces – était similaire au sus-décalagen du segment ST dans les dérivations antéroapicales (anciennement « antéroseptales »). Cependant, elle a été réduite par l'annulation des forces et le sus-décalage du segment ST dans les dérivations I et aVL a été réduite au point que le segment ST dans la dérivation aVL était isoélectrique et le segment ST dans la dérivation I était minimalement creusé.

Pour qu'une annulation des forces se produise pendant l'ischémie...

1. les deux dérivations doivent être situées de manière à être réciproques

2. elles doivent être dans le même plan

3. elles doivent toutes deux se trouver au-dessus du tissu ischémique avec des courants de lésion se dirigeant vers leurs pôles positifs.

Dans l'ECG n°5, seules la dérivation aVR et les dérivations basolatérales répondent aux trois exigences. Maintenant, pourquoi les dérivations V4 à V6 manifestent-elles un sous-décalage du segment ST alors que la dérivation V3 manifeste une ischémie de grade 3 ? Il y a deux réponses à cette question. Tout d'abord, les dérivations V5 et V6 réagissent de manière réciproque à la dérivation V1, ce qui indique une occlusion proximale à S1. Deuxièmement, il peut y avoir un petit sous-décalage supplémentaire du segment ST causé par un placement incorrect des électrodes pour les dérivations V4 à V6. Il est assez courant que les électrodes des dérivations V4 à V6 soient placées trop bas sur la paroi thoracique. Lorsque cela se produit, elles ressemblent et agissent comme les dérivations inférieures.

ECG Nº 6

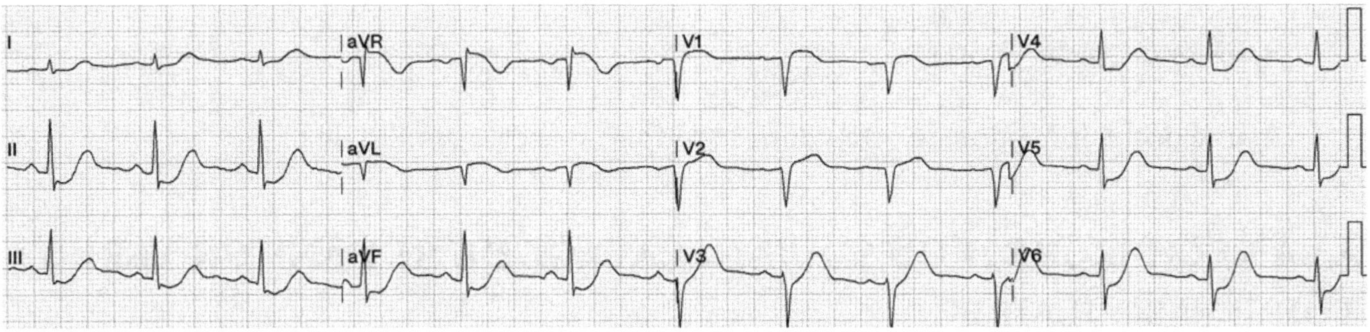

Figure 17-7

Nous savons peu de choses sur cette patiente de 67 ans qui se plaint de douleurs thoraciques. Après examen de l'ECG, on lui a administré de l'hydromorphone.

LES BASES

Le rythme est sinusal et régulier, la fréquence est normale (60-100/minute) et les intervalles QRS sont étroits et normaux. Il n'y a aucune preuve de blocage ou de retard de conduction.

À LA RECHERCHE D'UN SUS-DÉCALAGE ÉVIDENT DU ST

Il y a un sus-décalage du ST dans les dérivations aVR et V1.

À LA RECHERCHE D'UN SUS-DÉCALAGE SUBTIL DU ST

Il y a un sus-décalage très subtil du ST dans la dérivation V2.

À LA RECHERCHE D'ONDES T HYPERAIGUËS

Il y a des ondes T hyperaigus dans les dérivations II, III et aVF et dans les dérivations V2 à V6. Il y a deux choses très importantes que vous devez noter et retenir à propos de ces ondes T hyperaigus :

1. Elles sont toutes larges, mais aucune n'est haute ! Si vous passez votre carrière à rechercher uniquement des ondes T hyperaigus hautes, vous en manquerez environ la moitié !

2. Regardez où ces ondes T hyperaiguës commencent... en dessous de la ligne de base ! La plupart du temps, les ondes T hyperaiguës proviennent de la ligne de base, du point J ou de quelque part sur la pente descendante de l'onde R. Il n'est PAS typique que les ondes T hyperaiguës proviennent d'un segment ST déprimé.

Lorsque vous voyez ce schéma – et il peut être dans les dérivations précordiales ou dans les dérivations inférieures (ici, elles sont dans les deux !) – vous ne devez penser qu'à deux choses :

1. les ondes T de Winter

2. une occlusion aiguë de l'ILA, dans la plupart des cas, proximale !

À LA RECHERCHE D'UN SOUS-DÉCALAGE DU ST DANS UN TERRITOIRE VASCULAIRE

Il y a un sous-décalage du segment ST dans les dérivations inférieures (territoire vasculaire inférieur) et dans les dérivations V3 – V6 (territoire antérolatéral ou antéroapical).

À LA RECHERCHE DE L'ARTÈRE RESPONSABLE

Il y a un sus-décalage du segment ST dans la dérivation aVL et un sous-décalage du segment ST dans toutes les dérivations inférieures. L'ACD est éliminée.

Il y a un sus-décalag du segment ST dans les dérivations V1 et V2 (subtil). L'ACX est éliminé.

L'artère LAD est l'artère responsable.

OÙ SE TROUVE L'OCCLUSION DANS L'ARTÈRE ?

Le sous-décalage du segment ST dans la dérivation III est supérieure au sus-décalage du segment ST dans la dérivation aVL. Cela indique une occlusion proximale à la fois à S1 et à D1.

Le sus-décalage du segment ST dans la dérivation aVR avec sous-décalage du segment ST dans la dérivation V5 suggère une occlusion proximale à S1.

La patiente a finalement été emmenée au laboratoire de cathétérisme, où une occlusion à 99 % de la partie médiane de l'artère laryngée antérieure a été constatée. Eh bien, aucune méthode n'est précise à 100 %, peu importe ce que prétendent les auteurs dans l'article original. Il est toujours possible que l'occlusion initiale ait pu être proximale mais qu'elle se soit ensuite embolisée distalement.

Les ondes T de Winter dans les dérivations inférieures signalent que cette patiente a une artère laryngée antérieure « enveloppante » de type 3. Elle a eu un peu de chance car l'occlusion s'est produite distalement, ce qui a probablement limité la quantité de zone infarcie. Si l'occlusion s'était produite de manière proximale, comme le suggérait l'ECG, la zone d'infarctus aurait été beaucoup plus grande. Je dis « infarctus » plutôt que « zone à risque » car l'équipe de cardiologie, qui ne connaissait apparemment rien aux ondes T de Winter, n'avait apparemment aucune intention d'emmener ce patient au laboratoire de cathétérisme en temps opportun.

À LA RECHERCHE DE COMPLICATIONS POSSIBLES

Lorsque la prise en charge appropriée d'un patient comme celui-ci est retardée en raison d'une adhésion rigide au paradigme STEMI, tout peut arriver. Tenez toujours compte de la TV polymorphe et du choc cardiogénique dans tout infarctus aigu du myocarde. Ces complications peuvent survenir soudainement chez un patient apparemment stable. Gardez toujours cela à l'esprit.

ANALYSE COMPLÈTE FINALE DE L'ECG

Les ondes T de Winter sont désormais considérées comme un équivalent de STEMI et doivent être amenées au laboratoire de cathétérisme en urgence comme tout autre STEMI ou OMI. Cette patiente a souffert d'une occlusion du milieu de l'IL-1, mais comme l'ECG ne répondait pas aux critères de STEMI, elle s'est vu refuser les soins appropriés.

Pour en savoir plus sur les ondes T de Winter, lisez le chapitre 25, « Les ischémies éponymes».

Lectures recommandées

Birnbaum, Y, et al. Acute myocardial infarction entailing ST-segment elevation in lead aVL: Electrocardiographic differentiation among occlusion of the left anterior descending, first diagonal, and first obtuse marginal coronary arteries. American Heart Journal. Volume 131, Number 1, pp. 38-42.

Birnbaum, Y, et al. Common pitfalls in the interpretation of electrocardiograms from patients with acute coronary syndromes with narrow QRS: a consensus report. Journal of Electrocardiology 45 (2012) pp. 463– 475.

Birnbaum Y, Sclarovsky S , Solodky A, Tschori J, Herz I, Sulkes J, Mager A, Rechavia E: Prediction of the level of left anterior descending coronary artery obstruction anterior wall acute myocardial infarction by admission electrocardiogram. Am J Cardiol. 1993;72:823-826.

Birnbaum Y, Solodky A, Herz I, Kusniec J, Rechavia E, Sulkes J, Sclarovsky S: Implications of ST-segment in anterior acute myocardial infarction: Electrocardiographic and angiographic correlation. Arn Heart J. 1994;127: 1467-1473.

de Agustín, JA, et al. Collateral Circulation From the Conus Coronary Artery to the Anterior Descending Coronary Artery: Assessment Using Multislice Coronary Computed Tomography. Rev Esp Cardiol. 2010;63(3):347-51.

de Winter, RJ, et al. A New ECG Sign of Proximal LAD Occlusion. N Engl J Med. 359:19, Nov 2008.

Engelen, D, Gorgels, A, Cheriex, E. et al. Value of the electrocardiogram in localizing the occlusion site in the left anterior descending coronary artery in acute anterior myocardial infarction. J Am Coll Cardiol. 1999 Aug, 34 (2) 389–395.

Ghani A R, Mughal M S, Kumar S, et al. (February 15, 2021) Wrapped Left Anterior Descending Artery Presenting As Inferior Myocardial Infarction: Case Report and Review of the Literature. Cureus 13(2): e13358.

Haraphonggse M, Tanomsup S, Jugdutt B1: Inferior ST-segment depression during acute myocardial infarction: Clinical and angiographic correlation. J Am Coll Cardiol; 1984;4:467-476.

Kosuge M, et al. Electrocardiographic Criteria for Predicting Total Occlusion of the Proximal Left Anterior Descending Coronary Artery in Anterior Wall Acute Myocardial Infarction. Clin. Cardiol. 24, 33-38 (2001): 33-38.

Mahajan K, Batra A, Gupta A. de Winter sign-A STEMI Equivalent. Indian Heart J. 2018 Sep-Oct;70(5):761-764.

Montero-Cabezas JM, van-der-Kley F, Karalis I, Schalij MJ. Proximal Left Anterior Descending Artery Acute Occlusion With an Unusual Electrocardiographic Pattern: Not Everything Is ST Elevation. Rev Esp Cardiol. Vol. 68. Issue 6, pages 541-543 (June 2015).

Raitt, MH, et al. Appearance of Abnormal Q Waves Early in the Course of Acute Myocardial Infarction: Implications for Efficacy of Thrombolytic Therapy. JACC Vol. 25, No. 5. April 1995:1084- 8

Smith SW. Upwardly concave ST segment morphology is common in acute left anterior descending coronary occlusion. J Emerg Med 2006;31:69-77.

Tamura A, Kataoka H, Mikuriya Y, Nasu M: Inferior ST segment depression as a useful marker for identifying proximal left anterior descending artery occlusion during acute anterior myocardial infarction. Eur Heart J 1995;16:1795-1799.

Reproduit avec la permission du Dr Stephen Smith

Les ECG suivants sont reproduits avec l'aimable autorisation du Dr Stephen W. Smith. Vous pouvez trouver ces cas et d'autres cas très intéressants et instructifs sur son blog (Dr. Smith's ECG Blog) à l'adresse suivante : https://hqmeded-ecg.blogspot.com/

Figure 17-7
Date : mercredi 31 mai 2023
"Another myocardial wall is sacrificed at the altar of the STEMI/NonSTEMI mass delusion (and Opiate pain relief)."

18

Bloc de branche gauche complet et occlusions de l'IVA

Pendant des années, la présence d'un bloc de branche gauche complet (BBG) a été un problème pour quiconque interprétait les ECG. Puis, en 1996, à la suite des essais GUSTO-1, la Dr Elena Sgarbossa et al. ont publié leur article classique « Diagnostic électrocardiographique de l'infarctus aigu du myocarde évolutif en présence d'un bloc de branche gauche » dans le New England Journal of Medicine. Il s'agissait d'une recherche révolutionnaire ! Jusqu'alors, on pensait qu'un diagnostic d'infarctus du myocarde (IDM) aigu ne pouvait pas être posé en présence d'un BBG, ce qui était toujours totalement faux ! Le diagnostic d'IDM aigu avec BBG n'est problématique que pour les dérivations précordiales droites - dérivations V1 - V3. Les IDM aigus inférieurs, les IDM basolatéraux (auparavant « latéraux hauts ») et les IDM inférieurs, apicolatéraux (V4 - V6) peuvent toujours être diagnostiqués sans difficulté. Regardez la figure 18-1 :

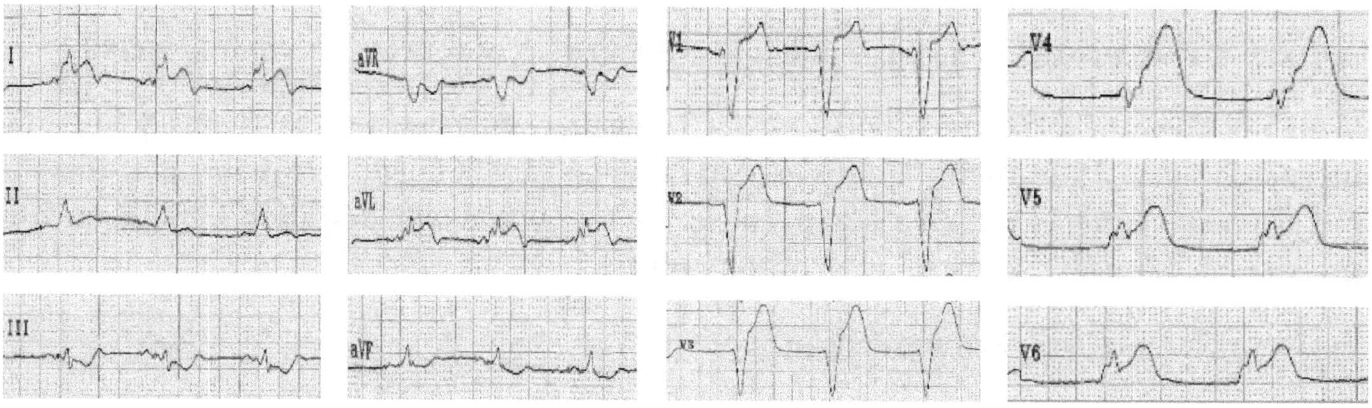

Figure 18- 1

Il n'est pas difficile de voir un sus-décalage du segment ST évidente dans les dérivations I, aVL et V4-V6. Cela ne représente pas une occlusion de l'artère coronaire en raison de le sus-décalage du segment ST dans la dérivation aVL (et même dans la dérivation I). Mais nous ne savons toujours pas si l'occlusion est due à l'artère IVA ou à l'AVX, car une occlusion de l'une ou l'autre artère peut produire les sus-décalages du segment ST mentionnés jusqu'à présent. Tout dépend des dérivations V1-V3. S'il y a un sus-décalage réelle du segment ST dans ces dérivations, alors l'artère coupable est l'artère laparoscopique, car la LCx ne provoque pas d'élévation du segment ST dans les dérivations V1-V3 ; sinon, la LCx est probablement la coupable.

PERLE | Lorsqu'il y a un sus-décalage du segment ST dans la dérivation aVL et que la seule sus-décalage du segment ST dans les dérivations précordiales se trouve dans les dérivations V4-V6, l'ACX est statistiquement plus susceptible d'être l'artère responsable que l'artère interventriculaire antérieure (IVA).

En utilisant l'algorithme de 1996 produit par Sgarbossa et al., voyons si le sus-décalage du segment ST dans les dérivations V1 à V3 est qualifiée de sus-décalage du segment ST ischémique ou s'il s'agit simplement de sus-décalage du segment ST attendue d'un BBGc.

1. Existe-t-il une élévation du segment ST ≥ 1 mm concordante avec le complexe QRS ?

Cela s'applique à toutes les dérivations avec un rapport R/S > 1,0 et n'est pas différent du protocole STEMI standard, à l'exception des dérivations V2 et V3. Dans les critères de Sgarbossa, les dérivations V1 à V3 sont traitées dans les critères n° 2 et n° 3. **[Oui / 5 points]**

2. Existe-t-il un sus-décalage du segment ST ≥ 1 mm dans les dérivations V1, V2 OU V3 ?

Cela suppose que le QRS aura une morphologie rS en raison des dérivations sélectionnées. Là encore, il s'agirait d'une déviation du segment ST de 1 mm ou plus, concordante avec le QRS. Ils recherchent une ischémie inférobasale (inférolatérale) (anciennement appelée «IDM postérieur»). **[Non / 0 point]**

3. Existe-t-il un sus-décalage du segment ST ≥ 5 mm discordante avec le complexe QRS ?

Si un bloc de branche gauche est présent – et, bien sûr, c'est le cas ! – nous savons qu'il y aura un sus-décalage du segment ST dans les dérivations V1 à V3 et peut-être même plus loin. Ils ont sélectionné une élévation ≥ 5 mm, en supposant qu'une telle déviation indiquerait très probablement une ischémie aiguë. **[Oui / 2 points]**

Cet algorithme est basé sur une échelle pondérée :

Critère n°1 – 5 points
Critère n°2 – 3 points
Critère n°3 – 2 points

Un score de 3 points diagnostique un IDM aigu (avec BBBc). Comme vous pouvez le voir, le critère n°3 n'a rien ajouté – il ne pouvait pas être qualifié par lui-même, et les deux autres critères n'en avaient pas besoin pour être qualifiés de diagnostic d'IDM aigu. Il y a un IDM aigu sur l'ECG de la figure 18-1 basé sur le critère n°1.

Les critères modifiés de Smith-Sgarbossa

Bien que l'algorithme de Sgarbossa ait été grandement nécessaire, il n'a pas été exempt de critiques. Le Dr Stephen Smith, médecin urgentiste au Hennepin County Medical Center (bien connu comme une autorité en électrocardiographie), a examiné l'algorithme et a estimé qu'il pouvait être amélioré sans le modifier complètement. En fait, il n'a changé que deux choses :

Premièrement, il a remplacé le troisième critère par un ratio... une proportionnalité : la quantité de sus-décalage du segment ST mesurée à partir du point J divisée par la profondeur de l'onde S précédente mesurée à partir du niveau de l'apparition du QRS jusqu'au nadir de l'onde S. Si le sus-décalage du segment ST est ≥ 25 % de la profondeur de l'onde S, alors le critère est qualifié pour un diagnostic d'IDM aigu. Le ratio de proportionnalité offre une précision bien plus grande qu'une quantité arbitraire – 100 % de sensibilité et 88 % de spécificité.

Deuxièmement, l'algorithme n'est plus pondéré – une réponse positive à l'un des trois critères diagnostique un IDM aigu.

Encore une fois, les critères n°1 et n°3 peuvent s'appliquer à n'importe laquelle des 12 dérivations.

Les critères de Sgarbossa modifiés par Smith (dérivés en 2012, validés indépendamment en 2015) sont les suivants :

1. Existe-t-il un sus-décalage du segment ST ≥ 1 mm concordante avec le complexe QRS (dans n'importe quelle dérivation) ?
   Si « OUI !» – Infarctus aigu du myocarde

2. Existe-t-il un sous-décalage du segment ST ≥ 1 mm dans la dérivation V1, V2 OU V3 ?
   Si « OUI !» – Infarctus aigu du myocarde

3. Le rapport discordant proportionnellement excessif (ST/S) est-il ≥ 25 % ?
   Si « OUI !» – Infarctus aigu du myocarde

Utilisons les critères de Sgarbossa modifiés par Smith pour voir si un infarctus aigu du myocarde se cache derrière un BBBc...

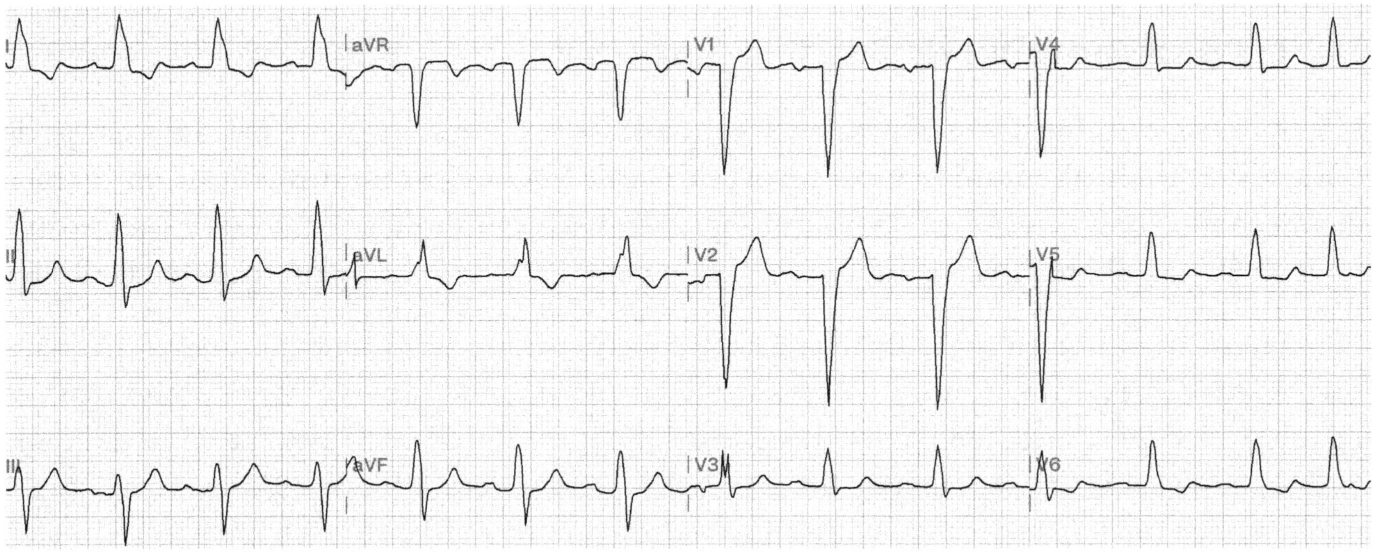

Figure 18-2

Y a-t-il un sus-décalage du segment ST ≥ 1 mm concordant avec le complexe QRS ? **NON !**

Y a-t-il un sous-décalage du segment ST ≥ 1 mm dans la dérivation V1, V2 OU V3 ? **NON !**

Le rapport discordant proportionnellement excessif (ST/S) est-il ≥ 25 % ? **NON !**

Le rapport discordant proportionnellement excessif de cet ECG n'indique pas un infarctus aigu du myocarde.

> **PERLE |** Un résultat négatif à l'un des critères énumérés dans ce chapitre n'exclut pas une ischémie aiguë/un infarctus ! Étant donné qu'aucun de ces critères n'a une sensibilité ou une spécificité de 100 %, un résultat positif ne garantit pas la présence d'un infarctus aigu. Il y aura des faux positifs et des faux négatifs avec tous ces algorithmes !

Essayons-en un autre (page suivante)...

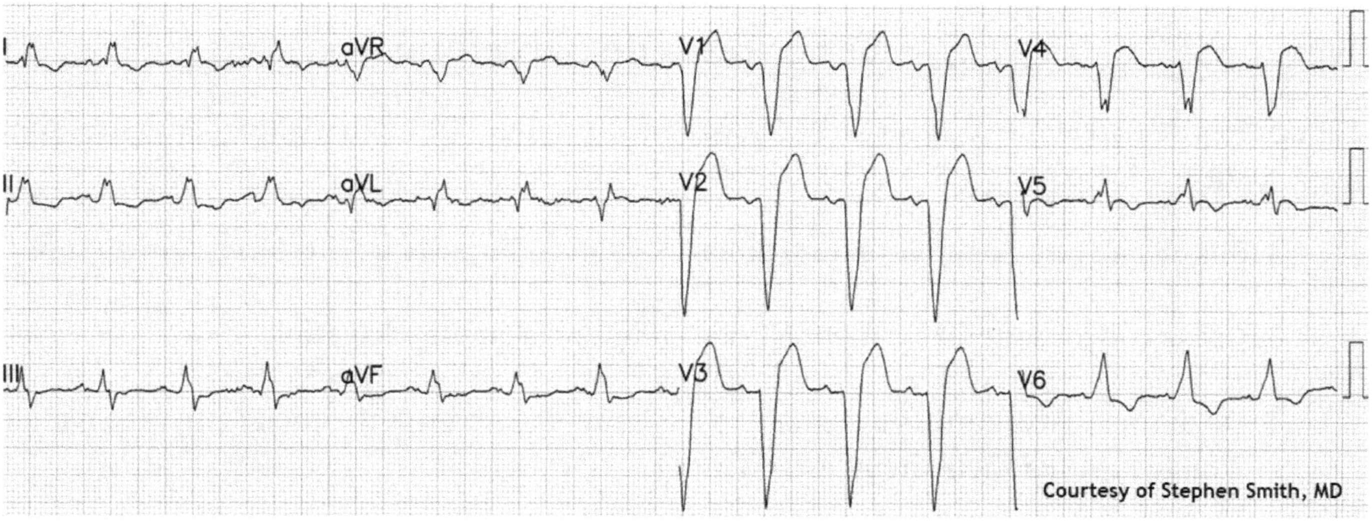

Figure 18-3

Existe-t-il un sus-décalage du segment ST ≥ 1 mm concordant avec le complexe QRS ? **NON !**

Existe-t-il un sous-décalage du segment ST ≥ 1 mm dans la dérivation V1, V2 OU V3 ? **NON !**

Le rapport discordant proportionnellement excessif (ST/S) est-il ≥ 25 % ?

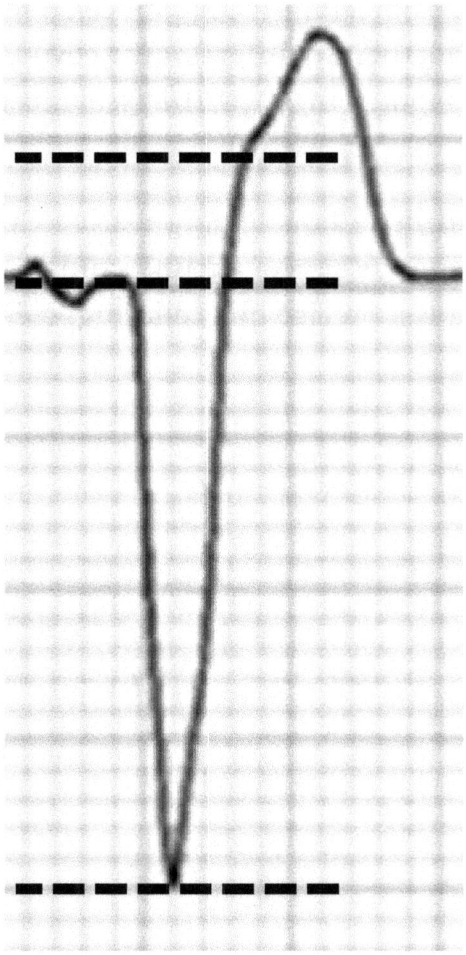

Figure 18-4

Dérivation V1 : ST/S = 6/13 = 0,46 (46 %) **OUI !**

Dérivation V2 : ST/S = 5/20 = 0,25 (25 %) **OUI !**

UNE SEULE dérivation doit être positive. J'en ai inclus deux pour que vous puissiez vérifier vous-même. UN SEUL critère doit avoir une réponse positive pour arriver à un diagnostic. Cet ECG démontre un IDM aigu sur l'ECG.

Sur la gauche (Figure 18-4) se trouve une démonstration de la façon de mesurer le sus-décalage du segment ST au point J et la profondeur de l'onde S pour calculer le rapport discordant proportionnellement excessif (ST/S). Dans son article original, Smith a indiqué que le seuil de rapport pour diagnostiquer un infarctus aigu du myocarde était de -0,25. Ne vous préoccupez pas du signe moins. Il n'est pas nécessaire. En utilisant le début du complexe QRS comme ligne de base, mesurez jusqu'au début du segment ST (numérateur) et jusqu'au nadir de l'onde S du même complexe QRS (dénominateur).

Les critères de Barcelone

Les critères de Barcelone (dérivés en 2020, pas encore validés de manière indépendante) sont les suivants :

1. Sus-décalage concordante du segment ST dans n'importe quelle dérivation ≥ 1 mm
2. Creux concordant du segment ST dans n'importe quelle dérivation
3. Déviation discordante du segment ST ≥ 1 mm dans n'importe quelle dérivation où le R ou le S, individuellement, est ≤ 6 mm

Comme les critères de Smith-Sgarbossa modifiés, un résultat positif à l'un des critères constitue un diagnostic d'IDM aigu. L'avantage est qu'il n'y a pas de calcul de ratio. L'inconvénient est que, à ma connaissance, au moment de la rédaction de ce livre, il n'y a eu aucune étude de validation indépendante. Une étude de validation a été réalisée par les mêmes personnes qui ont dérivé les critères, mais – personnellement – je suis en faveur d'études indépendantes.

Le Dr Stephen Smith et al. ont rédigé une critique des critères de Barcelone indiquant ce qu'ils considéraient comme des défauts méthodologiques. C'est une lecture très intéressante et vous pouvez la trouver sur son site Web : https://hqmeded-ecg.blogspot.com/2020/11/barcelona-rule-on-left-bundle-branch.html.

Mon conseil est d'être prudent avec tout nouveau calcul à utiliser dans le diagnostic ECG jusqu'à ce qu'il y ait eu une validation indépendante. À ma connaissance, aucune étude de validation n'a jamais trouvé qu'une méthode proposée était aussi précise que celle suggérée dans l'article original.

Lectures recommandées

Borovac JA, Orsolic A, Miric D, Glavas D. The use of Smith-modified Sgarbossa criteria to diagnose an extensive anterior acute myocardial infarction in a patient presenting with a left bundle branch block. J Electrocardiol. 2021 Jan-Feb;64:80-84. doi: 10.1016/j.jelectrocard.2020.12.002.

Di Marco A, et al. New electrocardiographic Algorithm for the Diagnosis of Acute Myocardial Infarction in Patients With Left Bundle Branch Block. J Am Heart Assoc. 2020; 9:e015573.

Sgarbossa EB, Pinski SL, Barbagelata A, et al. Electrocardiographic diagnosis of evolving acute myocardial infarction in the presence of left bundle-branch block. GUSTO-1 (Global Utilization of Streptokinase and Tissue Plasminogen Activator for Occluded Coronary Arteries) Investigators. N Engl J Med 1996; 334:481.

Smith SW, Dodd KW, Henry TD, Dvorak DM, Pearce LA. Diagnosis of ST-elevation myocardial infarction in the presence of left bundle branch block with the ST-elevation to S-wave ratio in a modified Sgarbossa rule. Ann Emerg Med. 2012 Dec;60(6):766-76.

Reproduit avec la permission du Dr Stephen Smith

Les ECG suivants sont reproduits avec l'aimable autorisation du Dr Stephen W. Smith. Vous pouvez trouver ces cas et d'autres cas très intéressants et instructifs sur son blog (Dr. Smith's ECG Blog) à l'adresse suivante : https://hqmeded-ecg.blogspot.com/

Figure 18-3
Date : dimanche 11 septembre 2022
"A man in his 60s with chest pain and LBBB"

19

Occlusions ACD classiques

ECG N° 1

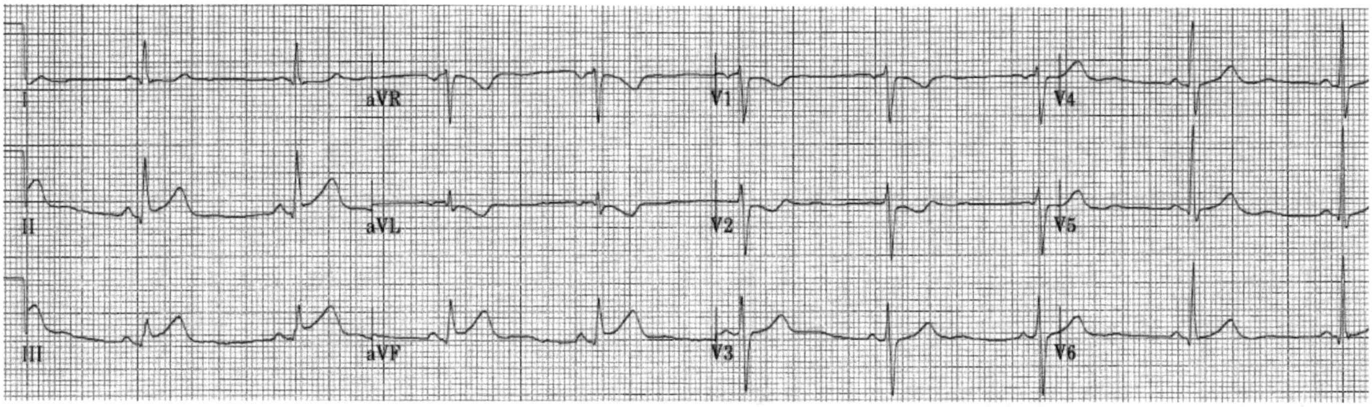

Figure 19-1

LES BASES

Le rythme est sinusal et régulier, la fréquence est normale (60-100/minute) et les intervalles QRS sont étroits et normaux. Il n'y a aucune preuve de blocages ou de retards de conduction.

À LA RECHERCHE D'UN SUS-DÉCALAGE ÉVIDENT DU ST

Les dérivations II, III et aVF présentent un sus-décalage évidente du ST : 1 mm dans les dérivations II et aVF et 2 mm dans la dérivation III.

À LA RECHERCHE D'UN SUS-DÉCALAGE SUBTIL DU ST

Étant donné que toutes les dérivations inférieures présentent au moins 1 mm de sus-décalage du ST (ou plus), aucun sus-décalage « subtile » du ST n'est présente. Vous devriez pouvoir reconnaître facilement un sus-décalage du ST de 1 mm. Je tiens à vous rassurer : en définissant un « sus-décalage subtil du ST » comme un sus-décalage du ST inférieure à 1,0 mm, je ne divise pas les ECG en « OMI » et « non-OMI ». Les OMI se produisent souvent avec des sus-décalages du ST de 1,0 mm ou moins ! Je divise simplement les sus-décalages du ST en « faciles à voir » et « difficiles à voir ».

À LA RECHERCHE D'ONDES T HYPERAIGUËS

La dérivation I a une onde T de taille normale. Comparez-la aux ondes T des dérivations II, III et aVF. Il y a une différence assez remarquable. Notez la largeur de la base des ondes T dans les dérivations inférieures par rapport à la dérivation I. Les dérivations inférieures manifestent toutes des ondes T hyperaiguës.

À LA RECHERCHE D'UN SOUS-DÉCALAGE ST DANS UN TERRITOIRE VASCULAIRE

Un sous-décalage du ST dans un territoire vasculaire sur l'ECG d'un patient souffrant de douleurs thoraciques indique généralement un changement ***réciproque*** – et nous pouvons le voir ici. Lorsqu'il y a un sus-décalage du ST dans les dérivations II, III et aVF, tout sous-décalage ST dans n'importe quelle dérivation de la dérivation V1 à V4 doit être considérée comme un changement réciproque d'un infarctus du myocarde inférobasal (inférolatéral), en particulier un sus-décalage du ST dans les dérivations V7 à V9.

À LA RECHERCHE DE L'ARTÈRE COUPABLE

Vous avez déjà entendu parler de la méthode d'élimination diagnostique de Jones pour déterminer l'artère responsable. Voyons comment elle va nous aider avec cet ECG.

Alors qu'une occlusion distale d'IVA de type 3 (« enveloppante ») peut produire un sus-décalage du segment ST dans les dérivations inférieures, elle ne produit pas de sous-décalage du segment ST dans aucune des dérivations V1 à V3 simultanément. L'IVA n'est pas notre responsable.

Une artère ACX dominante peut produire les mêmes résultats, mais elle doit être dominante (ce qui est le cas dans environ 10 à 15 % des cas).

Une occlusion d'une artère coronaire droite dominante distale par rapport à la branche marginale droite peut également produire les mêmes résultats. Comment choisir entre l'ACX et la ACD ? Il existe une méthode simple et rapide pour déterminer quelle artère est la responsable. C'est une méthode « rapide et sale » ("quick and dirty" en anglais) car si la sensibilité est excellente, la spécificité est quelque peu sous-optimale. Elle fonctionne la plupart du temps, mais j'ai vu des cas où elle ne fonctionnait pas (et vous le verrez aussi).

Nous déterminons l'artère responsable en comparant l'élévation du segment ST dans les dérivations II et III. La dérivation II, en plus d'être une dérivation inférieure, est également une dérivation gauche. Par conséquent, elle surveille la zone du ventricule gauche davantage desservie par l'ACX. En plus d'être une dérivation inférieure, la dérivation III est une dérivation droite. Par conséquent, elle surveille la zone du ventricule gauche davantage desservie par l'ACD.

Si le sus-décalage du segment ST dans la dérivation II est supérieure au sus-décalage du segment ST dans la dérivation III, alors l'ACX est la coupable.

Si le sus-décalage du segment ST dans la dérivation III est supérieure au sus-décalage du segment ST dans la dérivation II, alors l'ACD est la coupable.

Si le sus-décalage du segment ST dans les deux dérivations est ÉGALE, alors l'ACX est considérée comme la responsable.

Donc... pour que l'ACD soit considérée comme l'artère responsable, le sus-décalage du segment ST dans la dérivation III doit être plus haute que celle de la dérivation II.

Sur cet ECG, nous voyons que le sus-décalage du segment ST dans la dérivation III est plus haute que cela du segment ST dans la dérivation II. L'artère coronaire droite est notre artère responsable. C'est une très bonne règle, mais elle n'est pas sans erreur. Vous verrez un cas où la règle diagnostiquait une occlusion de l'artère coronaire droite, mais l'angiogramme prouvait une occlusion d'ACX. Néanmoins, c'est une bonne règle, et je l'utilise.

OÙ DANS L'ARTÈRE SE TROUVE L'OCCLUSION ?

Lors de la gestion d'une occlusion de l'artère coronaire droite, nous nous préoccupons principalement de son emplacement par rapport à la branche marginale aiguë (parfois appelée artère marginale aiguë). Une occlusion proximale à cette branche entraînera un infarctus du ventricule droit, ce qui augmente considérablement la morbidité et la mortalité, ce qui entraîne un pronostic réservé. Jusqu'à 30 % de ces patients ne quittent jamais l'hôpital en vie.

Vous reconnaîtrez un infarctus du ventricule droit par le sus-décalage du segment ST dans la dérivation V1 – et souvent les dérivations V2 et V3. En fait, dans de rares cas, une occlusion proximale d'une artère coronaire supradominante peut entraîner une élévation du segment ST dans TOUTES LES DÉRIVATIONS PRÉCORDIALES ! Une artère coronaire supradominante, parfois appelée méga-artère, fait référence à une artère coronaire dominante avec une ou plusieurs branches postéro-latérales. Elle alimente en circulation une zone beaucoup plus grande du ventricule gauche que d'habitude – beaucoup plus grande !

Si un infarctus du ventricule droit survient en même temps qu'un infarctus du myocarde inférobasal (inférolatéral), l'élévation du segment ST dans la dérivation V1 causée par l'ischémie ventriculaire droite annulera la dépression du segment ST – également dans la dérivation V1 – en raison du changement réciproque d'un infarctus du myocarde inférobasal (Figure 19-2). Cela peut entraîner un segment ST dans la dérivation V1 qui semble tout à fait normal tandis que le segment ST dans la dérivation V2 reste sous-décalé. Regardez à nouveau l'ECG de la Figure 19-1.

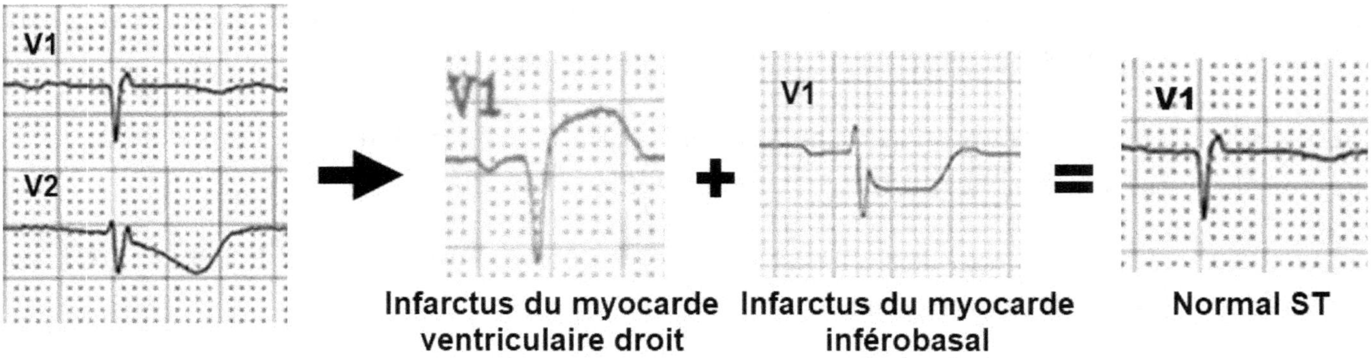

Figure 19-2

En fait, il ne s'agit pas vraiment d'un sus-décalage du segment ST annulant un sous-décalage du segment ST. Je le mentionne ainsi car cela constitue une excellente explication visuelle, mais ce n'est pas tout à fait vrai. Il y a une annulation des forces qui se produit entre la zone ischémique du ventricule droit et la zone ischémique de la paroi inférolatérale (anciennement « postérieure ») du ventricule gauche.

Il n'y a aucune preuve d'infarctus du ventricule droit, donc l'occlusion est distale par rapport à la branche marginale aiguë.

RECHERCHE DE COMPLICATIONS POSSIBLES

En cas d'occlusions d'une artère coronaire droite (ACD) dominante, recherchez toujours :

1. Les blocs AV (premier degré, Mobitz I ou troisième degré) dus à une altération de la circulation vers le nœud AV

2. Ces blocs se résolvent généralement spontanément une fois la reperfusion obtenue, mais les blocs AV du troisième degré peuvent nécessiter une assistance temporaire par stimulateur cardiaque.

3. Fibrillation auriculaire due à une atteinte de la circulation vers le nœud SA

4. Collapsus cardiovasculaire dû à une extension au ventricule droit

Tout patient présentant un infarctus du myocarde inférieur (sus-décalage du segment ST dans les dérivations II, III et aVF) doit immédiatement subir un ECG droit. S'il existe une indication d'une extension possible à la paroi inférobasale, les dérivations postérieures (dérivations V7 - V9) doivent également être enregistrées.

ANALYSE COMPLÈTE FINALE DE L'ECG

Cet ECG manifeste un infarctus du myocarde inférieur et inférolatéral. Il n'y a aucune preuve de bloc AV ou d'infarctus du ventricule droit.

ECG N° 2

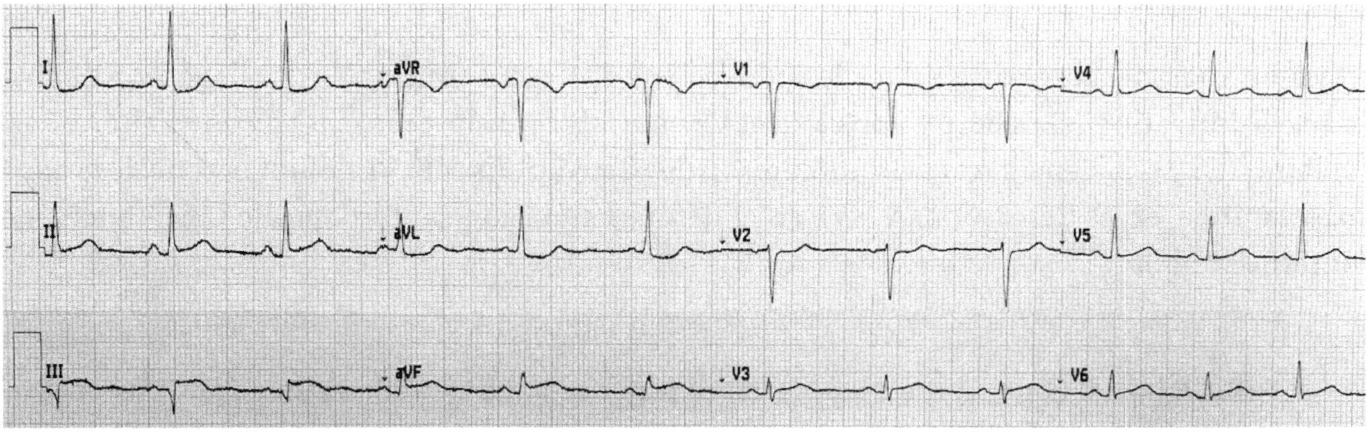

Figure 19-3

LES BASES

Le rythme est sinusal et régulier, la fréquence est normale (60-100/minute) et les intervalles QRS sont étroits et normaux. Il n'y a aucune preuve de blocages ou de retards de conduction.

À LA RECHERCHE D'UN SUS-DÉCALAGE ÉVIDENT DU ST

Il y a un sus-décalage évident (≥ 1 mm) du segment ST dans les dérivations II, III et aVF. Nous déterminons cela en utilisant le début du QRS comme ligne de base. Je préfère normalement utiliser le segment T-P, mais le segment T-P sur cet ECG est en pente descendante, ce qui le rend moins fiable comme ligne de base.

À LA RECHERCHE D'UN SUS-DÉCALAGE SUBTIL DU ST

On pourrait dire que les dérivations V3 à V6 manifestent un sus-décalage « subtil » du segment ST. Cependant, il existe une certaine variabilité des points J, ce qui rend cette observation moins certaine.

À LA RECHERCHE D'ONDES T HYPERAIGUËS

Il n'y a pas d'ondes T hyperaigus claires présentes. Les ondes T dans les dérivations inférieures sont déjà passées en sus-décalage du segment ST. Si cet ECG avait été enregistré plus tôt, il y aurait probablement eu des ondes T hyperaiguës dans ces dérivations.

RECHERCHE D'UN SOUS-DÉCALAGE ST DANS UN TERRITOIRE VASCULAIRE

Il y a un sous-décalage du ST dans les dérivations aVL et V2 et un sous-décalage du ST subtil dans la dérivation I. Les dérivations aVL et V2 ensemble ne représentent pas un territoire vasculaire sur l'ECG. Cependant, la combinaison des dérivations I et aVL définit la zone de la paroi basolatérale, et les dérivations V1, V2 et V3 définissent la zone antéroapicale (anciennement, antéroseptale).

> **PERLE |** Il est courant que la zone vasculaire basolatérale (dérivations I, aVL) soit représentée par la dérivation aVL seule sans aucune contribution de la dérivation I. Il n'est pas non plus inhabituel que la zone vasculaire des dérivations V1 à V3 soit représentée par la dérivation V2 seule. Les deux représentations sont assez courantes.

Nous pouvons supposer que le sous-décalage du segment ST est présente dans deux zones vasculaires : la zone basolatérale (dérivations I et aVL) et la zone antéro-apicale (dérivations V1 – V3) — même si une seule dérivation de chacune de ces zones est présente.

À LA RECHERCHE DE L'ARTÈRE RESPONSABLE

Nous observons un sus-décalage du segment ST dans les dérivations inférieures avec un sous-décalage du segment ST réciproque dans la dérivation aVL. Il existe également un sous-décalage du segment ST réciproque dans la dérivation V2, mais elle n'est pas réciproque au sus-décalage du segment ST dans les dérivations II, III ou aVF. Une occlusion de l'une des trois artères coronaires peut produire un sus-décalage du segment ST dans les dérivations inférieures avec un sous-décalage du segment ST réciproque dans la dérivation aVL. Les trois artères peuvent le faire ! Mais nous allons éliminer l'IVA en raison de sous-décalage du segment ST dans la dérivation V2. Pourquoi ?

La dépression du segment ST dans la dérivation V2 est un changement réciproque dû à un infarctus inférobasal (parfois appelé inférolatéral) (anciennement infarctus postérieur). L'artère labio-palatine ne peut pas produire d'infarctus inférobasal ; elle ne peut donc pas produire son changement réciproque dans les dérivations V1 à V3. Par conséquent, l'IVA ne peut pas être notre artère responsable.

Il reste donc l'ACX et l'ACD. Les deux peuvent produire un infarctus inférieur accompagné d'un infarctus inférolatéral. Cependant, le sus-décalage du segment ST est plus importante dans la dérivation III que dans la dérivation II (1,5 mm contre 1,0 mm). Par conséquent, nous pouvons supposer que l'ACD est l'artère coupable (rappelez-vous : il s'agit d'une règle générale et non précise à 100 %).

OK... nous avons donc déterminé que l'ACD est l'artère responsable.

OÙ SE TROUVE L'OCCLUSION DANS L'ARTÈRE ?

Lors de la prise en charge des infarctus du myocarde inférieur dus à une occlusion de l'artère coronaire droite, nous souhaitons savoir si l'occlusion est proximale ou distale par rapport à la branche marginale aiguë. C'est très important ! Une occlusion proximale par rapport à la branche marginale aiguë entraînera un infarctus du ventricule droit. De tels infarctus entraînent une morbidité et une mortalité accrues et un très mauvais pronostic à court terme. Les patients qui survivent, cependant, ont tendance à bien se porter. Tout patient présentant un sus-décalage du segment ST dans les dérivations II, III et aVF - ou même seulement deux de ces dérivations - doit faire enregistrer immédiatement un ECG droit (ou au moins les dérivations V3R et V4R) ! Au cours de ma carrière d'interniste et de médecin urgentiste, j'ai vu ce qui peut arriver à un patient atteint d'un infarctus du ventricule droit lorsqu'on lui administre de la nitroglycérine avant d'enregistrer un ECG droit et avant d'établir un accès intraveineux sécurisé.

Alors, qu'est-ce qui suggère qu'un infarctus du myocarde droit peut être présent ? Il s'agit de l'interaction de l'élévation du segment ST dans la dérivation V1 causée par l'ischémie aiguë du ventricule droit avec la dépression du segment ST concomitante dans la dérivation V1 réagissant de manière réciproque à l'ischémie aiguë de la zone inférolatérale. Voici ce qui s'est probablement produit sur cet ECG :

La quantité d'ischémie du septum basilaire et l'ischémie de la paroi ventriculaire gauche inférolatérale étaient à peu près égales et s'annulaient mutuellement, ce qui a donné lieu à un segment ST d'apparence normale dans la dérivation V1. La dépression du segment ST dans la dérivation V2 causée par l'ischémie inférolatérale avait une profondeur plus grande que la hauteur de l'élévation du segment ST causée par l'ischémie ventriculaire droite. Par conséquent, l'élévation du segment ST causée par l'ischémie ventriculaire droite a été complètement annulée et la dépression du segment ST causée par une ischémie inférolatérale plus importante a prévalu - légèrement.

Il semble maintenant y avoir des sus-décalages subtils du segment ST des dérivations V3 à V6. Soit cette ACR est surdominante, soit l'infarctus du ventricule droit se manifeste légèrement jusqu'aux dérivations V5 et V6, où la perte de la circulation assurée par les branches postéro-latérales de l'ACD a entraîné une ischémie transmurale aiguë dans la zone apicolatérale (dérivations V5 et V6). Il est également possible que les élévations très subtiles du segment ST soient en fait une illusion causée par une irrégularité de base.

PERLE | J'ai constaté dans mon expérience que le sus-décalage maximal du segment ST lors d'un infarctus aigu du ventricule droit se produit plus souvent dans la dérivation V2. Et j'ai observé cela dans presque tous les cas. L'amplitude du sus-décalage du segment ST commence à diminuer rapidement de la dérivation V2 à la dérivation V4.

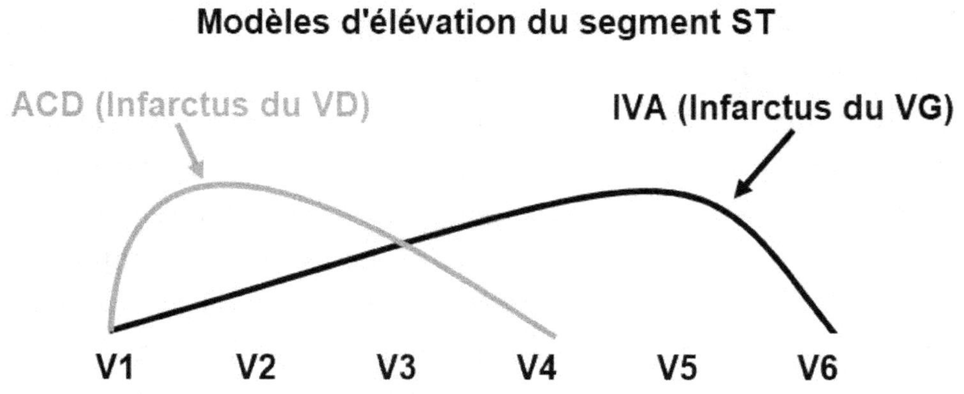

Figure 19-4

RECHERCHE DE COMPLICATIONS POSSIBLES

Le fait qu'il y ait une occlusion d'une artère coronaire dominante signifie que vous devez être très prudent concernant les blocs, en particulier les blocs AV. Le vaisseau dominant, qu'il s'agisse de l'artère coronaire dominante ou de l'ACX, assure la circulation vers le nœud AV, donc tout bloc AV, autre qu'un bloc AV Mobitz II*, peut survenir. Les blocs AV du premier degré sont assez courants en cas d'occlusion de l'artère coronaire dominante. Vous verrez probablement un bloc Mobitz I par intermittence (également très courant) et un bloc AV du troisième degré occasionnel. Ces blocs sont généralement temporaires ; le patient reprend généralement une conduction normale lors de la reperfusion. Un bloc AV du troisième degré peut nécessiter une assistance cardiaque à court terme, mais souvent un stimulateur cardiaque jonctionnel fournit le rythme d'échappement, et le patient se porte bien.

L'artère coronaire droite (ACD) assure également la circulation vers le nœud SA environ 55 % du temps, ce qui n'implique pas de dominance. Une artère non dominante peut toujours être la source de circulation vers le nœud SA. L'atteinte de l'artère du nœud SA conduit souvent à une fibrillation atriale, mais le plus souvent, vous verrez une bradycardie. L'apparition d'une fibrillation atriale lors d'un infarctus aigu du myocarde n'est jamais bonne et a généralement un mauvais pronostic.

Si le ventricule droit est atteint, vous devez savoir qu'un collapsus cardiovasculaire peut survenir à tout moment. Bien sûr, nous connaissons les dangers liés à l'administration de nitroglycérine, de morphine ou d'autres vasodilatateurs à ces patients, mais nous oublions trop souvent que le collapsus peut survenir sans qu'aucun de ces médicaments n'ait été administré.

Et, comme pour tout infarctus aigu du myocarde dû à l'occlusion d'une artère coronaire, soyez vigilant à l'apparition d'une tachycardie ventriculaire soudaine ou d'une fibrillation ventriculaire dans la première ou les deux premières heures suivant l'ischémie aiguë et à nouveau trois ou quatre jours plus tard.

*Les blocs AV de type Mobitz II se produisent sous le nœud AV, vous n'en rencontrerez donc pas en cas d'ischémie nodale AV.

ANALYSE COMPLÈTE FINALE DE L'ECG

Il s'agit d'un infarctus aigu du myocarde de la paroi inférieure du ventricule gauche, qui touche la paroi inférobasale et, très probablement, le ventricule droit. Le rythme sinusal est normal. Il n'y a pas de signes de blocages ou de dysrythmies.

ECG N° 3

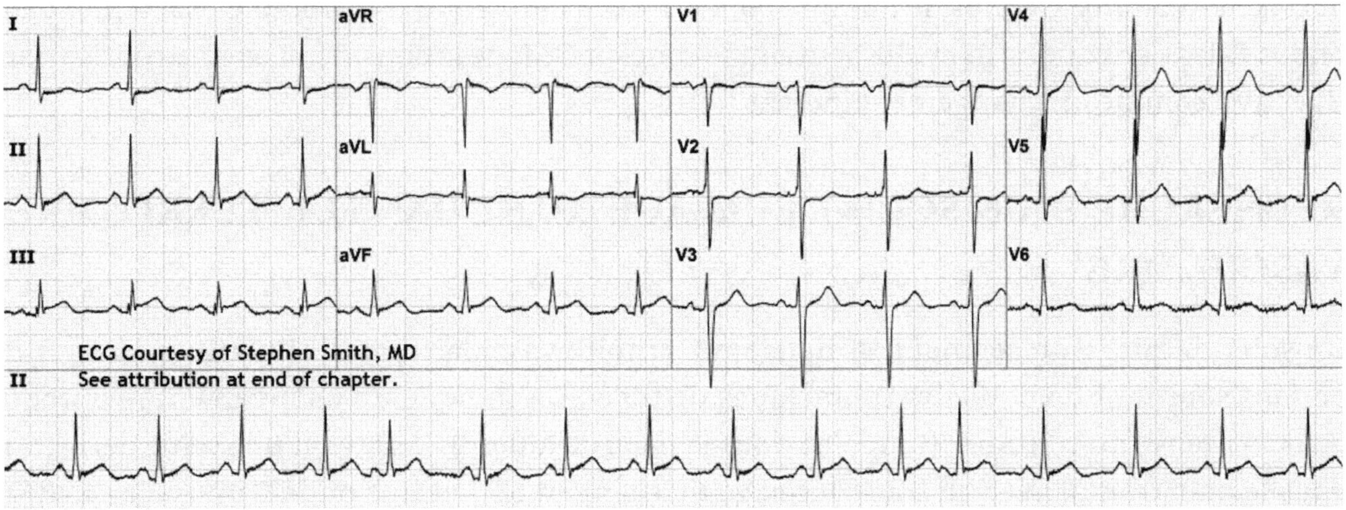

Figure 19-5

LES BASES

Le rythme est sinusal et légèrement irrégulier en raison de certains complexes auriculaires prématurés (PAC), la fréquence est d'environ 100/minute et les intervalles QRS sont étroits et normaux. Il n'y a aucune preuve de blocages ou de retards de conduction.

À LA RECHERCHE D'UN SUS-DÉCALAGE ÉVIDENT DU ST

Les dérivations III et aVF montrent un sus-décalage évident du ST (≥ 1 mm), qui répond au protocole STEMI.

> **PERLE |** Tout ce qui répond au protocole du paradigme STEMI est acceptable par le paradigme OMI. Cependant, le paradigme OMI considère toujours les déviations ST qui ne sont pas éligibles au protocole STEMI.

À LA RECHERCHE D'UN SUS-DÉCALAGE SUBTIL DU ST

Le sus-décalage du ST dans la dérivation II est subtile. Il y a un sus-décalage du ST, mais il est inférieure à 1 mm.

À LA RECHERCHE D'ONDES T HYPERAIGUËS

Regardez les ondes T dans les dérivations II, III et aVF et comparez-les à celles des dérivations I, aVL et aVR (vous devrez imaginer les ondes T dans la dérivation aVR à la verticale). Les ondes T des dérivations inférieures sont plus grandes et beaucoup plus larges à leur base que les autres dérivations. De plus, le fait que l'onde T de la dérivation II ressemble exactement aux ondes T des dérivations III et aVF soutient le concept OMI de la considérer avec les dérivations III et aVF comme un changement indicatif.

RECHERCHE D'UN SOUS-DÉCALAGE DU ST DANS UN TERRITOIRE VASCULAIRE

Un sous-décalage du segment ST dans un territoire vasculaire sur l'ECG enregistré sur un patient souffrant de douleurs thoraciques de type SCA indique un changement réciproque jusqu'à preuve du contraire (rappelez-vous la règle de Jones !). Il n'y a qu'une seule dérivation dans le plan frontal avec un sous-décalage du segment ST - et une onde T inversée - la dérivation aVL. Bien que la dérivation I ne manifeste aucun changement significatif, la dérivation aVL est connue pour être réciproque à la dérivation III. Dans le plan horizontal (transversal), il y a un sous-décalage du segment ST dans la dérivation V2. Cependant, le segment ST dans la dérivation V1 est isoélectrique et c'est une constatation très suggestive dans l'infarctus du ventricule droit.

N'oubliez pas : parfois, le groupe Dérivations I et aVL est représenté uniquement par la dérivation aVL, et le groupe Dérivations V1 – V3 est représenté uniquement par la dérivation V2.

À LA RECHERCHE DE L'ARTÈRE RESPONSABLE

Nous nous concentrons déjà sur une OMI de la paroi inférieure. Mais cela pourrait être causé par l'une des trois artères coronaires. Une occlusion distale d'une artère interventriculaire antérieure de type 3 (« wrap around » ou « enveloppante ») pourrait être à l'origine de cette présentation ECG. Une occlusion de l'ACX distale par rapport à la branche marginale obtuse et une occlusion distale de l'artère coronaire peuvent également créer ce schéma.

Bien que des occlusions complètes ou partielles des trois vaisseaux puissent entraîner une dépression du segment ST dans la dérivation V2, il est peu probable que l'artère coronaire de type 3 le fasse étant donné l'élévation du segment ST dans les dérivations inférieures et une dépression isolée du segment ST dans la dérivation V2. Cela laisse le LCx et l'artère coronaire comme coupables possibles. En comparant l'élévation du segment ST dans les dérivations II et III comme ci-dessous :

1. Si le sus-décalage du segment ST dans la dérivation II est supérieure au sus-décalage du segment ST dans la dérivation III, alors l'ACX est le responsable.

2. Si le sus-décalage du segment ST dans la dérivation III est supérieure au sus-décalage du segment ST dans la dérivation II, alors l'artère coronaire droite est le responsable.

3. Si le sus-décalage du segment ST dans les deux dérivations est ÉGALE, alors l'ACX est considéré comme le responsable.

Donc... pour que l'artère coronaire droite soit considérée comme l'artère responsable, l'élévation du segment ST dans la dérivation III doit être plus haute que celle dans la dérivation II.

Nous voyons que le sus-décalage du segment ST dans la dérivation III est plus haute que le sus-décalage du segment ST dans la dérivation II. Par conséquent, l'artère coronaire droite est l'artère responsable.

OÙ DANS L'ARTÈRE SE TROUVE L'OCCLUSION ?

Connaître le site exact de l'occlusion dans l'ACD est moins important. Nous voulons simplement savoir si elle est proximale ou distale par rapport à l'artère marginale aiguë (qui alimente le ventricule droit). L'atteinte aiguë du ventricule droit entraîne une augmentation de la morbidité et de la mortalité en raison d'un collapsus cardiovasculaire. Le sous-décalage du segment ST dans la dérivation V2 indique une extension inférolatérale de l'ischémie inférieure aiguë. Cependant, l'absence de déviation du segment ST dans la dérivation V1 est très évocatrice d'une atteinte ventriculaire droite. L'angiogramme semble montrer une occlusion de la branche marginale aiguë. Ce patient s'est vu refuser une intervention vasculaire en temps opportun car l'ECG ne répondait pas aux critères du STEMI !

À LA RECHERCHE DE COMPLICATIONS POSSIBLES

Il n'y a pas d'ectopie ventriculaire menaçant une tachyarythmie ventriculaire et aucun signe de tachycardie ventriculaire droite avec son taux de morbidité/mortalité élevé. Il existe des PAC avec des intervalles de couplage différents, dont un sur la pente descendante d'une onde T. Cela peut prédisposer à une fibrillation atriale soudaine. Ainsi, il semble y avoir une certaine irritabilité des oreillettes suggérant que l'occlusion est proximale à l'artère du nœud SA. Le bloc AV du premier degré est fréquent chez ces patients, ne soyez donc pas surpris s'il apparaît. En général, les blocs ou retards limités au nœud AV (premier degré, Mobitz I et troisième degré) lors d'un infarctus du myocarde inférieur aigu sont temporaires, y compris le bloc AV du troisième degré.

ANALYSE COMPLÈTE FINALE DE L'ECG

Cet ECG montre un infarctus du myocarde de la paroi inférieure avec extension à la paroi inférolatérale et probablement au ventricule droit. L'ectopie auriculaire peut refléter une ischémie légère de l'oreillette. L'artère du nœud SA (l'ACD 55 %, l'ACX 45 %) assure également une circulation importante vers l'oreillette droite. Il aurait été utile d'enregistrer un ECG du côté droit.

ECG N° 4

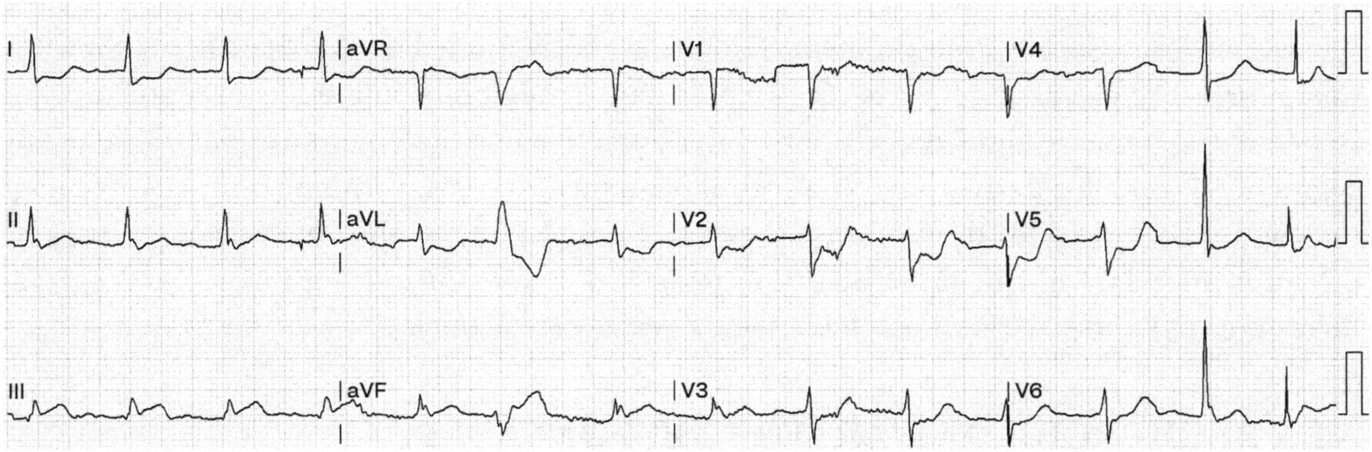

Figure 19-6

LES BASES

Il s'agit d'une femme de 70 ans qui est traitée pour hypertension et diabète sucré avec bradycardie. Elle se plaint d'hypotension et de douleurs épigastriques/thoraciques basses par intermittence depuis une semaine.

Le rythme est sinusal et le rythme auriculaire est régulier. Le rythme ventriculaire est irrégulier en raison d'une ectopie. La fréquence est normale (60-100/minute) et les intervalles QRS sont étroits et normaux. Il existe une possibilité de dissociation AV, mais la ligne de base est si chaotique que je ne peux pas en être certain.

À LA RECHERCHE D'UN SUS-DÉCALAGE ÉVIDENT DU ST

Il y a un sus-décalage évident du ST dans les dérivations III et aVF, bien que la dérivation aVF puisse ne pas atteindre tout à fait la marque de 1 mm.

À LA RECHERCHE D'UN SUS-DÉCALAGE SUBTIL DU ST

Il n'y a pas d'autre sus-décalage du ST sur l'ECG. Comme cela arrive trop souvent, aucune dérivation droite ou postérieure n'a été enregistrée.

À LA RECHERCHE D'ONDES T HYPERAIGUËS

La dérivation III présente des ondes T hyperaigus qui évoluent vers un sus-décalage du segment ST. Les ondes T de la dérivation aVF ne sont pas hautes, mais elles sont larges.

À LA RECHERCHE D'UN SOUS-DÉCALAGE DU ST DANS UN MODÈLE VASCULAIRE

Il existe un sous-décalage du segment ST dans les dérivations I et aVL dans le plan frontal. Cela représente des changements réciproques dans la région basolatérale en réponse à une ischémie transmurale aiguë dans la paroi inférieure. Il existe également un sous-décalage du segment ST dans les dérivations V1 à (probablement) V6. Ceci, combiné à un sus-décalage du segment ST dans les dérivations III et aVF, indique une évolution réciproque vers un infarctus inférolatéral, qui aurait pu être enregistré directement sous forme de sus-décalages du segment ST si des dérivations postérieures avaient été acquises.

À LA RECHERCHE DE L'ARTÈRE RESPONSABLE

La combinaison d'une élévation du segment ST dans les dérivations inférieures avec un sous-décalage du segment ST dans les dérivations précordiales droites exclut l'artère gauche comme vaisseau responsable. Cela laisse l'ACD et l'ACX comme possibilités. Étant donné qu'il y a au moins 1 mm d'élévation du segment ST dans la dérivation III et aucune dans la dérivation II, l'artère coronaire droite est considérée comme l'artère responsable.

OÙ SE TROUVE L'OCCLUSION DANS L'ARTÈRE ?

Nous savons que l'artère coronaire droite est l'artère responsable, mais l'occlusion est-elle proximale ou distale par rapport à la branche marginale aiguë ? Nous ne pouvons pas décider avec une certitude à 100 %, mais il y a un indice fort sur cet ECG. L'avez-vous déjà reconnu ?

Bien que les dérivations V1 et V2 présentent toutes deux un sous-décalage du segment ST, le sous-décalage du segment ST dans la dérivation V2 est assez importante, tandis que le sous-décalage du segment ST dans la dérivation V1 est très légère, voire subtile. Cela pourrait-il être dû au fait qu'un certain sus-décalage du segment ST est en compétition pour le segment ST dans la dérivation V1 ? Pour moi, cela suggère une atteinte du ventricule droit. Bien que j'hésite à le mentionner comme un diagnostic réel, je serais certainement très vigilant quant aux complications du ventricule droit. Encore une fois, des dérivations du côté droit auraient pu être enregistrées... mais elles ne l'ont pas été !

À LA RECHERCHE DE COMPLICATIONS POSSIBLES

Je vous encourage fortement à lire la présentation originale de ce cas dans le blog ECG du Dr Smith (référence à la fin de ce chapitre). Parce qu'ils pensaient que l'ECG ne répondait pas aux critères du STEMI, les consultants en cardiologie ont retardé l'arrivée de la patiente au laboratoire de cathétérisme, et elle est lentement décédée aux urgences. Dans cet ECG réalisé avant son décès (Figure 19-7), nous pouvons voir qu'elle a développé une fibrillation auriculaire. La perte du « coup de pouce » auriculaire aura certainement un impact négatif sur le remplissage et la vidange du ventricule gauche. Il semble que le nœud SA et l'oreillette droite soient devenus victimes de l'ischémie.

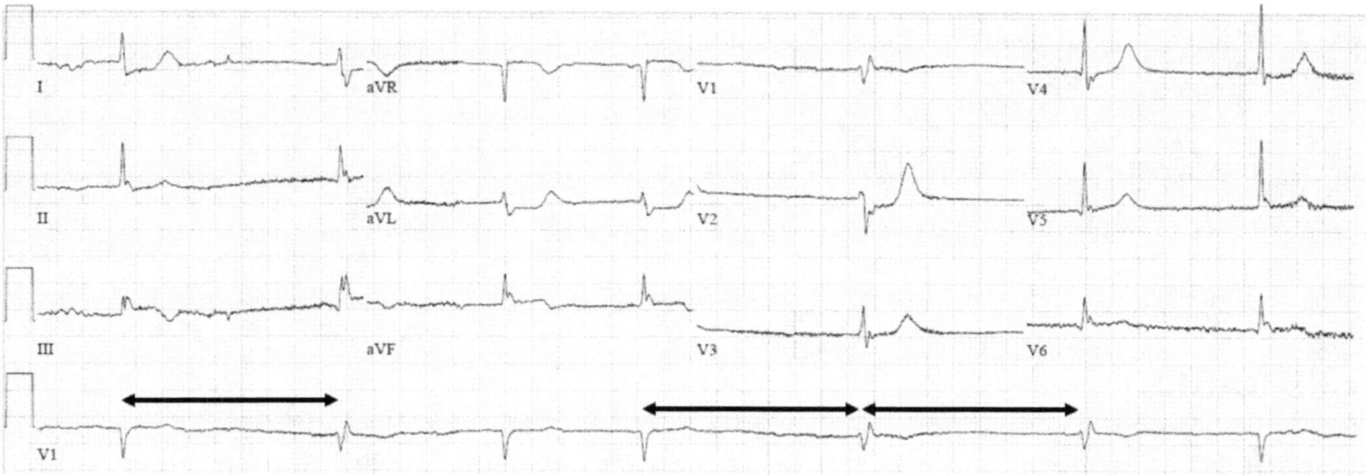

Figure 19-7

Quelle artère est responsable ici ? L'artère coronaire droite !

Et quelle artère assure la circulation vers le nœud SA et l'oreillette droite 55 à 60 % du temps ? L'artère coronaire droite !

ANALYSE COMPLÈTE FINALE DE L'ECG

Occlusion Infarctus du myocarde (OMI) des parois inférieure et inférolatérale du ventricule gauche et possible OMI du ventricule droit. Ce cas a peut-être été compliqué par un bloc AV du troisième degré. Les flèches indiquent un rythme d'échappement jonctionnel anormalement lent. Une dégénérescence éventuelle en fibrillation auriculaire avec perte de l'à-coup auriculaire a entraîné une décompensation cardiovasculaire supplémentaire.

ECG N° 5

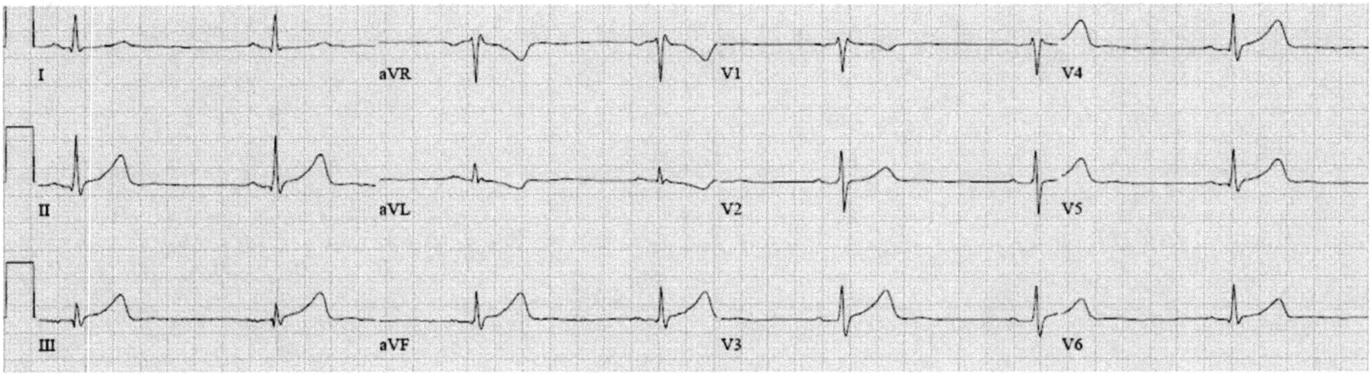

Figure 19-8

LES BASES

Le patient est un homme d'une trentaine d'années avec des antécédents médicaux d'hypertension, d'hyperlipidémie et de diabète sucré. Il a eu une douleur thoracique centrale sous-sternale, qui ressemblait à une pression et irradiait vers son bras gauche et sa mâchoire gauche. Elle est présente en continu depuis environ douze heures.

Le rythme est une bradycardie sinusale avec une fréquence d'environ 43 battements/minute sans aucun bloc de conduction.

> **PERLE** | Une bradycardie sinusale est très fréquente dans les infarctus du myocarde inférieurs : soit une réponse parasympathique à la douleur, soit une ischémie du nœud SA... ou les deux !

À LA RECHERCHE D'UN SUS-DÉCALAGE ÉVIDENT DU ST

Il n'y a pas de sus-décalage du ST supérieure à ≥ 1 mm au point J ; par conséquent, il n'y a pas de sus-décalage du ST évidente.

À LA RECHERCHE D'UN SUS-DÉCALAGE SUBTIL DU ST

OUI ! Il y a un sus-décalage du ST très subtil au point J dans les dérivations II, III et aVF.

> **PERLE** | Je vous suggère fortement de mesurer les écarts ST à partir du point J ; Cependant, vous lirez fréquemment des articles dans lesquels la déviation ST a été

mesurée à 60 ou 80 ms après le point J. Les chercheurs et certains auteurs le font pour éviter toute altération introduite par une onde T auriculaire (onde Ta).

À LA RECHERCHE D'ONDES T HYPERAIGUËS

Il y a des ondes T hyperaigus dans les dérivations II, III et aVF, ce qui rend les élévations subtiles du segment ST dans ces dérivations encore plus contributives. La dérivation I a une onde T normale, à titre de comparaison.

À LA RECHERCHE D'UN SOUS-DÉCALAGE DU ST DANS UN TERRITOIRE VASCULAIRE

Il y a un sous-décalage du segment ST évidente dans la dérivation aVL, mais aucune dans la dérivation I. Bien que les dérivations I et aVL complètent le groupe basolatéral des dérivations, il n'est pas inhabituel que la dérivation aVL soit la seule de ce groupe à manifester le sous-décalage du segment ST d'un changement réciproque. Donc... il y a un sous-décalage du segment ST dans un territoire vasculaire.

À LA RECHERCHE DE L'ARTÈRE RESPONSABLE

Commençons par examiner l'IVA distale (oui, je sais que tout ce qui est mentionné dans ce chapitre sera une occlusion de l'artère coronaire droite, mais vous devez vraiment le savoir !). Avant que vous ne vous sentiez trop malin, je dois vous informer que « OUI !» – une occlusion distale d'une IVA distale « enveloppante » de type 3 pourrait entraîner un ECG très similaire. Les ondes T des dérivations V3 à V5 ressemblent aux ondes T hyperaiguës des dérivations II, III et aVF. Même l'onde T de la dérivation V6 semble anormalement grande. Prenez un moment pour comparer la dérivation I avec la dérivation V6. Les complexes QRS sont de taille similaire, mais regardez la différence dans les ondes T !

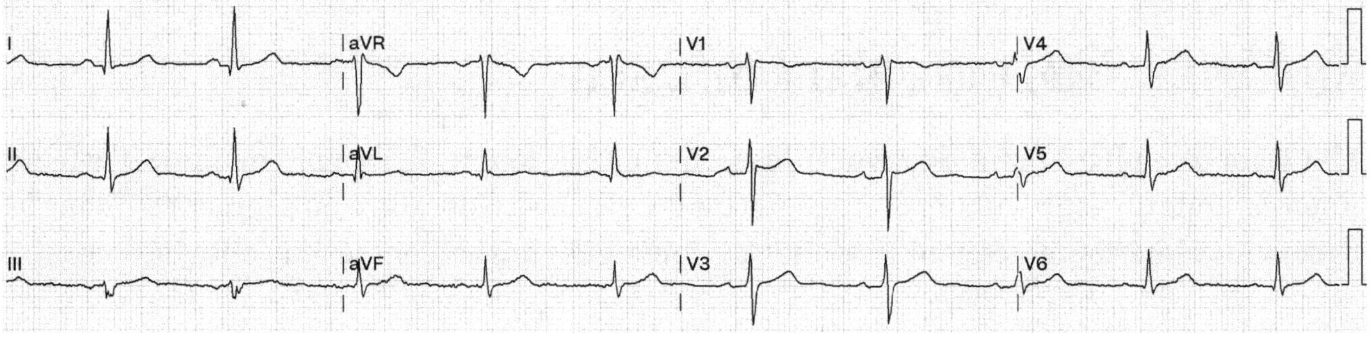

Figure 19-9

Sur la figure 19-9, vous verrez un ECG antérieur non ischémique de ce jeune homme, ce qui vous donne une excellente occasion d'améliorer votre reconnaissance – et votre suspicion –

des ondes T hyperaiguës. Cependant, une occlusion de l'IVA sans sus-décalage du segment ST dans aucune des dérivations précordiales serait extrêmement inhabituelle – mais pas impossible (une occlusion préapicale avec une circulation suffisante fournie par la branche postérolatérale de l'ACD, l'ACX et un ramus intermedius pourrait empêcher toute modification de l'ECG ischémique avant d'atteindre la paroi inférieure). Mais encore une fois – bien que possible, très peu probable.

Il reste donc l'ACD et l'ACX à prendre en compte. En comparant le sus-décalage du segment ST dans les deux dérivations, je vois que la dérivation III a le segment ST le plus haut d'une fraction de millimètre lorsqu'il est fortement agrandi sur mon ordinateur. Par conséquent, l'ACD est l'artère responsable.

OÙ DANS L'ARTÈRE SE TROUVE L'OCCLUSION ?

Il n'y a aucune preuve d'atteinte ventriculaire droite, donc l'occlusion est distale par rapport à la branche marginale. Qu'est-ce qui vous ferait penser à une atteinte du ventricule droit ?

À LA RECHERCHE DE COMPLICATIONS POSSIBLES

Soyez toujours attentif aux blocs et aux retards du nœud AV. Même un bloc de Mobitz I, qui est généralement considéré comme bénin, peut avoir un effet très négatif lorsque le patient présente déjà une bradycardie. Un collapsus cardiovasculaire soudain est beaucoup moins probable sans atteinte du ventricule droit – mais encore une fois, ce n'est pas du jamais vu. Soyez très prudent lorsque vous administrez des médicaments qui élargissent le lit vasculaire (nitroglycérine, morphine) lorsque le patient est très bradycarde. Si la bradycardie est due à une augmentation du tonus vagal (comme c'est le cas dans la plupart des infarctus du myocarde inférieurs), l'administration de nitroglycérine peut entraîner une augmentation réactive de la fréquence cardiaque sans effet indésirable sur la pression artérielle, mais si, pour une raison quelconque, la bradycardie est fixe, vous pourriez précipiter un collapsus cardiovasculaire catastrophique.

ANALYSE COMPLÈTE FINALE DE L'ECG

L'ECG montre un infarctus du myocarde inférieur à ses débuts. Il n'y a pas de signe d'atteinte inférolatérale ou ventriculaire droite. Bien qu'il y ait un sus-décalage du segment ST dans les dérivations inférieures, ce sont les ondes T hyperaiguës qui attirent le plus notre attention.

Lectures recommandées

Birnbaum Y, et al. Common pitfalls in the interpretation of electrocardiograms from patients with acute coronary syndromes with narrow QRS: a consensus report. Journal of Electrocardiology 45 (2012) 463–475.

Devitt PA, et al. Nondominant Right Coronary Artery Occlusion - Small Vessel, Dramatic Sequelae. JACC: CASE REPORTS VOL. 4, NO. 3, 2022: 156-160.

Fiol M, Cygankiewicz I, Carrillo A, et al. Value of electrocardiographic algorithm based on "ups and downs" of ST in assessment of a culprit artery in evolving inferior wall acute myocardial infarction. Am J Cardiol. 2004;94(6):709-714.

Fiol M, et al. New Criteria Based on ST Changes in 12-Lead Surface ECG to Detect Proximal versus Distal Right Coronary Artery Occlusion in a Case of Acute Inferoposterior Myocardial Infarction. A. N. E. 2004;9(4):383-388.

Garcia-Niebla J, Goldwasser D, de Luna AB. Proximal right coronary artery occlusion with ST elevation in all precordial leads. J Electrocardiol. 2009;42(2):119.e1-119.e2.

Nair R, Glancy DL. ECG Discrimination Between Right and Left Circumflex Coronary Arterial Occlusion in Patients With Acute Inferior Myocardial Infarction - Value of Old Criteria and Use of Lead aVR. CHEST 2002; 122:134–139.

Wung S-F. Discriminating Between Right Coronary Artery And Circumflex Artery Occlusion By Using A Noninvasive 18-Lead Electrocardiogram. AMERICAN JOURNAL OF CRITICAL CARE, January 2007, Volume 16, No. 1: 63-71.

Zhou P, Wu Y, Wang M, Zhao Y, Yu Y, Waresi M, Li H, Jin B, Luo X, Li J. Identifying the culprit artery via 12-lead electrocardiogram in inferior wall ST-segment elevation myocardial infarction: A meta-analysis. Ann Noninvasive Electrocardiol. 2023 Jan;28(1):e13016.

Réimprimé à partir du blog ECG du Dr Smith

Les ECG suivants sont reproduits avec l'aimable autorisation du Dr Stephen W. Smith. Vous pouvez trouver ces cas et d'autres cas très intéressants et instructifs sur son blog (Dr. Smith's ECG Blog) à l'adresse suivante : https://hqmeded-ecg.blogspot.com/

Figure 19-3
Date : vendredi 30 avril 2021
"This patient with 'NSTEMI' was not allowed to go to the cath lab. Then the ED provider obtained an emergent coronary CT angio. What do you think it showed?"

Figure 19-5
Date : vendredi 9 septembre 2022
"Two patients with chest pain. Do either of them need emergent reperfusion? Both? Neither?"

Figures 19-6 et 19-7
Date : dimanche 19 janvier 2020
"A woman in her 70s with bradycardia and hypotension."

Figures 19-8 and 19-9
Date : 20 novembre 2019
"A man in his 30s with 12 hours of chest pain; is the ECG consistent with 12 hours of occlusion?"

20

Occlusions ACX classiques

ECG N° 1

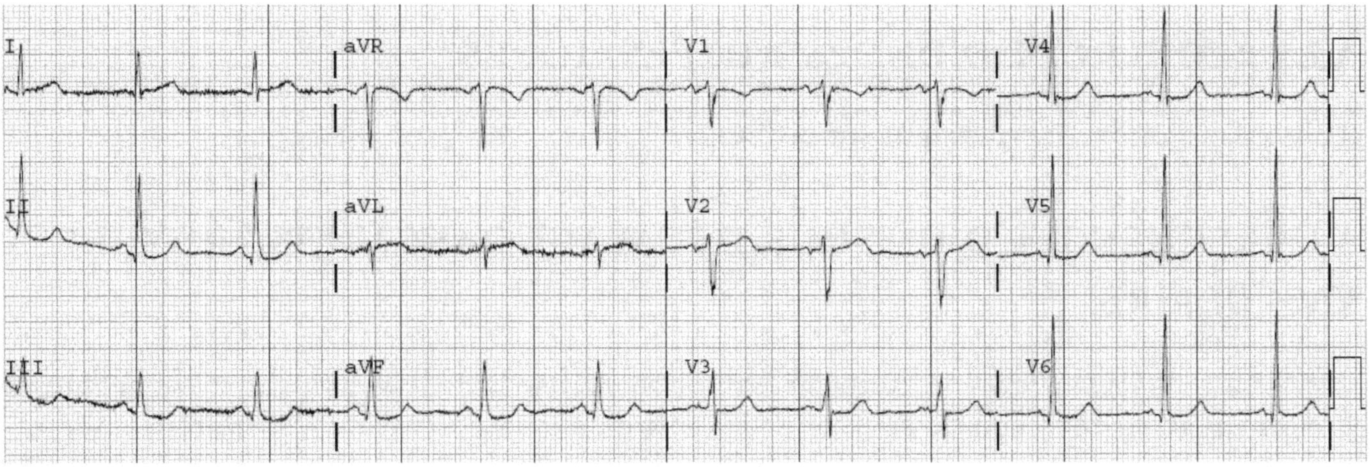

Figure 20-1

LES BASES

> **REMARQUE |** Étant donné que l'infarctus du myocarde par occlusion (OMI) et la première artère marginale obtuse (OM1) ont des initiales qui semblent si similaires, je ferai référence à l'artère marginale obtuse comme OMA dans ce chapitre, car nous n'avons pas à nous inquiéter si l'artère marginale obtuse a remplacé la première, la deuxième ou la troisième artère marginale.

Le patient est un homme de 72 ans avec des antécédents d'hypertension, d'hyperlipidémie et de maladie coronarienne. Il a subi un pontage aorto-coronarien à quatre vaisseaux dix-sept ans auparavant et se présente maintenant après huit heures de douleur thoracique sous-sternale irradiant vers le haut du dos.

Le rythme est sinusal et régulier, la fréquence est normale (60-100/minute) et les intervalles QRS sont étroits et normaux. Il n'y a aucune preuve de blocages ou de retards de conduction.

À LA RECHERCHE D'UN SUS-DÉCALAGE ÉVIDENT DU ST

Il n'y a pas de sus-décalage « évident » (≥ 1 mm) du ST sur cet ECG.

À LA RECHERCHE D'UN SUS-DÉCALAGE SUBTIL DU ST

La dérivation aVL présente un sus-décalage du segment ST d'environ 0,5 mm. Bien que cela ne réponde pas aux « critères STEMI », cela est significatif dans le paradigme OMI. Le signe de Jones est également présent dans la dérivation aVL.

À LA RECHERCHE D'ONDES T HYPERAIGUËS

Il n'y a pas d'ondes T hyperaigus sur cet ECG.

À LA RECHERCHE D'UN SOUS-DÉCALAGE DANS UN TERRITOIRE VASCULAIRE

Il existe un sous-décalage du segment ST dans les dérivations II, III et aVF. Il semble également y avoir un sous-décalage du segment ST subtile dans la dérivation V3. De telles dépressions du segment ST rassemblées dans un territoire territorial vasculaire ne sont pas dues à une ischémie sous-endocardique. L'ischémie sous-endocardique ne se présente pas dans un territoire vasculaire précis. (Voir la section sur « Définition de la localisation de l'ischémie sous-endocardique » à la fin du chapitre 2.)

À LA RECHERCHE DE L'ARTÈRE RESPONSABLE

En utilisant la méthode d'élimination de Jones, nous savons que l'artère circonflexe gauche (ACX) est l'artère responsable car une occlusion de l'artère coronaire ne produit jamais de sus-décalage du segment ST dans la dérivation aVL, et l'artère circonflexe gauche ne produit jamais de sus-décalage du segment ST dans la dérivation aVL avec sous-décalage du segment ST dans la dérivation V3 (ou l'une des dérivations V1 à V3).

OÙ SE TROUVE L'OCCLUSION DANS L'ARTÈRE ?

L'artère marginale obtuse (AMO) alimente la paroi basolatérale en circulation ; par conséquent, l'occlusion doit se situer avant l'AMO ou à proximité de l'AMO L'artère circonflexe gauche (ACX) est probablement non dominante pour plusieurs raisons :

1. Elle n'est dominante que 10 à 15 % du temps, donc statistiquement parlant, il est peu probable qu'elle soit l'artère dominante.

2. Lorsqu'elle est non dominante, elle ne fournit pas de circulation à la paroi inférieure du ventricule gauche, mais elle peut alimenter la paroi inférolatérale (anciennement « postérieure ») et la paroi basolatérale. Lorsque l'artère coronaire droite est non dominante, elle perd généralement l'artère descendante postérieure et ses branches postérolatérales. Lorsque l'ACX est non dominante, elle ne perd que la branche descendante postérieure.

3. Il existe une suggestion d'ischémie inférolatérale suggérée par le sous-décalage ST en dérivation V3. Lorsqu'une LCx dominante est occluse, elle produit généralement à la fois un infarctus du myocarde de la paroi inférieure et un infarctus du myocarde inférolatéral.

Un infarctus du myocarde inférolatéral isolé est presque toujours dû à une occlusion d'une ACX non dominante. Cependant,... une occlusion isolée dans une branche postérolatérale de l'artère coronaire droite n'est pas rare (bien qu'il soit vrai que plutôt rare).

À LA RECHERCHE DE COMPLICATIONS POSSIBLES

REMARQUE | Étant donné que ces complications possibles s'appliquent à TOUS les ECG évoqués dans ce chapitre, je ne les présenterai que dans ce premier ECG. Je reviendrai sur cette discussion concernant les autres ECG de ce chapitre.

Tachycardie ventriculaire / Fibrillation ventriculaire – La première complication qui frappe de nombreuses ischémies transmurales aiguës est la tachycardie ventriculaire ou la fibrillation ventriculaire. Elle est plus fréquente dans les deux premières heures suivant le début de l'occlusion, puis à nouveau trois ou quatre jours plus tard. Soyez prêt à y faire face, quelle que soit l'artère obstruée.

Collapsus cardiovasculaire soudain – Ce syndrome est moins fréquent qu'une tachydysrythmie ventriculaire. Il peut néanmoins survenir lorsque l'occlusion touche la partie principale gauche ou la partie proximale d'une autre artère coronaire. De telles occlusions entraînent de très grandes zones à risque. D'autres complications peuvent entraîner un collapsus cardiovasculaire. Dans l'artère circonflexe gauche, cela peut inclure :

Infarctus du muscle papillaire antérolatéral – Si l'ACX est dominant, le muscle papillaire postéro-médial peut également subir un infarctus, car il reçoit son apport sanguin entièrement de l'artère descendante postérieure. L'infarctus et la rupture d'un muscle papillaire peuvent entraîner la mort très rapidement, à moins que le patient ne soit amené d'urgence en chirurgie. Même aujourd'hui, avec l'amélioration des modalités de diagnostic, le taux de mortalité immédiate reste d'environ 50 % au cours des premières 24 heures. La rupture du muscle papillaire survient généralement environ trois ou quatre jours après l'infarctus, il faut donc être particulièrement vigilant concernant les patients qui arrivent dans un état subaigu.

Rupture de la paroi libre du ventricule gauche – Peu fréquente, survient généralement 4 à 7 jours après l'événement.

Rupture du septum – En cas d'occlusion d'une ACX dominant, et surtout s'il y a eu une occlusion antérieure de l'IVA en amont de S1, le septum peut également se rompre. Cela se produit généralement environ 4 à 5 jours après l'événement. Ce n'est pas aussi dramatique qu'une rupture du muscle papillaire ou une rupture de la paroi libre, mais il faut la traiter immédiatement avec des consultations de chirurgie cardiovasculaire d'urgence.

Rupture du muscle papillaire | 3-4 jours après l'infarctus
Rupture du septum | 4-5 jours après l'infarctus
Rupture de la paroi libre du ventricule gauche | 4-7 jours après l'infarctus

Blocs AV et retards de conduction – Si l'ACX est dominant, il sera le principal fournisseur de sang au nœud AV (mais pas nécessairement le seul fournisseur). Cela peut entraîner un nouveau bloc AV du premier degré, un bloc AV de Mobitz I ou un bloc AV du troisième degré. Le bloc AV du premier degré et le bloc de Mobitz I sont rarement préoccupants. Le bloc AV du troisième degré est généralement temporaire, accompagné d'un rythme d'échappement jonctionnel, d'une durée de quelques heures à quelques jours. Certains patients peuvent avoir besoin d'un stimulateur cardiaque temporaire jusqu'à ce que le nœud AV récupère. Sachez que les jeunes et, en général, les personnes en bonne santé de tous âges ne subiront aucun effet indésirable d'un bloc AV du premier degré ou d'un bloc AV de type Mobitz I. Cependant, les patients ayant des réserves cardiopulmonaires limitées peuvent être perturbés par le chevauchement de la systole auriculaire et ventriculaire pendant un bloc AV du premier degré avec une tachycardie sinusale ou des pauses fréquentes ou longues pendant un bloc AV de type Mobitz I.

Lésion du nœud SA et de l'oreillette droite - L'artère du nœud SA est alimentée soit par l'ACD, soit par l'ACX - environ 55 % du temps, l'ACD alimente l'artère du nœud SA, l'ACX l'alimentant les 45 % restants. La branche est située très proximale dans les deux artères, donc seule une occlusion très proximale aura un effet sur l'activité du nœud SA. L'« artère du nœud SA » est quelque peu impropre à l'emploi : elle fournit en fait la majorité de la circulation à l'ensemble de l'oreillette droite. Des dysrythmies auriculaires allant du syndrome du sinus malade à la fibrillation auriculaire peuvent survenir. La plupart des cas impliquant le nœud AV sont temporaires, la fonction normale revenant en quelques heures à quelques jours. Ce n'est malheureusement pas le cas lorsque l'artère nodale SA est compromise. La perte de l'à-coup auriculaire due à une fibrillation auriculaire peut avoir des conséquences majeures pour un patient souffrant d'un infarctus aigu du myocarde.

ANALYSE COMPLÈTE FINALE DE L'ECG

Le patient présentait une légère sus-décalage du segment ST dans les dérivations I et aVL et un léger sous-décalage du segment ST dans la dérivation V3. Ceci est caractéristique d'une occlusion du ACX à proximité ou à proximité d'une branche marginale obtuse. Au cathéter, une greffe veineuse au niveau du segment marginal obtux a été occluse et stentée avec le retour du flux TIMI 3. Le patient s'est bien porté.

ECG N° 2

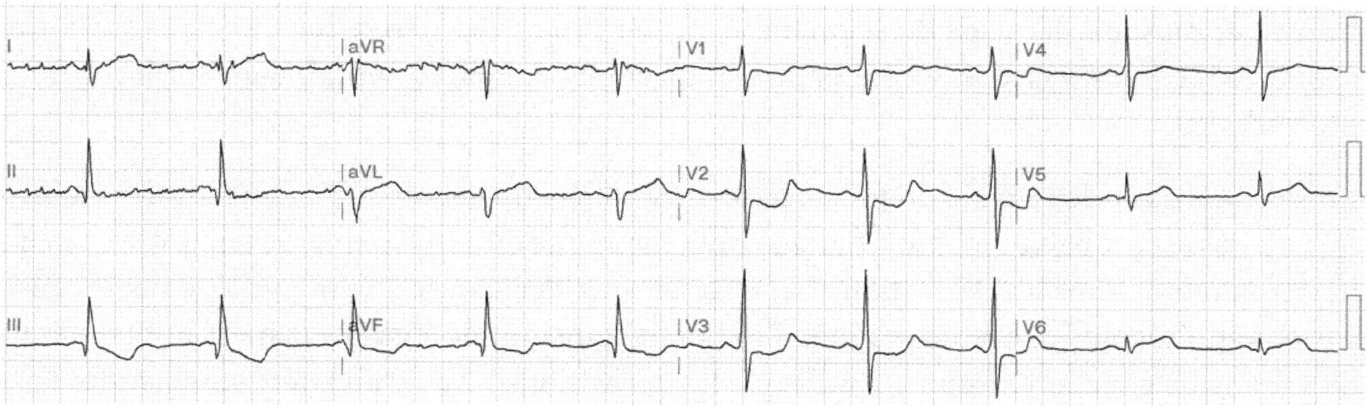

Figure 20-2

LES BASES

Le patient est un homme de 59 ans qui se plaint de douleurs thoraciques sous-sternales, constrictives, irradiant vers le bras gauche depuis la dernière heure, accompagnées de diaphorèse et d'une légère dyspnée. Il est modérément obèse et a des antécédents d'hypertension, de diabète de type 2 et d'hyperlipidémie. Il fume deux paquets de cigarettes par jour depuis 20 ans.

Le rythme semble être une tachycardie atriale avec conduction 2:1 (discutée plus loin).

À LA RECHERCHE D'UN SUS-DÉCALAGE ÉVIDENT DU ST

Il n'y a pas de sus-décalage évidente du ST qui réponde aux critères STEMI de 1 mm.

À LA RECHERCHE D'UN SUS-DÉCALAGE SUBTIL DU ST

Il y a un sus-décalage subtile du ST dans les dérivations I, aVL, V5 et V6 inférieure à 1 mm. Le signe de Jones est présent dans les dérivations I et aVL et probablement dans la dérivation V6.

RECHERCHE D'ONDES T HYPERAIGUËS

Les ondes T des dérivations I et aVL sont hyperaigües. Les ondes T des dérivations V5 et V6 sont également hyperaigües, étant donné la taille des ondes T par rapport à la taille des complexes QRS précédents.

À LA RECHERCHE D'UN SOUS-DÉCALAGE DANS UN TERRITOIRE VASCULAIRE

Il existe un sous-décalage du segment ST évidente dans les dérivations II, III et aVF, qui correspond au territoire vasculaire de la paroi inférieure du ventricule gauche dans le plan frontal, et un sous-décalage du segment ST évidente dans les dérivations V1 à V3, qui correspond au territoire vasculaire antéroapical (anciennement antéroseptal) dans les dérivations précordiales.

En se souvenant de la règle de Jones, le sous-décalage du segment ST dans les dérivations inférieures est probablement un changement réciproque dû à une ischémie aiguë qui se manifestera bientôt dans les dérivations I et aVL. Le sous-décalage du segment ST dans les dérivations antéroapicales est réciproque à l'ischémie transmurale aiguë de la paroi inférolatérale du ventricule gauche. Il aurait été utile que les dérivations V7 à V9 aient été enregistrées.

À LA RECHERCHE DE L'ARTÈRE RESPONSABLE

En utilisant la méthode d'élimination de Jones, l'occlusion de l'artère circonflexe gauche ne produira pas de sous-décalage du segment ST dans les dérivations inférieures, de sorte que l'artère circonflexe gauche est éliminée comme responsable. L'occlusion de l'artère circonflexe gauche ne produira pas de sous-décalage du segment ST dans les dérivations V1 à V3 en même temps qu'un sus-décalage du segment ST, même mineure, dans les dérivations I, aVL, V5 et V6. L'artère circonflexe gauche est la responsable. Elle PEUT produire un sus-décalage du segment ST dans la dérivation aVL avec un sous-décalage du segment ST réciproque dans les dérivations inférieures. Cependant, ce n'est pas une présentation courante. Un infarctus du myocarde inférolatéral est assez courant pour une occlusion d'ACX, tout comme une ischémie apicolatérale avec sus-décalage du segment ST dans les dérivations V5 et V6.

Voici quelques points à retenir à propos de l'artère circonflexe gauche et du LCx :

1. Les deux peuvent provoquer un sus-décalage du segment ST dans les dérivations inférieures, mais l'artère circonflexe gauche le fera plus souvent car c'est l'artère dominante environ 80 % du temps. L'ACX peut provoquer un infarctus inférieur, mais seulement lorsqu'il est dominant, dans environ 10 à 15 % des cas.

2. Les deux peuvent provoquer un infarctus inférolatéral, mais l'ACX est plus susceptible d'en être la cause dans de tels cas, car une occlusion de l'ACX peut entraîner un infarctus inférolatéral, qu'il soit dominant ou non dominant.

3. Les deux peuvent provoquer un sus-décalage du segment ST dans les dérivations apicolatérales (V5 et V6), mais l'ACX est plus susceptible de le faire.

Étant donné qu'il s'agit d'une occlusion de l'ACX, qui n'inclut PAS le sus-décalage du segment ST des dérivations inférieures, mais qui inclut un infarctus inférolatéral, il doit s'agir d'une occlusion d'une ACX non dominant. Toute occlusion qui incluait les parois basolatérales et inférolatérales aurait inclus la paroi inférieure si une artère descendante postérieure avait été présente. Aucune n'était présente, il doit donc s'agir d'une ACX non dominant.

PERLE | Ne présumez jamais qu'une artère non dominante, que ce soit l'artère coronaire ou l'artère LCx, ne peut pas provoquer un infarctus du myocarde. Les versions non dominantes de l'une ou l'autre artère peuvent provoquer des infarctus du myocarde dévastateurs !

OÙ SE TROUVE L'OCCLUSION DANS L'ARTÈRE ?

Étant donné que la branche de l'artère coronaire est la source de l'apport sanguin à la zone basolatérale, une occlusion affectant la région basolatérale surveillée par les dérivations I et aVL doit se produire soit dans l'artère ACX à proximité de l'endroit où l'artère coronaire se ramifie à partir de l'artère principale, soit très proche de la branche de l'artère coronaire.

À LA RECHERCHE DE COMPLICATIONS POSSIBLES

Référez-vous à cette discussion dans l'ECG n° 1.

Il y a une autre constatation importante sur cet ECG, mais il est peu probable qu'elle résulte directement de cet infarctus du myocarde. En regardant de plus près, vous verrez deux ondes P pour chaque QRS. Voici un gros plan de la bande rythmique V1 (

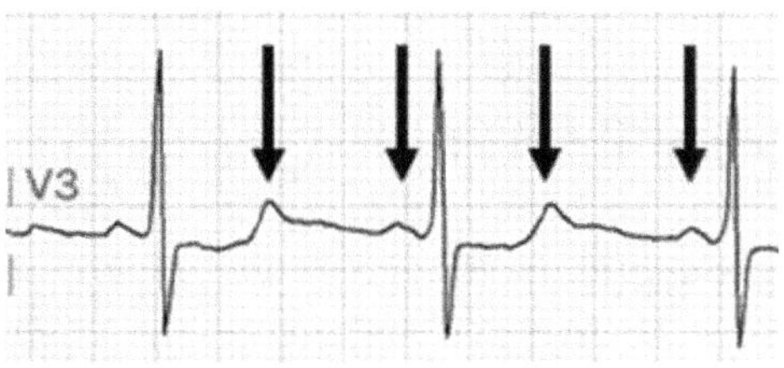

Figure 20-3

Ce patient souffre d'une tachycardie atriale. Je ne connais aucune raison spécifique pour laquelle il devrait souffrir d'une tachycardie atriale. Nous ne savons pas si elle s'est développée pendant l'IDM ou si elle était déjà présente. Il n'y a pas d'autres informations sur ce patient. Voir ci-dessous pour des réflexions plus détaillées sur cette dysrythmie.

ANALYSE COMPLÈTE FINALE DE L'ECG

Bien qu'aucun résultat sur cet ECG ne réponde aux critères du paradigme STEMI, il y a suffisamment de choses pour diagnostiquer un infarctus du myocarde par occlusion (OMI) de l'ACX proximal à - ou situé proximalement dans - l'artère marginale obtuse (AMO). Le diagnostic pourrait être confirmé par un ou deux ECG répétés et un échocardiogramme stat. La question qui se pose ici est la suivante : « Cet infarctus du myocarde est-il dû à une occlusion complète (infarctus du myocarde de type I) ou à une sténose critique de l'ACX exacerbée par une demande accrue en O_2 causée par la tachycardie atriale (infarctus du myocarde de type II) ? » Au lieu d'être une complication de l'infarctus du myocarde de type I, la tachycardie atriale peut en fait l'avoir précipité.

ECG N° 3

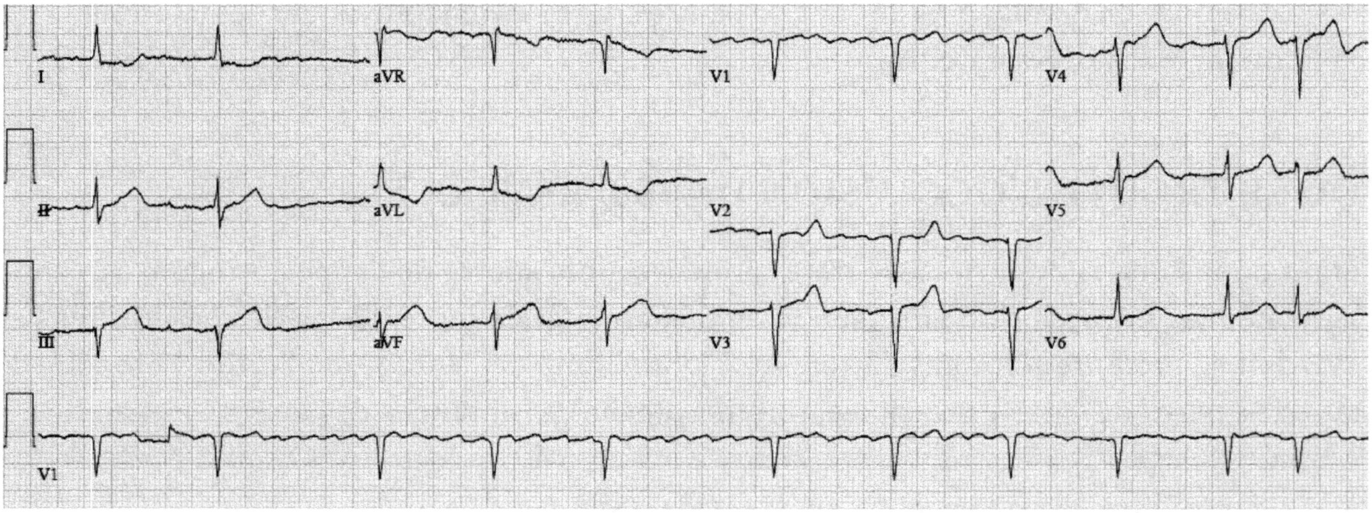

Figure 20-4

LES BASES

Il n'y a pas d'antécédents avec cet ECG. Le rythme est celui d'une fibrillation auriculaire, la fréquence est contrôlée (60-100/minute) et les intervalles QRS sont étroits et normaux. Il n'y a aucune preuve de blocages ou de retards de conduction.

À LA RECHERCHE D'UN SUS-DÉCALAGE ÉVIDENT DU ST

En agrandissant l'ECG (Figure 20-5), on constate seulement 1 mm de sus-décalage du segment ST dans la dérivation III.

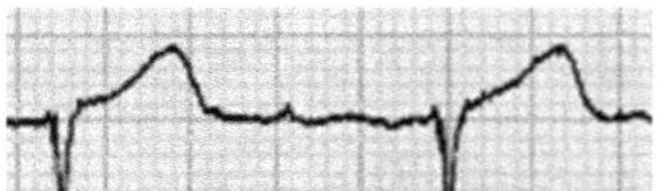

Figure 20-5

À LA RECHERCHE D'UN SUS-DÉCALAGE SUBTIL DU ST

Il existe peut-être une légère élévation du segment ST dans les dérivations II et aVF. La ligne de base dans la dérivation aVF est inclinée vers le haut, ce qui rend la reconnaissance de l'élévation du segment ST problématique. Les segments ST dans ces dérivations vont directement du point J au pic de l'onde T. Dans mes Masterclasses, on parle de signe de Jones (également connu sous le nom de signe « coche »). Dans le contexte approprié, il peut représenter un segment ST normal, concave vers le haut, lors de sa transformation en un segment ST convexe vers le haut, indicateur d'une ischémie transmurale aiguë. L'enregistrement ECG capture par hasard le moment pendant la transition où le segment ST se trouve exactement entre la concavité et la convexité et est très droit.

En électrocardiographie, le contexte est primordial ! Certains signes peuvent avoir des significations ou des connotations très différentes selon le contexte dans lequel ils sont évalués.

RECHERCHE D'ONDES T HYPERAIGUES

Les dérivations II, III et aVF présentent des ondes T hyperaiguës. Bien que seule la dérivation III présente un sus-décalage ST qualifiant (pour les critères STEMI), vous voudrez certainement garder un œil sur les dérivations II et aVF, en particulier en présence du signe de Jones. C'est là que vous verrez probablement les signes d'ischémie transmurale aiguë de la paroi inférieure du ventricule gauche (c'est-à-dire un sus-décalage ST dans les dérivations II, III et aVF).

Il existe également des ondes T hyperaiguës dans les dérivations V4 et V5. Ces ondes T ne sont pas extrêmement grandes, mais assez grandes par rapport à la taille des complexes QRS.

> **CONSEIL |** Certaines dérivations peuvent présenter des ondes T hyperaiguës sans jamais progresser vers un sus-décalage ST. Cela est dû au fait que la zone étudiée par une dérivation particulière peut avoir une bonne circulation collatérale suffisante pour empêcher l'ischémie transmurale et/ou que la zone peut avoir été soumise à un préconditionnement ischémique.

À LA RECHERCHE D'UN SOUS-DÉCALAGE DANS UN TERRITOIRE VASCULAIRE

Il existe une dépression du segment ST dans les dérivations I et (surtout) aVL. Il s'agit du schéma basolatéral qui agit en réciprocité avec les déviations du segment ST dans les dérivations inférieures (dérivations II, III et aVF). Il s'agit d'un changement réciproque - il ne s'agit pas d'une ischémie sous-endocardique basolatérale ! Le premier corollaire de la règle de Jones est le suivant : les modifications réciproques d'une ischémie transmurale aiguë peuvent apparaître avant le sus-décalage du segment ST ! Vous devez prévoir d'enregistrer des ECG en série toutes les 15 à 20 minutes environ.

À LA RECHERCHE DE L'ARTÈRE RESPONSABLE

Il s'agit d'une détermination difficile. Ce que vous devez apprendre de cet ECG est que parfois, l'artère responsable ne peut pas être déterminée sur la base de l'ECG seul. Il peut s'agir d'une ischémie due à l'occlusion ou à la sténose de l'une des trois artères coronaires : l'IVA, l'ACX ou l'ACD.

1. Il y a un sus-décalage ST de 1 mm dans la dérivation III et des ondes T hyperaiguës dans les trois dérivations inférieures. Cela suggère fortement une ischémie aiguë de la paroi inférieure du ventricule gauche. Il y a également des changements réciproques évidents dans les dérivations I et aVL. Laquelle des trois artères coronaires envisagées ici peut en être la cause ? TOUTES LES TROIS !

2. Il y a probablement des ondes T hyperaiguës dans les dérivations V4 et V5. Laquelle des trois artères coronaires envisagées ici peut en être la cause ? TOUTES LES TROIS !

3. Lorsque le sus-décalage du segment ST se produit dans les dérivations inférieures et les dérivations V4 à V6 (mais pas dans les dérivations V1 à V3), le coupable est plus probablement le LCx plutôt que l'ALD, éliminant ainsi peut-être l'ALD comme coupable.

4. Si le sus-décalage du segment ST dans la dérivation III est supérieure au sus-décalage du segment ST dans la dérivation II, alors l'artère ACR est l'artère responsable. Si le sus-décalage du segment ST dans la dérivation II est égale ou supérieure au sus-décalage du segment ST dans la dérivation III, alors l'ACX est l'artère responsableable. Le sus-décalage du segment ST dans la dérivation III sur cet ECG est supérieure au sus-décalage du segment ST dans la dérivation II ; par conséquent, l'ACD est l'artère coupable...

... sauf qu'un angiogramme retardé a été obtenu (après un délai de 28 heures parce que « les critères STEMI n'étaient pas remplis ») et a révélé une occlusion à 100 % du segment ACX moyen à distal !

Il y a deux leçons à tirer de cela :

Les occlusions de l'ACX sont parmi les plus difficiles à reconnaître.

Bien que la règle qui distingue l'ACX de l'ACD comme artère responsable soit très bonne (je l'utilise fréquemment), elle n'est pas précise à 100 %. Les personnes qui ont développé cette règle n'ont jamais prétendu qu'elle l'était. Vous devez comprendre que les nombreuses règles que nous utilisons pour évaluer les ECG et d'autres tâches en médecine sont rarement – voire jamais ! – précises à 100 %. J'ai vu d'autres exemples où cette règle a échoué – mais je continue à l'utiliser car elle fonctionne bien plus souvent qu'autrement.

OÙ SE TROUVE L'OCCLUSION DANS L'ARTÈRE ?

Étant donné que nous savons maintenant que l'ACX est vraiment l'artère responsable, où se situe l'occlusion ? Étant donné que les trois artères (IVA, ACX et ACD) auraient pu être présentes dans cet ECG, où se trouverait l'occlusion dans chacune d'elles ?

Artère interventriculaire antérieure (IVA) – Il s'agirait d'une occlusion d'une artère interventriculaire de type 3 (« enveloppante ») distale par rapport à la première branche diagonale. Seule une artère IVA « enveloppante » pourrait affecter les dérivations de la paroi inférieure. La première diagonale est la branche de l'IVA qui fournit la circulation à la zone basolatérale (dérivations I et aVL). Si l'occlusion était proximale à – ou située proximalement à l'intérieur de – la première branche diagonale, il y aurait eu un sus-décalage du segment ST dans les dérivations I et aVL. Mais les dérivations I et aVL ont réagi de manière réciproque en manifestant un sous-décalage du segment ST. Aucune des deux dérivations ne pourrait le faire si la zone basolatérale était ischémique en raison de l'implication de la première branche diagonale.

> **PERLE** | Pour qu'une dérivation agisse de manière réciproque à l'ischémie située en face d'elle, le myocarde surveillé par cette dérivation doit être normal ; il ne peut pas être ischémique ! Si elle était également ischémique, elle aurait son propre courant de lésion et il y aurait une annulation des forces – pas une réaction réciproque.

Artère circonflexe gauche (ACX) – L'artère marginale obtuse (AMO) est une branche de l'ACX et alimente en sang la zone basolatérale (dérivations I et aVL). L'occlusion d'une ACX dominante aurait dû être distale à cette artère pour que la zone basolatérale reste non ischémique, lui permettant de réagir de manière réciproque. En effet, le compte rendu de cathétérisme mentionnait une occlusion à 100 % de l'ACX moyenne à distale, ce qui explique cela. On peut peut-être raisonner un peu plus loin. La ou les branches postérolatérales et la branche descendante postérieure sont distales par rapport à la marginale obtuse. Une occlusion proximale à l'AMO peut parfois entraîner un infarctus du myocarde inférolatéral (anciennement postérieur). La branche postérolatérale peut également alimenter la zone inférolatérale, et son occlusion peut également entraîner un infarctus du myocarde inférolatéral. Cependant, cet ECG (Figure 20-5) ne montre aucune indication concluante ou fiable de la présence d'une ischémie inférolatérale.

Étant donné que la branche descendante postérieure de l'ACX sort du tronc principal après la branche postérolatérale, l'occlusion doit être distale par rapport à toute branche dans laquelle une occlusion aurait entraîné un infarctus du myocarde inférolatéral. Par conséquent, l'occlusion est probablement distale par rapport à la branche postérolatérale. Bien entendu, il faut toujours tenir compte de la présence d'une circulation collatérale et/ou d'un préconditionnement ischémique. Consultez les diagrammes du chapitre 9, « Anatomie de l'artère circonflexe gauche ».

Artère coronaire droite (ACD) – Une occlusion d'une ACD dominante distale par rapport à l'artère marginale aiguë pourrait entraîner cet ECG si la ou les branches postérolatérales étaient suffisamment longues pour atteindre la zone apicolatérale du cœur. Il n'est pas inhabituel qu'un infarctus du myocarde inférieur aigu soit accompagné d'un sus-décalage du segment ST dans les dérivations V5 et V6. Un sus-décalage du segment ST en dérivation V4 serait inhabituelle... mais pas inouïe.

À LA RECHERCHE DE COMPLICATIONS POSSIBLES

Reportez-vous à cette discussion dans ECG N° 1.

ANALYSE COMPLÈTE FINALE DE L'ECG

Malheureusement, cet ECG ne répondait pas aux critères STEMI pour un cathétérisme immédiat. Le fait de tergiverser pendant 28 heures et de découvrir ensuite une ACX 100 % occlus qui aurait grandement bénéficié d'une angioplastie coronaire (ACPT) réalisée en urgence prouve la futilité d'adhérer de manière rigide au protocole STEMI obsolète.

Il y a une OMI présente sur cet ECG. Le fait qu'une artère responsable particulière n'ait pas pu être déterminée sur la base de l'ECG seul ne change rien. Ce patient méritait une prise en charge plus rapide.

ECG N° 4

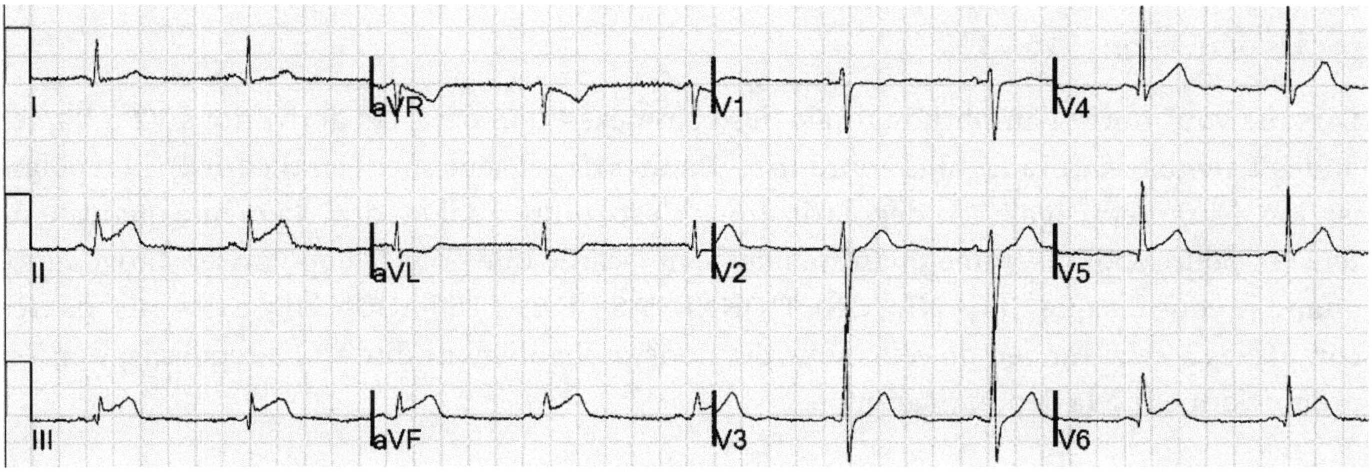

Figure 20-6

LES BASES

Les seules informations sur ce patient sont « un homme de 35 ans en bonne santé avec une douleur thoracique d'une heure ».

Le rythme est sinusal et régulier, la fréquence est normale (60-100/minute) et les intervalles QRS sont étroits et normaux. Il n'y a aucune preuve de blocages ou de retards de conduction.

À LA RECHERCHE D'UN SUS-DÉCALAGE ÉVIDENT DU ST

Il y a un sus-décalage évident (≥ 1 mm) du ST dans les dérivations II, III et aVF ainsi que dans les dérivations V5 et V6 (mieux visible lorsqu'elles sont agrandies).

À LA RECHERCHE D'UN SUS-DÉCALAGE SUBTIL DU ST

Bien que le sus-décalage du ST dans les dérivations V5 et V6 soit d'au moins 1 mm, elle est quelque peu difficile à voir. Par conséquent, le sus-décalage du ST dans les dérivations V5 et V6 pourrait également être qualifiée de « subtil ».

À LA RECHERCHE D'ONDES T HYPERAIGUËS

Les ondes T dans les dérivations inférieures semblent hyperaiguës et sont en transition vers un sus-décalage du ST.

Maintenant, voici la partie où vous devez faire preuve de prudence. Essayez de ne pas « surdiagnostiquer » les ondes T hyperaiguës. C'est facile à faire ; je me surprends encore parfois à le faire. Regardez les dérivations V2 à V4. N'apparaissent-elles pas également hyperaiguës ? Il y a juste un problème (et je vais vous donner une « alerte spoiler » : L'ACX peut alimenter en sang les zones du myocarde visibles par les dérivations V4 à V6, mais pas les zones couvertes par les dérivations V1 à V3 !

Lorsque vous notez l'amplitude totale des complexes QRS dans les dérivations V2 à V4, les ondes T semblent de taille plus appropriée. En théorie (et seulement en théorie !), la repolarisation devrait être égale à la dépolarisation ; c'est-à-dire qu'il faudrait la même quantité de tension pour repolariser une quantité fixe de myocarde que pour la dépolariser. Croyez-moi quand je vous dis que CELA NE FONCTIONNE PAS DE CETTE FAÇON ! Il y a des raisons très complexes à cela. Au lieu de cela, nous devrions probablement dire : « La repolarisation est proportionnelle à la dépolarisation ».

> **PERLE** | Avant de tirer des conclusions hâtives sur la présence d'ondes T hyperaiguës dans des zones où il n'y a aucune raison qu'il y en ait, regardez les dépolarisations qu'elles suivent.

À LA RECHERCHE D'UN SOUS-DÉCALAGE DANS UN TERRITOIRE VASCULAIRE

Il y a un sous-décalage du segment ST dans la dérivation aVL mais aucune dans l'autre dérivation basolatérale, la dérivation I. Ce n'est pas un problème : nous nous concentrons principalement sur les dérivations III et aVL. Il s'agit toujours d'un changement réciproque.

À LA RECHERCHE DE L'ARTÈRE RESPONSABLE

En utilisant notre règle (à laquelle nous avons trouvé une exception dans le dernier ECG) concernant la comparaison du sus-décalage du segment ST dans les dérivations II et III, dans cet ECG, les deux dérivations semblent avoir la même quantité de sus-décalage du segment ST. Dans de tels cas, l'ACX est déclarée l'artère responsable.

> **PERLE** | Soyez très prudent lorsque vous utilisez cette « règle ». Sa précision est d'environ 70 %, ce qui correspond à une bonne « estimation », mais pas à un diagnostic définitif.

OÙ DANS L'ARTÈRE SE TROUVE L'OCCLUSION ?

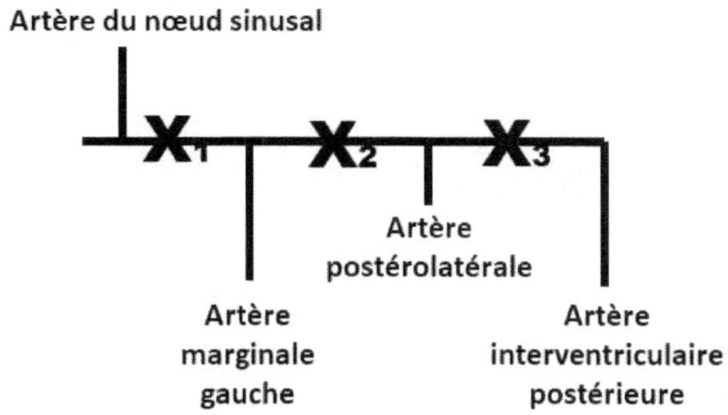

Figure 20-7

Maintenant, considérez ce schéma très basique d'une artère circonflexe (l'ACX)dominante (Figure 20-7).

En cas d'occlusion proximale au niveau de X1, la zone basolatérale (dérivations I et aVL), la zone inférolatérale (dérivations V7 à V9) et les dérivations inférieures (dérivations II, III et aVF) manifesteront un sus-décalage du segment ST. Les dérivations antérieures (V1 à V3) manifesteront un sous-décalage du segment ST réciproque par rapport aux dérivations V7 à V9.

Mais il y a généralement un problème lors de l'interprétation d'une occlusion ACX proximale : qu'arrive-t-il au sous-décalage du segment ST réciproque dans les dérivations inférieures lorsque les dérivations inférieures manifestent également un sus-décalage du segment ST ? De même, qu'arrive-t-il à la dépression du segment ST réciproque dans les dérivations I et aVL lorsqu'elles manifestent également un sus-décalage du segment ST ? Une annulation des forces peut se produire et vous pouvez ne voir aucune déviation du segment ST dans les dérivations du plan frontal. La même chose se produit lorsqu'une occlusion est proximale à D1 dans une LAD « nveloppante» de type 3.

Si une occlusion se produit à X2, alors la zone basolatérale (dérivations I et aVL) sera normale et non ischémique, mais il y aura un sus-décalage du segment ST dans la zone inférolatérale (dérivations V7 – V9) et les dérivations inférieures (dérivations II, III et aVF). Il y aura également un sous-décalage réciproque du segment ST dans les dérivations antérieures (dérivations V1 – V3). Cette fois, cependant, les dérivations I et aVL pourront réagir de manière réciproque. N'oubliez pas : une dérivation ne peut pas agir de manière réciproque si elle est également ischémique car elle manifestera son propre courant de lésion ce qui entraînerait une annulation des forces..

Si une occlusion se produit à X3, alors seules les dérivations inférieures (dérivations II, III et aVF) manifesteront un sus-décalage du segment ST – et les dérivations I et aVL pourront réagir de manière réciproque.

Un exemple est essentiellement pathognomonique d'une occlusion de l'ACX : une occlusion proximale d'une ACX non dominant. Cela produira un sus-décalage du segment ST dans les dérivations I et aVL et un sous-décalage du segment ST réciproque dans les dérivations antérieures (dérivations V1 à V3). Comme l'artère n'est pas dominante, il n'y aura pas d'implication de la paroi inférieure du ventricule gauche, donc les dérivations inférieures ne seront pas altérées. Une occlusion de l'ACD ne peut pas produire de sus-décalage du segment ST dans la dérivation aVL (ou la dérivation I, d'ailleurs), et une occlusion de l'IVA ne peut pas produire de sus-décalage du segment ST dans la dérivation aVL PLUS un sus-décalage du segment ST réciproque dans les dérivations V1 à V3.

À LA RECHERCHE DE COMPLICATIONS POSSIBLES

Reportez-vous à cette discussion dans l'ECG n°1.

ANALYSE COMPLÈTE FINALE DE L'ECG

Il a été prouvé au cathéter qu'il s'agissait d'une occlusion médiane à distale du LCx. Étant donné que la seule zone affectée semble être la paroi inférieure du ventricule gauche, l'occlusion a dû se produire en aval de toutes les branches, ce qui aurait entraîné une atteinte des parois basolatérales ou inférolatérales. Cela est tout à fait possible avec l'ACX. Une lésion au niveau de X3 sur le diagramme (Figure 20-8) produira ces résultats.

ECG N° 5

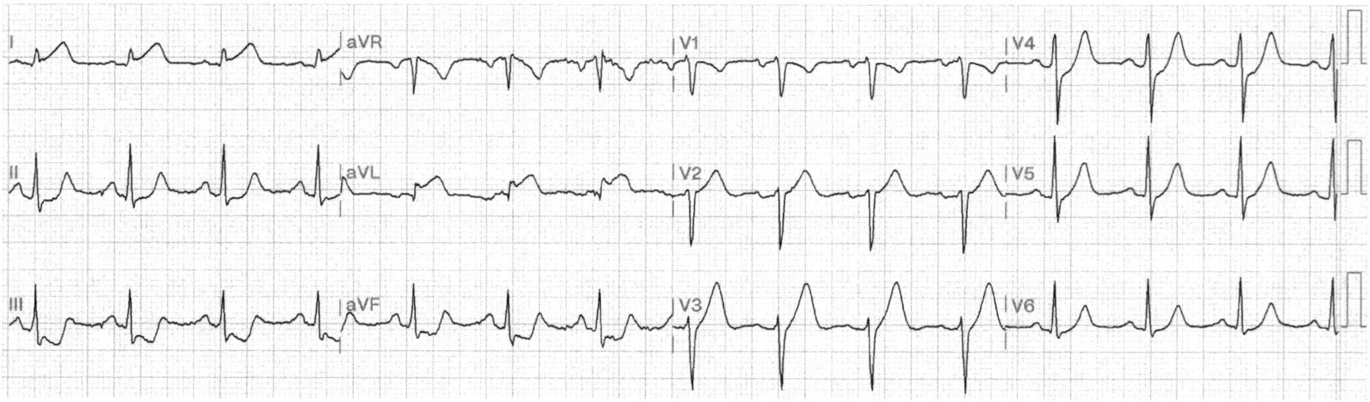

Figure 20-8

LES BASES

Le patient est un homme de 35 ans en bonne santé qui a commencé à ressentir une douleur thoracique sous-sternale.

Le rythme est sinusal et régulier, la fréquence est normale (60-100/minute) et les intervalles QRS sont étroits et normaux. Il n'y a aucune preuve de blocage ou de retard de conduction.

À LA RECHERCHE D'UN SUS-DÉCALAGE ÉVIDENT DU ST

Il y a un sus-décalage évident du ST dans les dérivations I et aVL.

À LA RECHERCHE D'UN SUS-DÉCALAGE SUBTIL DU ST

Il n'y a pas de sus-décalage subtil du ST.

À LA RECHERCHE D'ONDES T HYPERAIGUËS

Il n'y a pas d'ondes T hyperaigus sur cet ECG. Les grandes ondes T dans les dérivations précordiales ne semblent tout simplement pas avoir le volume nécessaire pour être hyperaigus.

À LA RECHERCHE D'UN SOUS-DÉCALAGE DANS UN TERRITOIRE VASCULAIRE

Il y a un sous-décalage du ST dans les dérivations II, III et aVF.

À LA RECHERCHE DE L'ARTÈRE RESPONSABLE

Étant donné qu'il y a un sus-décalage du segment ST dans les dérivations I et aVL, l'artère coronaire droite est exclue.

L'artère interventriculaire antérieure (IVA) est peu probable. Si elle avait provoqué une ischémie dans la zone basolatérale, nous devrions également voir un sus-décalage du segment ST dans les dérivations précordiales.

L'artère coronaire gauche est l'artère responsable.

OÙ SE TROUVE L'OCCLUSION DANS L'ARTÈRE ?

L'occlusion est probablement dans l'artère marginale obtuse, puisqu'il n'y a pas d'ischémie des parois inférolatérales ou inférieures.

À LA RECHERCHE DE COMPLICATIONS POSSIBLES

Se reporter à la discussion dans l'ECG n°1.

ANALYSE COMPLÈTE FINALE DE L'ECG

Il s'agit d'une occlusion de l'artère marginale obtuse de l'artère circonflexe. L'ECG ne permet pas de déterminer si l'artère circonflexe est dominante ou non. Une ischémie de la région basolatérale et de la région inférolatérale sans atteinte de la paroi inférieure du ventricule gauche serait pathognomonique d'une occlusion de l'ACX.

ECG N° 6

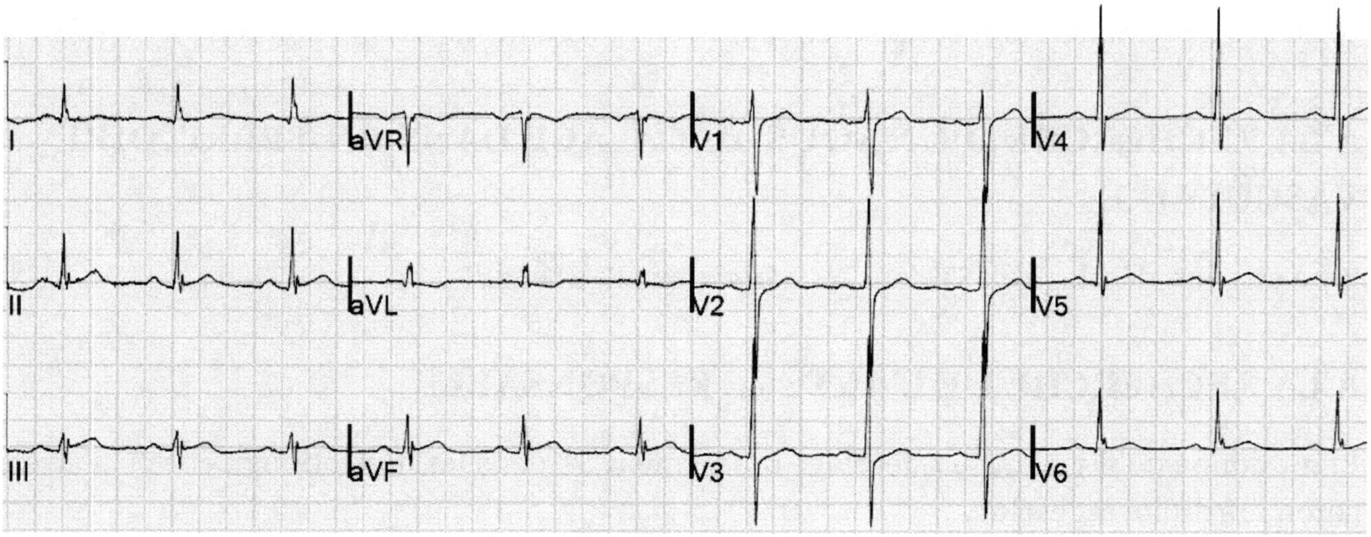

Figure 20-9

LES BASES

Un homme en bonne santé dans la cinquantaine présente une douleur épigastrique et thoracique basse depuis une heure.

Le rythme est sinusal et régulier, la fréquence est normale (60-100/minute) et les intervalles QRS sont étroits et normaux. Il n'y a aucune preuve de blocages ou de retards de conduction.

À LA RECHERCHE D'UN SUS-DÉCALAGE ÉVIDENT DU ST

Il n'y a pas de sus-décalage évident du ST sur cet ECG. Un ECG réalisé environ une heure et demie plus tard lors d'une récidive de douleur thoracique aiguë est présenté dans la Figure 20-12. Cet ECG ultérieur sera considéré ensuite (comme ECG n° 7), il n'est donc pas nécessaire de sauter en avant.

À LA RECHERCHE D'UN SUS-DÉCALAGE SUBTIL DU ST

Il n'y a pas de sus-décalage subtile du ST sur cet ECG. Les intervalles QRS dans les dérivations inférieures semblent avoir une encoche caractéristique d'une repolarisation précoce, ou une variante normale. Il s'agit de complexes QRS fragmentés - pas de preuve d'une repolarisation précoce. En outre, il y a un sous-décalage suspecte du ST dans la dérivation aVL.

À LA RECHERCHE D'ONDES T HYPERAIGUËS

Il n'y a pas d'ondes T hyperaigus sur cet ECG. Je garderais cependant un œil sur les ondes T dans les dérivations inférieures. Elles me semblent vouloir s'élargir.

À LA RECHERCHE D'UN SOUS-DÉCALAGE DANS UN TERRITOIRE VASCULAIRE

Il y a un sous-décalage subtil du segment ST dans les dérivations aVL, V2 et V3. La dérivation aVL fait partie du groupe basolatéral (avec la dérivation I) et les dérivations V2 et V3 font partie du groupe antérieur (avec la dérivation V1), donc « OUI ! » Le sous-décalage du segment ST est présente dans un territoire vasculaire.

> **PERLE** | Chaque membre d'un groupe n'a pas besoin de manifester une dépression du segment ST pour être considéré comme un changement réciproque, et chaque membre d'un groupe n'a pas besoin de manifester une élévation du segment ST pour être considéré comme une ischémie aiguë.

À LA RECHERCHE DE L'ARTÈRE RESPONSABLE

Le premier corollaire de la règle de Jones est que le sous-décalage du segment ST d'un changement réciproque peut apparaître avant le sus-décalage du segment ST de l'ischémie transmurale. Sur cette base, nous devrions nous attendre à un sus-décalage du segment ST dans les dérivations II, III et aVF et dans les dérivations V7 à V9. Nous devrions également nous attendre à un sous-décalage du segment ST plus évident dans les dérivations V1 à V3. Une occlusion de l'ACD ou de l'IVA pourrait produire un tel schéma. Nous n'avons pas encore suffisamment d'informations pour déterminer quelle artère est en cause.

OÙ DANS L'ARTÈRE SE TROUVE L'OCCLUSION ?

Sans objet pour le moment.

À LA RECHERCHE DE COMPLICATIONS POSSIBLES

Reportez-vous à cette discussion dans l'ECG N° 1.

ANALYSE COMPLÈTE FINALE DE L'ECG

Suite avec l'ECG suivant (Figure 20-10).

ECG N° 7

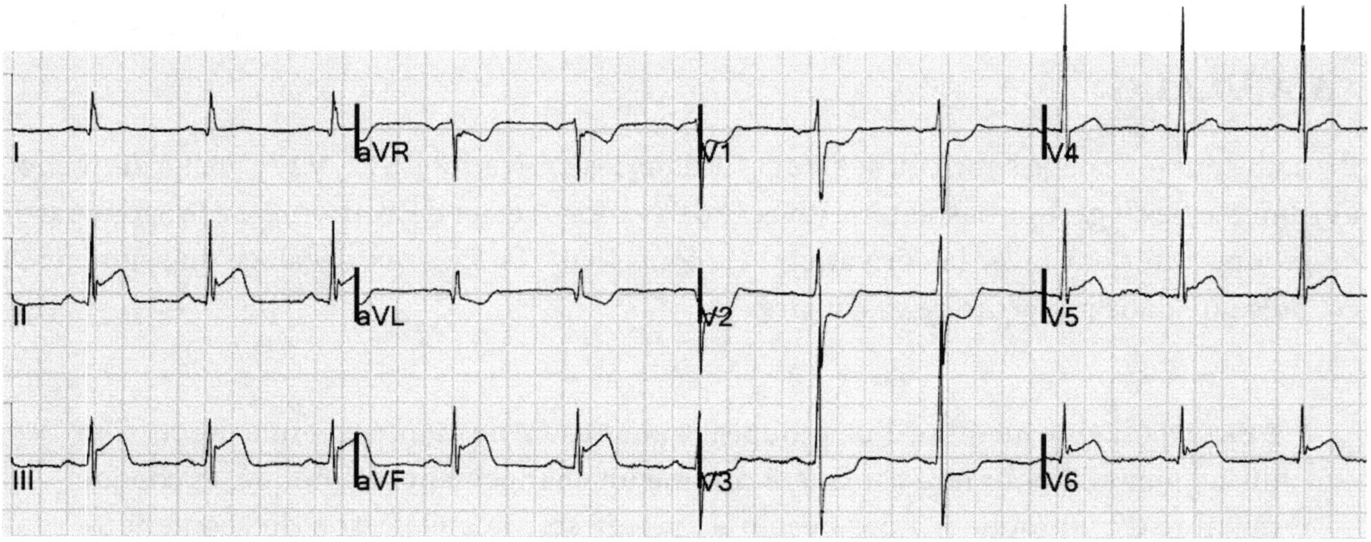

Figure 20-10

LES BASES

Le même patient, comme dans la Figure 20-9, présente une apparition soudaine de douleur thoracique alors qu'il est traité aux urgences, et un autre ECG à 12 dérivations est enregistré (Figure 20-10). Suite de l'ECG précédent.

Le rythme est sinusal et régulier, la fréquence est normale (60-100/minute) et les intervalles QRS sont étroits et normaux. Il n'y a aucune preuve de blocages ou de retards de conduction.

À LA RECHERCHE D'UN SUS-DÉCALAGE ÉVIDENT DU ST

Il y a un sus-décalage ST évident (≥ 1 mm) dans les dérivations II, III, aVF, V5 et V6. Les sus-décalages ST dans les dérivations inférieures manifestent une concavité vers le haut au point J plutôt que la convexité vers le haut typique. Cela se produit occasionnellement. Smith et al. ont décrit cela dans les dérivations antéro-apicales pendant l'occlusion de l'IVA.

À LA RECHERCHE D'UN SUS-DÉCALAGE SUBTIL DU ST

Aucun des sus-décalages du ST sur cet ECG n'est subtil.

RECHERCHE D'ONDES T HYPERAIGUËS

Les ondes T dans les dérivations inférieures (II, III et aVF) et dans les dérivations apico-latérales (V5 et V6) sont hyperaiguës et en transition vers un sus-décalage du segment ST.

À LA RECHERCHE D'UN SOUS-DÉCALAGE DANS UN TERRITOIRE VASCULAIRE

Il y a un sous-décalage du segment ST dans la dérivation aVR, probablement réciproque à l'élévation du segment ST dans la dérivation II (les dérivations aVR et II sont espacées de 150°, comme les dérivations aVL et III). Il y a un sous-décalage du segment ST dans la dérivation aVL et un segment ST et une onde T plus aplatis dans la dérivation I, réciproque à l'élévation du segment ST dans les dérivations inférieures. Il y a maintenant un sous-décalage du segment ST dans les dérivations V1 – V3. Notez que les changements que nous attendions sur la base de l'ECG de la figure 20-9 et le premier corollaire de la règle de Jones se sont tous produits exactement comme prévu.

À LA RECHERCHE DE L'ARTÈRE RESPONSABLE

L'artère coronaire droitrtère interventriculaire antérieure peuvent toutes deux entraîner un sus-décalage du segment ST dans les dérivations inférieures, des modificatioe et l'ans réciproques dans les dérivations I et aVL, un sous-décalage du segment ST dans les dérivations V1 à V3, qui sont réciproques aux sus-décalages du segment ST dans les dérivations V7 à V9 (non enregistrées), et un sus-décalage du segment ST dans les dérivations V5 et V6. Cependant, le sus-décalage du segment ST dans la dérivation II est égale ou supérieure (≥) au sus-décalage du segment ST dans la dérivation III. Cela suggère fortement une occlusion dans l'artère interventriculaire antérieure. L'IVA a été éliminée de la prise en compte par le sus-décalage du segment ST dans les dérivations inférieures concomitante aux sous-décalages du segment ST dans les dérivations V1 à V3.

OÙ SE TROUVE L'OCCLUSION DANS L'ARTÈRE ?

Tout d'abord, il doit s'agir d'une ACX dominante, car sinon, elle ne pourrait pas produire de sus-décalage du segment ST dans les dérivations inférieures.

Étant donné que trois des quatre zones du cœur qui reçoivent un apport sanguin depuis l'ACX (parois inférieure, inférolatérale, basolatérale et apicolatérale) ont été touchées par l'occlusion, où l'occlusion aurait-elle pu se situer ?

Il existe deux scénarios possibles...

1. Le premier choix est une occlusion distale à la branche de l'AMO (alerte spoiler : il y avait une AMO présente), ce qui épargnerait la zone basolatérale. Avec une occlusion proximale aux artères marginales obtuses restantes (produisant une ischémie aiguë dans la zone apicolatérale), la branche postérolatérale (produisant une ischémie dans la zone inférolatérale et peut-être aussi dans la zone apicolatérale) et l'artère descendante postérieure (produisant une ischémie de la paroi inférieure), nous pourrions voir le schéma présenté sur cet ECG (Figure 20-10). Cependant, il existe une autre possibilité qui doit toujours être prise en compte...

2. L'occlusion pourrait être proximale à l'AMO, mais une première branche diagonale de l'IVA, peut-être avec un ramus intermedius, pourrait fournir tout le sang nécessaire à la zone basolatérale pour éviter de devenir ischémique. Lorsqu'il y a plusieurs zones desservies par l'ACX qui développent une ischémie - mais que la zone basolatérale (dérivations I et aVL) reste normale (et par « normale », j'entends soit aucune déviation ST du tout, soit le sous-décalage ST d'un changement réciproque) - il faut toujours suspecter qu'une première diagonale de l'IVA sauve la zone basolatérale. L'apport de sang à la zone basolatérale est l'une des principales fonctions de la première branche diagonale de l'IVA.

Au laboratoire de cathétérisme, on a découvert que le patient avait une occlusion proximale à l'AMO, donc notre deuxième scénario était le bon.

À LA RECHERCHE DE COMPLICATIONS POSSIBLES

Référez-vous à cette discussion dans ECG #1.

ANALYSE COMPLÈTE FINALE DE L'ECG

L'occlusion s'est avérée être proximale à OM1, mais la zone basolatérale du ventricule gauche a été épargnée. Nous le savons parce que la dérivation aVL a pu réagir de manière réciproque. Cela n'aurait pas pu se produire si la zone basolatérale était également ischémique. La raison la plus probable pour laquelle elle a été épargnée est la circulation collatérale suffisante de la branche D1 de l'IVA et peut-être d'une artère ramus intermedius (présente chez seulement 30 % des personnes). Le ramus intermedius couvre essentiellement la même zone que D1.

Une large zone est ici à risque : la paroi inférieure, la paroi inférolatérale (anciennement paroi postérieure) et la paroi apicolatérale (dérivations V5 et V6).

ASTUCE | Lorsque le sus-décalage du segment ST dans les dérivations II, III et aVF s'accompagne d'un sus-décalage du segment ST dans les dérivations V5 et V6, l'ACX est presque toujours l'artère responsable.

Lectures recommandées

Birnbaum Y, et al. Acute myocardial infarction entailing ST-segment elevation in lead aVL: Electrocardiographic differentiation among occlusion of the left anterior descending, first diagonal, and first obtuse marginal coronary arteries. American Heart Journal. Volume 131, Number 1;January 1996: 38-42.

Birnbaum Y, et al. Common pitfalls in the interpretation of electrocardiograms from patients with acute coronary syndromes with narrow QRS: a consensus report. Journal of Electrocardiology 45 (2012) 463–475.

Chen HY. Sudden Cardiac Death in a Case of Non-Dominant Coronary Artery Obstruction Without Depressed Left Ventricular Function. Cardiol Res • 2013;4(3):121-125.

Dunn RF, Newman HN, Bernstein L, et al. The clinical features of isolated left circumflex coronary artery disease. Circulation. 1984;69:477-484.

Huey BL, Beller GA, Kaiser DL, et al. A comprehensive analysis of myocardial infarction due to left circumflex artery occlusion: Comparison with infarction due to right coronary artery and left anterior descending artery occlusion. J Am Coll Cardiol 1988;12:1156–1166.

Jim MH, Ho HH, Siu CW, et al. Value of ST-segment depression in lead V4R in predicting proximal against distal left circumflex artery occlusion in acute inferoposterior myocardial infarction. Clin Cardiol 2007;30(1):36–41.

Kontos MK, Kurdziel KA, Ornato JP, et al. A nonischemic electrocardiogram does not always predict a small myocardial infarction: Results with acute myocardial perfusion imaging. Am Heart J 2001;141(3):360–66.

Kuriya Y, et al. Electrocardiographic Diagnosis of Left Circumflex Artery Occlusion and the Occlusion Site. Internal Medicine Vol. 35, No. 4 (April 1996): 261-265.

Matetzky S, et al. Acute Myocardial Infarction With Isolated ST-Segment Elevation in Posterior Chest Leads V7–9. Journal of the American College of Cardiology Vol. 34, No. 3, 1999.

Metaxa S, et al. Concealed Myocardial Infarction Revealed by High Lateral and Posterior Electrocardiographic Leads. Hospital Chronicles 2011, 6(2): 91–95.

Stribling WK, et al. Clinical Outcomes in Patients with Acute Left Circumflex/Obtuse Marginal Occlusion Presenting with Myocardial Infarction. Journal of Interventional Cardiology. Vol. 24, No. 1, 2011: 27-33.

Stribling WK,et al. Myocardial infarctions involving acute left circumflex occlusion: are all occlusions created equally? Interv. Cardiol. (2010) 2(5), 695–704.

Réimprimé à partir du blog ECG du Dr Smith

Les ECG suivants sont reproduits avec l'aimable autorisation du Dr Stephen W. Smith. Vous pouvez trouver ces cas et d'autres cas très intéressants et instructifs sur son blog (Dr. Smith's ECG Blog) à l'adresse suivante : https://hqmeded-ecg.bl ogspot.com/

Figure 20-1
Date : dimanche 4 juillet 2010
"Inferior ST depression in ACS is reciprocal to ST elevation in aVL."

Figure 20-5
Date : lundi 12 novembre 2018
"Two cases texted to me for concern of inferior hyperacute T waves and a flipped T in aVL - do either, neither, or both need emergent reperfusion?"

Figure 20-6
Date : lundi 4 octobre 2010
"Inferior STEMI: can we predict the infarct related artery?"

Figure 20-8
Date : lundi 4 octobre 2010
"Inferior STEMI: can we predict the infarct related artery?"

Figures 20-9 et 20-10
Date : dimanche 6 mai 2018
"Is There a Delayed Activation Wave???"

21

Occlusion et subocclusion de l'artère coronaire principale gauche (ACG)

Certaines informations erronées ont été propagées dans des articles de revues et surtout sur Internet concernant les occlusions de l'artère coronaire principale gauche (ACMG). Les problèmes liés à l'ACMG se présentent de deux manières très différentes :

1. sous forme d'occlusion totale de l'artère avec des sus-décalages ST indiquant les territoires vasculaires affectés ou

2. sous forme d'occlusion subtotale de l'artère, caractérisée par environ huit ou neuf dérivations avec un sous-décalage ST mais avec un sus-décalage ST dans les dérivations aVR et V1.

Occlusion subtotale

Dans la plupart des cas, lorsqu'une personne présente une occlusion totale et soudaine de l'ACMG, elle décède très rapidement, généralement avant l'arrivée d'une assistance médicale qualifiée et certainement avant son arrivée dans un établissement médical. Les rares personnes qui survivent assez longtemps pour atteindre les urgences d'un hôpital ont généralement développé une circulation collatérale importante avant l'occlusion complète. Ils ont souvent eu une occlusion subtotale de longue date qui a permis à la fois le temps et le stimulus de développer des vaisseaux collatéraux. Ils peuvent également avoir bénéficié d'une artère coronaire supradominante (également appelée « méga-artère »), qui alimente en circulation les parois inférieure, latérale et inférolatérale du ventricule gauche.

Pendant longtemps, on nous a dit dans la littérature que l'occlusion du LMCA provoquait une ischémie sous-endocardique circonférentielle avec sous-décalage du segment ST dans au moins huit dérivations accompagnée d'une élévation du segment ST dans la dérivation aVR supérieure à toute sus-décalage du segment ST qui pourrait être présente dans la dérivation V1. Ce n'est pas correct. Cela décrit une occlusion subtotale du LMCA - pas une occlusion complète. Les occlusions subtotales du LMCA peuvent entraîner des infarctus du myocarde même s'il n'y a pas d'occlusion totale du vaisseau. Examinons une occlusion subtotale du LMCA - un vaisseau très sténosé, mais toujours perméable...

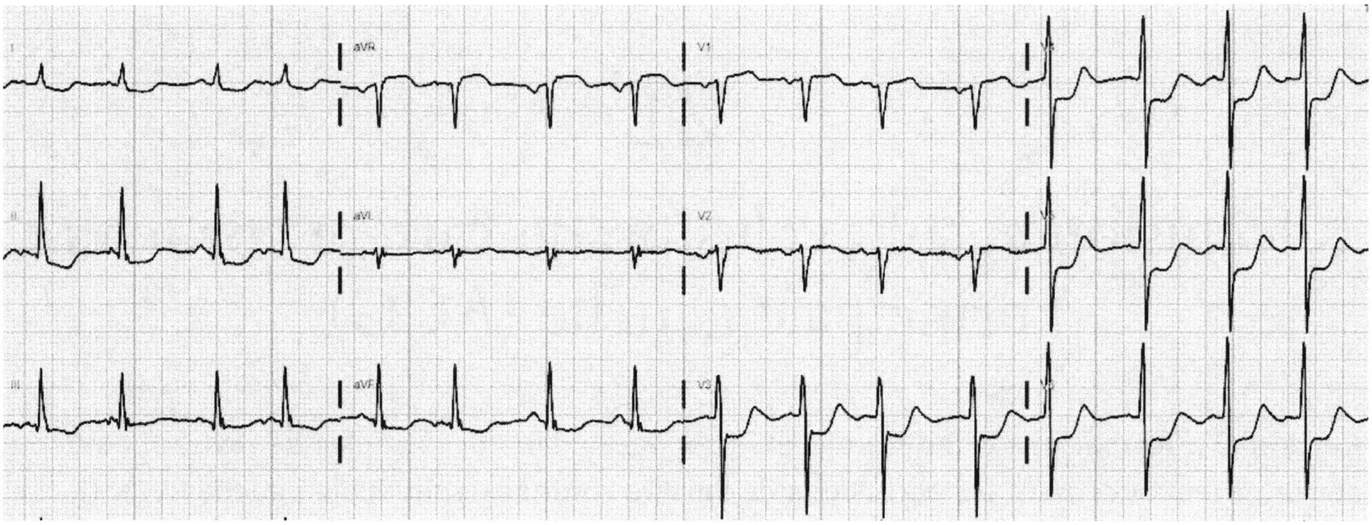

Figure 21-1

Comme le montre la Figure 21-1, il y a un sous-décalage du segment ST dans huit dérivations. Il y a également un sus-décalage évidente du segment ST dans les dérivations aVR et V1 et une légère sus-décalage du segment ST dans la dérivation V2. Dans le cas d'une ischémie sous-endocardique - ce qui est le cas ici - le sus-décalage du segment ST dans la dérivation aVR est attendue car elle voit toujours le vecteur de lésion de l'ischémie sous-endocardique venir vers elle. Il ne s'agit pas d'un changement « réciproque » (si nécessaire, consultez le Chapitre 2). Une sténose chronique de l'IVA proximale pourrait-elle créer un ECG très similaire ? Oui, c'est possible. Une maladie des trois vaisseaux pourrait-elle produire un ECG très similaire ? Oui, c'est possible.

Lorsque des patients se présentent aux urgences, par exemple, avec des douleurs thoraciques et ont des ECG similaires à celui-ci (Figure 21-1), ils souffrent probablement d'un déséquilibre entre l'offre et la demande. Le corps - et en fin de compte, le cœur - a soudainement besoin de plus de circulation que ce que le cœur peut fournir, même pour lui-même ! Cela peut mener à un infarctus du myocarde de type II, un infarctus du myocarde causé non pas par une occlusion soudaine, mais plutôt par une incapacité à fournir suffisamment de sang oxygéné aux tissus... y compris le myocarde. L'ECG peut continuer à avoir le même aspect, mais les niveaux de troponine commenceront à augmenter – parfois de manière spectaculaire – signalant un infarctus du myocarde. C'est pourquoi les infarctus sous-endocardiques peuvent ressembler à une ischémie sous-endocardique. Il s'agit d'infarctus du myocarde de type II – et non de type I, causés par l'occlusion totale (ou presque totale) soudaine résultant d'une rupture de plaque d'athérome suivie d'une formation de thrombus.

PERLE | Si vous êtes confronté à un patient qui se plaint de douleurs thoraciques et d'essoufflement – et que son ECG à 12 dérivations ressemble à celui de la figure 21-1, il s'agit probablement d'un infarctus du myocarde de type II. Ne présumez pas qu'ils ont une « ischémie chronique » ou un « trouble électrolytique » parce qu'il n'y a pas de sus-décalage du segment ST dans un territoire vasculaire. L'ischémie sous-endocardique et l'infarctus sous-endocardique peuvent avoir exactement la même apparence ! Les infarctus sous-endocardiques sont des infarctus du myocarde de type II. Ils ne sont pas causés par une plaque athéroscléreuse rompue ; ils sont plutôt dus à une inadéquation entre la demande et l'offre d'O_2.

Occlusion complète

Une occlusion complète de l'artère coronaire gauche principale peut ressembler davantage à une occlusion proximale d'une IVA « enveloppante » de type 3. Étant donné que l'occlusion est également proximale à l'origine de l'ACX, des éléments d'une occlusion de l'ACX peuvent être mélangés aux signes d'une occlusion de l'artère coronaire gauche principale. Cela peut devenir très déroutant, en particulier lorsque des interactions telles que l'annulation des forces interviennent. Voici une véritable occlusion à 100 % de l'artère coronaire principale gauche (Figure 21-2) :

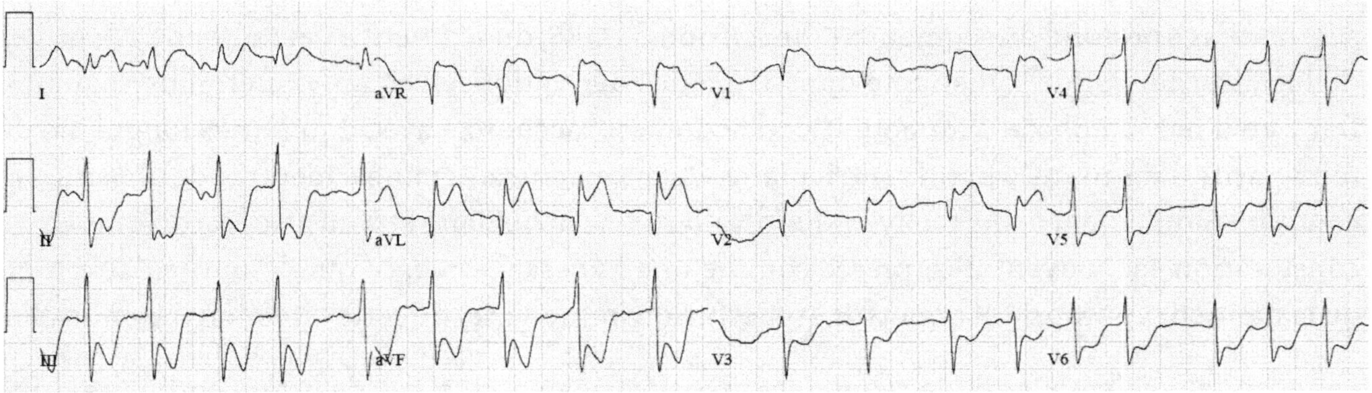

Figure 21-2

Il y a toujours une grand sous-décalag du segment ST sur cet ECG – dans sept dérivations, pour être exact. Cependant, il y a aussi un sus-décalag du segment ST dans un schéma vasculaire : dérivations I, aVL, V1 et V2. Ce schéma est cohérent avec une occlusion proximale de l'IVA... mais cette occlusion est proximale à l'ILA elle-même. Les occlusions proximales de l'ILA et de l'ACX peuvent entraîner un sus-décalage du segment ST dans les dérivations I et aVL. L'occlusion de l'IVA peut produire un sus-décalage du segment ST dans les dérivations V1 et V2 (l'occlusion de l'ACX ne le peut pas), mais l'occlusion de l'ACX peut contribuer à un dépression du segment ST dans les dérivations V3 et V4. Voici une autre occlusion complète (Figure 21-3) :

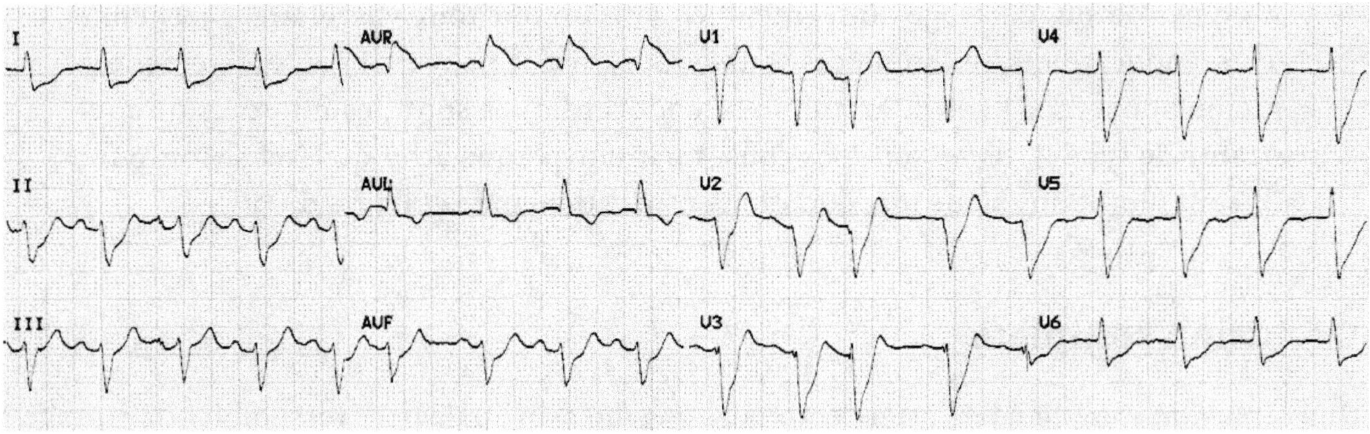

Figure 21-3

Il existe un sus-décalage marqué du segment ST dans les dérivations I, aVL et V3-V6, manifestant le motif « en aileron de requin » ou « lambda ». Il existe également un sus-décalage évident du segment ST dans la dérivation II et des ondes T hyperaiguës dans les dérivations III et aVF. La morphologie en aileron de requin est une constatation très inquiétante et est associée à une fibrillation ventriculaire, un choc cardiogénique et un très mauvais pronostic avec une mortalité hospitalière élevée. Il ne s'agit PAS d'un « QRS large ». Il s'agit d'un sus-décalage profond du segment ST, une fusion du QRS, du segment ST et de l'onde T. Essayez de localiser une onde T distincte dans l'une des dérivations avec un « aileron de requin ». Il n'y en a pas. La phase 2 du potentiel d'action est raccourcie avec différentes longueurs de réfractarité dans toute la paroi ventriculaire. Cela peut entraîner une « réentrée de phase 2 » et conduire rapidement à une tachycardie/fibrillation ventriculaire et à un arrêt cardiaque. Cette constatation est souvent interprétée comme une hyperkaliémie, ce qui détourne l'attention du traitement approprié et opportun (reperfusion immédiate) de cette affection très mortelle.

La morphologie en aileron de requin est associée à des occlusions de artère coronaire principale gauche et à des occlusions proximales de l'IVA. Elle a également été signalée dans la cardiomyopathie de Takotsubo et la dissection aortique aiguë de type A. La réciproque d'un aileron de requin ressemble à un aileron de requin à l'envers, comme dans la dérivation aVR (Figure 21-3). La létalité est due à l'ischémie transmurale étendue présente.

Ce qu'il faut retenir :

1. Une occlusion subtotale (sténose de degrés variables) de art entraîne principalement une ischémie sous-endocardique circonférentielle, démontrée par un sous-décalage du segment ST dans huit dérivations ou plus, généralement avec un sus-décalage du segment ST dans la dérivation aVR agissant comme une dérivation intracavitaire virtuelle. Le développement de la sténose est lent, ce qui laisse le temps à la circulation collatérale de se développer.

2. Même en cas d'occlusion subtotale, un infarctus peut survenir sous la forme d'un

infarctus du myocarde de type II causé par un déséquilibre entre l'offre et la demande en O2. Bien que le taux de troponine augmente (ce qui est un signe diagnostique d'infarctus), l'ECG peut continuer à avoir le même aspect ! C'est pourquoi nous disons que l'ischémie sous-endocardique et l'infarctus sous-endocardique ont le même aspect sur l'ECG à 12 dérivations. Seul le sous-endocarde subit un infarctus, et non toute l'épaisseur de la paroi ventriculaire. Par conséquent, il n'y a pas de sus-décalage du segment ST dans la plupart des dérivations.

3. Une occlusion totale (100 %) de l'artère coronaire principale gauche aura un aspect très différent. Il y aura un sus-décalage du segment ST dans un schéma vasculaire comme dans d'autres infarctus du myocarde, mais l'aspect de l'ECG peut être compliqué par la superposition de deux artères coronaires distinctes : l'artère coronaire principale gauche et l'ACX. Il n'est pas rare de voir des éléments des deux infarctus sur l'ECG à 12 dérivations avec une occlusion complète de l'artère coronaire principale gauche.

Lectures recommandées

Almutairi AM, Alotaibi WS, Almuhana AH, Suliman I. Shark Fin Electrocardiogram: A Deadly Electrocardiogram Pattern in Takotsubo Cardiomyopathy During 15 Years of Follow-Up. Cureus. 2023 Mar 22;15(3)

Baek JY, Seo SM, Park HJ, Kim PJ, et al. Clinical outcomes and predictors of unprotected left main stem culprit lesions in patients with acute ST segment elevation myocardial infarction. Catheter Cardiovasc Interv. 2014;83:E243-E250.

Burgazli KM, Bilgin M, Soydan N, Chasan R, Erdogan A. Acute left main coronary artery occlusion. Pak J Med Sci. 2013 Jan;29(1):216-7.

Knotts RJ, Wilson JM, Kim E, Huang HD, Birnbaum Y. Diffuse ST depression with ST elevation in aVR: Is this pattern specific for global ischemia due to left main coronary artery disease? J Electrocardiol. 2013;46:240-248.

Prieto-Solís JA, et al. Electrocardiographic Diagnosis of Left Main Coronary Artery Obstruction Using ST-Segment and QRS-Complex Vector Analysis. Rev Esp Cardiol. 2008;61(2):137-45.

Smith SW. Updates on the electrocardiogram in acute coronary syndromes. Curr Emerg Hosp Med Rep. 2013;1:43-52.

Zhan Z-Q, et al. Different ECG patterns of left main coronary artery occlusion signifying varying degress of ischemic severity. Jousrnal of Electrocardiology. 60 (2000) 12-14.

Zweiker R, Stoschitzky K, Klein W. Occlusion of the left main coronary artery without myocardial infarction. Heart 2000;83:672.

Réimprimé à partir du blog ECG du Dr Smith

Les ECG suivants sont reproduits avec l'aimable autorisation du Dr Stephen W. Smith. Vous pouvez trouver ces cas et d'autres cas très intéressants et instructifs sur son blog (Dr. Smith's ECG Blog) à l'adresse suivante : https://hqmeded-ecg.blogspot.com/

Figures 21-2 et 21-3
Date : vendredi 9 août 2019
"How does Acute Total Left Main Coronary occlusion present on the ECG?"

22
Les infarctus du ventricule droit

L'infarctus du ventricule droit, tout comme l'hypertrophie ventriculaire droite, est l'une de ces entités dont la plupart des gens entendent très peu parler, passent peu de temps à apprendre et, par conséquent, savent très peu de choses. Ce chapitre aborde les infarctus du ventricule droit, alors détendez-vous, asseyez-vous et préparez-vous à apprendre des choses qui vous étonneront! Nous allons commencer par un petit questionnaire à une question :

Un infarctus du ventricule droit est causé par l'occlusion de quelle artère coronaire : L'IVA – L'ACD – L'ACX ?

Si vous avez répondu « L'ACD », alors FÉLICITATIONS !! Vous aviez 1/3 raison !

Surpris ? Les trois artères coronaires peuvent entraîner un infarctus du ventricule droit, bien que l'ACD soit certainement la responsable qui devrait nous inquiéter le plus.

Lorsque l'ACX est dominante, elle peut, dans de rares cas, étendre son tronc principal au-delà de l'origine de l'artère descendante postérieure et alimenter le ventricule droit postérolatéral en sang. C'est rare, mais cela arrive !

Vous souvenez-vous des 1 à 4 branches diagonales (ou plus) qui sortent de l'IVA et se dirigent vers la gauche pour alimenter en sang la paroi du ventricule antérolatéral gauche ? Bien sûr que oui ! Mais saviez-vous qu'il existe également des branches diagonales orientées *vers la droite* qui se dirigent vers la paroi antérieure du ventricule droit ? L'artère interventriculaire antérieure est un important fournisseur de sang au ventricule droit antérieur. Elle possède également une branche droite appelée l'artère de la bande modératrice qui alimente le ventricule droit.

Cependant, une occlusion de l'ACX ou de l'artère interventriculaire antérieure (l'IVA) n'entraînera aucun compromis hémodynamique dû à un infarctus du ventricule droit. Une occlusion proximale de l'artère coronaire droite, en revanche, peut entraîner un collapsus cardiovasculaire dévastateur qui peut présenter un défi assez complexe quant à sa gestion.

Une occlusion proximale de l'artère coronaire droite produira un infarctus du ventricule droit, que l'artère coronaire droite soit dominante ou non ! L'infarctus est causé par une occlusion proximale ou à l'intérieur de l'artère marginale aiguë (appelée « artère marginale » ou « marginale aiguë »).

ECG N° 1

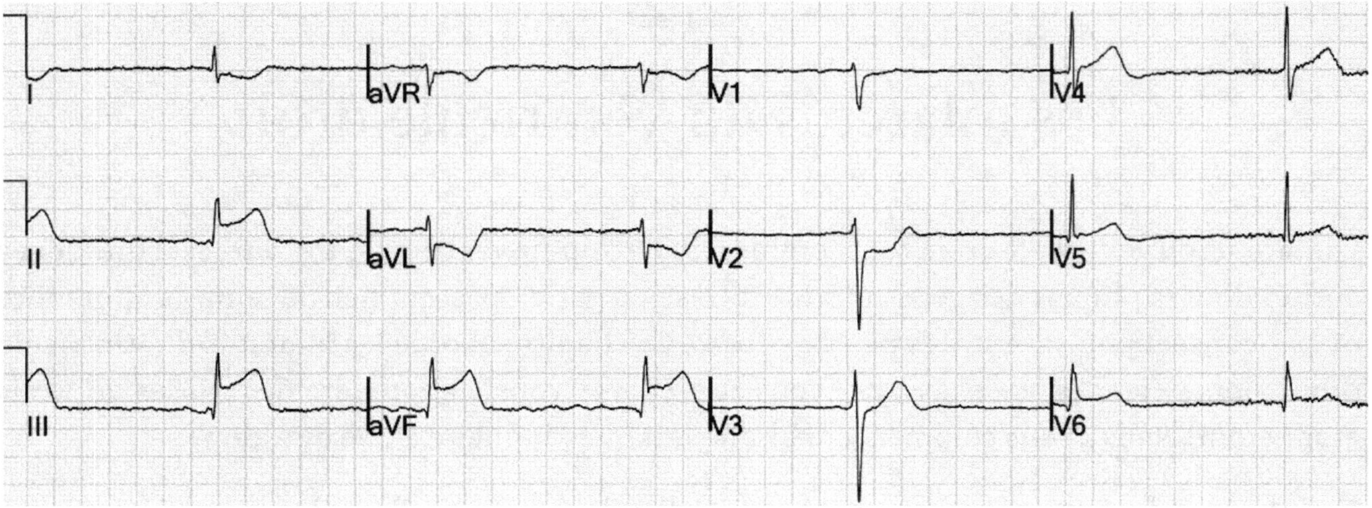

Figure 22-1

LES BASES

Le patient est un homme d'une cinquantaine d'années qui se présente en état de choc clinique (pâle, froid, diaphorétique, peut-être un peu confus) avec une pression artérielle d'environ 108/56.

Il n'y a aucune onde P convaincante observée nulle part sur cet ECG, mais le rythme est constitué de complexes QRS étroits et bien formés qui sont parfaitement réguliers. Il existe au moins deux possibilités :

1. Fibrillation auriculaire fine avec un bloc AV du troisième degré et un rythme d'échappement jonctionnel dont la fréquence est comprise entre 30 et 40 battements/minute. Il est possible d'avoir une fibrillation auriculaire et un rythme parfaitement régulier, mais vous devez également avoir un bloc AV du troisième degré.

2. Arrêt sinusal et stimulateur d'échappement jonctionnel avec une fréquence entre 30 et 40 battements/minute (+ un bloc AV rétrograde)

Il n'y a pas de blocs de branche.

À LA RECHERCHE D'UN SUS-DÉCALAGE ÉVIDENT DU ST

Il y a un sus-décalage évident du ST dans les dérivations II, III et aVF. Il y a une ischémie transmurale aiguë de la paroi inférieure du ventricule gauche (un «infarctus aigu du myocarde inférieur»). Il y a une subtilité que je recherche toujours lorsque je vois un sus-décalage du segment ST dans les dérivations II, III et aVF : je remarque si le sus-décalage du segment ST dans la dérivation III est significativement inférieure à le sus-décalage du segment ST dans les dérivations II et aVF. Si elle apparaît significativement inférieure, je suspecte toujours une annulation des forces entre les dérivations III et aVL. Ce n'est pas toujours le cas, mais cela réduit mes chances de le manquer lorsqu'il se produit.

PERLE | On nous apprend généralement qu'un infarctus aigu du myocarde est caractérisé par un sus-décalage du segment ST avec une convexité ascendante en forme de dôme. C'est certainement la présentation classique, mais regardez attentivement le sus-décalage du segment ST dans les dérivations II, III et aVF. D'après mon expérience, c'est ce que je vois le plus souvent avec l'ischémie transmurale aiguë.

À LA RECHERCHE D'UN SUS-DÉCALAGE SUBTIL DU ST

Il y a un sus-décalage subtil du segment ST dans la dérivation V6.

À LA RECHERCHE D'ONDES T HYPERAIGUËS

Il existe des « restes » d'ondes T hyperaigus dans toutes les dérivations inférieures ; cependant, elles évoluent rapidement vers un sus-décalage du segment ST. Des ondes T hyperaigus apparaissent également dans les dérivations V3 et V4. Mais pourquoi là ?

À LA RECHERCHE D'UN SOUS-DÉCALAGE DANS UN TERRITOIRE VASCULAIRE

Le sous-décalage du segment ST est localisée dans le groupe basolatéral – dérivations I et aVL. Ce sous-décalage du segment ST est réciproque à le sus-décalage du segment ST dans les dérivations inférieures. Il existe également un sous-décalage du segment ST subtil dans la dérivation V1, un sous-décalage du segment ST évident dans la dérivation V2 et un sous-décalage du segment ST très subtil dans la dérivation V3. Les dérivations V1 à V3 constituent le groupe antérieur. Pourquoi le sous-décalage du segment ST est-il si évident dans la dérivation V2 mais pas dans les dérivations V1 et V3 ?

À LA RECHERCHE DE L'ARTÈRE RESPONSABLE

Le sus-décalage du segment ST de la dérivation III est supérieure à le sus-décalage du segment ST de la dérivation II ; par conséquent, l'artère coronaire droite est l'artère responsable. Les sous-décalages du segment ST visibles dans le groupe antérieur (dérivations V1 à V3) indiquent une ischémie transmurale aiguë de la paroi inférolatérale (anciennement «postérieure») du ventricule gauche. Le sus-décalage du segment ST de la dérivation V6 nous indique que la branche postérolatérale de l'artère coronaire droite a atteint la paroi apicolatérale (anciennement « latérale inférieure ») du ventricule gauche et y a induit une ischémie. La zone apicolatérale du ventricule gauche est peut-être la zone la mieux perfusée du cœur. Elle reçoit la circulation de l'IVA, de l'ACX et de l'ACD et, chez environ 30 % des personnes, du ramus intermedius (une troisième branche occasionnelle de l'artère coronaire principale gauche).

OÙ SE TROUVE L'OCCLUSION DANS L'ARTÈRE ?

Pour répondre à cette question, nous devons examiner de plus près les dérivations V1 à V3. Pourquoi les dérivations V1 et V3 ne présentent-elles pas un sous-décalage du segment ST plus important que la dérivation V2 ? C'est parce que le sous-décalage du segment ST dans ces dérivations entre en compétition avec le sus-décalage du segment ST d'un infarctus du ventricule droit ! Voici une illustration (Figure 22-2) :

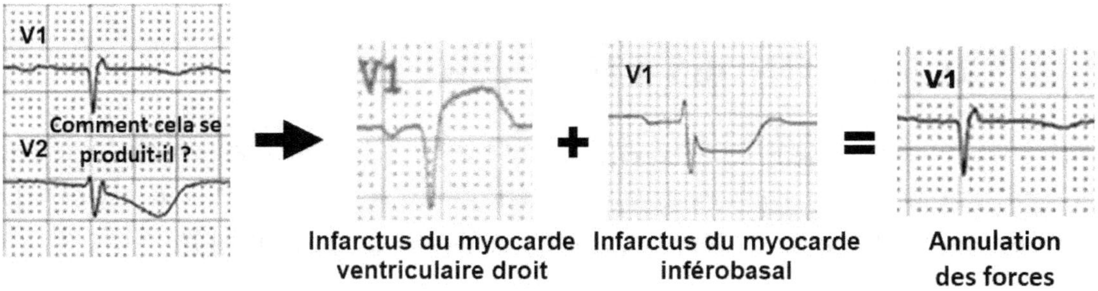

Figure 22-2

L'ischémie transmurale aiguë du ventricule droit (généralement de la région septale basilaire) se présente avec un sus-décalage du segment ST en dérivation V1. Le sus-décalage du segment ST est maximale dans les dérivations V1 et V2, mais diminue rapidement lorsque nous nous concentrons sur les dérivations V3 et V4. Le sus-décalage du segment ST en dérivation V4 sera généralement visiblement inférieure à celle des dérivations V1 ou V2 lors d'un infarctus du ventricule droit. En revanche, le sus-décalage du segment ST lors de l'occlusion de l'IVA augmentera jusqu'à atteindre son maximum dans les dérivations V4 ou V5.

Le problème présenté par l'infarctus du ventricule droit est illustré dans la Figure 22-2 : le sus-décalage du segment ST de l'infarctus du ventricule droit et la dépression réciproque du segment ST de l'ischémie inférolatérale s'annulent mutuellement, et nous nous retrouvons avec une dérivation V1 normale, ou presque normale.

> **PERLE** | S'il y a des signes d'ischémie inférolatérale – en particulier s'il y a sus-décalage du segment ST dans les dérivations II, III et aVF – et que la dérivation V1

semble relativement normale, suspectez toujours un infarctus du ventricule droit et recherchez-le spécifiquement ! Enregistrez un ECG du côté droit... ce qui doit être fait dans tous les cas d'infarctus inférieur aigu. Mais même s'il n'y a pas de sus-décalage du segment ST dans les dérivations inférieures – si l'ECG reste non diagnostique, enregistrez quand même un ECG du côté droit. Jusqu'à 5 % de TOUS les infarctus du ventricule droit aigus sont causés par une occlusion proximale d'une ACD non dominante. Vous devez au patient de continuer à chercher !

Il y a des signes d'infarctus du ventricule droit sur cet ECG – ainsi qu'un infarctus de la paroi inférieure, un infarctus inférolatéral et probablement un infarctus apicolatéral. Cela indiquerait une occlusion proximale d'une ACD ***superdominante***. Pour l'ACD, proximal fait référence à une occlusion « proximale à la branche marginale aiguë », entraînant un infarctus du ventricule droit, que l'ACD soit dominante, non dominante... ou superdominante. Une ACD superdominante est une ACD dans laquelle une occlusion aura des effets de grande portée, impliquant toutes les zones possibles vers lesquelles l'ACD peut envoyer une branche. Il en résulte une très grande zone à risque en raison de l'occlusion d'une ACD large et étendue.

Alors qu'une ACD « superdominante » peut être très problématique si elle s'occlut, lorsqu'elle est perméable, elle peut être très bénéfique en cas d'insuffisance de l'IVA, de l'ACX ou de l'artère coronaire principale gauche.

À LA RECHERCHE DES COMPLICATIONS POSSIBLES

Un infarctus du ventricule droit est un infarctus du myocarde très, très dangereux. Non seulement il est souvent difficile à diagnostiquer (et donc manqué au départ), mais il est capable de provoquer un collapsus cardiovasculaire soudain plutôt dévastateur et dramatique... et souvent sans avertissement ! Lorsque le ventricule droit devient ischémique, il est abasourdi et cesse essentiellement de fonctionner. Sa fraction d'éjection est soudainement considérablement réduite – parfois presque à zéro ! S'il restait ainsi, il n'y aurait pas de débit ventriculaire gauche. Alors qu'est-ce qui maintient le patient en vie... au moins momentanément ? Vous souvenez-vous de cette oreillette droite chétive et faible aux parois minces ?

En quelques minutes, l'oreillette droite devient la pompe qui fait circuler le sang dans le ventricule droit, puis dans les poumons et dans l'oreillette gauche, fournissant ainsi la circulation au reste du corps. Cela serait relativement facile si l'oreillette droite avait eu quelques semaines pour s'hypertrophier en préparation. Mais ce n'est pas le cas. Elle aussi a été prise par surprise. Cela dépend donc d'un concept appelé « loi de Starling sur le cœur ». En bref, cette loi stipule que plus vous étirez le myocarde, plus il exercera de force lors de la contraction. Dans des circonstances normales, le seul moment où l'oreillette droite se contracte de manière significative est pendant «l'à-coup auriculaire», lorsqu'elle presse la dernière quantité de sang dans le ventricule droit avant la systole ventriculaire. Maintenant, elle doit se contracter plus longtemps et plus fort pour faire passer le sang à travers le ventricule droit dans la circulation pulmonaire, puis à travers les poumons dans l'oreillette gauche.

Que pouvez-vous faire pour aider l'oreillette droite en difficulté ? Vous pouvez augmenter la quantité de retour veineux vers l'oreillette droite, augmentant encore plus l'étirement des parois auriculaires. Ensuite, selon la loi de Starling, elles peuvent se contracter encore plus fort et pousser le sang à travers le ventricule droit plus efficacement. Vous le faites avec des bolus fréquents de solution saline normale par voie intraveineuse, généralement environ 500 ml à la fois. OK... vous avez donc administré le liquide, l'oreillette droite se contracte beaucoup plus fort et pousse plus de sang à travers le ventricule droit. Tout va bien pour l'instant... n'est-ce pas ?

Désolé, mais "NON !" L'artère coronaire droite est dominante environ 80 % du temps. S'il y a eu une occlusion proximale d'une artère coronaire droite dominante entraînant un infarctus du ventricule droit, alors je peux vous assurer qu'il y a eu un infarctus aigu de la paroi inférieure du ventricule gauche et peut-être un infarctus de la paroi inférolatérale du ventricule gauche et, selon la taille de l'artère coronaire droite (et l'état des autres artères coronaires), peut-être même un infarctus apicolatéral du ventricule gauche. Vous voyez donc que faire passer ce sang de l'oreillette droite au ventricule gauche n'a pas encore résolu tous vos problèmes automatiquement! Vous venez de réussir à déplacer le sang d'un ventricule essentiellement non fonctionnel vers un ventricule très malade et probablement sous-performant.

Maintenant, comprenez-vous pourquoi je dis que les infarctus du ventricule droit sont très, très dangereux ? On estime que jusqu'à 50 % de tous les infarctus du myocarde inférieur incluent un infarctus du ventricule droit, dont beaucoup passent inaperçus au départ. La mortalité à l'hôpital est très élevée. Jusqu'à 30 % des patients souffrant d'une forme d'hypotension ou de choc ne quitteront pas l'hôpital en vie.

Et n'oubliez pas qu'il existe toujours le risque d'une tachydysrythmie ventriculaire soudaine, car il s'agit, après tout, d'un infarctus aigu du myocarde.

CONSEIL | Si un patient arrive se plaignant de douleurs thoraciques et que l'ECG indique un infarctus du myocarde inférieur, enregistrez immédiatement un ECG du côté droit. S'il suggère un infarctus du myocarde ventriculaire droit, ne donnez aucun médicament (nitroglycérine, morphine) qui augmenterait la capacité veineuse ou réduirait considérablement la postcharge jusqu'à ce que vous ayez installé deux perfusions intraveineuses de gros calibre. Je parle d'après près de 40 ans d'expérience. Si un patient souffre d'un collapsus cardiovasculaire soudain et profond, vous ne pourrez pas pousser suffisamment de liquide à travers un seul cathéter intraveineux de calibre 20 pour l'aider. Demandez à n'importe quelle infirmière à quel point il est difficile de mettre en place une perfusion intraveineuse sur un patient souffrant d'un collapsus cardiovasculaire profond. Bien sûr, vous devrez insérer une ligne centrale, mais ce sera beaucoup plus facile lorsque le patient aura un volume intravasculaire adéquat.

ANALYSE FINALE DE L'ECG

Il existe une occlusion proximale d'une artère coronaire superdominante entraînant une ischémie transmurale aiguë de la paroi inférieure du ventricule gauche, de la paroi inférolatérale du ventricule gauche, de la paroi apicolatérale du ventricule gauche et du ventricule droit. Il s'agit d'une occlusion extrêmement complexe avec une morbidité et une mortalité très élevées.

ECG N° 2

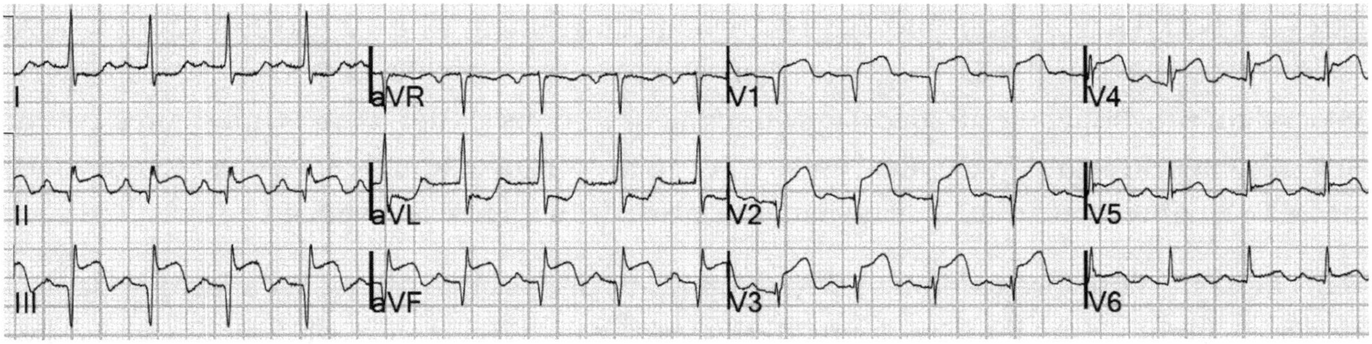

Figure 22-3

LES BASES

Le rythme (Figure 22-3) est une tachycardie sinusale. Il existe un bloc AV du premier degré.

À LA RECHERCHE D'UN SUS-DÉCALAGE ÉVIDENT DU ST

Il existe un sus-décalage évident du ST dans les dérivations II, III et aVF, ainsi que dans les dérivations V1 à V5.

À LA RECHERCHE D'UN SUS-DÉCALAGE SUBTIL DU ST

Il existe un sus-décalage subtil du ST dans la dérivation V6.

À LA RECHERCHE D'ONDES T HYPERAIGUËS

Il existe des ondes T hyperaigus dans les dérivations V1 à V4. Il existe d'autres dérivations (dérivations II, III, aVF, V5) qui présentaient probablement des ondes T hyperaigus, mais qui ont évolué vers un sus-décalage du ST.

À LA RECHERCHE D'UN SOUS-DÉCALAGE DANS UN TERRITOIRE VASCULAIRE

Il existe un sous-décalage du ST dans le groupe basolatéral (dérivations I et aVL), qui est réciproque au sus-décalage du ST dans les dérivations inférieures. N'oubliez pas : pour qu'une dérivation agisse de manière réciproque, son électrode doit se trouver sur un tissu normal et non ischémique.

À LA RECHERCHE DE L'ARTÈRE RESPONSABLE

En utilisant la méthode d'élimination de Jones, nous savons que le responsable ne peut pas être l'ACX car il ne provoque pas de sus-décalage du segment ST dans les dérivations V1 à V3. Cela nous laisse soit l'ACD, soit l'ACX comme artère responsable. Les deux artères peuvent cependant provoquer un sus-décalage du segment ST dans les dérivations inférieures avec un sus-décalage du segment ST dans les dérivations précordiales antérieures. C'est ici que VOUS passez d'un interprète d'ECG de niveau intermédiaire à un niveau avancé...

S'il s'agissait d'une occlusion de l'IVA, il faudrait qu'il s'agisse d'une IVA « enveloppante » de type 3 pour inclure les dérivations II, III et aVF dans l'ischémie. Cela devrait être évident pour un interprète de niveau intermédiaire. Cependant, une occlusion dans cette IVA «enveloppante» proximale à D1 entraînerait un sus-décalage du segment ST dans les dérivations basolatérales (dérivations I et aVL), ce qui annulerait le sus-décalage du segment ST dans les dérivations inférieures. Tout sus-décalage du segment ST dans ces dérivations – s'il est présent – serait minime et la dérivation aVL ne pourrait pas réagir de manière réciproque et aussi spectaculaire. Une artère circonflexe gauche pourrait fournir une circulation suffisante à la zone basolatérale pour prévenir l'ischémie, mais avec un sus-decalage du segment ST dans toutes les dérivations, je suggérerais qu'elle n'en était pas capable.

Une autre constatation qui éloigne l'artère IVA de la responsabilité et davantage l'ACD est le schéma de progression de l'élévation du segment ST dans les dérivations précordiales. Une occlusion de l'IVA entraîne un sus-decalage maximale du segment ST dans les dérivations gauches (dérivations V4 – V6), tandis qu'un infarctus du ventricule droit dû à une occlusion proximale de l'ACD présente une élévation maximale du segment ST dans les dérivations précordiales droites (V1 – V3). Cet ECG démontre le schéma de l'ACD. Voici un diagramme illustrant les différences dans les schémas d'élévation du segment ST de l'IVA et de l'ACD dans les dérivations précordiales (V1 – V4) :

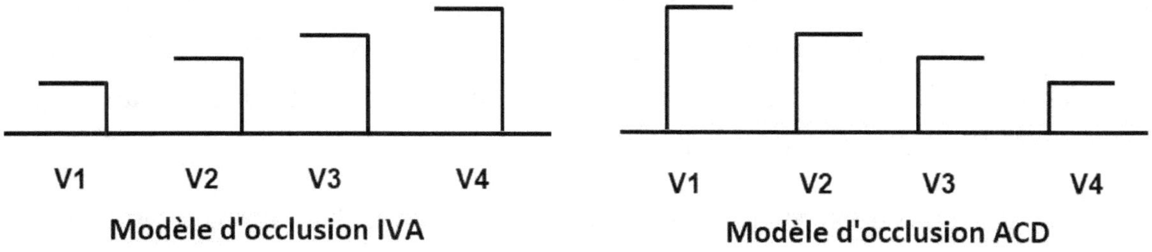

Figure 22-4

L'artère coronaire droite est ici l'artère responsable.

Vous lirez souvent que le sus-décalage du segment ST dans les dérivations précordiales lors d'un infarctus du ventricule droit sera maximale dans la dérivation V1, puis diminuera progressivement jusqu'à ce que la dérivation V4 soit atteinte. Cela a rarement été mon expérience. Ce que je vois le plus souvent est un léger sus-décalage du segment ST dans la dérivation V1, suivie d'un sus-décalage maximal du segment ST dans la dérivation V2, puis diminuant progressivement - comme dans l'ECG ci-dessus (Figure 22-3).

PERLE | Le sus-décalage du segment ST des dérivations inférieures causée par l'occlusion d'une artère interventriculaire antérieure « enveloppante » est généralement légère. Des déviations du segment ST aussi spectaculaires seraient très inhabituelles pour une occlusion d'une artère interventriculaire antérieure de type 3.

OÙ DANS L'ARTÈRE SE TROUVE L'OCCLUSION ?

Le schéma de le sus-décalage du segment ST dans les dérivations précordiales droites établit automatiquement que l'occlusion de l'artère coronaire droite est proximale à la branche marginale aiguë. La branche marginale aiguë est la dernière branche de l'artère coronaire droite entièrement dédiée au ventricule *droit* - toutes les branches qui la suivent irriguent uniquement le ventricule *gauche*.

À LA RECHERCHE DE COMPLICATIONS POSSIBLES

Revoir « Recherche de complications possibles » sous ECG N° 1 au début de ce chapitre.

ANALYSE FINALE DE L'ECG

Les sus-décalages et les dépressions du segment ST ne sont pas les seuls problèmes de cet ECG. J'ai indiqué deux autres problèmes dans la section « BASIC » lors de la présentation de cet ECG : la tachycardie sinusale et la superposition de l'onde P sur l'onde T causée par un bloc auriculo-ventriculaire du premier degré.

La tachycardie sinusale n'est jamais une constatation attendue lors d'un infarctus aigu du myocarde. Au lieu de cela, de nombreux infarctus du myocarde manifesteront une bradycardie sinusale - en particulier les infarctus de la paroi inférieure. Considérez toujours la tachycardie sinusale comme un mécanisme compensatoire d'une crise cardiovasculaire hypotensive imminente.

Un autre problème est la superposition du début de l'onde P avec la fin de l'onde T. Dans ce cas, l'ECG vous dit quelque chose : il vous indique que la systole auriculaire se produit en même temps que la systole ventriculaire. Cela signifie que les oreillettes tentent de se contracter contre les valves AV fermées. Le sang de l'oreillette gauche doit aller quelque part, mais l'aller vers l'avant ne semble pas être une option dans ce cas ! Le patient subira une régurgitation de sang dans les poumons, ce qui entraînera une dyspnée et une hypoxie. Le sang de l'oreillette droite refluera dans la veine cave et se présentera sous la forme d'une distension veineuse jugulaire (DVJ) et/ou d'un foie pulsatile. Lorsque la DVJ survient en raison d'un problème cardiaque droit isolé, les champs pulmonaires seront clairs ; s'il y a des râles ou des crépitements dans les poumons avec DVJ, alors il y a une défaillance des deux ventricules.

L'ECG démontre une occlusion proximale de l'artère coronaire droite, qui se manifeste par une ischémie transmurale aiguë des parois inférieure, inférolatérale et probablement apico-latérale du ventricule gauche. De plus, il y a un infarctus du ventricule droit. Ce patient est probablement déjà en train de souffrir d'un collapsus cardiovasculaire. Il s'agit d'un énorme infarctus aigu du myocarde ! Avec un traitement habile, opportun et approprié, ce patient n'a pas plus de 70 % de chances de survie.

Oh... ai-je mentionné que les occlusions proximales d'une artère coronaire droite dominante sont des cas très complexes et difficiles ? Qu'en pensez-VOUS maintenant ?

ECG N° 3

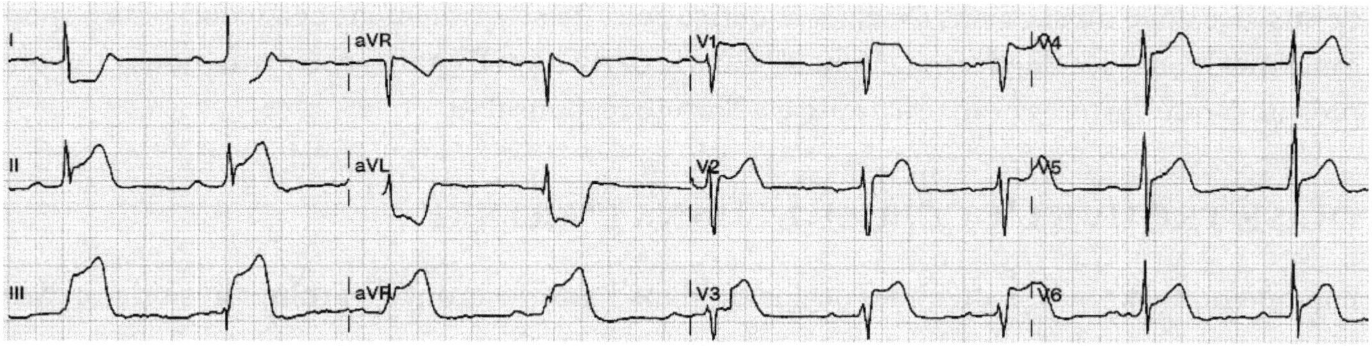

Figure 22-5

LES BASES

Le patient est un homme de 42 ans qui a eu une crise après un effort sportif intense. Les ambulanciers ont été appelés et le patient était pâle, diaphorétique et en état de choc.

Le rythme sur le premier ECG enregistré est une bradycardie sinusale avec un bloc AV du premier degré.

À LA RECHERCHE D'UN SUS-DÉCALAGE ÉVIDENT DU ST

Il y a un sus-décalage évident du ST dans les dérivations II, III, aVF et V1-V6.

À LA RECHERCHE D'UN SUS-DÉCALAGE SUBTIL DU ST

Toutes les sus-décalages du ST sur cet ECG sont évidents.

À LA RECHERCHE D'ONDES T HYPERAIGUËS

Des ondes T hyperaigus étaient présentes dans les dérivations inférieures (dérivations II, III et aVF) et les dérivations V1-V4. Cependant, ces ondes T hyperaigus ont déjà évolué (ou sont en train de évoluer) vers un sus-décalage du ST. Les ondes T hyperaigus restent dans les dérivations V5 et V6.

À LA RECHERCHE D'UN SOUS-DÉCALAGE DANS UN TERRITOIRE VASCULAIRE

Il existe un sous-décalage du segment ST réciproque dans le groupe basolatéral (dérivations I et aVL).

À LA RECHERCHE DE L'ARTÈRE RESPONSABLE

Le sus-décalage du segment ST dans la dérivation III est visiblement beaucoup plus importante que le sus-décalage du segment ST dans la dérivation II ; par conséquent, nous pouvons présumer que l'artère coronaire droite est l'artère responsable.

OÙ SE TROUVE L'OCCLUSION DANS L'ARTÈRE ?

Lorsque nous discutons du site d'occlusion dans l'artère coronaire droite, un seul point de repère nous concerne : l'artère marginale aiguë. Si l'occlusion est proximale à l'artère marginale aiguë (ou à sa branche), il y aura alors un infarctus aigu du ventricule droit avec tous les risques, la morbidité et la mortalité que cela comporte. Si l'occlusion est distale à la branche marginale aiguë, il n'y aura pas d'infarctus du ventricule droit.

Le sus-décalage du segment ST dans les dérivations précordiales dans le modèle de l'artère coronaire droite suggère fortement une occlusion proximale à la branche marginale aiguë. Il ne semble pas y avoir d'ischémie inférolatérale créant un sous-décalage du segment ST dans les dérivations précordiales droites qui produirait des forces d'annulation. Aucune dérivation droite (V3R ou V4R) n'a été enregistrée.

À LA RECHERCHE DE COMPLICATIONS POSSIBLES

Cet infarctus du ventricule droit s'est produit dans une artère coronaire droite *dominante* car il y a un sus-décalage du segment ST dans les dérivations inférieures. Il y a un bloc AV du premier degré, qui pourrait représenter une ischémie nodale AV légère due à l'occlusion, et il y a une bradycardie sinusale qui pourrait être due à une occlusion qui était proximale à l'artère du nœud SA (situé très proximalement sur l'artère coronaire). Cependant, ces deux résultats sont caractéristiques des infarctus aigus de la paroi inférieure et induits par une stimulation parasympathique, donc je ne suppose pas immédiatement que l'un ou l'autre est le résultat direct d'une ischémie nodale AV ou auriculaire.

Veuillez vous référer à l'ECG N° 1 au début de ce chapitre pour une discussion des complications possibles habituelles.

ANALYSE FINALE DE L'ECG

Cet ECG représente une occlusion proximale aiguë d'une artère coronaire. Il existe une ischémie transmurale aiguë de la paroi inférieure du ventricule gauche et un infarctus du ventricule droit. Cet infarctus aigu du myocarde s'est d'abord présenté comme une « crise ». Vous en verrez de temps en temps. Mais qu'est-ce qui a provoqué cette « crise » ? La première chose à prendre en compte serait une perte soudaine de pression artérielle suffisante pour provoquer une perte de connaissance. Cela n'a pas besoin d'être précipité : l'hypotension aurait pu commencer quelques minutes avant et finalement atteindre un point où la circulation cérébrovasculaire ne pouvait plus compenser.

Il est fort probable que l'hypotension ait provoqué l'effondrement, mais qu'est-ce qui a provoqué l'hypotension ? Cela aurait pu être dû à un effondrement cardiovasculaire causé par l'infarctus du myocarde ventriculaire droit, ou à une dysrythmie ventriculaire soudaine (tachycardie/fibrillation ventriculaire). N'oubliez pas : il s'agit d'un infarctus aigu du myocarde et les tachydysrythmies ventriculaires surviennent le plus souvent dans les deux premières heures suivant le début de l'occlusion et environ trois ou quatre jours plus tard.

Observez les dérivations V2 et V3. Quelque chose vous semble-t-il inhabituel concernant ces deux dérivations ? Bien que le schéma ACD soit censé manifester un sus-décalage maximal du segment ST dans la dérivation V1 avec une diminution progressive jusqu'à la dérivation V4, le sus-décalage du segment ST précordial sur cet ECG semble diminuer, puis augmenter, puis diminuer à nouveau. Le schéma attendu serait présent si nous échangions les électrodes des dérivations V2 et V3. L'échange par inadvertance de ces deux dérivations est assez courant.

ECG N° 4

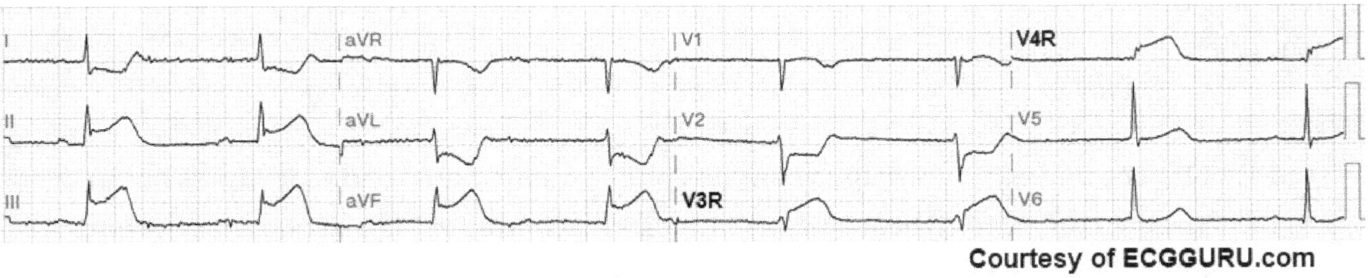

Figure 22-6

LES BASES

Les seuls antécédents de cette patiente sont qu'elle est une femme âgée souffrant de douleurs thoraciques. L'ECG a été enregistré par des ambulanciers paramédicaux sur le terrain qui ont été très astucieux et ont reconnu la possibilité d'un infarctus du myocarde ventriculaire droit... d'où les dérivations du côté droit.

Le rythme est sinusal avec un probable bloc auriculo-ventriculaire du troisième degré. Le rythme d'échappement jonctionnel est de 50 battements/minute et le rythme sinusal est légèrement plus rapide.

À LA RECHERCHE D'UN SUS-DÉCALAGE ÉVIDENT DU ST

Il y a un sus-décalage évident du ST dans les dérivations II, III, aVF, V3R et V4R (et félicitations à ceux qui ont enregistré cet ECG pour avoir indiqué le changement dans les dérivations, ce qui n'est souvent pas fait).

À LA RECHERCHE D'UN SUS-DÉCALAGE SUBTIL DU ST

Pourrait-il y avoir un sus-décalage subtil du ST dans la dérivation V1 ? Dans ce cas particulier... probablement. Cependant, lors de l'interprétation des dérivations V1 à V3, la question se pose toujours : faut-il tenir compte de la quantité « normale » de sus-décalage du ST généralement présente dans ces dérivations – même sans LVH ? La réponse est : si une douleur thoracique est impliquée, la situation a changé à moins qu'un ECG précédent et récent ne soit disponible pour comparaison. Cette « quantité normale d'élévation du segment ST » a été déterminée à partir d'hommes sains et normaux sans plaintes cardiovasculaires.

À LA RECHERCHE D'ONDES T HYPERAIGUËS

Les dérivations V3R et V4R présentent une ischémie de grade 3 et des ondes T hyperaigus qui sont passées à un sus-décalage du segment ST. Les dérivations II, III et aVF présentent des ondes T hyperaigus qui semblent maintenant passer à une élévation du segment ST. Avec l'élévation du segment ST, la présence ou l'absence d'ondes T hyperaigus devient un point discutable.

> **PERLE** | Les ondes T hyperaigus sont des phénomènes sous-endocardiques qui indiquent une zone du myocarde dans laquelle l'ischémie est sur le point de devenir transmurale – mais ne l'est pas encore ! Le sus-décalage du segment ST indique une ischémie transmurale complète.

À LA RECHERCHE D'UN SOUS-DÉCALAGE DANS UN TERRITOIRE VASCULAIRE

Il y a un sous-décalage du segment ST dans les dérivations I et aVL. Ces dérivations forment le groupe basolatéral et sont réciproques au groupe inférieur (dérivations II, III et aVF).

Il existe également un sous-décalage du segment ST dans la dérivation V2. À première vue, cela semble être une dérivation isolée et unique... mais ce n'est pas le cas ! Elle fait partie du groupe antérieur (dérivations V1 – V3). Vous ne pouvez pas voir le sous-décalage du segment

ST dans les dérivations V1 et V3 en raison de la superposition du sus-décalage du segment ST causée par un infarctus du ventricule droit concomitant.

En général, lors d'un infarctus du myocarde inférolatéral (anciennement « postérieur »), la dérivation V1 manifestera un sous-décalage du segment ST légère à modérée, et la dérivation V2 manifestera le plus grand sous-décalage du segment ST des trois dérivations. La dérivation V3 présentera un sous-décalage du segment ST égal ou légèrement supérieur au sous-décalage du segment ST dans la dérivation V1. Lorsque le sus-décalage du segment ST d'un infarctus du ventricule droit se superpose à ces sous-décalages du segment ST, la dérivation V1 apparaît souvent isoélectrique, la dérivation V2 continue de manifester un sous-décalage du segment ST, tandis que la dérivation V3 peut manifester un sous-décalage du segment ST ou une ligne de base isoélectrique.

À LA RECHERCHE DE L'ARTÈRE RESPONSABLE

La question est : l'artère responsable est-elle l'artère coronaire droite (l'ACD)... ou l'ACX ? Nous savons déjà qu'un infarctus ventriculaire droit concomitant est présent ; en théorie, une occlusion d'ADX peut entraîner un infarctus ventriculaire droit, mais les chances d'en rencontrer un seront négligeables. De plus, le sus-décalage du segment ST dans la dérivation III est visiblement plus grand que le sus-décalage du segment ST dans la dérivation II. Bien que ce résultat ne soit pas précis à 100 % (comme vous l'avez constaté précédemment dans ce livre), il reste un indicateur raisonnable de l'artère responsable.

L'artère responsable est une artère coronaire *dominante* (l'ACD ou l'ACX).

OÙ DANS L'ARTÈRE SE TROUVE L'OCCLUSION ?

Pour qu'une occlusion de l'artère coronaire droite entraîne un infarctus du ventricule droit, l'occlusion doit se produire dans l'artère marginale aiguë ou à proximité de celle-ci. En cas d'occlusion de l'artère coronaire droite, il est primordial de déterminer immédiatement si l'occlusion s'est produite à proximité ou en aval de l'artère marginale aiguë. Si elle est proximale, la morbidité et la mortalité seront considérablement accrues ; si elle est distale, la morbidité et la mortalité seront moindres.

Il est important que lorsqu'un sus-décalage du segment ST est présente dans au moins deux des dérivations inférieures (dérivations II, III et aVF), un ECG du côté droit soit immédiatement enregistré ! Si vos techniciens ECG sont formés pour reconnaître les élévations du segment ST dans le groupe inférieur, établissez un protocole leur permettant d'enregistrer immédiatement un ECG du côté droit.

PERLE | Pourquoi est-il si important d'enregistrer immédiatement un ECG du côté droit ? Parce que les parois du ventricule droit ne sont qu'environ un tiers de l'épaisseur de celles du ventricule gauche. Une ischémie transmurale peut évoluer vers un infarctus transmural beaucoup plus rapidement que le ventricule gauche. Le diagnostic de sus-décalage du segment ST d'un infarctus du ventricule droit disparaîtra lorsque cela se produit. Cela peut se produire dans un délai de 8 à 12 heures après l'occlusion.

À LA RECHERCHE DE COMPLICATIONS POSSIBLES

Il existe déjà un bloc AV du troisième degré probable. Heureusement pour ce patient, un rythme d'échappement jonctionnel produit un battement cardiaque normal (pas de bloc ou de retard de conduction intraventriculaire) à un rythme suffisant (mais certainement pas optimal) pour maintenir la fonction des organes vitaux. Si le rythme d'échappement jonctionnel est perdu, le cœur devra dépendre d'un rythme d'échappement ventriculaire qui peut ou non apparaître. Si un rythme d'échappement ventriculaire apparaît, il peut ou non continuer. Et s'il continue, il peut ou non être suffisant pour maintenir la vie. Heureusement, les rythmes d'échappement jonctionnels sont plus fiables.

Veuillez vous référer à l'ECG N° 1 pour une discussion des complications possibles habituelles.

ANALYSE COMPLÈTE FINALE DE L'ECG

Ce patient a subi une occlusion d'une artère coronaire droite dominante en amont de l'artère marginale aiguë. Cela a entraîné un infarctus du myocarde inférieur, un infarctus du myocarde inférolatéral et un infarctus du myocarde droit. L'une des premières choses que nous avons remarquées à propos de cet ECG était qu'il semblait y avoir une dissociation AV, mais une dissociation AV très inhabituelle. Regardons cela de plus près...

En général, lorsqu'il y a une dissociation AV simple, la fréquence ventriculaire est plus rapide que la fréquence auriculaire. En effet, la plupart des dissociations AV, non associées à un bloc AV du troisième degré, sont causées par un ralentissement du nœud sinusal, de longues pauses survenant pendant le rythme sinusal ou un stimulateur cardiaque d'échappement jonctionnel ou ventriculaire anormalement actif. Pendant un bloc AV du troisième degré, la fréquence auriculaire est généralement plus rapide que la fréquence ventriculaire. Il n'y a pas de problème avec le rythme sinusal, mais le bloc a entraîné un rythme d'échappement ventriculaire à une fréquence plus lente. Mais dans cet ECG, nous voyons une bradycardie sinusale avec un rythme d'échappement jonctionnel encore plus lent. Comment cela se produit-il ?

La première chose à faire est de comprendre exactement quels vaisseaux sont touchés par l'occlusion proximale d'une artère coronaire dominante (nous savons qu'elle est dominante car sinon, il ne pourrait pas y avoir d'élévation ST aussi spectaculaire dans les dérivations inférieures). Une occlusion proximale pourrait également être proximale à l'artère du nœud SA. L'« artère du nœud SA » est un terme quelque peu impropre car elle assure également la circulation dans la majeure partie de l'oreillette droite. Bien qu'une occlusion proximale à cette artère puisse éventuellement entraîner une bradycardie sinusale modérée, elle est plus susceptible de provoquer des dysrythmies auriculaires plus pathologiques : pauses sinusales, divers blocs SA, arrêt sinusal ou fibrillation auriculaire. Qu'est-ce qui pourrait d'autre entraîner une bradycardie sinusale ? La stimulation parasympathique pourrait déplacer le site de stimulation cardiaque dans le nœud SA vers la partie inférieure du nœud, qui est plus sensible à l'entrée parasympathique et pourrait entraîner une bradycardie sinusale. Les ondes P finissent par disparaître pour réapparaître à la fin de l'ECG. Ainsi, même si le rythme sinusal est très lent et instable, le rythme d'échappement jonctionnel, lui aussi très lent, est toujours plus rapide. Il existe également une dissociation AV avec des ondes P qui auraient dû conduire mais ne l'ont pas fait. C'est l'essence même d'un bloc AV du troisième degré.

Une occlusion proximale de l'artère au nœud AV (ce qui est le cas ici) pourrait entraîner une ischémie du nœud avec des retards de conduction, un bloc AV du premier degré, un bloc AV de Mobitz I, voire un bloc AV du troisième degré, qui sera probablement temporaire.

ECG N° 5

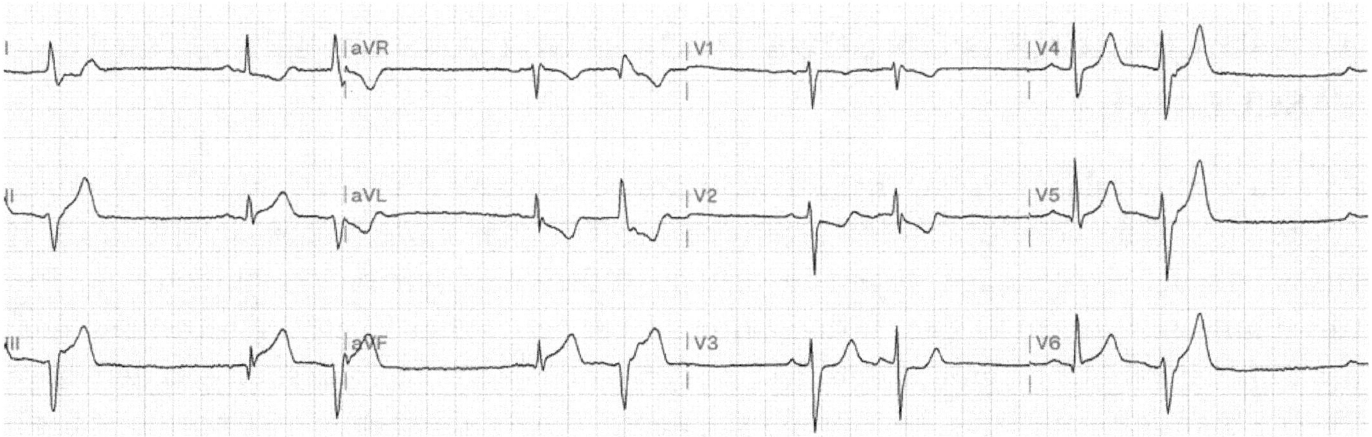

Figure 22-7

LES BASES

Il s'agit d'un homme de 67 ans qui se plaint de douleurs thoraciques. Il a été transporté à l'hôpital par des ambulanciers et les trois ECG ont été enregistrés au cours de ce trajet de 22 minutes. Moins d'une semaine avant, il avait subi un cathéter cardiaque, une angioplastie et des stents (vaisseaux stentés inconnus) ! Il manque beaucoup d'informations : le cathéter cardiaque était-il pour une occlusion ou s'agissait-il d'un cathéter électif pour une angine récurrente ? Des occlusions ont-elles été ouvertes ou des sténoses serrées ont-elles été stentées ? Bien sûr, nous aimerions savoir quelles artères ont été stentées.

Le rythme est une bradycardie sinusale avec une bigéminité ventriculaire. La plupart des cas de bigéminité ventriculaire – bien que certainement anormale – ne sont généralement pas un motif d'alarme et d'hospitalisation immédiate. Cependant, lorsqu'elle survient dans le contexte de douleurs thoraciques et de sus-décalage du segment ST, c'est quelque chose dont il faut s'inquiéter, comme vous le verrez.

À LA RECHERCHE D'UN SUS-DÉCALAGE ÉVIDENT DU ST

Il y a un sus-décalage évident du ST dans les dérivations II, III et aVF.

À LA RECHERCHE D'UN SUS-DÉCALAGE SUBTIL DU ST

Il y a un sus-décalage subtil du ST dans les dérivations V5 et V6.

À LA RECHERCHE D'ONDES T HYPERAIGUËS

Les ondes T hyperaiguës dans les dérivations II, III et aVF sont en transition vers un sus-décalage du ST.

À LA RECHERCHE D'UN SOUS-DÉCALAGE DANS UN TERRITOIRE VASCULAIRE

Il y a un sous-décalage du segment ST dans le groupe basolatéral (dérivations I et aVL), qui est une réaction réciproque au sus-décalage du segment ST dans les dérivations inférieures. Il y a également un sous-décalage évident du segment ST dans la dérivation V2 et un sous-décalage très subtile du segment ST dans la dérivation V3. Les dérivations V2 et V3 représentent deux des trois dérivations du groupe antérieur de dérivations. Le membre restant – la dérivation V1 – ne manifeste aucune déviation du segment ST. Avec un segment ST normal dans la dérivation V1 et un sous-décalage évident du segment ST dans la dérivation V2, nous avons suffisamment d'informations pour suspecter fortement un infarctus du myocarde droit.

À LA RECHERCHE DE L'ARTÈRE RESPONSABLE

Lorsqu'il y a plusieurs cas d'ectopie ventriculaire sur un ECG – et, comme dans ce cas, dans chaque dérivation – vous devez être attentif à comprendre quels complexes vous utilisez pour déterminer l'artère responsable. Bien que les battements normaux et ectopiques puissent tous deux fournir des informations précieuses, commencez toujours par examiner les battements normaux. « Normal » fait référence aux complexes QRS produits par une impulsion supraventriculaire sans aucun retard de conduction intraventriculaire, c'est-à-dire un bloc de branche. En examinant les battements « normaux », nous voyons que l'élévation du segment ST dans la dérivation III est supérieure à l'élévation du segment ST dans la dérivation II. Cela rend beaucoup plus probable que l'ACD soit l'artère responsable. Bien que cette méthode de différenciation entre l'artère coronaire droite et l'ACX ne soit pas précise à 100 %, elle nous suffit (ne soyez pas trop surpris dans les cas très rares où elle conduit à une hypothèse incorrecte).

Les battements ectopiques ventriculaires peuvent-ils nous aider ici ? C'est tout à fait possible. Tout d'abord, un peu de contexte : les ECG que nous enregistrons et interprétons sont appelés ***lévo***cardiogrammes. En raison de la prépondérance du ventricule gauche sur le ventricule droit en termes de taille, la plupart de ce que nous voyons sur l'ECG reflète le ventricule gauche, d'où le préfixe lévo-. Cependant, lorsqu'un bloc de branche ou une ectopie ventriculaire se produit, nous pouvons obtenir une vue unique de ce qui se passe dans chaque ventricule séparément. Qu'ont en commun un bloc de branche et un battement ectopique ventriculaire ? Dans les deux cas, un ventricule se dépolarise après l'autre au lieu de se dépolariser simultanément. Lorsque les ventricules sont activés successivement, nous pouvons parfois voir des choses qui auraient été cachées ou obscurcies lorsque les deux ventricules étaient activés simultanément. Nous voyons un sus-décalage évident du segment ST dans les dérivations II, III et aVF dans les battements ectopiques et normaux. Dans d'autres ECG, les battements normaux peuvent ne présenter aucune déviation du segment ST, tandis qu'un complexe ventriculaire prématuré peut révéler une déviation ischémique aiguë du segment ST. Vérifiez toujours les battements ectopiques pour obtenir des indices.

OÙ SE TROUVE L'OCCLUSION DANS L'ARTÈRE ?

Un infarctus du myocarde ventriculaire droit est présent ici, l'occlusion doit donc être proximale à l'artère marginale aiguë.

À LA RECHERCHE DE COMPLICATIONS POSSIBLES

Au lieu de simplement discuter des complications possibles, je vais vous en montrer quelques-unes.

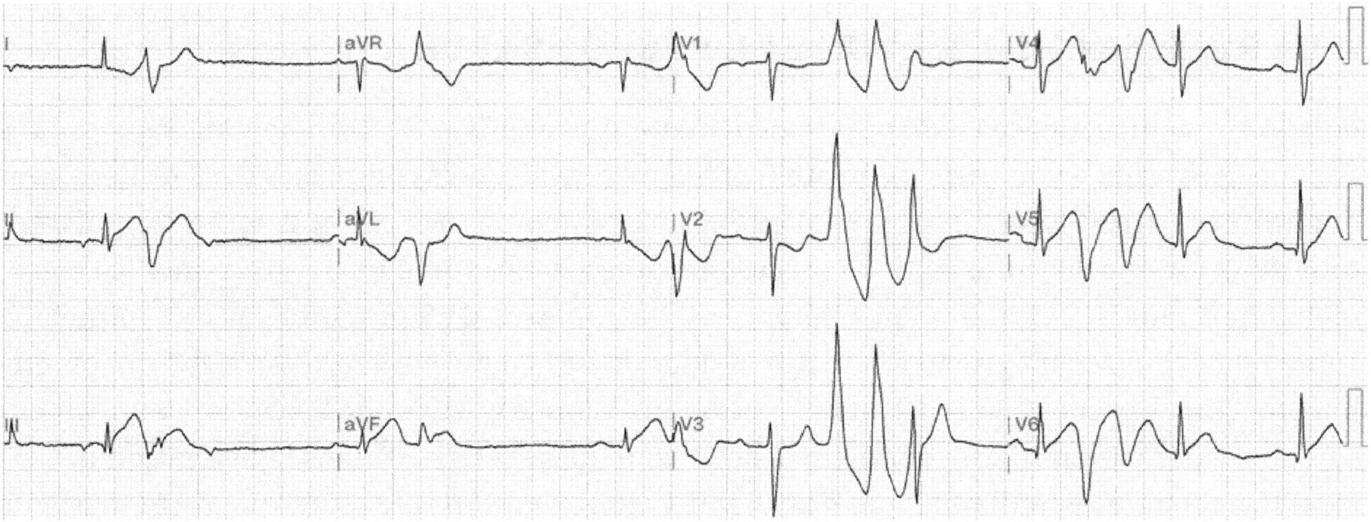

Figure 22-8

Comme je l'ai dit, soyez toujours inquiet lorsque vous voyez une ectopie ventriculaire sur l'ECG d'un patient souffrant de douleurs thoraciques. Ce patient a commencé à avoir de courtes périodes de tachycardie ventriculaire. Cette situation très dangereuse pourrait se transformer en tachycardie ventriculaire soutenue ou en fibrillation ventriculaire à tout moment. Je souhaite également que vous compariez les intervalles de couplage de la figure 22-8 avec ceux de la figure 22-7. (Un intervalle de couplage est l'intervalle entre le début d'un QRS normal et le début du QRS ectopique qui le suit. Les intervalles de couplage de la figure 22-8 sont devenus beaucoup plus courts. Regardez où les battements ectopiques apparaissent maintenant - sur la pente descendante de l'onde T précédente ! C'est un milieu parfait pour les torsades de pointes.

Le court épisode de tachycardie ventriculaire, cependant, n'est pas une torsade de pointes. Cet épisode commence pendant la phase 4 suivant la fin de l'onde T. Les torsades de pointes commenceront pendant la phase 2 du potentiel d'action (le segment ST) ou la phase 3 (l'onde T). Pour en savoir plus sur ce sujet, lisez mon livre « Se familiariser avec les tachycardies à complexes QRS larges - Un manuel pour les personnes électrocardiographiquement confuses!. »

Un autre trouble du rythme se manifeste également à ce moment. En regardant les dérivations II et III, vous verrez quelques ondes P inversées négatives. Ces ondes P rétrogrades ne sont pas systématiquement présentes - même dans ces dérivations. En regardant de plus près, à la dérivation V3, vous verrez deux ondes P distinctes. Cela représente probablement une commande auriculaire instable qui se produit parfois lorsqu'il y a un excès d'activité parasympathique, ce qui n'est pas inhabituel avec une occlusion de l'artère coronaire droite. Cependant, trois morphologies d'ondes P différentes doivent apparaître dans la même dérivation pour diagnostiquer correctement une commande auriculaire instable. Cette dysrythmie est généralement reconnue sur une bande de rythme, mais il n'y en a pas sur ce tracé ECG car la machine utilisée était un enregistreur ECG à trois canaux. Par conséquent, nous ne pouvons que suspecter une commande auriculaire instable. Malheureusement, nous ne pouvons pas être certains de la fréquence sinusale en raison de l'interférence des pauses post-ectopiques et de l'absence de deux ondes P consécutives de même morphologie sans pause intermédiaire.

PERLE | Une commande auriculaire instable n'a pas nécessairement le même mauvais pronostic qu'une tachycardie atriale multifocale. La commande auriculaire instable est souvent causé par une stimulation parasympathique accrue.

ANALYSE COMPLÈTE FINALE DE L'ECG

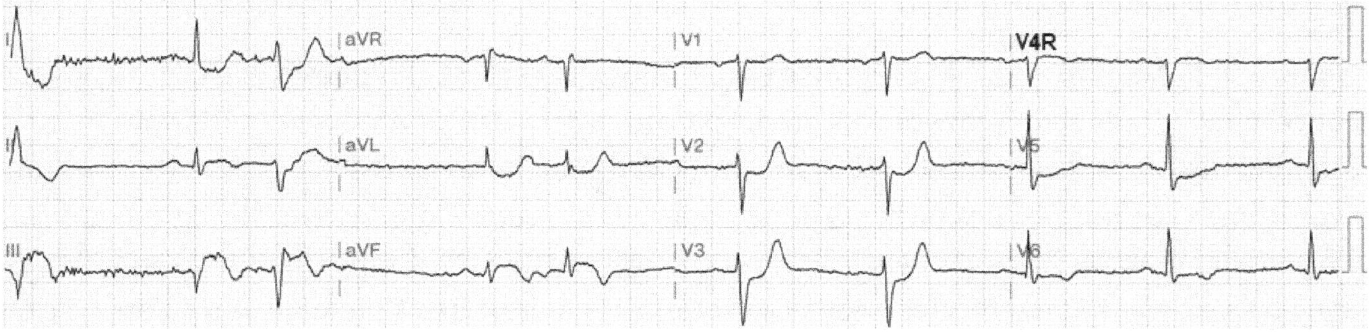

Figure 22-9

Sur cet ECG, enregistré sur le même patient pendant le transport, on observe le début de la résolution du déséquilibre offre/demande d'O2. Les segments ST sont toujours surélevés, mais les ondes T commencent à s'inverser. On observe également une onde Q d'apparence pathologique en dérivation III. Le "subtil" sous-décalage ST en dérivation V3 que nous avons vu sur le premier ECG (Figure 22-) est maintenant assez évident. La dérivation V4R confirme l'infarctus ventriculaire droit avec un très léger sus-décalage ST (suggérant que l'ischémie aiguë est presque terminée dans le ventricule droit). Si vous regardez le groupe antérieur (dérivations V1 - V3), vous voyez le schéma classique indiquant un infarctus ventriculaire droit superposé à un infarctus inférolatéral : un segment ST isoélectrique en dérivation V1 avec des sous-décalages ST en dérivations V2 et V3 (mais de manière plus constante en dérivation V2). N'oubliez pas ce schéma – il suggère fortement la présence de trois zones ischémiques : le ventricule droit, la région inférolatérale et la paroi inférieure du ventricule gauche.

Alors... comment se termine cette ischémie ? Le patient n'est pas encore arrivé à l'hôpital et n'a pas reçu de thrombolytiques. L'ischémie a-t-elle progressé jusqu'à l'infarctus ? Est-ce la raison pour laquelle la dérivation III présente une onde Q ? Cet ECG (Figure 22-) a été enregistré environ 20 minutes après le premier contact médical. Ce serait beaucoup trop rapide pour conclure à un infarctus. Notez que j'ai fait référence plus tôt à une « résolution du déséquilibre entre l'offre et la demande d'O2 ». Je n'ai pas dit « infarctus ».

Nous avons appris ces dernières années – et en particulier depuis l'article classique de Wellens sur ce que nous appelons aujourd'hui le « syndrome de Wellens » – que le début de l'ischémie aiguë ne progresse pas toujours inexorablement vers l'infarctus. L'artère responsable peut subir une ou plusieurs reperfusions spontanées avant qu'un infarctus ne se produise finalement. C'est exactement ce qui se passe pendant le syndrome de Wellens, et c'est probablement ce qui s'est produit ici. Une vingtaine de minutes environ est tout simplement trop rapide pour passer de l'ischémie à un infarctus complet. Lorsqu'une personne souffre d'une occlusion soudaine et complète d'une artère coronaire majeure telle que l'artère coronaire gauche ou une artère interventriculaire antérieure proximale et tombe immédiatement morte, elle n'est pas morte d'un infarctus ! La mort a été causée par une fibrillation ventriculaire soudaine. Quoi qu'il en soit, elle n'a pas été causée par un infarctus transmural complet survenant en quelques secondes ou minutes.

Qu'en est-il des ondes Q ? Ma réponse est : « Alors, qu'en est-il d'elles ? Est-ce qu'elles me concernent ? Dans ces circonstances, non... pas du tout ! » De nombreuses études ont montré que plus de 50 % des patients recevant un ECG dans l'heure suivant l'apparition de leurs symptômes auront déjà des ondes Q. Il ne s'agit pas d'ondes Q d'infarctus. Il s'agit d'ondes Q causées par une conduction ralentie à travers un myocarde ischémique (mais toujours viable). Sans traitement, recherchez les ondes Q d'infarctus environ 10 à 12 heures après l'apparition des symptômes.

Dernièrement, la fiabilité des souvenirs du patient concernant l'heure d'apparition des symptômes a fait l'objet de nombreuses discussions dans la littérature. En général, je dirais que c'est fiable... mais la nature peut parfois tromper le patient. Un patient qui souffre d'angine instable de plus en plus fréquemment et de plus en plus sévèrement peut mal juger quel épisode était une angine et quel était le véritable début de l'ischémie transmurale - une erreur compréhensible. Laissez l'ECG vous indiquer l'acuité de l'ischémie.

Lectures recommandées

Cecconi A, Bartol EG, Bastante T, et al. Anterior ST-segment elevation secondary to right coronary occlusion: the sheep in wolf's clothing. J Electrocardiol. 2018;51:935–937.

Cohn, J N,MD, et al. Right Ventricular Infarction – Clinical and Hemodynamic Features. The American Journal of Cardiology. February 1974; Volume 33, 209 – 214.

Devitt, P, Gaine, S, Magdy, J. et al. Nondominant Right Coronary Artery Occlusion: Small Vessel, Dramatic Sequelae. J Am Coll Cardiol Case Rep. 2022 Feb, 4 (3) 156–160.https://doi.org/10.1016/j.jaccas.2021.12.017

Fiol M, Cygankiewicz I, Carrillo A, et al. Value of electrocardiographic algorithm based on "ups and downs" of ST in assessment of a culprit artery in evolving inferior wall acute myocardial infarction. Am J Cardiol. 2004;94(6):709-714.

Forman MB, et al. Electrocardiographic Changes Associated With Isolated Right Ventricular Infarction. JACC Vol. 4. No.3; September 1984: 640-3.

García-Niebla J, et al. Letter to the Editor: Electrocardiographic Diagnosis of Right Ventricular Infarction by Proximal Occlusion of a Very Dominant Right Coronary Artery. The American Journal of Medicine, Vol 129, No 6, June 2016.

Kakouros N, Cokkinos DV. Right ventricular myocardial infarction: pathophysiology, diagnosis, and management. Postgrad Med J. 2010;86:719–728.

Kim SE, Lee JH, Park DG, Han KR, Oh DJ. Acute Myocardial Infarction by Right Coronary Artery Occlusion Presenting as Precordial ST Elevation on Electrocardiography. Korean Circ J. 2010 Oct;40(10):536-8.

Kinch JW, Ryan TJ. Right ventricular infarction. N Engl J Med. 1994;330:1211–1217.

Nagam MR, Vinson DR, Levis JT. ECG diagnosis: Right ventricular myocardial infarction. Perm J 2017;21:16-105. DOI: https://doi.org/10.7812/TPP/16-105.

Robalino BD, et al. Electrocardiographic manifestations of right ventricular infarction. American Heart Journal; July, 1989; Vol118(1); 138-144.

Wong C-K, et al. Prognostic Value of Lead V1 ST Elevation During Acute Inferior Myocardial Infarction. Circulation. 2010;122: 463-469.

Woo JW, et al. Isolated right ventricle infarction. Singapore Med J. 2019; 60:3; 124-129.

Zheng J, Lin J, Shen N, Qu B. Proximal complete occlusion of right coronary artery presenting with precordial ST-segment elevation: A case report. Medicine (Baltimore). 2016 Oct;95(41):e5113.

Réimprimé à partir du blog ECG du Dr Smith

Les ECG suivants sont reproduits avec l'aimable autorisation du Dr Stephen W. Smith. Vous pouvez trouver ces cas et d'autres cas très intéressants et instructifs sur son blog (Dr. Smith's ECG Blog) à l'adresse suivante : https://hqmeded-ecg.blogspot.com/

Figure 22-1
Date : mardi 30 mai 2023
"Chest pain and shock: Is there a right ventricular OMI on this ECG? And should he undergo transcutaneous pacing?"

Figure 22-3
Date : samedi 6 juin 2020
"50-something with STEMI and hypotension: What is the infarct artery?"

Figure 22-4
Date : lundi 7 octobre 2019
"A 40-Something male with a "Seizure," Hypotension, and Bradycardia"

23

Les ischémies et les infarctus problématiques

Les cruels tours que le cœur peut vous jouer !

Le cœur peut jouer des tours cruels à ceux qui tentent d'interpréter les ECG. Je vais vous en montrer quelques-uns pour que vous puissiez éviter de vous laisser entraîner vers un diagnostic erroné. Ces tours peuvent consister à vous cacher des choses, à vous présenter des distractions et à violer des règles que nous considérons généralement comme fiables. Commençons !

Astuce N° 1

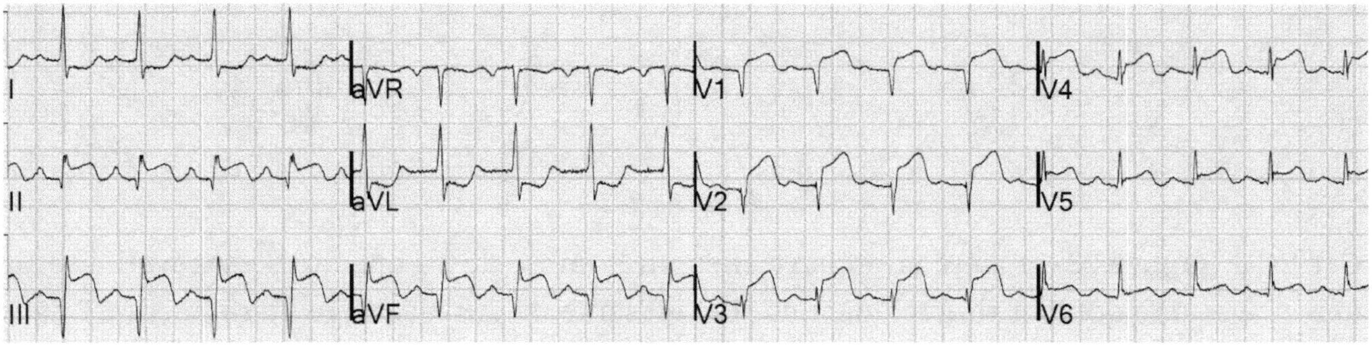

Figure 23-1

Cet ECG (Figure 23-1) a été enregistré chez une femme d'une cinquantaine d'années qui présentait une douleur thoracique médio-sternale. Que s'est-il passé ici ?

Il y a une tachycardie sinusale légère avec un bloc AV du premier degré très important.

> **PERLE** | Méfiez-vous toujours d'une tachycardie sinusale avec un bloc AV du premier degré. Tout d'abord, si la fréquence cardiaque augmente ou si l'intervalle PR s'élargit encore plus, l'onde P peut disparaître dans l'onde T et déclencher une série de battements non conduits et de perturbations du rythme qui peuvent vous donner un terrible mal de tête en essayant de déchiffrer ce qui se passe. L'une des dysrythmies les plus difficiles que j'ai jamais essayé de diagnostiquer s'est avérée n'être rien de plus qu'un bloc AV du premier degré avec une tachycardie sinusale. Deuxièmement, si le patient a des réserves cardiopulmonaires limitées,

l'empiètement de la systole auriculaire sur la systole ventriculaire peut entraîner une détresse respiratoire très importante.

Il y a un sus-décalage du segment ST dans les dérivations II, III et aVF et les dérivations V1 – V6. Il existe un sous-décalage réciproque du segment ST dans les dérivations I et aVL, ce à quoi on pourrait s'attendre étant donné le sus-décalage du segment ST dans les dérivations inférieures. Aucune dérivation postérieure n'a été enregistrée, nous ne savons donc pas s'il y a des changements réciproques dans les dérivations V7 à V9, bien que je m'attende à ces changements. Le sus-décalage du segment ST dans les dérivations précordiales est maximale dans V1 à V3, puis diminue rapidement dans les dérivations V4 à V6. Dans un instant, je vais vous demander un diagnostic, mais je veux d'abord vous montrer un autre ECG :

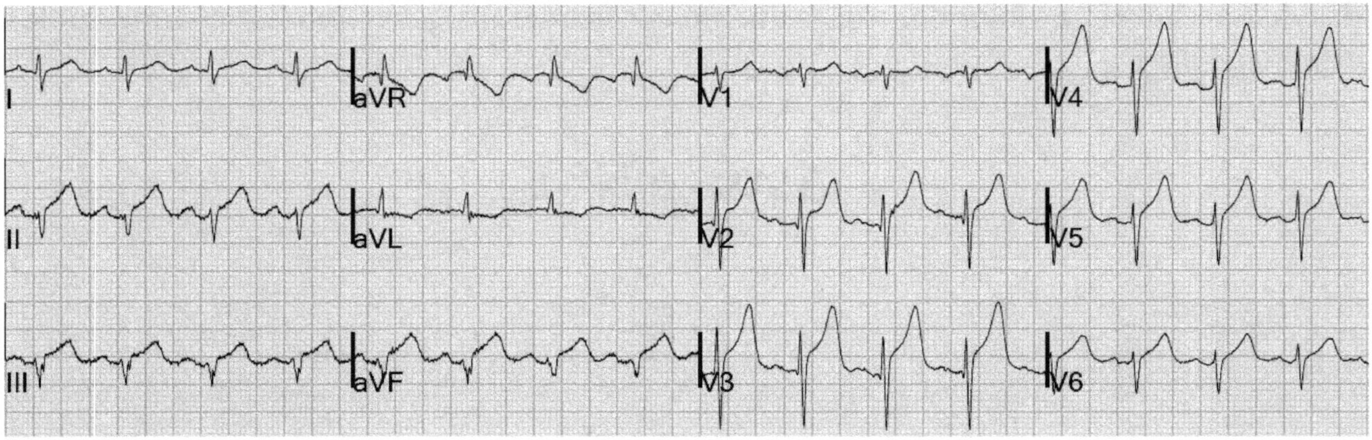

Figure 23-2

Cet ECG (Figure 23-2) a été enregistré chez un homme de 54 ans qui s'est réveillé tôt le matin avec une douleur thoracique. Cet ECG présente un sus-décalage du segment ST dans les dérivations II, III et aVF et dans les dérivations V2 à V6. Il y a un sous-décalage du segment ST due à un changement réciproque dans la dérivation aVL. Cet ECG est très similaire à celui de la Figure 23-1... à l'exception d'une différence très importante ! Vous la voyez ?

Regardez la progression des sus-décalages du segment ST dans les dérivations précordiales de chaque ECG. Dans la Figure 23-1, la prédominance du sus-décalage du segment ST dans les dérivations précordiales droites est très frappante, tandis que dans la Figure 23-2, la progression du sus-décalage du segment ST vers la gauche est tout aussi frappante. Quelle est la différence ici? La différence est qu'un ECG démontre une occlusion proximale de l'ACD tandis que l'autre manifeste une occlusion de l'IVA juste en aval de la première branche diagonale (D1).

L'occlusion de l'ACD a entraîné un infarctus du ventricule droit se manifestant par un sus-décalage du segment ST dans les dérivations inférieures et un sus-décalage du segment ST dans les dérivations précordiales droites. Le fait qu'il y ait un sus-décalage du segment ST dans les dérivations inférieures nous indique qu'il s'agit d'une ACD dominante. Cependant, une occlusion proximale de l'ACD provoquera un infarctus du ventricule droit, que l'ACD soit dominante ou non. Même lorsque l'ACD n'est pas dominante, une occlusion peut toujours entraîner un sus-décalage du segment ST dans les dérivations inférieures car la paroi libre (antérolatérale) du ventricule droit repose sur la surface du diaphragme. (Si l'ACD n'est pas dominante, TOUTES les occlusions sont « proximales ».) Dans la « vraie » vie, l'artère marginale aiguë descend et longe le bas du cœur (voir chapitre 8, figure 8-2). Il est donc toujours possible qu'un courant de lésion se déplace vers le bas en direction de l'électrode du pied gauche, entraînant un sus-décalage du segment ST dans les dérivations inférieures.

L'occlusion de l'IVA de type 3 (une « artère enveloppante ») a provoqué une ischémie antérolatérale et une ischémie inférieure, entraînant un sus-décalage du segment ST dans les dérivations inférieures et les dérivations V2 à V6. Comme l'occlusion était distale par rapport à D1, qui dessert la zone basolatérale surveillée par les dérivations I et aVL, la dérivation aVL a pu réagir de manière réciproque à l'ischémie inférieure. Vous souhaiterez peut-être revoir le concept d'annulation des forces au chapitre 12, page 96. Si l'occlusion avait été proximale par rapport à D1, la zone basolatérale aurait également été ischémique et incapable de réagir de manière réciproque. C'est parce que les courants de lésion des parois inférieure et basolatérale auraient pointé dans des directions opposées. Au lieu d'agir de manière réciproque, les forces se seraient annulées.

PERLE | Considérez ceci : 75 à 80 % de toutes les artères interventriculaires antérieures sont des artères « enveloppantes », qui alimentent la paroi antérolatérale du ventricule gauche et 25 % ou plus de sa paroi inférieure. Que se passe-t-il lorsqu'une de ces artères interventriculaires antérieures est obstruée à proximité de la branche D1, ce qui produit une ischémie dans les parois basolatérales et inférieures ? Encore une fois, les deux zones produiront des vecteurs de lésion pointant dans des directions opposées. Maintenant, voici la partie importante : une occlusion de l'artère interventriculaires antérieure proximale à D1 créera une très grande zone à risque, mais... les vecteurs de lésion se déplaçant dans des directions opposées peuvent complètement s'annuler, de sorte qu'il n'y a pratiquement pas de sus-décalage du segment ST dans les dérivations inférieures et peu ou presque pas de sus-décalage du segment ST dans les dérivations basolatérales. Ainsi, un infarctus du myocarde très dangereux et mortel se produira avec très peu de preuves électrocardiographiques de sa présence. Et n'oubliez pas : l'artère interventriculaire antérieure « enveloppante » est de loin le type le plus courant !

On dit souvent que lorsqu'il y a sus-décalage du segment ST dans les dérivations inférieures avec un sous-décalage du segment ST dans la dérivation aVL, le changement réciproque dans la dérivation aVL permet de poser le diagnostic d'occlusion de l'artère coronaire droite (l'ACD). C'est ce que montre la figure 23-1. Mais l'ECG de la figure 23-2 présente également un sus-décalage du segment ST dans toutes les dérivations inférieures avec un sous-décalage du segment ST réciproque dans la dérivation aVL... causé par une occlusion de l'artère coronaire gauche de type 3 « enveloppante » distale par rapport à D1. Cette « règle » n'est donc pas fiable à 100 %.

Comparons maintenant le sus-décalage du segment ST dans les dérivations inférieures des deux ECG. Bien que l'artère coronaire gauche occluse manifeste un sus-décalage du segment ST dans les dérivations inférieures, cette élévation est généralement d'amplitude légère à modérée en raison des forces opposées dans les dérivations antérolatérales lorsque l'occlusion est proximale à D1 et du fait qu'une plus petite partie de la paroi inférieure est impliquée. Par conséquent, une occlusion de l'ACD entraînera généralement des élévations ST d'amplitude supérieure à celle provoquée par une IVA « enveloppante » occluse.

> **PERLE** | Si vous souhaitez voir les dérivations ECG agissant de manière réciproque par rapport aux dérivations V1 – V3, enregistrez les dérivations V7 – V9. Ce sont les dérivations réciproques des dérivations V1 – V3 !

Lorsqu'il y a un sus-décalage ST dans les dérivations inférieures et précordiales, recherchez un schéma ou une distribution indiquant si l'élévation ST précordiale est due à une occlusion de l'IVA ou à une ACD proximale (c'est-à-dire proximale à l'artère marginale aiguë). Les occlusions de l'ACD manifestent une élévation ST qui diminue de la dérivation V1 à V4. Les occlusions de l'IVA manifesteront une élévation ST qui augmente de V1 à V4. Vous remarquerez souvent un plus grand sus-décalage ST entre les dérivations V1 – V4 avec les occlusions de l'ACD et un plus grand sus-décalage ST à partir de V3 – V6 avec les occlusions de l'IVA. Regardez à nouveau les deux ECG de cette section.

> **PERLE** | D'après mon expérience, j'ai constaté qu'en cas d'infarctus du ventricule droit, l'élévation maximale du segment ST se situe dans la dérivation V2, et non dans la dérivation V1. Il est souvent plus facile de comparer le sus-décalage du segment ST dans la dérivation V2 à celle dans la dérivation V4. En cas d'infarctus du ventricule droit, V2 > V4. En cas d'occlusions de l'artère interventriculaire antéerieure, V4 > V2.

OK... il reste encore une dernière astuce cruelle. Regardez cet ECG (Figure 23-3) :

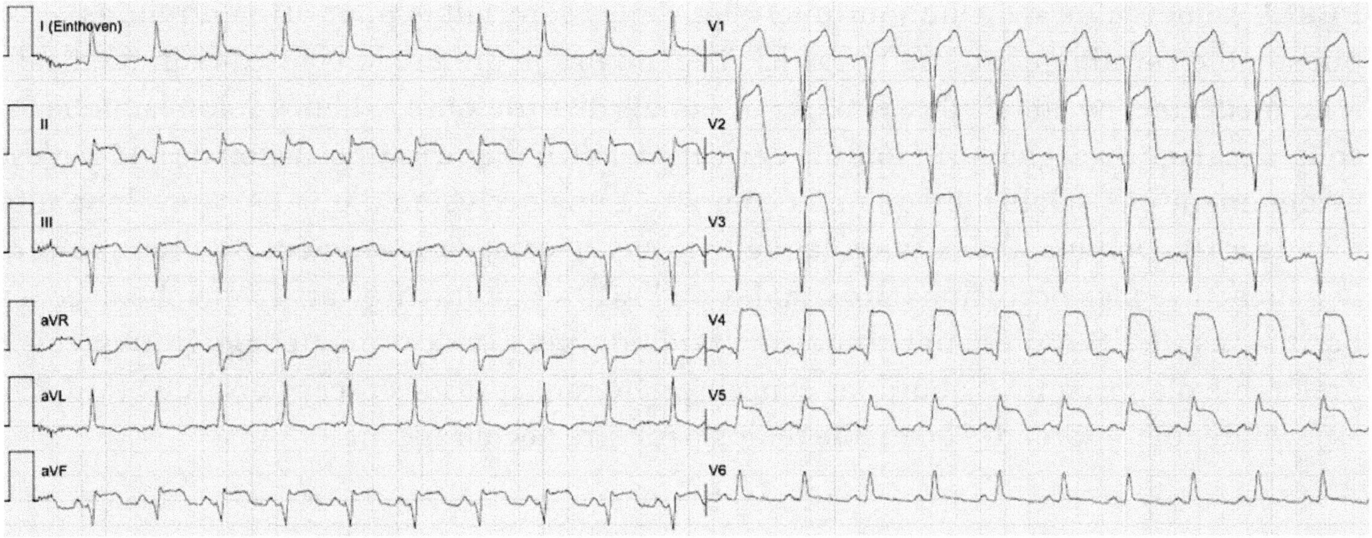

Figure 23-3

Un sus-décalage du segment ST très impressionnant dans les dérivations précordiales ! En me rappelant ce que je viens de vous dire sur la progression précordiale du schéma d'élévation du segment ST dans les occlusions de l'artère coronaire droite et de l'artère coronaire interventriculaire antérieure... quelle artère coronaire est occluse ici (comparez les dérivations V2 et V4) ? Quel schéma est suggéré ? Si vous avez dit le schéma d'occlusion proximale de l'artère coronaire droite, félicitations ! Vous avez raison ! C'est exactement le schéma de cet ECG... sauf qu'il ne s'agit pas d'une occlusion de l'artère coronaire droite. Cet ECG démontre une occlusion d'un ECG « enveloppant » de type 3 proximal à D1. Évidemment... la progression de l'élévation du segment ST n'est pas toujours fiable à 100 %. Et cela signifie que vous devrez utiliser votre cerveau pour comprendre POURQUOI il s'agit d'une occlusion de l'artère coronaire interventriculaire antérieure et NON d'une occlusion de l'artère coronaire droite.

Vous pourriez vous demander comment prouver qu'il s'agit d'une occlusion de type 3 « enveloppante » de l'artère interventriculaire antérieure et non d'une occlusion proximale de l'artère coronaire droite, ou vous pourriez résoudre le problème en 2 ou 3 secondes en utilisant la méthode d'élimination du diagnostic de Jones. Étant donné que notre diagnostic différentiel ne porte que sur l'occlusion de l'artère coronaire droite et l'occlusion de l'artère interventriculaire antérieure, existe-t-il un résultat sur cet ECG qui éliminerait l'un de ces diagnostics ? Oui ! Il y a une légère élévation du segment ST dans la dérivation aVL et une élévation très évidente du segment ST dans la dérivation I. Aucune occlusion de l'artère coronaire droite ne produira une élévation du segment ST dans l'une ou l'autre de ces dérivations. Par conséquent, une occlusion de l'artère coronaire droite est éliminée de notre liste, laissant une occlusion de l'artère interventriculaire antérieure comme l'artère responsable. De plus, je n'ai jamais vu de toute ma carrière des sus-décalages du segment ST comme celles d'un infarctus du myocarde droit. L'élévation du segment ST d'un infarctus du myocarde droit varie généralement de subtile à modérée.

PERLE | Quelqu'un a dit un jour que « les règles sont faites pour être enfreintes », ce qui semble certainement être le cas ici. Cependant, je préfère le vieux dicton médical : « En médecine, ne jamais dire jamais ; ne jamais dire toujours ». L'idée selon laquelle un sous-décalage du segment ST dans la dérivation aVL indique une occlusion de l'ACD n'est évidemment pas valable lorsqu'on la compare à une occlusion d'une LAD enveloppante distale à D1. De plus, l'idée selon laquelle le sus-décalage du segment ST diminue vers la gauche avec les occlusions proximales de l'ACD et augmente vers la gauche avec les occlusions de l'IVA n'est pas toujours vraie non plus. À des fins pédagogiques, il est préférable d'apprendre d'abord les concepts généraux, puis les exceptions plus tard, car essayer de tout apprendre en même temps peut être décourageant !

Astuce N° 2

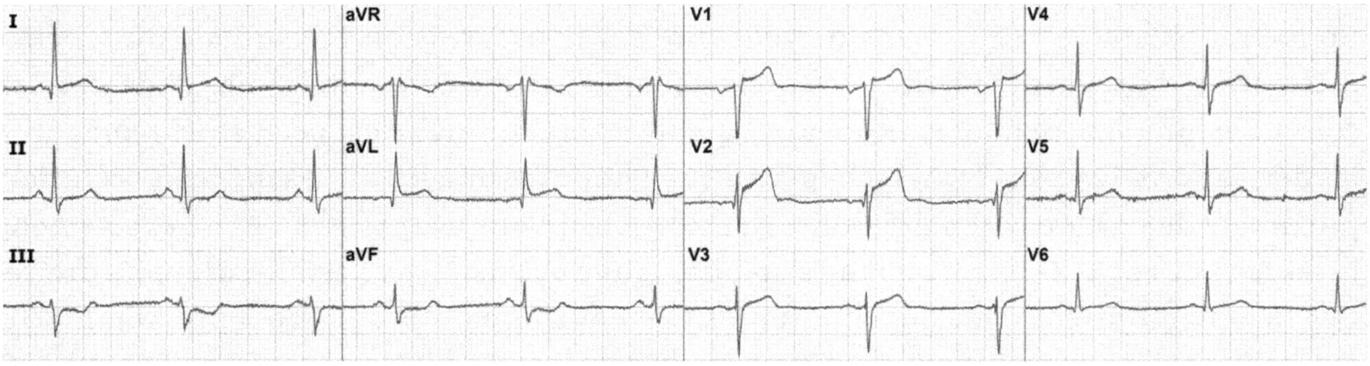

Figure 23-4

Cet ECG (Figure 23-4) a été enregistré chez un homme d'une quarantaine d'années qui ressentait des douleurs thoraciques depuis 24 heures. Que voyez-vous sur cet ECG ?

Il n'aurait pas dû falloir longtemps pour noter le sus-décalage du segment ST dans les dérivations I et aVL et le sous-décalage réciproque du segment ST dans les dérivations III et aVF. Dans la dérivation aVL, le sus-décalage du segment ST est évident, tandis que dans la dérivation I, il est subtil. Il y a également un sus-décalage du segment ST de 2,5 mm dans la dérivation V2 qui répond aux critères d'un STEMI avec sus-décalage du segment ST de 1,0 mm dans la dérivation V1. Il y a également un sus-décalage du segment ST très subtile dans la dérivation V3. En regardant les dérivations I, aVL et V3, vous pouvez voir un exemple de signe de Jones : le segment ST droit et ascendant du point J au pic de l'onde T. Ce signe est connu depuis de nombreuses années et, dans le bon contexte, est très évocateur d'un segment ST enregistré pendant sa transition d'une concavité ascendante normale à une convexité ascendante ischémique. Certains étudiants ont ajouté l'éponyme « Jones » lors d'une de mes Masterclasses en électrocardiographie avancée. Je crois que certaines personnes l'appellent également le « signe de coche ».

Nous avons donc une ischémie aiguë de la paroi basolatérale (dérivations I et aVL) qui se manifeste par un sus-décalage du segment ST dans la dérivation aVL, la suggestion d'un sus-décalage imminent du segment ST dans la dérivation I et un sous-décalage réciproque dans la dérivation III. Mais pourquoi y a-t-il un sus-décalage du segment ST dans les dérivations V1 et V2, en particulier dans la dérivation V2 ? Le sus-décalage du segment ST dans la dérivation V2 suggère une occlusion d'un vaisseau ramifié, une branche de l'IVA. Dans ce cas, il s'agit de la première branche diagonale, D1.

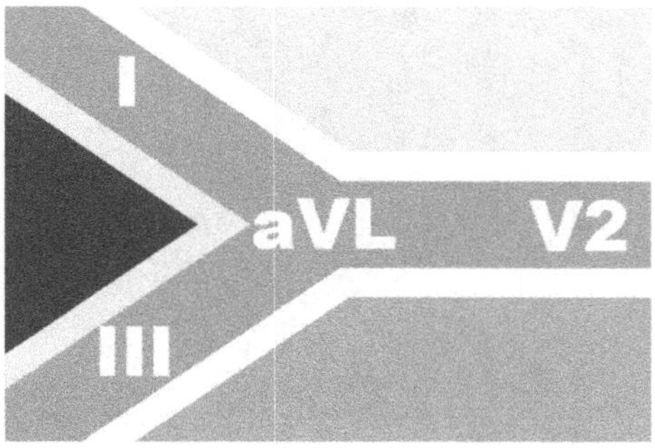

Figure 23-5

L'occlusion de la branche D1 produit ce que l'on a appelé le signe du drapeau sud-africain (Figure 23-5) en raison de l'alignement des dérivations diagnostiques I, aVL, III et V2.

Maintenant, le tour cruel du cœur n°2 : avec une occlusion isolée de la branche D1, il ne devrait pas y avoir d'autres sus-décalages ST dans les dérivations précordiales. Bien sûr, il y a un sus-décalage ST dans les dérivations basolatérales, dérivations I et aVL, qui sont dans le plan frontal. Mais est-ce le cas avec les dérivations précordiales ici ? NON ! Il y a un sus-décalage ST dans la dérivation V1 et un sus-décalage ST subtil avec le signe de Jones dans la dérivation V3. Il s'agit de bien plus qu'une simple occlusion isolée de la branche D1. Le tour joué ici est celui que j'appelle « vous jeter un os ». Si vous deviez passer à côté d'un chien qui grogne et qui menace, vous pourriez le distraire en lui jetant un os, et pendant qu'il est occupé avec l'os, vous pouvez continuer votre chemin. C'est le tour cruel qui nous a été joué ici. On nous donne le diagnostic d'une occlusion de la branche D1 pour nous distraire d'une occlusion proximale – et séparée – de artère interventriculaire antérieure plus grave. L'angiographie a révélé une occlusion de artère interventriculaire antérieure proximale avec une occlusion embolique de D1.

PERLE | Ne cessez pas de chercher simplement parce que vous avez pu poser un diagnostic. Aucune loi ne dit qu'il ne peut y avoir qu'un seul diagnostic par ECG.

AUTRE PERLE | Seules deux artères coronaires entraîneront un sus-décalage du segment ST des dérivations basolatérales (dérivations I et aVL) lorsqu'elles sont occluses : l'artère interventriculaire antérieure (l'IVA) et l'artère circonflexe gauche (l'ACX). L'ischémie basolatérale est plus fréquemment causée par l'occlusion de l'artère interventriculaire antérieure. Mais vous devez comprendre que ce n'est pas toujours le tronc principal de l'artère interventriculaire antérieure (c'est-à-dire l'IVA elle-même) qui produit l'ischémie basolatérale – il peut s'agir uniquement de la première branche diagonale (D1) qui dessert cette zone. Par conséquent, une occlusion de l'IVA à proximité de l'origine de la branche D1 provoquera une ischémie basolatérale, mais une occlusion au sein de la branche D1 elle-même sans atteinte de l'IVA produira également une ischémie basolatérale avec sus-décalage du segment ST dans les dérivations I et aVL. Une occlusion de l'artère coronaire droite ne produit jamais de sus-décalage du segment ST dans les dérivations I ou aVL.

Astuce N° 3

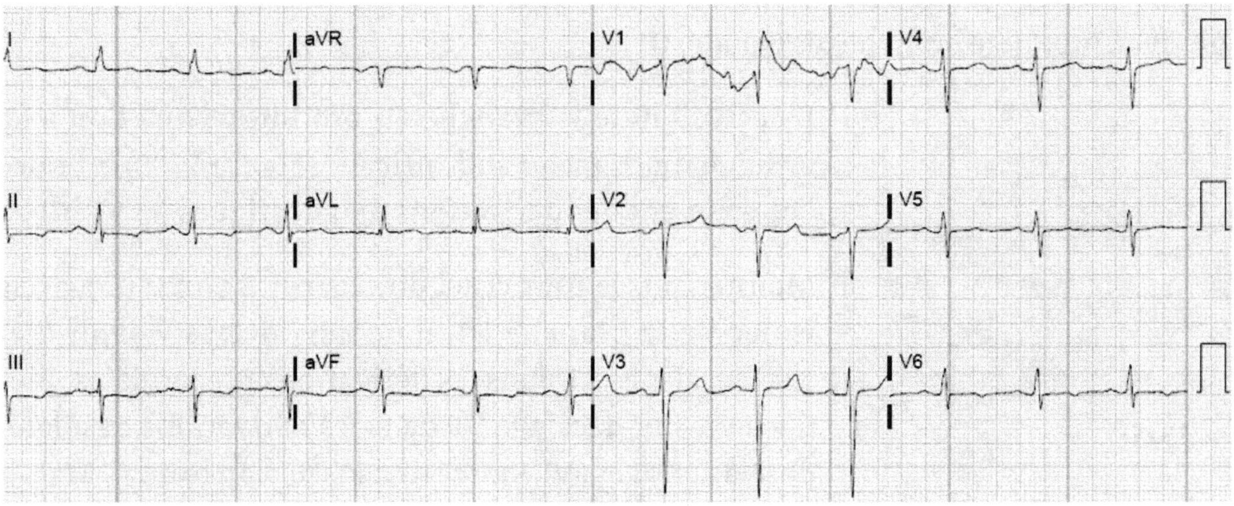

Figure 23-6

Cet ECG (Figure 23-6) a été enregistré chez un homme de 61 ans souffrant de douleurs thoraciques sous-sternales irradiant vers les deux bras pendant environ une heure.

Ce tour cruel est ce que j'appelle « mettre la charrue avant les bœufs ». En d'autres termes, l'ordre attendu des choses est inversé. En regardant les dérivations II, III et aVF, nous pouvons voir un sous-décalage du segment ST subtil, mais défini. Il n'y a pas d'autre déviation du segment ST sur l'ECG. Alors, quelle est ce sous-décalage du segment ST ? S'agit-il d'une ischémie sous-endocardique ?

> **PERLE** | Rappelez-vous toujours la règle de Jones et ses deux corollaires : tout sous-décalage du segment ST sur l'ECG d'un patient souffrant de douleurs thoraciques compatibles avec un syndrome coronarien aigu (SCA) doit être considéré comme une modification réciproque d'une ischémie transmurale aiguë jusqu'à preuve du contraire. Corollaire N° 1 : la modification réciproque peut apparaître avant la modification indicative de le sus-décalage du segment ST. Corollaire n°2 : même lorsque le sus-décalage du segment ST et la modification réciproque sont toutes deux présentes, la modification réciproque peut sembler beaucoup plus impressionnante. NE VOUS LAISSEZ PAS TROMPER ! Le problème, c'est le sus-décalage du segment ST !

Dans cet ECG, le piège cruel est que le sous-décalage du segment ST due à un changement réciproque dans les dérivations II, III et aVF est apparue avant toute élévation diagnostique du segment ST dans les dérivations basolatérales, en particulier la dérivation aVL. Le danger ici serait de confondre le sous-décalage du segment ST avec une ischémie sous-endocardique chronique et de renvoyer le patient chez lui. Pour une raison que j'ignore encore, de nombreux prestataires de soins de santé semblent considérer le sus-décalage du segment ST comme aigu et le sous-décalage du segment ST comme chronique. L'une ou l'autre peut être aigu. L'une ou l'autre peut être chronique.

Astuce N° 4

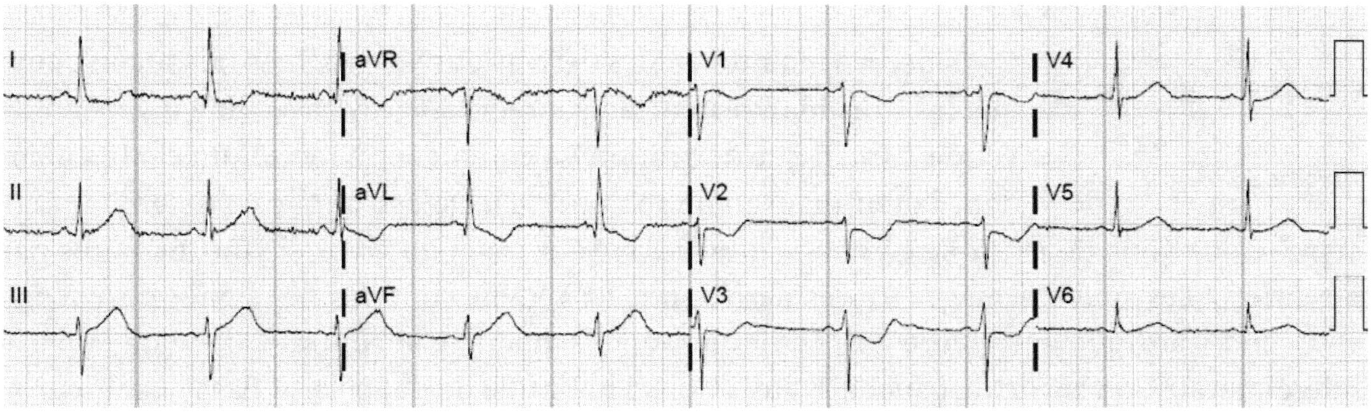

Figure 23-7

Cet ECG (Figure 23-7) a été enregistré chez une femme de 67 ans qui se plaignait de douleurs thoraciques substernales irradiant vers le bras gauche et la mâchoire pendant environ 45 minutes.

Le rythme est sinusal sans aucun blocage ni anomalie de conduction. Il existe un sus-décalage subtil du ST (moins de 1,0 mm) dans les dérivations inférieures avec un sous-décalage ST plus évident dans les dérivations I et aVL et un sous-décalage ST très évident dans les dérivations V1 – V3. Qu'est-ce qui est le plus frappant dans cet ECG ?

J'espère que vous avez dit les ondes T hyperaiguës dans les dérivations inférieures ! La plupart des manuels d'introduction à l'interprétation de l'ECG et des cours en ligne voudraient vous faire croire que toutes les ondes T hyperaiguës sont très hautes et ressemblent à des ondes T hyperkaliémiques. La plupart d'entre eux sont grands, mais rappelez-vous la définition du mot « la plupart » : cela signifie « pas tous ! » N'essayez pas de mesurer les ondes T hyperaiguës en vous référant à une référence de hauteur standard. Comparez la taille de l'onde T hyperaiguë au QRS qui la précède.

La caractéristique la plus fiable des ondes T hyperaiguës est leur largeur – et non leur hauteur! Cette cruelle astuce cardiaque consistait à vous faire ignorer les ondes T hyperaiguës évidentes parce qu'elles ne sont pas particulièrement hautes. Mais regardez comme ils sont larges !

PERLE | Lorsque vous soignez un patient présentant une douleur thoracique crédible (c'est-à-dire une douleur typique d'un syndrome coronarien aigu) et que vous constatez que les ondes T dans une région vasculaire spécifique semblent commencer au point J sans segment ST intermédiaire... pensez toujours la possibilité que les ondes T soient hyperaiguës. La largeur à la ligne de base est la mesure appropriée des ondes T hyperaiguës – et non leur hauteur ! Et rappelez-vous toujours que les ondes T hyperaiguës peuvent être inversées.

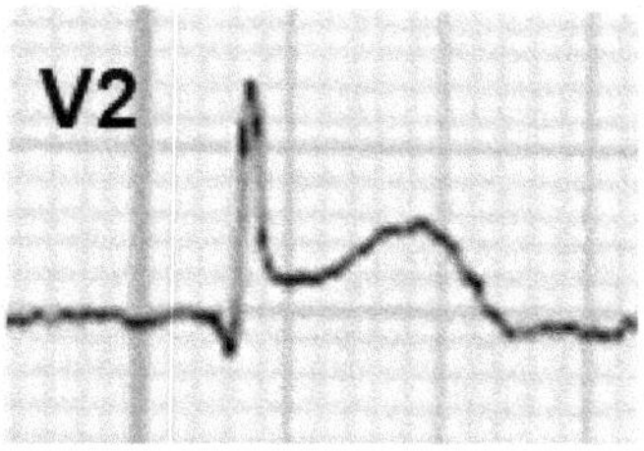

Figure 23-8

Voici dérivation V2 renversé (Figure 23-8). Cela ressemble-t-il davantage à une onde T hyperaiguë en transition vers un sus-décalage ST ?

Considérons maintenant les dérivations V1 – V3. Il ne fait aucun doute que les trois manifestent un sous-décalage ST avec une inversion de l'onde T (bien que dérivation V3 commence à révéler un changement dans la terminaison de son onde T). Qu'est-ce que cela signifie? Cela signifie que vous pourriez être victime d'un autre tour cruel du cœur si vous ne faites pas attention ! Les sous-décalages ST des dérivations V1 à V3 ne sont pas des signes d'ischémie sous-endocardique antérieure – ils indiquent une ischémie transmurale aiguë de la paroi inférolatérale du ventricule gauche. Nous avions l'habitude de l'appeler « IDM postérieur », mais les temps ont changé, tout comme le lexique de nombreuses découvertes électrocardiographiques.

En 1964, le Dr Joseph K. Perloff a écrit son article révolutionnaire, « La reconnaissance de l'infarctus du myocarde strictement postérieur par l'électrocardiographie scalaire conventionnelle», qui nous a appris qu'il était possible de diagnostiquer un IDM « postérieur » à partir d'un ECG à 12 dérivations. Jusqu'alors, personne ne pensait que c'était possible. À cette époque, ce que nous appelons aujourd'hui un IDM inférieur était appelé IDM *postérieur*. Oui, l'élévation du ST dans les dérivations II, III et aVF était un « IDM postérieur ». Après l'article de Perloff, les IDM inférieurs ont été renommés IDM « diaphragmatiques », et les IDM « postérieurs » ont été appelés IDM « *vrais* postérieurs ». Aujourd'hui, nous savons que ce que Perloff appelait un IDM « postérieur » est en réalité une ischémie transmurale de la paroi latérale du ventricule gauche. L'électrocardiographie scalaire conventionnelle est ce que nous appelons aujourd'hui un ECG.

Maintenant, je suis sûr que la plupart d'entre vous qui lisez ce livre sont très familiers avec les IDM inférolatéraux, mais voici l'astuce cruelle : Perloff a décrit l'IDM « postérieur » comme ayant une grande onde R, une dépression ST et une onde T verticale – et c'est ce que beaucoup de gens recherchent pour diagnostiquer un IDM inférolatéral. Pourtant, la seule partie de sa définition que nous voyons sur cet ECG est la dépression ST. Comment cela peut-il véritablement représenter un IDM inférolatéral (« postérieur ») ? Parce que Perloff a décrit un infarctus complet – et non une ischémie transmurale avant l'infarctus. La grande onde R représentait une grande onde Q dans les dérivations postérieures V7 – V9, et l'onde T verticale représentait une onde T post-reperfusion. Ce que vous voyez ici est une paroi inférolatérale qui est toujours ischémique – et non infarcie. Bien sûr, c'est ce que nous voulons voir car cela signifie que le myocarde de la paroi inférolatérale est encore récupérable.

PERLE | Les ondes T sont verticales lors d'une ischémie transmurale. Ils ne s'inversent qu'après la reperfusion. À ce stade, l'ischémie est résolue, l'offre et la demande d'O_2 sont à nouveau équilibrées et le patient ne ressent plus de douleur. N'oubliez pas : les ondes T ne s'inversent qu'après la reperfusion. Tout est opposé dans les dérivations précordiales droites lorsqu'elles reflètent des changements du côté opposé du ventricule.

Astuce N° 5

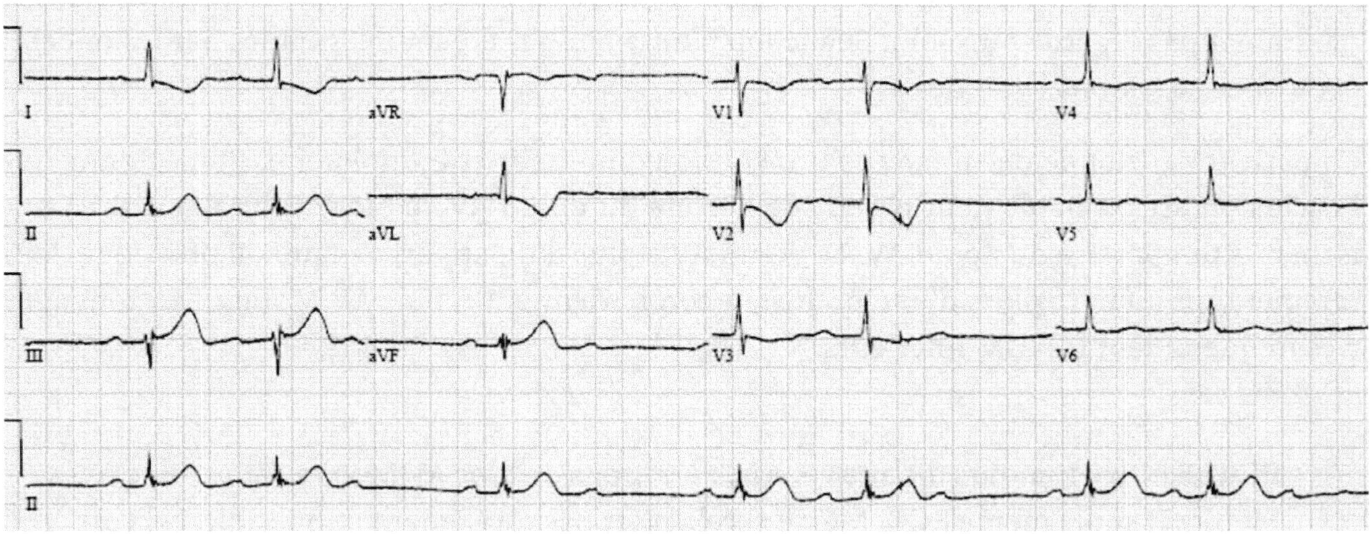

Figure 23-9

Cet ECG (Figure 23-9) a été enregistré chez un homme de 48 ans, gros fumeur ayant des antécédents d'hypertension.

Vous vous souvenez du Astuce N° 2, où l'ECG vous jetait un os ? Soyez très prudent ici ! Quel est le problème avec cet ECG ?

Si vous avez immédiatement signalé le rythme irrégulier, allez vous placer dans le coin ! Le problème, ce sont les multiples zones d'ischémie aiguë sur cet ECG !

Bien sûr, ce patient n'est pas là en ce moment, nous avons donc le temps de tout examiner. Si vous aviez assisté à l'une de mes Masterclass, vous auriez immédiatement remarqué le blocage AV de Mobitz I... et vous auriez ensuite passé à autre chose. Le rythme est sinusal, mais pourquoi un bloc AV Mobitz I est-il présent ?

Il existe des ondes T hyperaiguës dans les dérivations II, III et aVF. Sont-ils grands ? Non... mais ce n'est pas obligatoire ! Ils doivent seulement être larges. Il n'y a pas de sus-décalage définitive du segment ST. Je connais plusieurs collègues qui signaleront un sus-décalage du segment ST inférieur à 0,25 mm et discuteront de sa signification. Ma réponse : "Eh bien, faites un autre ECG dans 20 minutes, et dites-moi alors quelle est le sus-décalage ST !" Si le sus-décalage ST est si minuscule qu'il y aura un débat quant à sa présence, comment peut-elle être considérée comme un résultat fiable ? Vérifiez-le à nouveau dans quelques minutes.

Il existe des changements réciproques évidents dans les dérivations I, aVL, V1 et V2. Il y a une dépression ST très subtile dans Lead V3. Concentrons-nous sur les leads I, aVL et V2. Ce sont des changements visibles de l'autre côté de la pièce ! Vous souvenez-vous du deuxième corollaire de la règle de Jones ? Il souligne que le changement réciproque peut être beaucoup plus impressionnant que le changement primaire (sur cet ECG, les ondes T hyperaiguës). Et c'est certainement le cas ici. Mais le tour cruel du cœur consistait à « vous jeter un os » – le bloc AV Mobitz I. Beaucoup de gens se seraient arrêtés après avoir diagnostiqué le blocage et n'auraient pas regardé plus loin. Beaucoup n'auraient pas été impressionnés par les ondes T car « elles ne sont pas grandes ».

Ce patient développe des infarctus transmuraux inférieur et inférolatéral. Étant donné que l'occlusion est probablement proche de l'artère du nœud AV, le bloc Mobitz I est dû à une ischémie temporaire du nœud AV. Le nœud AV a plus d'un apport sanguin, il provoque donc rarement un infarctus lors d'une occlusion coronarienne. Un bloc AV Mobitz I accompagne très fréquemment les IDM inférieurs.

PERLE | On a toujours dit que vous ne verrez pas un bloc AV Mobitz I et un bloc AV Mobitz II sur le même ECG. Même si cela n'est pas totalement impossible, cela est extrêmement improbable. Pourquoi? Parce qu'elle nécessite deux lésions distinctes – l'une au niveau du nœud AV (Mobitz I) et l'autre infranodale voire infrahisienne (Mobitz II).

Lecture recommandée

Ghani AR, Mughal MS, Kumar S, Muskula P, Abo-Salem E. Wrapped Left Anterior Descending Artery Presenting As Inferior Myocardial Infarction: Case Report and Review of the Literature. Cureus. 2021 Feb 15;13(2):e13358.

Kobayashi N, Maehara A. Left anterior descending artery wrapping around the left ventricular apex predicts additional risk of future events after anterior myocardial infarction. Anatol J Cardiol. 2019 Apr;21(5):259-260.

Littmann L. South African flag sign: a teaching tool for easier ECG recognition of high lateral infarct. Am J Emerg Med 2016; 34:107–9.

Nabeel Jafri A, Ali Salem Al Shehri M, Ahmed Anwar M, Said Abdelmonem M. Acute Inferior ST-Elevation Myocardial Infarction Due to Wraparound Left Anterior Descending Artery. Cureus. 2021 Oct 12;13(10):e18701.

Rajendran G, Mahalingam S, Kagne R, Nathan B. The South African flag sign—an electrocardiographic sign to predict the culprit artery, QJM: An International Journal of Medicine, Volume 114, Issue 9, September 2021, Pages 665–666.

Réimprimé à partir du blog ECG du Dr Smith

Les ECG suivants sont réimprimés avec l'aimable autorisation de Stephen W. Smith, MD. Vous pouvez trouver ces cas et d'autres cas très intéressants et éducatifs sur son blog (Blog ECG du Dr Smith) à l'adresse : https://hqmeded-ecg.blogspot.com/

Figure 23-1
Date : samedi 6 juin 2020
"50-something with STEMI and hypotension: What is the infarct artery?"

Figure 23-2
Date : mardi 28 juin 2011
"Would you activate the cath lab prehospital?"

Figure 23-3
Date : mardi 23 mai 2023
"A man in his early 40s with chest pain a 'normal ECG' by computer algorithm. Should we avoid interrupting a physician to interpret his ECG?"

24

Ischémie et ses mimiques

De nombreuses affections peuvent imiter une ischémie/infarctus épicardique aigu. Certains peuvent l'imiter exactement, tandis que d'autres peuvent sembler suffisamment similaires pour confondre ceux qui ne sont pas des interprètes ECG avancés.

> **Pensez-y !** | Pouvez-vous citer un résultat ECG pathognomonique d'une ischémie aiguë du myocarde ou d'un infarctus ?

Pathognomonique signifie qu'un résultat diagnostique automatiquement une condition sans équivoque lorsqu'il est présent sur l'ECG à 12 dérivations. Un résultat pathognomonique n'est trouvé dans aucune autre condition que celle définie par sa présence.

Et les ondes Q ? Non, la plupart des ondes Q n'ont rien à voir avec l'ischémie.

Qu'en est-il du sus-décalage ST ? La variante normale (repolarisation précoce), la myocardite, la péricardite, l'hyperkaliémie, l'hypercalcémie, l'anévrisme ventriculaire (le sus-décalage persistante du ST), la cardiomyopathie de Takotsubo et la péricardite post-infarctus précoce (EPIP) ne sont que quelques-unes des conditions pouvant entraîner un sus-décalage du ST. La myocardite aiguë et la cardiomyopathie de Takotsubo peuvent parfaitement imiter l'ischémie myocardique aiguë ! La myocardite, la péricardite et la variante normale (repolarisation précoce) sont traitées plus en détail dans le chapitre 26, « Ischémie aiguë, péricardite aiguë, myocardite aiguë et variante normale ».

Et la dépression ST ? L'hypokaliémie, l'utilisation de digitaliques, les changements réciproques, le bloc de branche, l'hypothermie et la tachycardie ne sont que quelques-unes des entités autres que l'ischémie aiguë qui peuvent entraîner un sous-décalage ST.

Mimique N° 1 – Hyperkaliémie

L'hyperkaliémie est l'un des simulacres d'ischémie/infarctus aigus les plus mortels. En général, il ne sera pas difficile pour l'électrocardiographe intermédiaire ou avancé de reconnaître ce schéma d'hyperkaliémie comme une imitation et non comme une ischémie myocardique aiguë. Mais avec quoi d'autre pourrait-on le confondre :

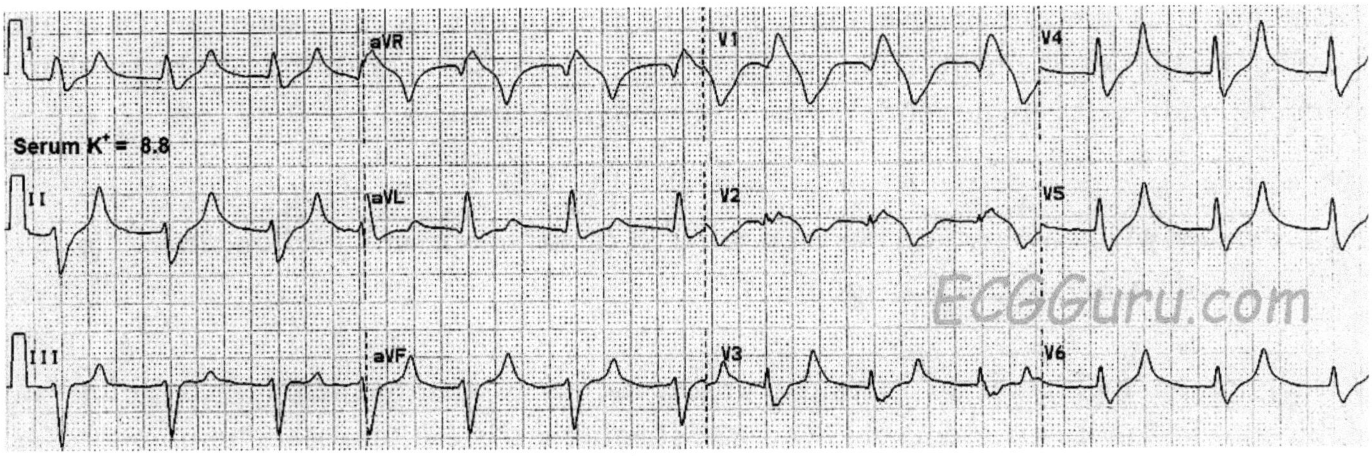

Figure 24-1

En regardant les dérivations V1 et V2 de la figure 24-1 (et même la dérivation aVR), cela ne ressemble-t-il pas plus à un schéma de Brugada (une phénocopie de Brugada) qu'à un infarctus aigu du myocarde ? Les ondes T hautes, étroites et pointues dans les dérivations latérales devraient rapidement vous orienter vers le bon diagnostic. C'est un ECG à ne pas manquer. Les gens peuvent survivre à un IDM aigu sans aucun traitement, mais personne ne survit à l'hyperkaliémie sans un traitement approprié et opportun !

Voici un autre cas d'hyperkaliémie mimant STEMI (Figure 24-2) :

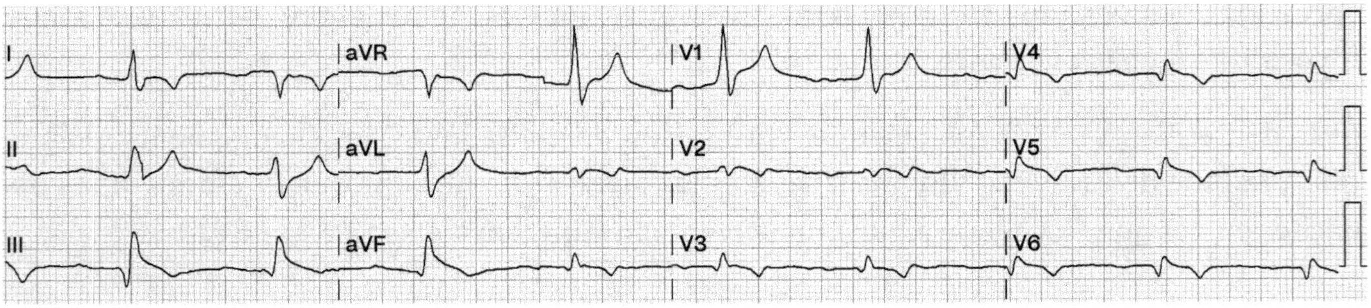

Figure 24-2

Dans ce cas, le sus-décalage du segment ST s'est déplacée vers les dérivations inférieures dans le plan frontal et ressemble désormais davantage à une véritable ischémie transmurale aiguë. Il semble même y avoir un changement réciproque. Un interprète ECG avancé aurait remarqué les ondes T particulières, petites mais rapidement effilées et pointues, et aurait immédiatement pensé à une hyperkaliémie. Le patient était un homme de 70 ans et se plaignait uniquement de faiblesse – aucune douleur thoracique.

> **PERLE** | La faiblesse est l'une des manifestations atypiques d'une occlusion myocardique aiguë et est plus fréquente chez les diabétiques et les personnes âgées.

Ce ne sont pas les ondes T hyperkaliémiques classiques (Figure 24-2) qu'on nous apprend à reconnaître. Regardez-les attentivement et souvenez-vous-en – non pas parce qu'ils sont classiques, mais parce qu'ils ne le sont pas ! Comparons les ondes T hyperAIGUËS avec les ondes T hyperKALÉMIQUES (Figure 24-3)...

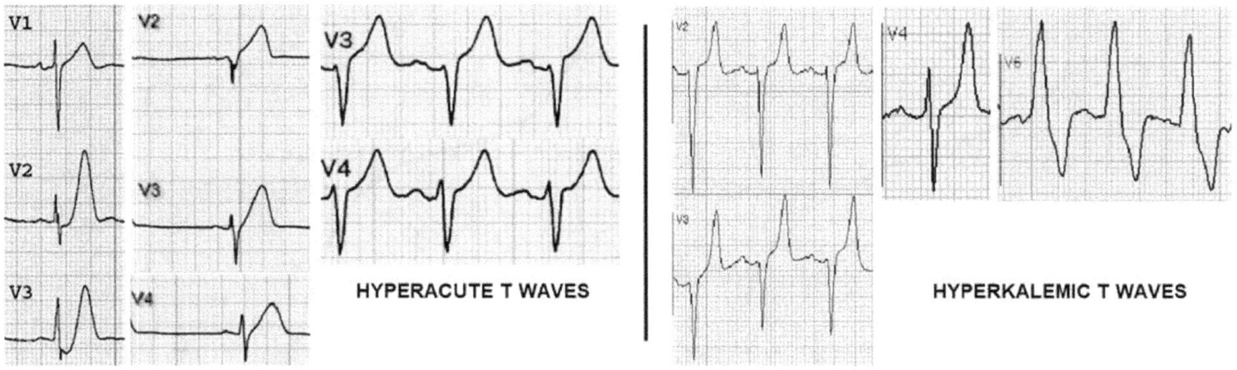

Figure 24-3

Quelle que soit leur hauteur, les ondes T hyperaiguës (Figure 24-3, à gauche) ont toutes une base très large. Cela s'applique également aux ondes T hyperaiguës inversées. Elles n'ont pas besoin d'être hautes, mais elles doivent être larges !

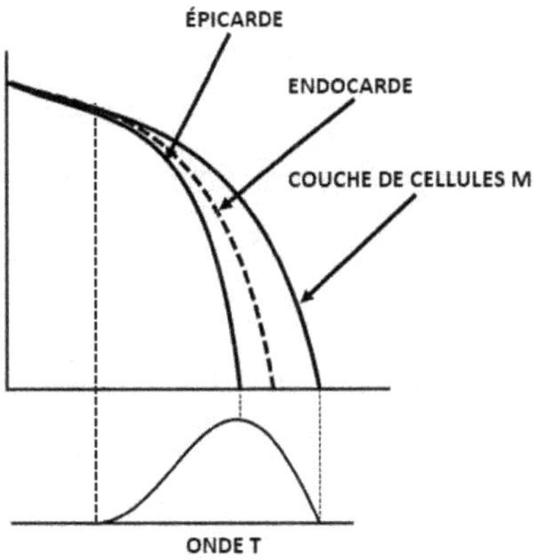

Figure 24-4

En revanche, observez la morphologie des ondes T hyperkaliémiques (Figure 24-3, à droite). Elles sont hautes, plus fines que les ondes T hyperaiguës et se terminent par une pointe beaucoup plus pointue. Notez que les ondes T hyperkaliémiques inversées ont été incluses dans la Figure 24-3. Ne manquez pas un diagnostic très important parce que vous regardiez du mauvais côté de la ligne de base !

OK... Je reconnais qu'il peut être difficile de différencier les deux morphologies d'ondes T dans de rares cas – mais comme je l'ai dit, cela n'arrive que rarement. Vous êtes-vous déjà demandé pourquoi les ondes T hyperaiguës et hyperkaliémiques se ressemblent autant ? En fait, c'est parce qu'elles proviennent toutes deux du même problème : l'hyperkaliémie ! La différence est que les ondes T hyperaiguës résultent d'une hyperkaliémie localisée due à une ischémie localisée, tandis que les ondes T hyperkaliémiques sont dues à une hyperkaliémie généralisée de tout le corps.

La paroi ventriculaire est divisée en trois couches : la couche endocardique (comprenant le sous-endocarde), la couche de cellules M (située dans la paroi ventriculaire médiane, parfois appelée « sous-endocarde profond ») et la couche épicardique (comprenant le sous-épicarde) (Figure 24-4). La couche épicardique est normalement la première à commencer la repolarisation, ce qui fait que sa représentation (ligne) sur l'enregistrement du potentiel d'action descend d'abord jusqu'au potentiel de membrane de repos. La séparation de la couche épicardique de la phase 2 marque le début de l'onde T. Le point auquel elle atteint son potentiel de membrane de repos (RMP) marque le pic de l'onde T. Le point auquel la couche de cellules M (la dernière couche à commencer la phase 3) atteint le RMP marque la fin de l'onde T.

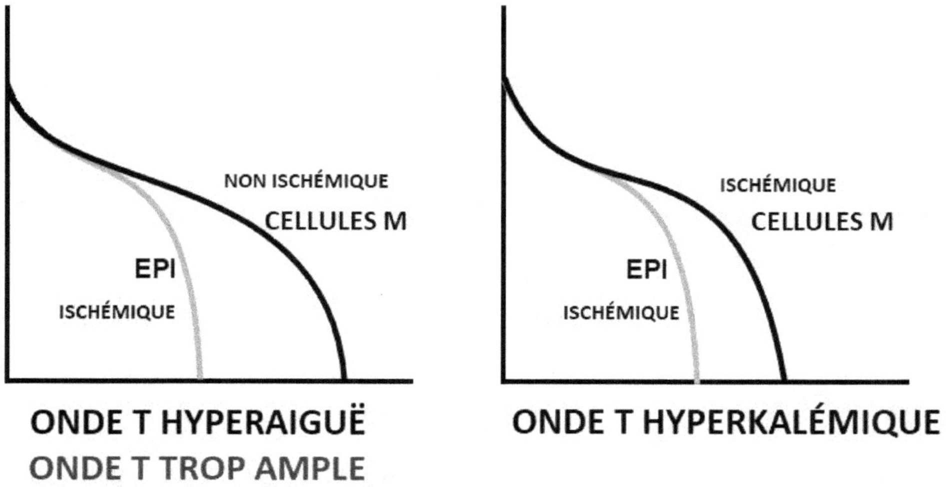

Figure 24-5

Comme vous pouvez le voir sur la Figure 24-5, dans les deux conditions – ischémie (ondes T hyperaiguës) et hyperkaliémie (ondes T hyperkaliémiques) – l'épicarde (ligne grise) se sépare tôt des autres couches et commence sa repolarisation en premier. Cette repolarisation précoce de la couche épicardique marque le début de l'onde T – qui se produit dans des conditions normales, ischémiques et hyperkaliémiques. Cependant, pendant l'ischémie, les couches de cellules M qui ne sont pas ischémiques se repolarisent à leur rythme habituel et elles sont la dernière partie du ventricule à se repolariser. Par conséquent, *un début précoce mais une terminaison normale produira une onde T large et hyperaiguë.* Pendant l'hyperkaliémie généralisée et totale du corps, aucune zone du cœur n'est épargnée par les effets du potassium élevé. Par conséquent, la couche de cellules M qui a normalement la durée de potentiel d'action la plus longue se repolarise également beaucoup plus tôt que la normale. *Cela crée un début précoce et une terminaison anormalement précoce de l'onde T.* Par conséquent, l'onde T étroite de l'hyperkaliémie apparaît sur l'ECG. Ceci est illustré par la Figure 24-5.

PERLE | Seuls 22 % de tous les cas d'hyperkaliémie se présenteront avec des modifications reconnaissables de l'onde T sur l'ECG, ce qui signifie que dans 78 % des cas, vous devrez reconnaître l'hyperkaliémie sans l'avantage d'ondes T hautes et pointues.

Voici quelques points à retenir sur l'hyperkaliémie en tant que mimétisme de l'ischémie myocardique :

1. Bien qu'elle puisse provoquer un sus-decalage du segment ST, elle ressemble généralement à une phénocopie de Brugada plutôt qu'à un STEMI classique. (phénocopie - ressemblant à une autre entité)

2. Le sus-decalage du segment ST causée par l'hyperkaliémie ne se limite pas aux dérivations précordiales droites.

3. Lorsque le sus-decalage du segment ST de l'hyperkaliémie apparaît dans les dérivations inférieures, elle peut être plus facilement confondue avec une élévation du segment ST ischémique.

4. La faiblesse peut ou non être une plainte associée. La douleur thoracique sous-sternale n'est pas une plainte inhabituelle si le patient est également sous hémodialyse.

PERLE | L'hyperkaliémie se caractérise par des ondes T étroites, hautes et en pointe au début. Au fur et à mesure que le taux de K^+ augmente, toutes les déviations s'élargissent et diminuent en hauteur - y compris les ondes T. En cas de sus-décalage du segment ST, les ondes T caractéristiques devraient faciliter le diagnostic. Il n'est pas nécessaire de diagnostiquer définitivement l'hyperkaliémie à l'aide d'un ECG, il suffit de la *suspecter. Cette suspicion doit être suffisante pour que vous lanciez immédiatement une investigation et un traitement.*

Mimique N° 2 – Hypertrophie ventriculaire gauche (HVG)

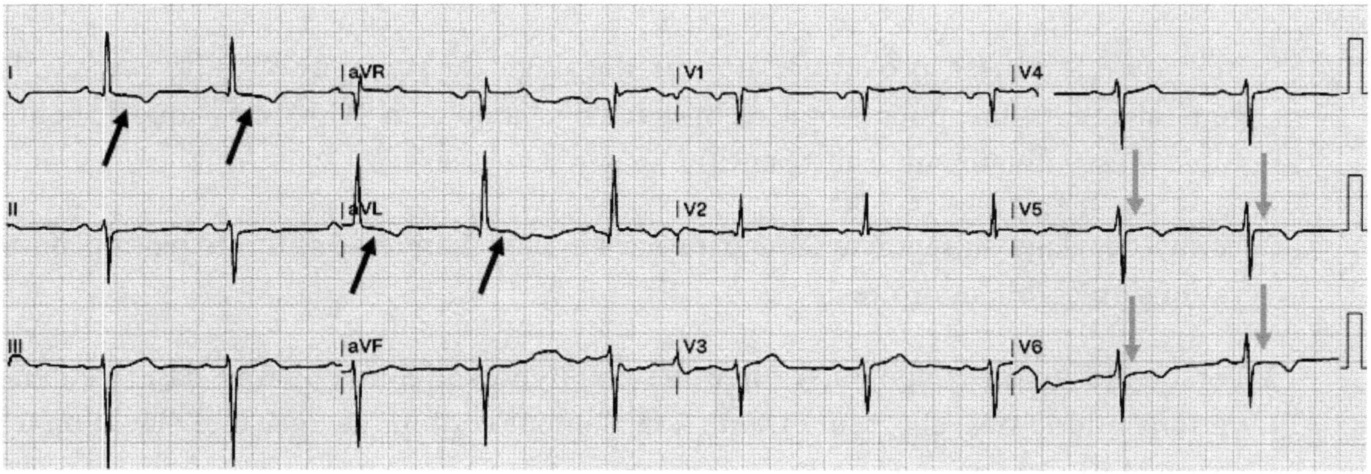

Figure 24-6

Le premier ECG (Figure 24-6) avec HVG que je souhaite vous montrer est un ECG qui passe souvent inaperçu. Je l'aime parce qu'il démontre les deux types d'anomalies de repolarisation. Pour diagnostiquer une HVG sur cet ECG, vous devrez utiliser les dérivations des membres. La seule méthode qui fonctionnera avec les dérivations précordiales est la méthode Peguero-Lopresti qui utilise toujours la dérivation V4 ; elle peut ou non utiliser l'une des dérivations des membres. L'onde R dans la dérivation aVL est > (PAS « ≥ ») 11 mm. Il existe une autre méthode utilisant uniquement les dérivations des membres que vous devez connaître : l'onde R dans la dérivation I + l'onde S dans la dérivation III > (PAS « ≥ ») 24 mm (cela fonctionne ici - essayez-la !).

ANOMALIE DE REPOLARISATION PRIMAIRE – due à une pathologie *intracellulaire* causée par une *ischémie*, une *hypoxie*, une *acidose*, des *troubles héréditaires*, un médicament ou une *toxicité médicamenteuse*.

ANOMALIE DE REPOLARISATION SECONDAIRE – due à des conditions *extracellulaires* causées par *un réacheminement de la transmission des impulsions* : *cicatrices* fibreuses (infarctus anciens, fibrose du vieillissement), origine d'*impulsion ectopique*, *hypertrophie ventriculaire*, *processus extracellulaires* (sarcoïdose, troubles du tissu conjonctif, amylose, tumeur). Des anomalies de repolarisation secondaires sont toujours attendues après des blocs de branches et une ectopie ventriculaire. Elles peuvent ou non accompagner une hypertrophie ventriculaire.

PERLE | Les critères basés uniquement sur les dérivations des membres (I, II, III, aVR, aVL, aVF) peuvent être utilisés avec des patients de tout âge. Les critères utilisant uniquement les dérivations précordiales sont limités aux personnes de plus de 40 ans. En raison de la faible sensibilité de la plupart des méthodes, l'échocardiographie est la méthode privilégiée pour un diagnostic définitif.

Avez-vous remarqué quelque chose d'inhabituel dans les dérivations V1 – V3 de la figure 24-6? Comment la dérivation V2 se compare-t-elle aux dérivations V1 et V3 ? Cela semble plutôt déplacé, n'est-ce pas ? Est-ce une erreur, un changement de fil de dérivation ? Cette irrégularité dans la progression du rapport R/S dans les dérivations précordiales est due à un léger mauvais positionnement de l'électrode V2 qui a fait que la dérivation V2 se comporte davantage comme une dérivation du plan frontal. La vérification du positionnement de l'électrode V2 et la correction de tout mauvais positionnement résoudront généralement le problème. Voir l'article très intéressant du Dr Lazlo Littmann dans « Lectures recommandées » à la fin de ce chapitre.

Les flèches noires pointant vers le haut (Figure 24-6) indiquent des anomalies de repolarisation secondaires, et les flèches grises pointant vers le bas indiquent des anomalies de repolarisation primaires. Dans les dérivations V5 et V6, notez le plateau de base du segment ST avant l'onde T inversée. Il s'agit d'anomalies de repolarisation primaires. Les anomalies de repolarisation secondaires commencent la descente du segment ST précisément au point J.

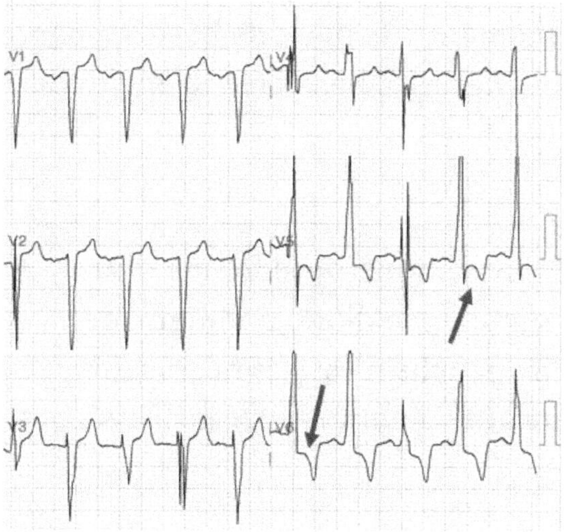

Figure 24-7

Trois anomalies de repolarisation primaires sont facilement confondues avec les anomalies de repolarisation secondaires attendues. La première ressemble aux changements de repolarisation dans les dérivations V5 et V6 (Figure 24-6) – un segment ST qui reste sur la ligne de base jusqu'à l'onde T inversée sans commencer sa descente à partir du point J. Les deuxième et troisième sont représentés dans les dérivations précordiales de cet ECG (Figure 24-7) :

La flèche pointant vers le bas indique une anomalie de repolarisation secondaire d'apparence normale – sauf qu'elle prend naissance 2 mm sous la ligne de base. Il ne s'agit PAS d'une anomalie de repolarisation *secondaire* normale – il s'agit d'un changement *primaire*. La flèche pointant vers le haut indique une onde T inversée qui commence à partir d'une onde S avant de pouvoir revenir à la ligne de base. Il s'agit d'un changement *primaire*.

PERLE | Suspectez toujours une ischémie lorsque vous rencontrez une onde S suivie d'une onde T inversée.

Dans la Figure 24-8, nous voyons des exemples classiques d'anomalie de repolarisation secondaire dans les dérivations latérales gauches :

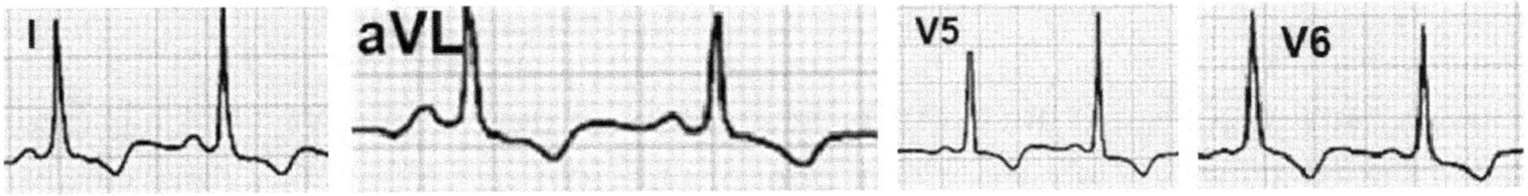

Figure 24-8

Une véritable anomalie de repolarisation secondaire a une apparence très spécifique et caractéristique. Les dérivations dont les pôles positifs se trouvent au-dessus du ventricule hypertrophié auront des ondes R – généralement très hautes, mais parfois, l'amplitude peut ne pas être très impressionnante. Comme le montre la Figure 24-8, l'anomalie de repolarisation secondaire commence au point J et sur la ligne de base. Elle peut parfois commencer jusqu'à 1 mm en dessous de la ligne de base, mais pas plus. Si le point J est enfoncé de plus de 1 mm, vous devez envisager la présence concomitante d'une ischémie myocardique.

Le point J est suivi d'une pente descendante progressive du segment ST dans une onde T inversée. Maintenant, regardez de très près le segment ST. Vous devriez voir une convexité ascendante très subtile entre le point J et le nadir de l'onde T, donnant l'impression d'une force poussant vers le haut sur le segment ST moyen. Cette convexité subtile est très caractéristique de l'anomalie de repolarisation secondaire. La repolarisation se termine par une onde T inversée dans laquelle la branche ascendante revient brusquement à la ligne de base. La pente progressive vers l'onde T inversée et le retour brusque à la ligne de base créent une onde T asymétrique.

CONSEIL | Voici ce que vous devez retenir : bien que chaque occurrence d'un bloc de branche complet et de chaque ESV soit accompagnée d'une anomalie de repolarisation secondaire, l'hypertrophie ventriculaire gauche n'est pas nécessaire pour avoir une anomalie de repolarisation secondaire ! Et de nombreux cas d'HVG n'en ont pas, comme dans cet ECG (Figure 24-9) :

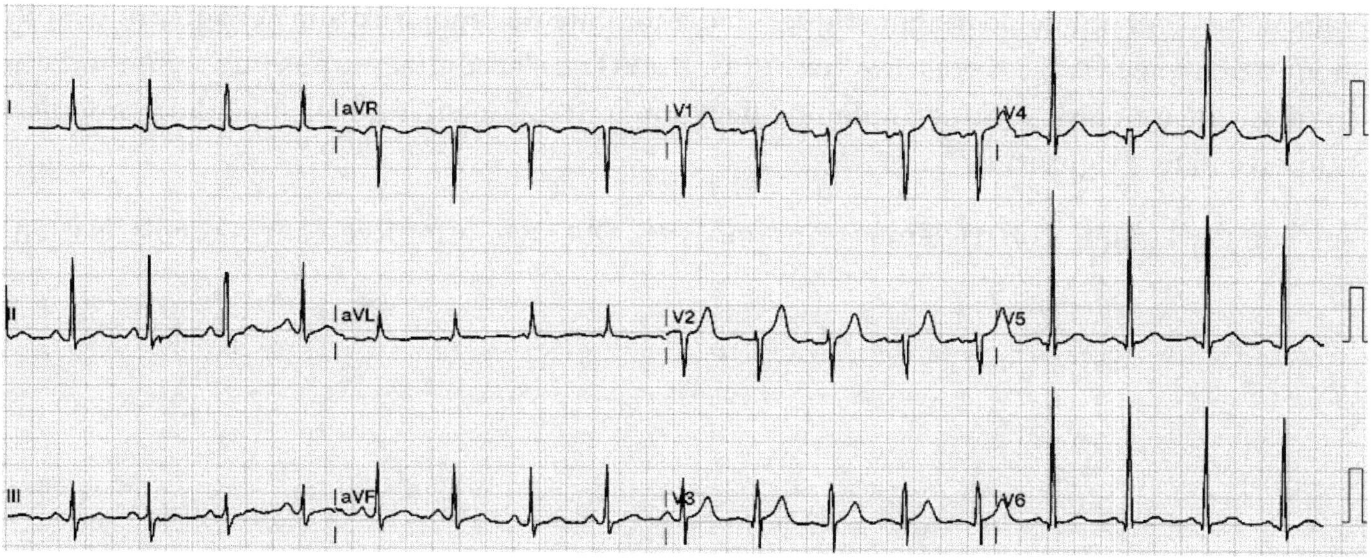

Figure 24-9

L'ECG de la figure 24-9 répond aux critères de l'HVG (Sokolow-Lyon), mais aucune anomalie de repolarisation secondaire n'est présente. Une anomalie de repolarisation secondaire est une constatation très spécifique avec une origine et une signification spécifiques. Il ne s'agit PAS d'un simple sous-décalage du segment ST ou d'une inversion de l'onde T !

Le danger survient lorsqu'une repolarisation qui n'est PAS une anomalie de repolarisation secondaire est incorrectement étiquetée comme telle simplement parce qu'une HVG est présente et qu'un problème plus grave est négligé. Examinons cet ECG (Figure 24-10) avec HVG :

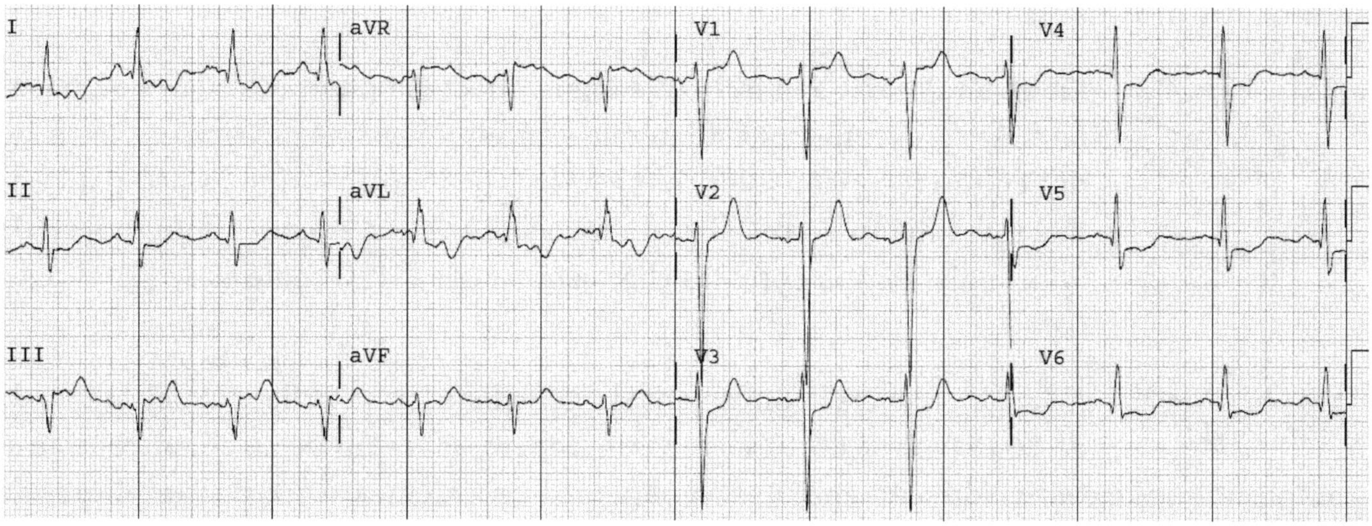

Figure 24-10

Une hypertrophie ventriculaire gauche est présente ici (critères de Peguero-Lo Presti), et il y a un sous-décalage du segment ST dans les dérivations gauches – mais ces sous-décalages du segment ST ne sont PAS des anomalies de repolarisation secondaires. Ils représentent quelque chose de bien plus grave – *une ischémie myocardique* !

Vous n'êtes PAS obligé de diagnostiquer une anomalie de repolarisation secondaire simplement parce que l'HVG est présente sur l'ECG. L'HVG ne s'accompagne pas initialement d'une anomalie de repolarisation secondaire. Elle n'apparaît qu'une fois que la maladie a progressé à un niveau très significatif.

Voici un ECG (Figure 24-11) démontrant une HVG. Observez attentivement la repolarisation :

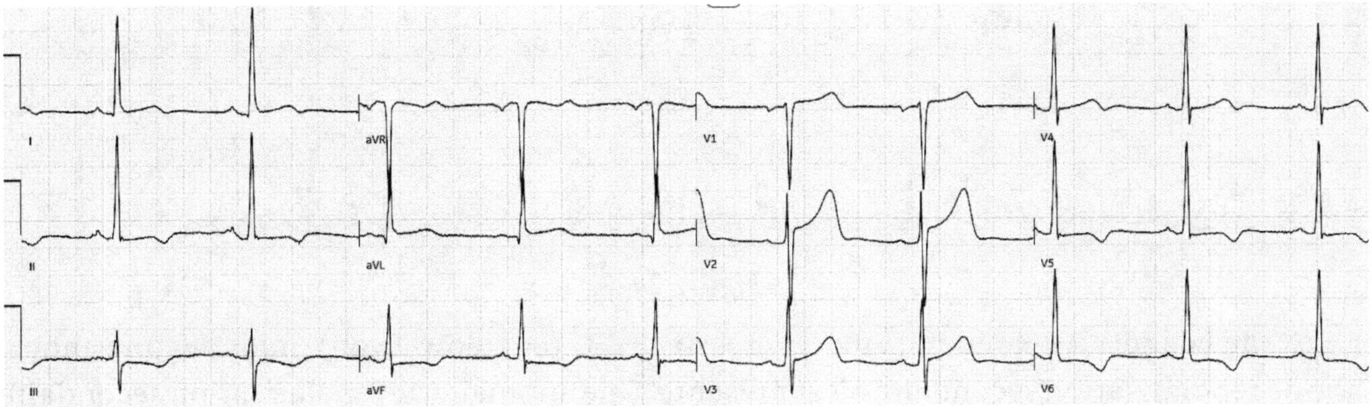

Figure 24-11

Les segments ST des dérivations V5 et V6 sont isoélectriques pendant environ 200 ms avant l'apparition de l'onde T. Il ne s'agit PAS d'une anomalie de repolarisation secondaire. Aucune des dérivations gauches (dérivations I, aVL, V5 et V6) ne présente d'anomalie de repolarisation. Ce que vous voyez n'est PAS une anomalie de repolarisation secondaire. Oui, il s'agit bien d'une hypertrophie ventriculaire gauche. Non, il n'y a pas d'anomalie de repolarisation secondaire. La repolarisation est certainement anormale, mais nous devons envisager une autre cause de l'anomalie.

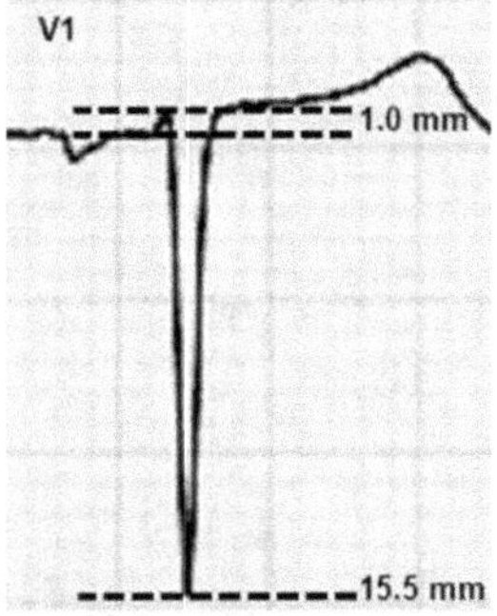

Figure 24-12

En général, lorsque l'ischémie aiguë affecte la paroi inférieure ou basolatérale (anciennement « latérale haute »), vous ne devriez pas avoir de difficulté à reconnaître les changements de repolarisation caractéristiques de l'ischémie/infarctus aigu du myocarde. Alors, existe-t-il un moyen de faire la distinction entre les changements de l'HVG seule et de l'HVG avec IDM ?

Aslanger, Meyers et Smith ont suggéré dans leur excellent article de revue de 2021 (voir « Lectures recommandées » à la fin de ce chapitre) que si l'amplitude de l'élévation du segment ST est supérieure à un sixième (> 0,17) de l'amplitude de l'onde S dans l'une des dérivations V1 à V3, vous devez alors vous méfier fortement d'une OMI associée à l'HVG. Armstrong et al. ont également suggéré le même ratio mais ont utilisé 0,25 comme seuil entre l'HVG seule et l'HVG avec OMI. Certains experts estiment que l'utilisation de 0,25 entraîne une perte de sensibilité.

Dans la Figure 24-12, le sus-decalage du segment ST dans la dérivation V1 est de 1,0 mm et la profondeur de l'onde S de la ligne de base au nadir est de 15,5 mm. Le rapport 1,0/15,5 est de 0,06. Cela représente moins de 1/6 (0,17) STE/onde S, indiquant une HVG *sans* OMI. Cependant, si nous calculons le rapport en utilisant la dérivation V2 du même ECG (Figure 24-13), le résultat est de 0,30, ce qui vous fait penser que cet ECG manifeste une HVG et une OMI. L'essentiel est de vous rappeler *qu'il suffit d'un seul résultat positif parmi les dérivations V1 à V3 pour établir le diagnostic.* Et ce ne sera pas toujours la première dérivation que vous analyserez !

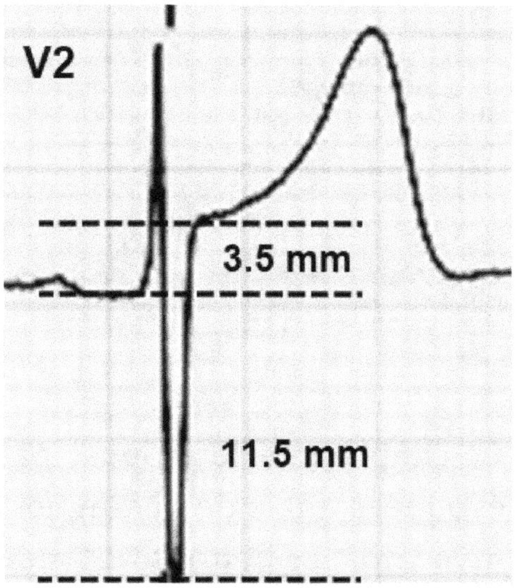

Figure 24-13

« *Une hypothèse que j'ai émise en me basant sur mon expérience, et que nous constatons effectivement dans nos données, est que lorsqu'il y a une HVG sur l'ECG avec une grande amplitude d'onde S, le patient n'a presque jamais d'IDM avec sus-décalage du segment ST ! En effet, ceux qui ont une HVG avec une grande amplitude d'onde S perdent cette amplitude lorsque l'IVA est occluse !!!* » – Stephen Smith, MD

Voici quelques points à retenir :

1. Tous les ECG manifestant une HVG ne présenteront pas d'anomalies de repolarisation secondaires.
2. Tous les ECG manifestant une HVG avec une repolarisation anormale ne seront pas dus à des anomalies de repolarisation secondaires.
3. Signes de HVG sur les dérivations des membres : 1) Onde R sur la dérivation aVL > (PAS « ≥ ») 11 mm ou 2) Onde R sur la dérivation I + onde S sur la dérivation III > (PAS « ≥ ») 24 mm

PERLE | Étant donné que les critères de dérivation précordiale pour l'HVG dépendent fortement de l'âge, vous devez connaître certains critères de dérivation des membres qui ne le sont pas. J'ai inclus les deux critères les plus utiles dans le numéro 3 (ci-dessus). De plus, bon nombre de ces critères varient entre ***supérieur à*** (>) ou ***égal ou supérieur à*** (≥). Je vous suggère fortement d'apprendre tous ceux que vous avez l'intention d'utiliser comme strictement supérieurs à (>) ou égaux ou supérieurs à (≥). Vous devrez ajuster la valeur spécifique des critères pour qu'ils se conforment correctement à la désignation (">" ou "≥") que vous avez choisie. Les deux critères du numéro 3 ci-dessus sont tous deux supérieurs à (">") et ont été tirés directement de l'article classique de Sokolow et Lyon. Ces critères sont souvent rapportés de manière incorrecte sur de nombreux sites Web. Essayez toujours de baser vos connaissances sur la source lorsque cela est possible.

Mimique N° 3 – Syndrome de Takotsubo (TSC)

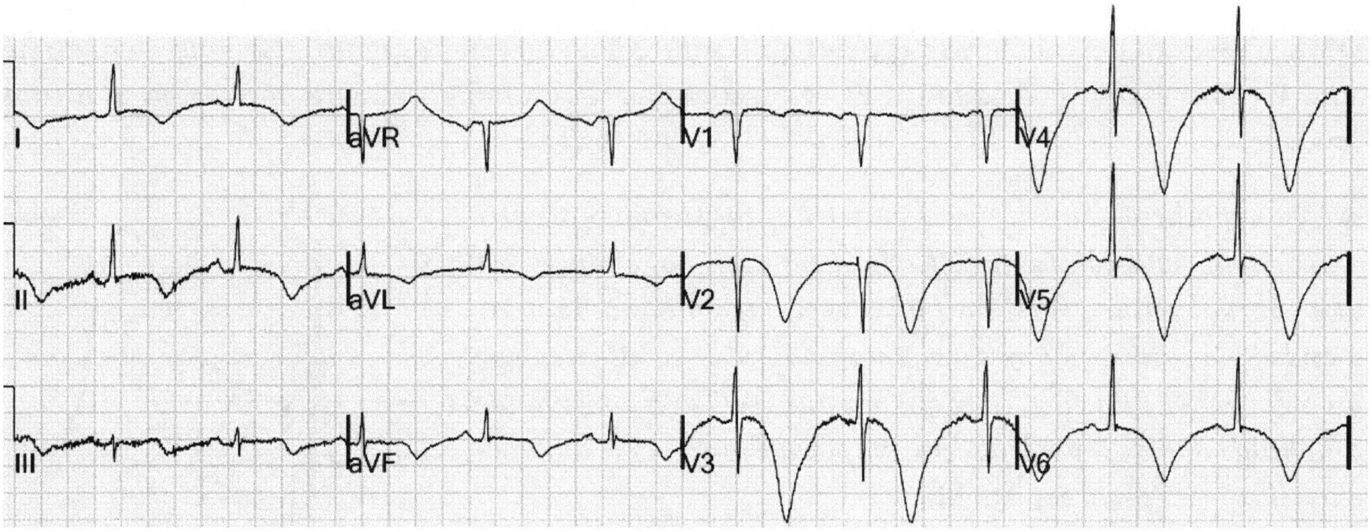

Figure 24-14

Ce chapitre ne se propose pas de passer en revue de manière exhaustive les pathologies évoquées, mais de distinguer ces imitations d'IDM d'une véritable ischémie/infarctus du myocarde. La figure 24-14 montre des ondes T larges, profondes et d'apparence bizarre. Les bases élargies entraînent un intervalle QT très prolongé. C'est l'une des manifestations de la TSC. La deuxième manifestation est le sus-decalage du segment ST sur l'ECG d'admission.

La cardiomyopathie de Takotsubo (Syndrome de Takotsubo) se présente généralement cliniquement avec une douleur thoracique et/ou une dyspnée. La douleur thoracique peut être très atypique (aiguë, lancinante, aggravée par la toux) ou similaire à la douleur thoracique ressentie lors d'un syndrome coronarien aigu (centrale, sous-sternale, serrée, comprimante). Elle peut également irradier vers les bras, le cou ou la mâchoire, tout comme dans l'ischémie myocardique. Il peut y avoir une pâleur et/ou une diaphorèse. En bref, la TSC peut se présenter cliniquement exactement comme une ischémie/infarctus aigu du myocarde.

Le TSV suit la même progression des changements de repolarisation de l'ECG que la péricardite aiguë, bien qu'elles ne soient pas liées.

1. Elle se présente initialement avec une élévation du segment ST.

2. L'élévation du segment ST revient à la ligne de base.

3. Les ondes T s'inversent - généralement profondément et avec un intervalle QT prolongé.

4. Les ondes T reviennent à une position verticale (dans la plupart des cas).

Environ 70 % des cas de TSC se présenteront pendant la phase 3 avec des inversions des ondes T. Les phases 1 et 2 peuvent être relativement asymptomatiques pour le patient ou du moins pas suffisamment problématiques pour demander une attention médicale. Les deux premières phases peuvent également être très courtes. Regardons de plus près...

Ondes T larges et inversées

Cette forme de TSC survient dans environ 2/3 de tous les cas, ce qui en fait la présentation la plus courante. Elle peut également créer une confusion avec un infarctus du myocarde subaigu reperfusé. Dans le cas d'un infarctus du myocarde reperfusé, les ondes T inversées apparaissent dans les mêmes dérivations qui ont manifesté un sus-décalage du segment ST. Bien que cela implique généralement un seul territoire vasculaire sur l'ECG à 12 dérivations, les trois artères coronaires peuvent impliquer plus d'une zone vasculaire. Ainsi, plus d'une zone vasculaire peut être impliquée lors d'un infarctus du myocarde, bien qu'une seule artère coronaire soit obstruée. Cela s'applique aux sus-décalages ST initiaux et aux ondes T inversées suivant la reperfusion. Les inversions marquées des ondes T du TSV sont généralement plus diffuses et occupent plus d'une zone vasculaire sur l'ECG. Il ressort également de la figure 24-14 que les ondes T de la TSC peuvent être inversées beaucoup plus profondément que celles observées dans un infarctus du myocarde reperfusé – mais ce n'est pas toujours le cas. Les ondes T de la figure 24-14 ressemblent certainement aux ondes T observées après une hémorragie intracrânienne.

> **PERLE |** Si la TSC présente des inversions d'ondes T, elle a déjà progressé de la phase 1 et de la phase 2 à la phase 3. Il existe un réel danger en phase 3 car l'intervalle QT est généralement considérablement prolongé. Des torsades de pointes peuvent survenir, dégénérant en fibrillation ventriculaire et en mort cardiaque subite.

Cette variante du syndrome de Takotsubo pourrait également être confondue avec les ondes T larges et inversées observées après un saignement intracrânien (accident vasculaire cérébral hémorragique, hémorragie sous-arachnoïdienne) ou une cardiomyopathie hypertrophique apicale.

Sus-décalage du segment ST

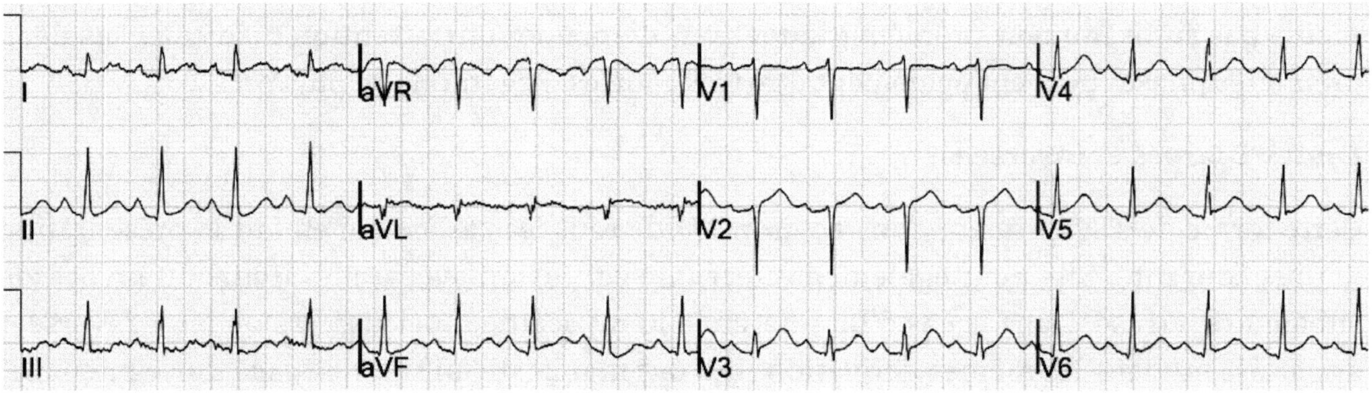

Figure 24-15

L'ECG de la figure 24-15 a été enregistré sur une femme d'une quarantaine d'années. Elle se plaignait d'une dyspnée d'apparition soudaine. Nous observons un sus-décalage du segment ST dans les dérivations V2 à V5. Notez que, bien qu'il y ait un sous-décalage du segment ST dans la dérivation aVR, il n'y a pas de sous-décalage du segment ST dans la dérivation V1 (c'est important! – rappelez-le pour plus tard). Il y a un sous-décalage du segment ST dans les dérivations III et aVF, qui semble réciproque au sous-décalage du segment ST dans la dérivation aVL. Cela semble indiquer une occlusion proximale de l'IVA... sauf que ce n'est pas le cas. Il a été prouvé qu'il s'agissait d'une cardiomyopathie de Takotsubo. Lorsque la TSC se présente sous la forme d'un sous-décalage du segment ST (phase 1), elle peut imiter exactement une OMI, de sorte qu'une angiographie coronaire sera souvent inévitable. Elle est similaire aux quatre phases de la péricardite aiguë – bien que les deux maladies n'aient pas d'association connue. Si le premier ECG enregistré du patient présente une inversion de l'onde T, il serait dangereux de diagnostiquer une TSC sur la base d'un seul ECG et d'une seule consultation dans un contexte d'urgence. Si le patient est présent suffisamment longtemps pour obtenir des ECG en série, on peut commencer à voir la progression vers les phases 2 et 3.

> **PERLE |** Un patient atteint de syndrome de Takotsubo se présentant initialement en phase 2 est une cause supplémentaire pour un patient souffrant de douleurs thoraciques classiques et d'un ECG « normal ».

Voici un ECG répété sur le même patient le jour suivant :

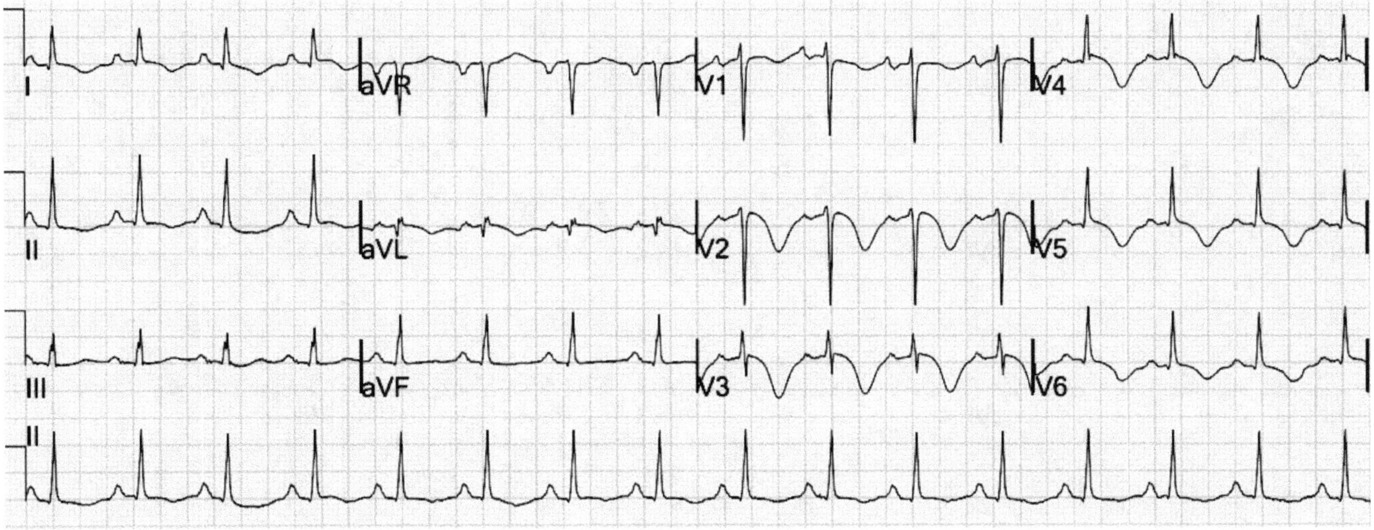

Figure 24-16

Cet ECG (Figure 24-16) ressemble à une MI reperfusée. Les inversions de l'onde T pourraient certainement être confondues avec des ondes T de reperfusion. Il est très important de réaliser un échocardiogramme sur ces patients, à la recherche de l'akinésie ou de l'hypokinésie classique des parois apicales et périapicales du ventricule gauche avec une hyperkinésie à la base. Les parois inférieures, antérieures, latérales et apicales hypokinétiques créeront un effet de ballonnement du cœur inférieur, ressemblant à un piège à pieuvre japonais (un takotsubo).

Mais il y a aussi un problème ici. Tout comme une lésion unique dans une artère coronaire peut entraîner un sus-decalage du segment ST dans plus d'un territoire vasculaire ECG, une occlusion proximale d'une IVA de type 3 (« enveloppante ») peut également affecter les parois ventriculaires gauches inférieures, latérales et apicales, entraînant un motif de ballonnement takotsubo similaire à l'échocardiographie.

PERLE | La cardiomyopathie de Takotsubo présente deux problèmes qui la différencient d'une ischémie/infarctus aigu du myocarde : la phase initiale d'élévation du segment ST et la phase d'inversion de l'onde T. Au cours de la phase initiale de sus-decalage du segment ST, la TSC peut imiter exactement une MI aiguë, et seule une angiographie coronaire (ou éventuellement une échocardiographie) pourra les distinguer à temps. Au cours de la phase 3, les inversions de l'onde T de la TSC (lorsqu'elles sont plus petites et moins spectaculaires) peuvent être confondues avec les ondes T de reperfusion d'une OMI aiguë. Il est important de faire cette distinction car, selon ce qui a pu précipiter la TSC, il peut être nécessaire de suspendre l'administration d'anticoagulants jusqu'à ce qu'une hémorragie intracrânienne, un traumatisme crânien ou une hémorragie gastro-intestinale ait été écartée.

Examinons un autre cas de syndrome de Takotsubo et voyons ce que nous pouvons trouver pour nous aider à le suspecter :

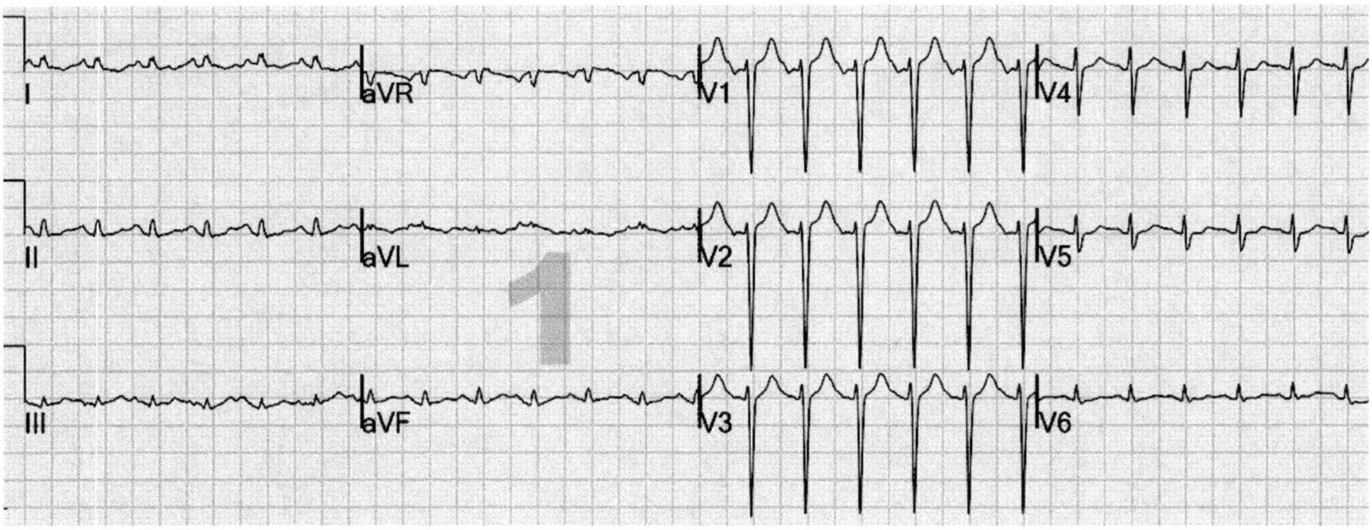

Figure 24-17

L'ECG dans la Figure 24-17 a été enregistré chez une femme (âge inconnu) sans antécédents cardiaques qui a connu une apparition aiguë d'œdème pulmonaire. Elle souffre de tachycardie sinusale (ce qui n'est pas inattendu) mais sans aucun changement pathologique du segment ST-T. Notez la taille des ondes T dans l'ECG N° 1 - vous semblent-elles un peu grandes ?

> **PERLE |** Lorsque vous décidez si une onde T apparaît élargie ou non, n'oubliez pas de prendre en compte l'ampleur de l'intervalle QRS qu'elle suit !

Regardons maintenant l'ECG réalisé 2 à 3 heures plus tard :

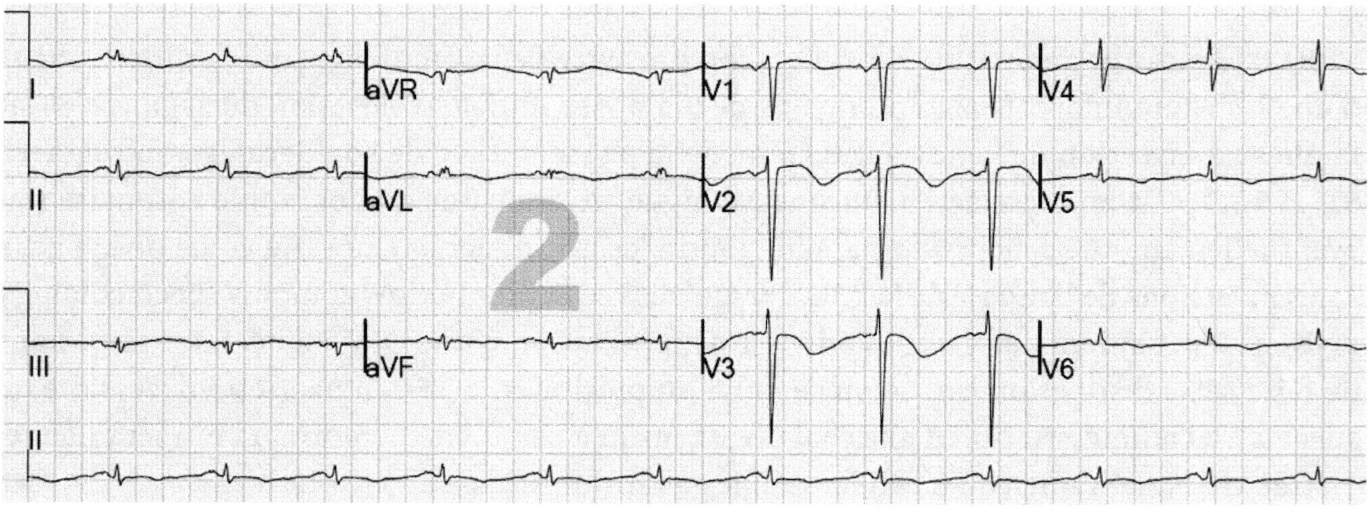

Figure 24-18

Les ondes T des dérivations I, aVL et V2-V5 ont commencé à s'inverser avec des bases larges. Et que recherchons-nous toujours lorsque nous voyons des ondes T avec des bases larges (verticales ou inversées) ? Nous recherchons un allongement de l'intervalle QT ! Il est là !

Le premier ECG (Figure 24-17) a-t-il été enregistré pendant la phase 2 après le retour des segments ST à la ligne de base, ou les ondes T sont-elles des ondes T hyperaiguës, ce qui placerait l'ECG en phase 1 ? Je ne qualifierais pas les ondes T de le premier ECG d'hyperaiguës en raison de la forte tension dans les complexes QRS qui les précèdent. N'oubliez pas : la repolarisation est proportionnelle à la dépolarisation (dans des circonstances normales). Un ECG a été enregistré le jour suivant :

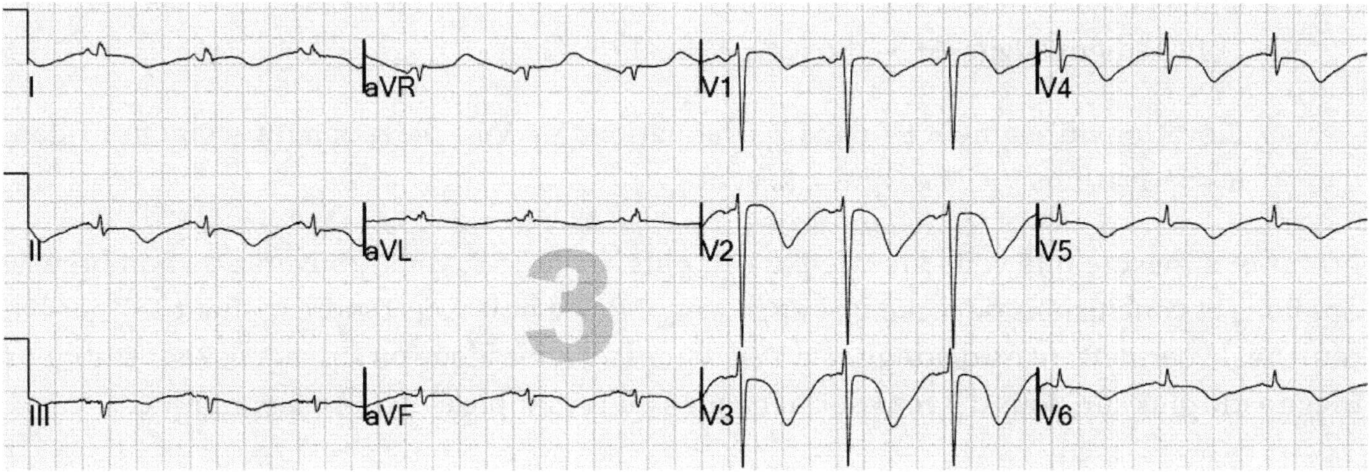

Figure 24-19

Les ondes T de ce troisième ECG (Figure 24-19) se sont encore approfondies et élargies. Comparons-les à un véritable schéma de Wellens (Figure 24-20) :

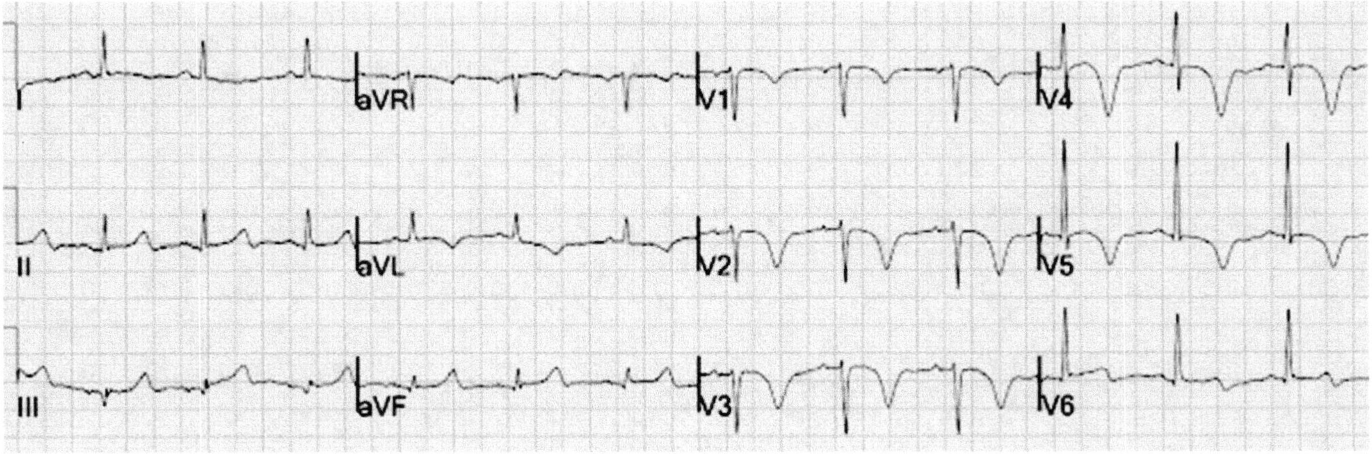

Figure 24-20

Les ondes T inversées du syndrome de Wellens sont des ondes T régulières qui se sont inversées en raison de la reperfusion. Il ne s'agit pas d'ondes T hyperaiguës inversées. Toute onde T hyperaiguë aurait disparu peu de temps après le début de l'ischémie. Dans cet exemple, les ondes T inversées sont plus étroites et plus asymétriques. Les ondes T de Wellens sont également généralement associées à une progression normale de l'onde R sans perte de hauteur de l'onde R. La nature fugace de l'occlusion coronaire n'entraîne aucune perte myocardique significative.

Trois résultats d'ECG ont été suggérés comme moyen de différencier la TC d'une ischémie/infarctus aigu du myocarde :

1. Sous-décalage du segment ST dans la dérivation aVR sans élévation du segment ST dans la dérivation V1 (spécificité 96 %, sensibilité 91 %, précision prédictive 95 % – Scafa-Udriste, A. et al.)

2. Ondes T verticales dans la dérivation aVR sans ondes T inversées dans la dérivation V1 (« fortement suggestif » – Kosuge, M et al.)

3. Élévation du segment ST dans les dérivations V4-V6 > élévation du segment ST dans les dérivations V1-V3 – Ogura, R. et al.

Au fur et à mesure que vous lirez de plus en plus sur le TSV, vous trouverez de nombreuses opinions et conclusions de recherche opposées. Cela devrait vous rendre méfiant à l'égard de toute règle permettant de distinguer la TSV d'une ischémie aiguë ou subaiguë. Pour établir un diagnostic plus sûr, vous devrez vous fier à plus qu'un simple électrocardiogramme.

Mimique N° 4 – Embolie pulmonaire aiguë

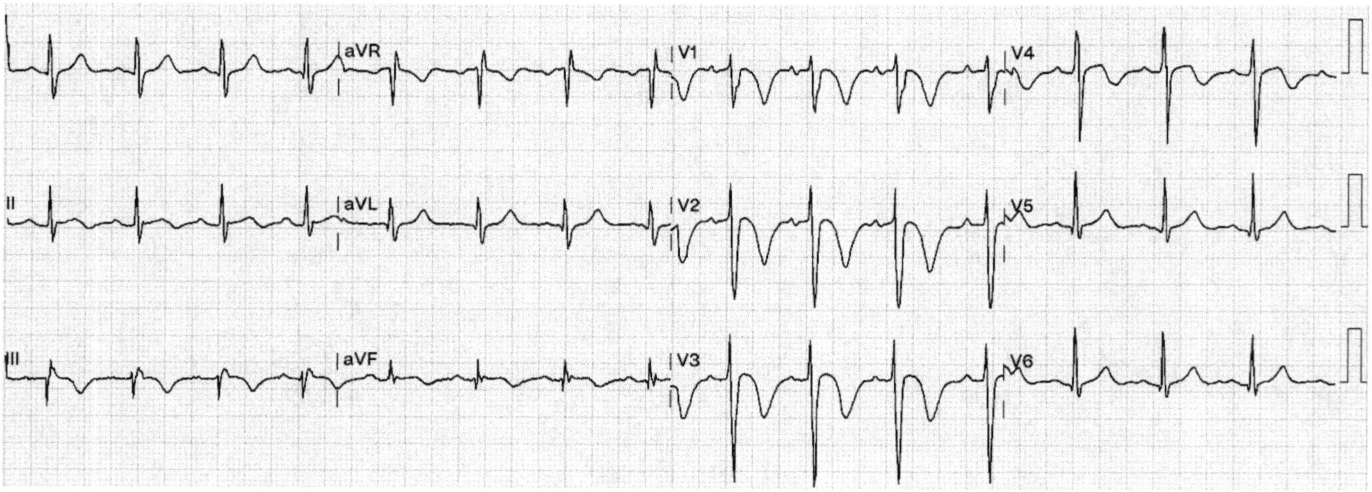

Figure 24-21

L'embolie pulmonaire aiguë enregistre généralement un ECG avec des signes de surtension cardiaque droite aiguë ; dans la figure 24-21, cela est représenté par des inversions de l'onde T dans les dérivations III, aVF et V1-V4. C'est un classique ! Vous voudrez particulièrement vous concentrer sur les dérivations III et V1. Dans le contexte clinique approprié, l'inversion de l'onde T dans ces deux dérivations est pratiquement un diagnostic de surtension cardiaque droite aiguë, c'est-à-dire d'embolie pulmonaire aiguë (EP). Mais il existe une autre façon dont une embolie pulmonaire aiguë peut se présenter :

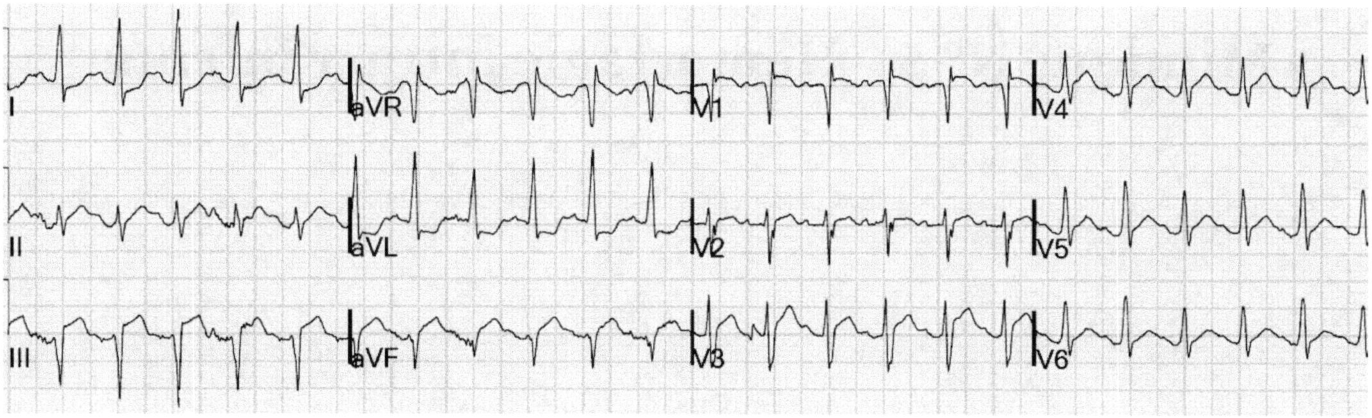

Figure 24-22

Cet ECG (Figure 24-22) peut initialement ressembler à une occlusion de l'artère coronaire proximale, entraînant une ischémie/infarctus du ventricule droit en raison des élévations du segment ST dans les dérivations II, III, aVF et V1-V3. Il existe également une dépression du segment ST dans les dérivations I et aVL agissant en réciprocité avec l'élévation du segment ST dans les dérivations inférieures, en particulier la dérivation III. Il s'agit en effet d'une occlusion entraînant une ischémie myocardique aiguë. Alors, que fait cet ECG dans un chapitre intitulé *Ischémie et ses mimiques*? Ce chapitre vise à faire la distinction entre une IDM et des conditions médicales qui ressemblent à une IM. L'occlusion produisant cette ischémie ventriculaire droite aiguë ne s'est pas produite dans l'artère coronaire mais dans une branche de l'artère pulmonaire. Il s'agit d'un ECG enregistré chez un patient atteint d'une embolie pulmonaire aiguë qui n'a malheureusement pas survécu. La raison pour laquelle une embolie pulmonaire aiguë peut imiter si précisément une IDM est qu'il s'agit d'une ischémie/infarctus du myocarde – mais pas d'une occlusion d'un vaisseau coronaire. La tension sur le ventricule droit devient intense et une inadéquation marquée entre l'offre et la demande d'O_2 se produit, ce qui conduit à une ischémie aiguë.

PERLE | Si vous regardez de plus près l'ECG, vous verrez que les ondes P disparaissent dans la pente descendante des ondes T. Cela indique que la systole auriculaire tombe très près de la systole ventriculaire. Cela seul peut altérer considérablement le débit cardiaque car le sang auriculaire doit aller quelque part, et il semble que le fait d'avancer devienne de moins en moins une option !

Comme je le dis toujours, « en électrocardiographie, le contexte est primordial ! » Votre premier indice que vous voyez une imitation d'IDM sera probablement le contexte dans lequel le patient se présente : pendant un effort, après un traumatisme émotionnel ou physique récent, ou après un long vol outre-mer.

Mimique N° 5 – Hémorragie intracrânienne

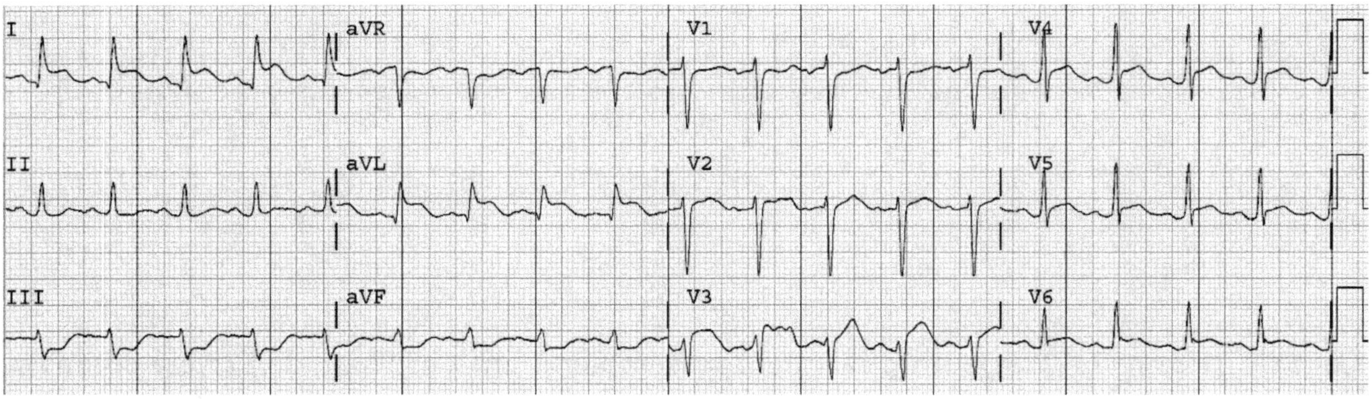

Figure 24-23

Cela ressemble à une occlusion proximale de l'artère coronaire gauche, n'est-ce pas ? Mais ce n'est pas le cas ! Cet ECG (Figure 24-23) a été enregistré chez une femme d'âge moyen qui attendait calmement un bus lorsqu'elle a soudainement crié et s'est effondrée inconsciente. Elle a reçu une réanimation cardio-pulmonaire compétente et a ensuite été cardiovertie à cause d'une tachycardie ventriculaire. Elle est restée profondément comateuse et n'a jamais repris connaissance. Un scanner réalisé avant son décès a révélé une importante hémorragie sous-arachnoïdienne. Cette patiente n'avait probablement pas d'MI, ce qui a provoqué l'effondrement. L'hémorragie intracrânienne a très probablement causé les modifications de l'ECG. D'après ce que nous avons appris sur la cardiomyopathie de Takotsubo, nous savons que les perturbations du cerveau peuvent entraîner une élévation du segment ST avec inversions de l'onde T. Ce n'est pas un cas isolé. Pourrait-il s'agir d'un cas de TC ? Je dirais que c'est extrêmement improbable. Je n'ai jamais entendu parler d'un cas de TSC dans lequel le facteur de stress émotionnel ou physique s'est produit simultanément avec la lésion myocardique.

PERLE | Si un patient s'effondre soudainement, inconscient et reste profondément comateux *malgré un pouls palpable*, il faut immédiatement envisager la possibilité d'une hémorragie intracrânienne comme facteur déclenchant.

Mimique N° 6 – Syndrome de Brugada

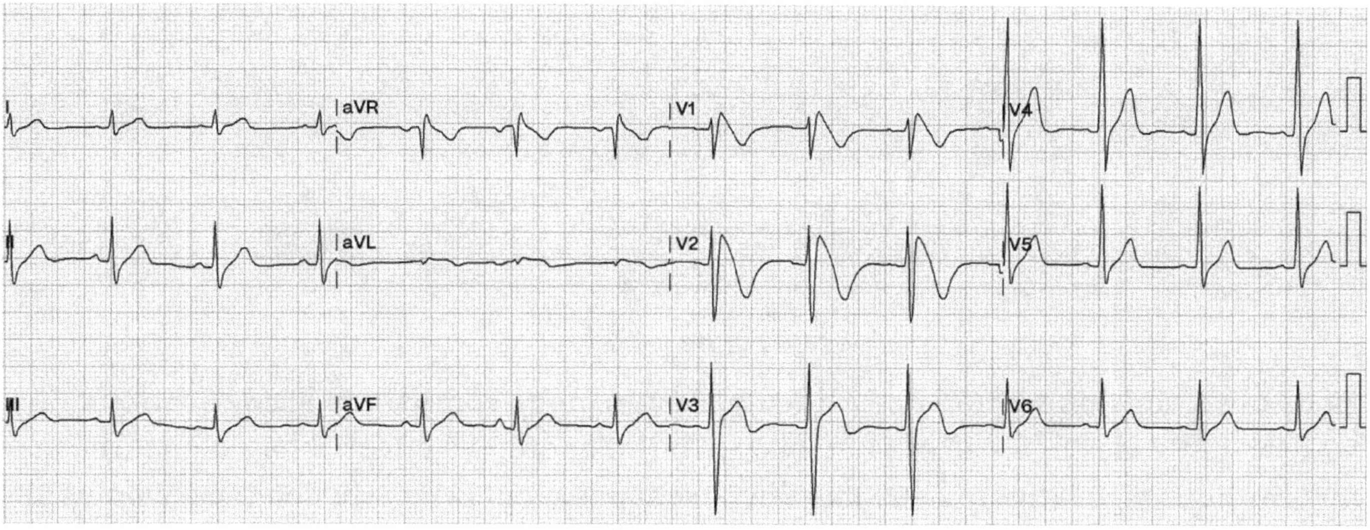

Figure 24-24

Vous ne devriez pas avoir de problème à confondre un schéma de Brugada de type 1 avec une ischémie/infarctus aigu du myocarde antéro-apical. Pourtant, il y a toujours tellement de questions à ce sujet qu'il semble que cela se produise. Examinons un schéma authentique de Brugada de type 1 (Figure 24-24).

Au départ, on pensait qu'il s'agissait d'une autre forme de bloc de branche droit, et les premiers articles de revues sur ce schéma le qualifiaient fréquemment de « bloc de branche droit ». Soyons très clairs : ce n'est PAS un bloc de branche droit ! Cette large onde terminale verticale est une onde J. Elle ne représente PAS un sus-décalage du segment ST ! Si vous le remarquez, dans les dérivations V1 et V2, l'onde J se termine par une onde T assez profondément inversée. Ce schéma s'étend également en partie à la dérivation V3. J'admets que la repolarisation dans la dérivation V3 pourrait être confondue avec une ischémie myocardique aiguë, mais les dérivations V1 et V2 ne doivent jamais être confondues avec une ischémie aiguë. Il s'agit d'un schéma classique de Brugada de type 1. Regardons un ECG qui démontre une ischémie/infarctus antéro-apical aigu typique (anciennement antéroseptal) :

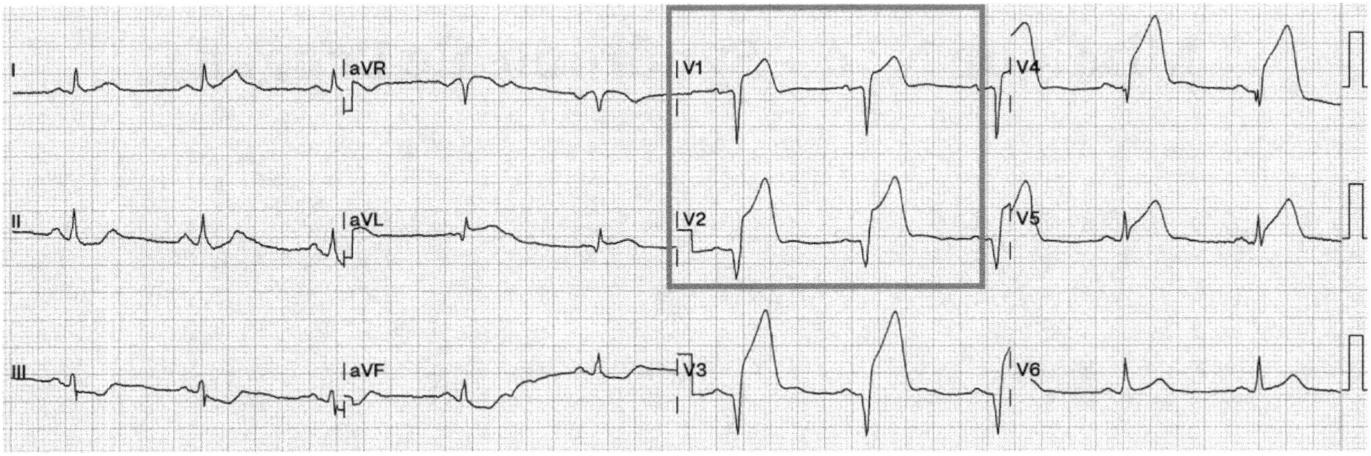

Figure 24-25

Nous observons une différence évidente lorsque nous comparons les dérivations V1 et V2 avec l'ECG des figures 24-24 et 24-25. Tout d'abord, les ondes T lors d'une ischémie myocardique aiguë (figure 24-25) ne s'inversent pas avant la reperfusion (ou au moins une restauration du déséquilibre offre/demande). Cependant, dans le cas d'un syndrome de Brugada de type 1, les ondes T profondément inversées sont toujours présentes – elles font partie de la morphologie. Dans le cas d'une ischémie aiguë, l'élévation du segment ST est rarement limitée aux dérivations V1 et V2 ; examinez l'implication des autres dérivations dans la figure 24-25. Comparez cela avec le syndrome de Brugada de type 1 dans la figure 24-24.

Les deux pathologies sont potentiellement mortelles, mais leur prise en charge est radicalement différente.

Mimique N° 7 – Anévrisme ventriculaire

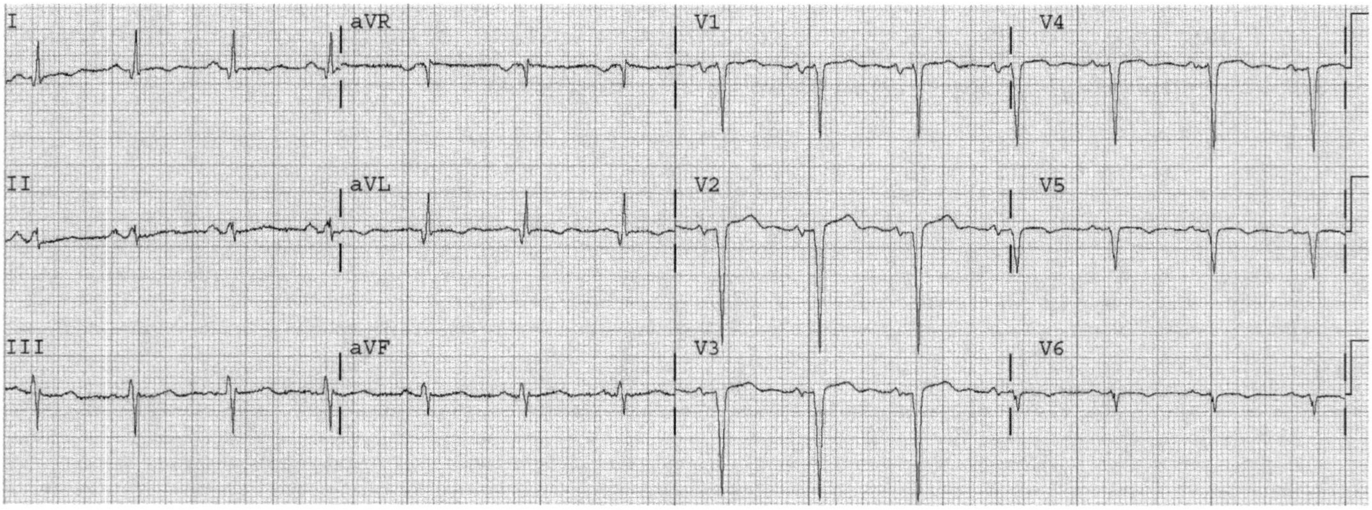

Figure 24-26

Ce n'est pas parce qu'un patient a subi un infarctus du myocarde complet qu'il ne peut pas en subir un autre. Malheureusement, cela arrive à de nombreuses personnes chaque jour. Lorsque des signes persistants de l'infarctus du myocarde précédent sont associés à des signes d'une nouvelle ischémie myocardique aiguë, un diagnostic précis peut devenir problématique. Examinons de plus près l'ECG de la figure 24-26. Il a été enregistré chez un homme de 46 ans ayant des antécédents d'occlusion de l'IVA et se plaignant de douleurs thoraciques. Il y a un anévrisme du ventricule (sus-décalage du segment ST) gauche documenté.

Il y a un rythme sinusal avec une fréquence cardiaque normale. Les intervalles QRS sont tous étroits et ont une durée normale. Je sais que la plupart des gens recherchent une élévation persistante du segment ST lorsqu'ils diagnostiquent un anévrisme ventriculaire, mais je suis toujours beaucoup plus impressionné par les complexes QS présents dans les dérivations précordiales. C'est ce qui attire mon attention en premier. Comme on peut le voir sur cet ECG, toutes les dérivations précordiales présentent des complexes QS à l'exception de la dérivation V6, qui présente une onde R très subtile. Le sus-décalage persistant caractéristique du segment ST est très subtile sur cet ECG, bien qu'il puisse être plus impressionnant par moments. Il est présent dans les dérivations V2 et V3, douteux dans les dérivations V1 et V4, et absent dans les dérivations V5 et V6. Il est à noter qu'il y a des ondes Q dans les dérivations I et aVL, mais les deux dérivations présentent une onde R significative. Il n'y a pas d'e sus-décalage du point J dans la dérivation I ou aVL, mais les deux présentent de petites ondes T inversées. Les ondes R substantielles dans les dérivations basolatérales indiquent que l'anévrisme ne se situe pas dans cette zone, mais plus probablement en avant et vers l'apex.

Les sus-décalages du segment ST sont la cause de la mimique de l'infarctus du myocarde. Je suppose que l'on pourrait appeler cela une « pseudo-mimique » car cela représente en fait un véritable infarctus du myocarde – mais un ancien infarctus, pas une ischémie aiguë. Je vais vous présenter trois « critères » pour le diagnostic des anévrismes ventriculaires, puis nous verrons dans quelle mesure cet ECG répond à ces critères :

1. **Onde R grande dans la dérivation aVR (signe de Goldberger)**
   Bien qu'il y ait une onde R terminale dans la dérivation aVR, je ne la qualifierais certainement pas de « grande ».

2. **Sus-décalage ST persistante avec inversions de l'onde T**
   Il y a un sus-décalage ST persistant dans les dérivations V2 et V3 mais pas d'inversion de l'onde T. Il y a une « illusion » d'inversion de l'onde T terminale dans ces dérivations ; cependant, l'onde T ne descend pas en dessous de la ligne de base, et l'illusion est probablement due au début de l'onde U verticale suivant l'onde T.

3. **Petites ondes R dans les dérivations recouvrant la paroi ventriculaire gauche**
   Il y a une onde R microscopique dans la dérivation V6, mais les ondes R dans les

dérivations I et aVL (également des dérivations du côté gauche) ne sont certainement pas petites !

Comme vous l'avez probablement deviné, je ne considère pas ces critères comme des règles absolues. Qu'est-ce qui est le plus impressionnant dans cet ECG : les ondes QS dans le précordium ou l'élévation du segment ST ?

Les anévrismes ventriculaires ne présentent pas toujours une élévation persistante du segment ST, bien que la plupart d'entre eux présentent une certaine élévation du segment ST. Cependant, comme vous pouvez le voir sur cet ECG (Figure 24-26), l'élévation du segment ST peut être très subtile.

Importance de l'amplitude des ondes T

Une autre caractéristique importante des anévrismes ventriculaires est l'amplitude des ondes T. Examinons-la afin que vous puissiez mieux comprendre ce qui se passe sur l'ECG.

Que représentent ces complexes QS profonds ? Ils ne représentent pas des tissus morts et infarcis, mais du myocarde sain, viable et conducteur... du côté opposé du ventricule ! Les ondes T que vous voyez dans les dérivations affectées, cependant, représentent la repolarisation de la zone située sous l'électrode d'enregistrement. En raison de l'infarctus, la dépolarisation sous les électrodes d'enregistrement recouvrant l'anévrisme ventriculaire sera très lente. Ainsi, la dépolarisation de la paroi ventriculaire opposée sera d'abord enregistrée sous forme de complexe QS. Si les électrodes enregistraient les ondes T associées à ces complexes QS profonds, elles seraient probablement plus grandes.

Les infarctus transmuraux contiennent généralement des restes de myocarde viable, mais souvent pas suffisamment pour produire une onde R. L'onde T du myocarde sain de l'autre côté du ventricule doit produire une onde T d'amplitude proportionnelle à son QRS. Les ondes T dans les dérivations affectées par l'anévrisme sont dues à la repolarisation des restes de myocarde viable restant dans et autour de la zone infarcie. Ces ondes T seront petites, généralement disproportionnellement petites par rapport aux complexes QS ou Qr dans ces dérivations. Cela contraste avec les ondes T des ischémies transmurales aiguës/infarctus, qui sont généralement beaucoup plus grandes. Les ondes T dans les dérivations affectées ne représentent pas la repolarisation sur la paroi opposée comme les complexes QS. Si c'était le cas, elles seraient inversées car les électrodes recouvrant la zone infarcie verraient la tête négative du vecteur de repolarisation se déplacer vers elles.

Regardons un autre exemple d'un anévrisme ventriculaire simple qui semble cacher un IM...

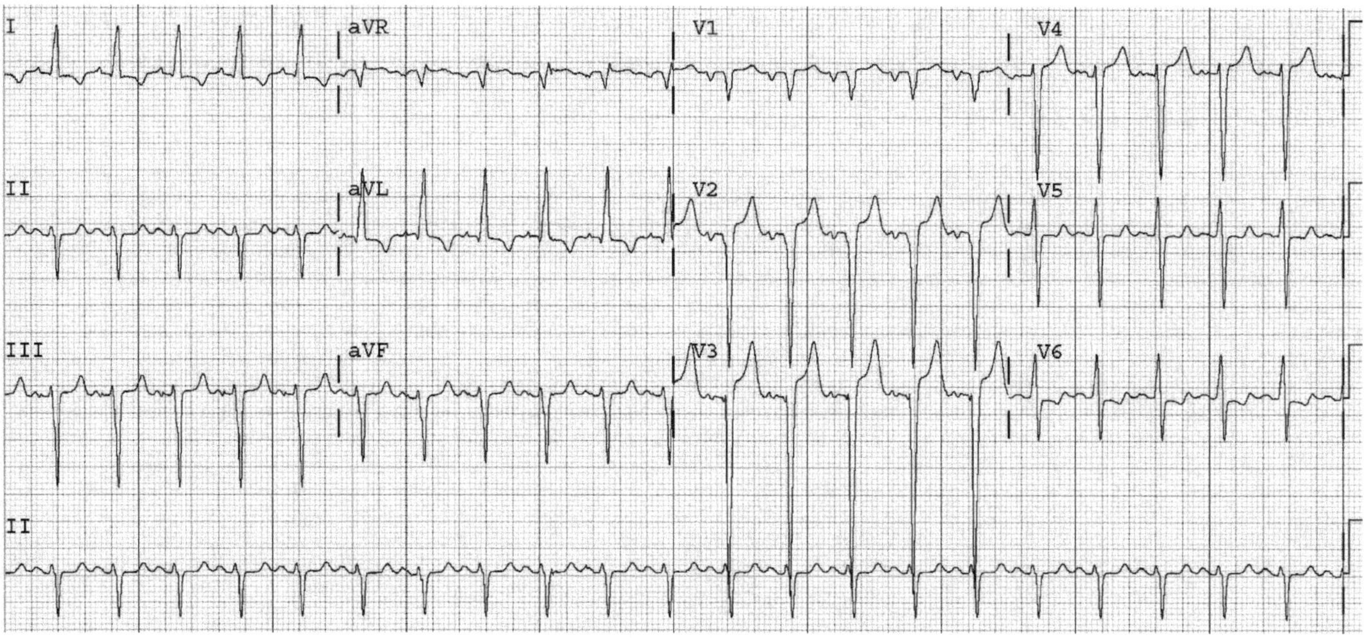

Figure 24-27

Ce sus-décalage du segment ST est impressionnant. Pourrait-il cacher un infarctus du myocarde par occlusion (OMI) ? Pour compliquer un peu les choses, une hypertrophie ventriculaire gauche est présente sur la base des critères des dérivations précordiales et des membres. Deux formules ont été conçues par Smith et al. pour aider à détecter si un OMI est vraiment présent. Les deux formules comparent la hauteur de l'onde T à l'amplitude totale du complexe QRS (du pic du R au nadir du S).

PREMIÈRE MÉTHODE

Cette méthode compare le rapport de l'amplitude de l'onde T à l'amplitude du QRS, mesurée à partir de la ligne de base. Si le rapport amplitude de l'onde T / amplitude du QRS dans n'importe quelle dérivation de la dérivation V1 à la dérivation V4 (incluse) est ÉGAL OU SUPÉRIEUR À (≥) 0,36, alors un OMI est présent (sensibilité = 91,5 % ; spécificité = 81,3 %). Si elle est inférieure, il s'agit simplement d'un anévrisme ventriculaire (PSE).

DEUXIÈME MÉTHODE

Une deuxième méthode utilise la SOMME des amplitudes de l'onde T de V1 à V4 (inclus) et la divise par la SOMME des amplitudes QRS de toutes les dérivations de V1 à V4. Si le rapport est SUPÉRIEUR À (>) 0,22, alors une OMI aiguë est prédite (sensibilité = 91,5% ; spécificité = 68,8%).

En utilisant ces deux formules, les résultats indiquent la présence d'une OMI.

Mais avez-vous remarqué autre chose ? Le patient est légèrement tachycarde ! La tachycardie peut altérer le segment ST, provoquant un sus-décalage encore plus important des sus-décalages ST précédents. Incidemment, la tachycardie a l'effet opposé sur la repolarisation précoce, réduisant le sus-décalage ST. Cependant, n'effectuez PAS de test d'effort sur ces patients si vous suspectez un anévrisme ventriculaire. Regardons un ECG antérieur, non tachycardique, de ce patient :

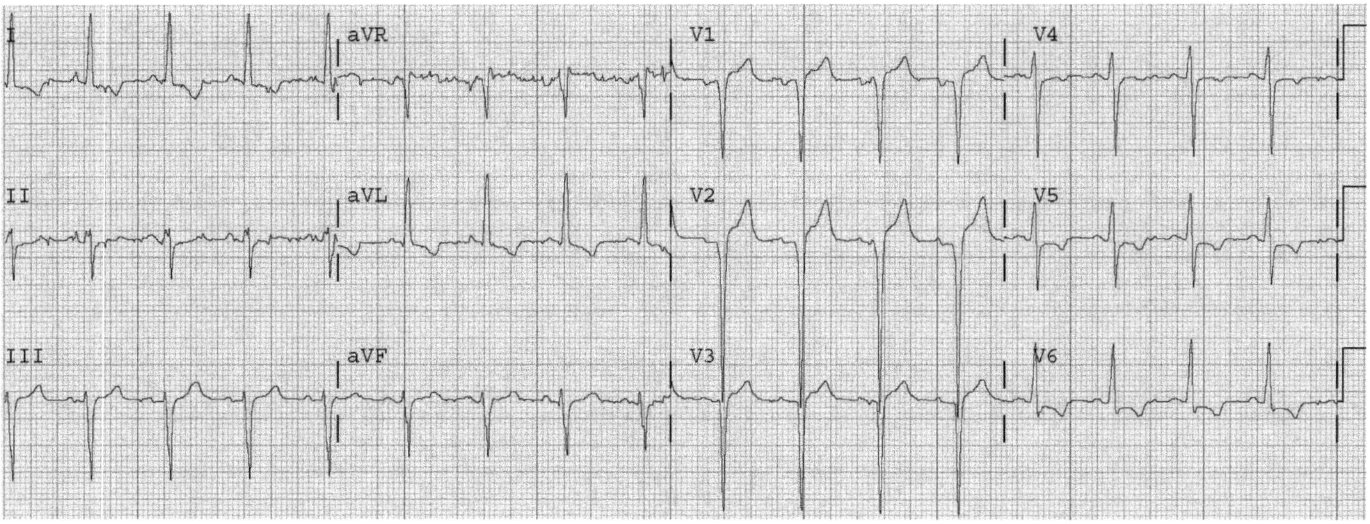

Figure 24-28

Cet ECG révèle un anévrisme ventriculaire qui ne peut être qualifié d'IDM lorsque les formules ci-dessus sont appliquées. Qu'avez-vous remarqué en premier lieu : le sus-décalage du segment ST ou les ondes QS profondes dans les dérivations V1 à V3 ? Cependant, cet ECG présente plusieurs autres signes que vous devriez reconnaître.

Tout d'abord, il y a une hypertrophie ventriculaire gauche. Les dérivations I et aVL présentent toutes deux des anomalies classiques de repolarisation secondaire. Cependant, regardez les dérivations V5 et V6. Les deux complexes QRS se terminent par une onde S qui devient immédiatement un segment ST déprimé avec une onde T inversée. Il ne s'agit pas d'une anomalie classique de repolarisation secondaire, mais d'une anomalie primaire de repolarisation. Ce patient a déjà eu un IDM et un anévrisme ventriculaire. Le fait qu'il présente une certaine ischémie n'est pas surprenant !

> **CONSEIL** | Ce n'est généralement PAS le sus-décalage du segment ST qui vous alerte de la présence d'un anévrisme ventriculaire. le sus-décalage du segment ST n'est généralement pas très impressionnante. C'est la présence d'ondes QS dans une distribution vasculaire qui est généralement l'attribut le plus notable.

Choses à retenir :

1. Il n'est pas nécessaire qu'il y ait une élévation du segment ST lorsqu'un anévrisme ventriculaire est présent ; par conséquent, le terme « élévation persistante du segment ST » n'est approprié que lorsqu'il existe au moins une certaine élévation du segment ST.

2. Les ondes R « hautes » dans la dérivation aVR ne sont pas toujours présentes. Ne vous y fiez pas pour établir un diagnostic.

3. Les ondes T peuvent être verticales ou inversées. Elles ne sont PAS « toujours inversées ».

4. Vous devez utiliser des compas ECG numériques ou physiques pour mesurer les tensions des ondes T et des QRS. Vous ne pouvez pas simplement regarder et estimer.

Mimique N° 8 – Cardiomyopathie hypertrophique

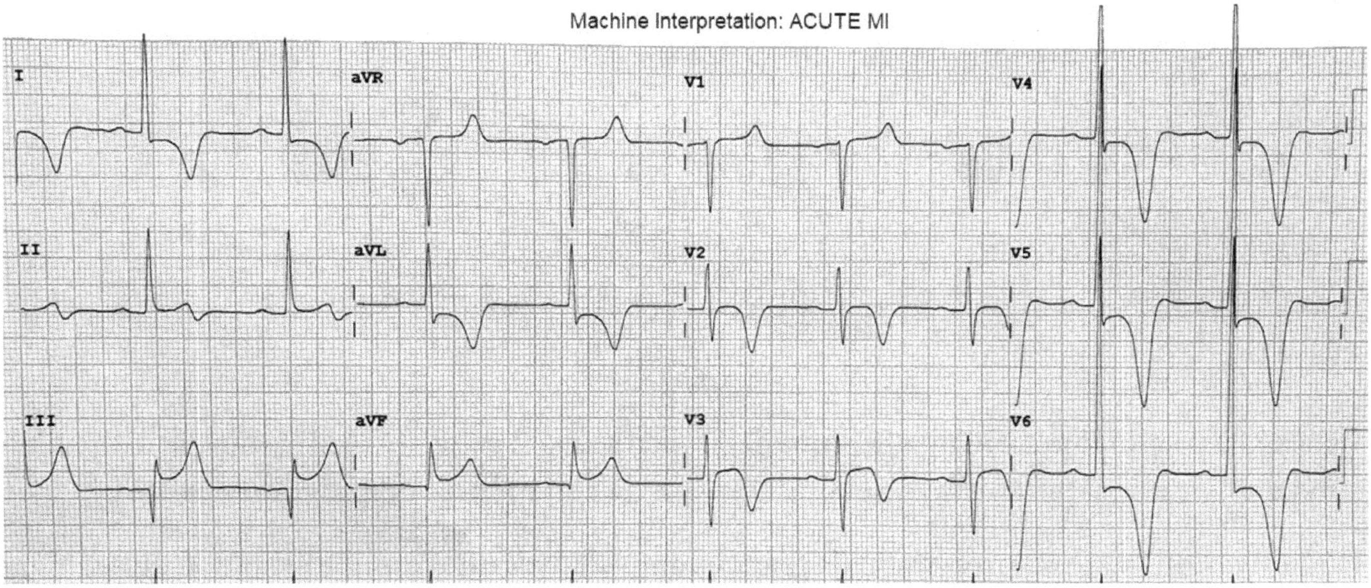

Figure 24-29

Il s'agit d'un homme d'une cinquantaine d'années qui se plaint de douleurs abdominales. Un ECG à 12 dérivations a été enregistré.

Il ne s'agit pas du syndrome de Wellens : il n'a pas eu de douleur thoracique et n'est pas sans douleur. Il est alerte, avec un sens normal et aucun mal de tête.

Il ne correspond pas au profil d'une personne atteinte de cardiomyopathie de Takotsubo. Il s'agit d'une cardiomyopathie hypertrophique apicale classique et la plus susceptible d'être confondue avec un infarctus du myocarde subaigu post-reperfusion. Notez l'hypertrophie ventriculaire gauche marquée.

Mimique N° 9 – Jeune athlète masculin en bonne santé

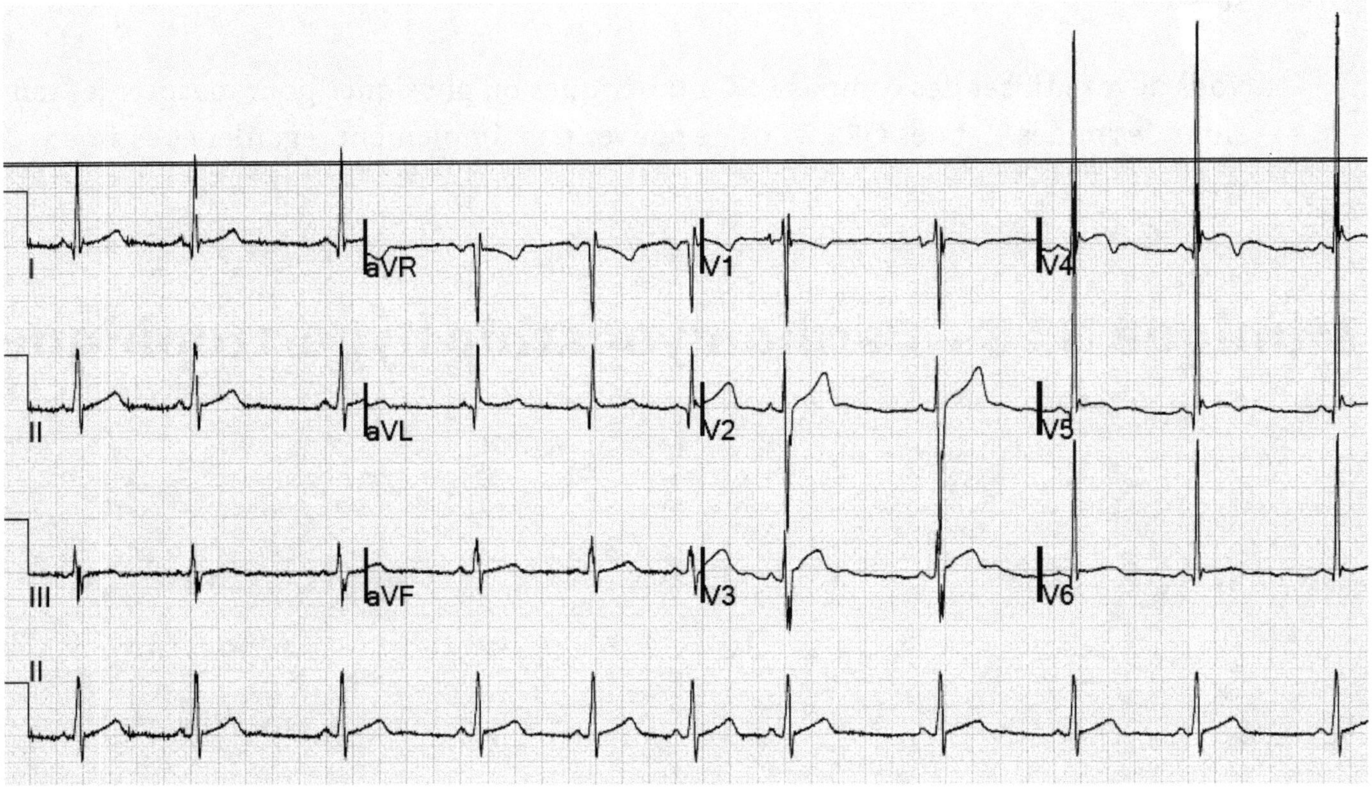

Figure 24-30

Cet ECG est celui d'un athlète afro-américain de 15 ans. Il a été enregistré dans le cadre d'un suivi d'un examen de dépistage de routine avant de commencer un programme sportif.

Les dérivations V2 et V3 présentent de grandes ondes T avec une certaine élévation du segment ST. Les dérivations V5 et V6 présentent une élévation du segment ST. S'agit-il d'un ECG anormal? Avant de répondre immédiatement, il y a un autre élément historique que vous devez connaître : sa famille a des antécédents de mort subite. OK... maintenant, qu'en pensez-vous ?

Les Drs Stephen Smith et K. Wang ont étudié ce phénomène. Voici quelques résultats à rechercher avant de s'engager dans un diagnostic :

1. Le patient est asymptomatique.

2. Les inversions des ondes T présentent des encoches en point J.

3. Les inversions des ondes T sont stables et n'évoluent pas (sur 24 heures, par exemple).

4. Les dérivations avec inversions des ondes T présentent une certain sus-décalage du

segment ST.

5. Les ondes T inversées dans les dérivations V4 à V6 sont précédées d'ondes R hautes et d'ondes S minimales (ou inexistantes).

6. Le QRS a une durée normale, il n'est pas élargi.

7. Les dérivations inférieures (dérivations II, III et aVF) peuvent également présenter des inversions de l'onde T.

La vraie question à se poser chez un jeune homme comme celui-ci est : « A-t-il une cardiomyopathie hypertrophique ? » Il est préférable de faire un échocardiogramme avant de se lancer dans un examen approfondi et de précipiter un stress et une anxiété inutiles chez les parents.

Lectures recommandées

Abarca E, MD, Baddi A, MD, Manrique R, MD. ECG manifestations in submassive and massive pulmonary embolism. Report of 4 cases and review of literature. Journal of Electrocardiology 47 2014) 75 – 79

Andrade, AA., Stainback, RF. Takotsubo Cardiomyopathy. Texas Heart Institute Journal. Vol. 41(3); 2014.

Armstrong, EJ et al. Electrocardiographic Criteria for ST-Elevation Myocardial Infarction in Patients With Left Ventricular Hypertrophy. Am J Cardiol. 2012; 110(7): 977-983.

Arvan S, Varat MA. Persistent ST-segment elevation and left ventricular wall abnormalities: a two-dimensional echocardiographic study. Am J Cardiol 1984;53(11):1542-6.

Aslanger, E MD, Meyers, HP MD, Smith, SW, MD. Recognizing electrocardiographically subtle occlusion myocardial infarction and differentiating it from mimics: Ten steps to or away from cath lab. Turk Kardiyol Dern Ars. 2021; 49(6): 488-500.

Beeman W. Shroff G. Smith SW. T/QRS Amplitude Ratio Is Significantly Higher In Acute Anterior ST Elevation Myocardial Infarction Than In Previous Myocardial Infarction With Persistent ST Elevation (left Ventricular Aneurysm Morphology): A Validation (abstract 371). Annals of EM Oct 2011 Suppl 58(4): S302.

Bybee KA, et al. Electrocardiography cannot reliably differentiate transient left ventricular apical ballooning syndrome from anterior ST-segment elevation myocardial infarction. Journal of Electrocardiology 40 (2007) 38.e1 – 38.e6.

Cohen, R. et al. Electrocardiogram manifestations in hyperkalemia. World Journal of Cardiovascular Diseases 2, 57-63; 2012,

Cokkinos DV, et al. Electrocardiographic criteria of left ventricular hypertrophy in left bundle-branch block. British Heart Journal, 1978, 40, 320-324.

de Chazal, HM. et al. Stress Cardiomyopathy Diagnosis and Treatment. JACC. Vol. 72(16); 2018.

"Dr. Smith's ECG Blog" (Friday, January 30, 2015 - "Diffuse ST Elevation with Apical Ballooning: is it Takotsubo Stress Cardiomyopathy?").

Imazio M., Gaita F., & LeWinter M. Evaluation and treatment of pericarditis: a systematic review. JAMA, 2015 Oct 13. 314 (14): 1498-506.

Jhamnani S, Fuisz A, Lindsay J. The spectrum of electrocardiographic manifestations of acute myocarditis: An expanded understanding. Journal of Electrocardiology 47 (2014) 941–947.

Klein, LR et al. Electrocardiographic criteria to differentiate acute anterior ST-elevation myocardial infarction from left ventricular aneurysm. Am J of Emerg Med. Volume 33, Issue 6, June 2015, Pages 786-790.

Kosuge, M et al. Differences in Negative T Waves Between Takotsubo Cardiomyopathy and Reperfused Anterior Acute Myocardial Infarction. Circulation J. Vol. 76; 2012.

Levis JT. ECG Diagnosis: Apical Hypertrophic Cardiomyopathy. Perm J 2013 Spring;17(2):84.

Littmann L. A new electrocardiographic concept: V1–V2–V3 are not only horizontal, but also frontal plane leads. Journal of Electrocardiology. 66 (2021) 62-68.

Manne JRR. Atrial Repolarization Waves (Ta) Mimicking Inferior Wall ST Segment Elevation Myocardial Infarction in a Patient with Ectopic Atrial Rhythm. Case Reports in Medicine. Volume 2018.

Miller DH, Kligfield P, Schreiber TL, Borer JS. Relationship of prior myocardial infarction to false-positive electrocardiographic diagnosis of acute injury in patients with chest pain. Arch Intern Med 1987;147:257-61.

Miranda DF, et al. New Insights Into the Use of the 12-Lead Electrocardiogram for Diagnosing Acute Myocardial Infarction in the Emergency Department. Canadian Journal of Cardiology. 34 (2018) 132-145.

Parham, WA. Hyperkalemia Revisited. THI Journal. 2006; 33(1): 40-47

Peguero JG, Lo Presti S, et al. Electrocardiographic Criteria for the Diagnosis of Left Ventricular Hypertrophy. JACC. Vol. 69, No. 13, 2017.

Raghav, KPS et al. A Review of Electrocardiography in Pulmonary Embolism: Recognizing Pulmonary Embolus Masquerading as ST Elevation Myocardial Infarction. Rev Cardiovasc Med. 2011;12(3):157-163

Ravi S, et al. Diagnosis of Left Ventricular Hypertrophy in the Presence of Left Anterior Fascicular Block: A Reexamination of the 2009 AHA/ACCF/HRS Guidelines. Ann Noninvasive Electrocardiol 2013;18(1):21–28.

Scafa-Udriste, A. et al. Diagnostic challenges between takotsubo cardiomyopathy and acute myocardial infarction – where is the emergency?: a literature review. Intl J of Emerg Med. 2024; 17(22)

Schocken, DD. Electrocardiographic left ventricular strain pattern: Everything old is new again. Journal of Electrocardiology 47 (2014) 595–598.

Sokolow, M., Lyon, TP. The Ventricular Complex in Left Ventricular Hypertrophy as Obtained by Unipolar and Precordial Limb Leads. Am Heart J. 37(2); 1949.

Weiss, JN et al. Electrophysiology of Hypokalemia and Hyperkalemia. Circulation: Arrhythmia and Electrophysiology. Volume 10(31); 2017.

Réimprimé à partir du « Blog ECG du Dr Smith »

Les ECG suivants sont reproduits avec l'aimable autorisation du Dr Stephen W. Smith. Vous pouvez trouver ces cas et d'autres cas très intéressants et instructifs sur son blog (Blog ECG du Dr Smith) à l'adresse suivante : https://hqmeded-ecg.blogspot.com/

Figure 24-2
Date : samedi 15 juin 2013
"A Tragic Case, related to the last post"

Figure 24-6
Date : dimanche 24 juillet 2016
"ST Elevation. What is it?"

Figure 24-7
Date : mercredi 8 février 2012
"The LAD occlusion formula did not work here. Why?"

Figure 24-10
Date : samedi 2 janvier 2016
"Is this Acute Ischemia? More on LVH."

Figure 24-11
Date : lundi 20 juin 2022
"LVH and Anterior ST Elevation: is it OMI and would you activate the cath lab?"

Figure 24-12 and Figure 24-13
Date : vendredi 29 juillet 2022
"Two patients with chest pain and LVH: Neither STEMI criteria, nor Armstrong criteria, can identify occlusion or reperfusion"

Figure 24-14
Date : lundi 19 septembre 2022
"This ECG is nearly pathognomonic. What is it? (hint: it's not Wellens')"

Figures 24-15 and Figure 24-16
Date : mercredi 12 avril 2023

"A 40-something woman with acute pulmonary edema -- see the Speckle Tracking echocardiogram."

Figure 24-17 through Figure 24-19
Date : lundi 20 décembre 2010
"Takotsubo Stress Cardiomyopathy, with Echocardiogram"

Figure 24-20
Date : vendredi 12 août 2022
"Inferior ST Elevation and Hyperacute T-waves, but Patient is Pain Free. What is going on?"

Figure 24-22
Date : samedi 22 août 2015
"Sudden Severe SOB and ST Segment Elevation: What is the Diagnosis and Treatment?"

Figure 24-23
Date : lundi 20 décembre 2021
"Collapse, Ventricular Tachycardia, Cardioverted, Comatose on Arrival. OMI is a clinical diagnosis."

Figure 24-26
Date : mercredi 26 août 2009
"Persistent ST elevation after previous MI, otherwise known as "LV aneurysm" morphology"

Figures 24-26 through 24-28
Date : mercredi 13 avril 2022
"A man in his 50s with acute chest pain and history of prior MI"

Figures 27-9 and 27-30
Date : samedi 8 janvier 2022
"A man in his 50s with abdominal pain and a computer read of ***Acute MI ***"

25

Les ischémies éponymes

Trois types d'ischémie myocardique aiguë peuvent être très déroutants pour ceux qui ne les connaissent pas. Ne pas comprendre ce qui se passe pendant ces ischémies peut conduire à de très mauvais résultats.

Les ischémies éponymes portent le nom d'un groupe international de cardiologues :

Dr Hein J. J. Wellens des Pays-Bas

Dr Robbert de Winter des Pays-Bas

Dr Emre Aslanger de Turquie

Examinons de plus près chacune d'elles...

Syndrome de Wellens

Ce syndrome porte le nom du cardiologue qui l'a décrit le premier, le Dr Hein J. J. Wellens des Pays-Bas.

Le syndrome de Wellens combine un historique de la maladie actuelle et des résultats d'ECG. Les deux doivent être présents pour être appelé syndrome de Wellens.

L'histoire typique est celle d'une patiente (disons une femme de 58 ans) qui ressent soudainement une douleur thoracique sous-sternale classique typique d'un syndrome coronarien aigu. Une ambulance est immédiatement appelée. Lorsqu'elle arrive aux urgences, elle ne ressent aucune douleur ! Bien entendu, un ECG est enregistré (rappelez-vous : la patiente doit être indolore pendant l'enregistrement de l'ECG – c'est important !). L'ECG ressemble à ceci :

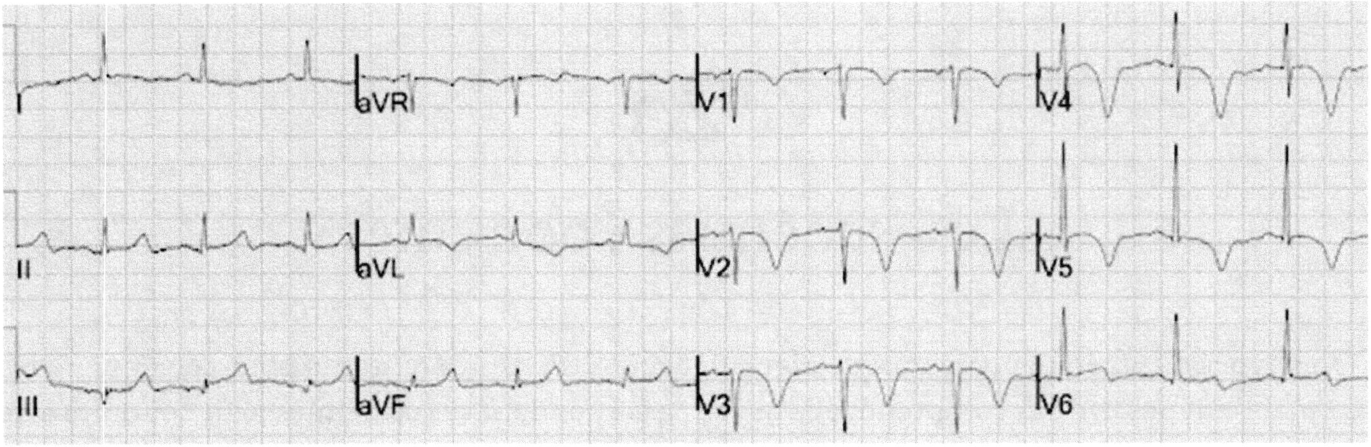

Figure 25-1

Comme vous pouvez le voir, le rythme est sinusal et il n'y a pas de blocs. Il n'y a pas de sus-décalage du segment ST, mais il y a des ondes T profondément inversées et symétriques dans les dérivations précordiales moyennes.

> **PERLE** | Je considère que c'est "précordial moyen" de la dérivation V2 à la dérivation V4.

Maintenant, en repensant à l'histoire de la patiente qui s'est produite quelques minutes avant l'ECG aux urgences, que pensez-vous qu'il s'est passé ?

Considérez d'abord les ondes T. Une patiente a une douleur thoracique si intense qu'elle appelle une ambulance. Maintenant, le premier ECG présente des ondes T inversées. Quel type d'ondes T pourraient-elles représenter ? Ce sont des ondes T de reperfusion. Mais pourquoi la patiente aurait-elle des ondes T de reperfusion ? Elle n'a pas encore eu d'IM... ou en a-t-elle eu ?

Tout d'abord, pouvez-vous me dire à quoi aurait ressemblé l'ECG si un ECG avait été enregistré avant de la transporter - ou même pendant le transport ? NON... bien sûr que vous ne pouvez pas. Alors, si vous ne pouvez pas me dire exactement à quoi aurait ressemblé l'ECG avant qu'elle ne quitte son domicile ou pendant le transport en ambulance vers l'hôpital, comment pouvez-vous me dire qu'il n'y a pas eu d'occlusion d'une artère coronaire ? Laissez-moi vous expliquer ce que représente le syndrome de Wellens...

Il y a une occlusion soudaine de l'artère coronaire proximale. La patiente développe une douleur thoracique et appelle une ambulance. En route vers l'hôpital, le caillot à l'origine de l'occlusion se désintègre spontanément, permettant la reperfusion du vaisseau obstrué. La patiente ne ressent plus de douleur. Au moment où l'ECG est enregistré aux urgences, des ondes T de reperfusion se sont formées, mais aucun sus-décalage du segment ST dans aucune dérivation. Il y a trois concepts à apprendre ici :

1. Les caillots peuvent se désintégrer spontanément, permettant une reperfusion sans intervention directe.

2. Le sus-décalage du segment ST ne fait pas partie du syndrome de Wellens. Ce n'est pas parce que le sus-décalage du segment ST se résorbe si rapidement (cela peut arriver ou non), mais parce qu'il n'est pas nécessaire qu'il y ait un sus-décalage du segment ST du tout. Il se peut qu'il n'y ait eu que des ondes T hyperaiguës qui disparaissent rapidement.

3. Ne vous laissez pas tromper : notre patiente n'est plus « en sécurité » maintenant que la douleur a disparu et qu'il y a des signes de reperfusion sur l'ECG. Elle vient de subir une occlusion de l'artère interventriculaire gauche proximale et a eu la chance d'avoir une reperfusion spontanée. Une occlusion complète de l'artère interventriculaire antérieure proximale pourrait se reproduire à tout moment, et cette fois de manière permanente. Notre patiente doit se rendre au laboratoire de cathétérisme, mais pas nécessairement en urgence.

Il existe un autre schéma ECG du syndrome de Wellens que vous devez reconnaître :

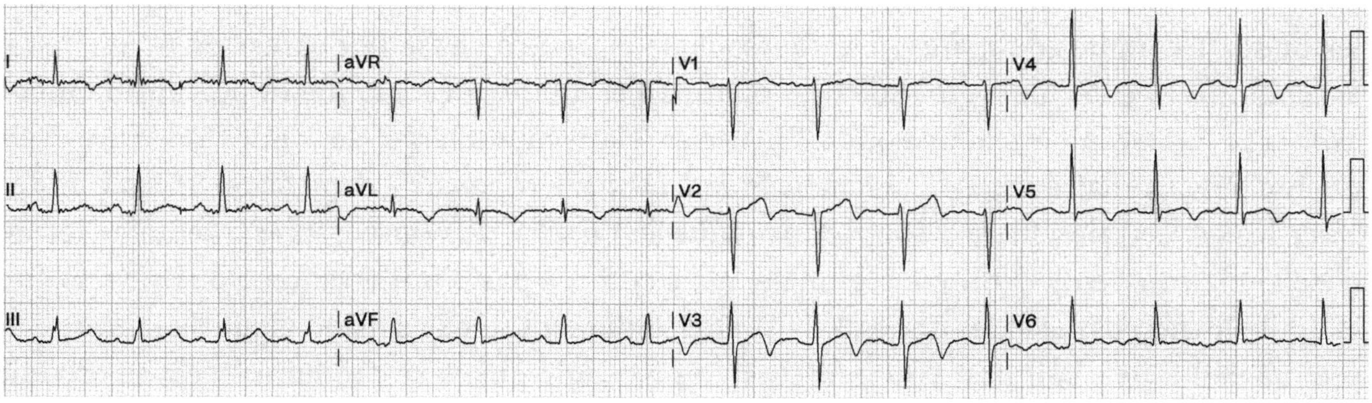

Figure 25-2

Dans cet exemple de syndrome de Wellens, les ondes T de reperfusion sont biphasiques positives/négatives. Les deux morphologies des inversions des ondes T ont subi quelques changements de nom. Je ne fais pas attention à savoir si je vois un schéma Wellens de type A ou de type B. Il n'y a aucune différence de signification, de traitement ou de pronostic ! Les deux sont des ondes T de reperfusion, et c'est tout ce que tout le monde a besoin de savoir. Si vous enregistrez un ECG avec le schéma biphasique des ondes T, vous avez simplement enregistré le myocarde avant qu'il n'ait le temps pour les ondes T de s'inverser complètement.

Vous devez comprendre deux précautions avant de diagnostiquer le syndrome de Wellens.

Le syndrome de Wellens n'est PAS seulement un diagnostic d'ECG - c'est un *historique* du patient et *un diagnostic d'ECG*. Si vous regardez l'un de ces ECG mais que le patient donne des antécédents très différents - ce n'est PAS le syndrome de Wellens. Les antécédents du patient sont tout aussi importants que les modifications de l'ECG.

L'historique requis est qu'un patient ressent une douleur thoracique compatible avec un syndrome coronarien aigu. La douleur thoracique disparaît spontanément (même si elle peut avoir été soulagée par la nitroglycérine) et le patient ne ressent plus aucune douleur lorsque l'ECG est enregistré. Sans antécédents appropriés, vous pouvez parler des modifications de l'ECG comme d'*un schéma* de Wellens, mais vous ne pouvez pas parler de syndrome de Wellens.

Les modifications de l'ECG du syndrome de Wellens représentent un processus dynamique. Soit l'ECG s'améliorera très rapidement, soit il s'aggravera. La seule chose qu'il ne fera PAS, c'est rester le même !

Ondes T de Winter

Lorsque nous parlons des ondes T de Winter, nous ne parlons pas seulement d'ondes T, mais d'une occlusion proximale de l'artère interventriculaire antérieure qui se manifeste par des changements de repolarisation autres que des sus-décalages du ST. De Winter et al. ont décrit les ondes T comme commençant en dessous de la ligne de base (« dépression ST en pente ascendante ») avec un segment ST en pente ascendante qui fusionne imperceptiblement avec la pente ascendante d'une onde T haute et relativement large. Ces ondes T décrivent un phénomène similaire appelé *ischémie sous-endocardique régionale* – dépression ST avec ondes T verticales. Certains auteurs soupçonnent que les ondes T de Winter représentent une forme d'ischémie sous-endocardique régionale, mais cela n'a pas d'importance. Nous savons que la douleur thoracique et les ondes T de Winter indiquent une occlusion aiguë de l'artère IVA proximale ! Il ne s'agit pas d'un infarctus du myocarde qui va se produire – cela se produit lorsque vous voyez ces ondes T. Voici quelques ondes T de Winter typiques :

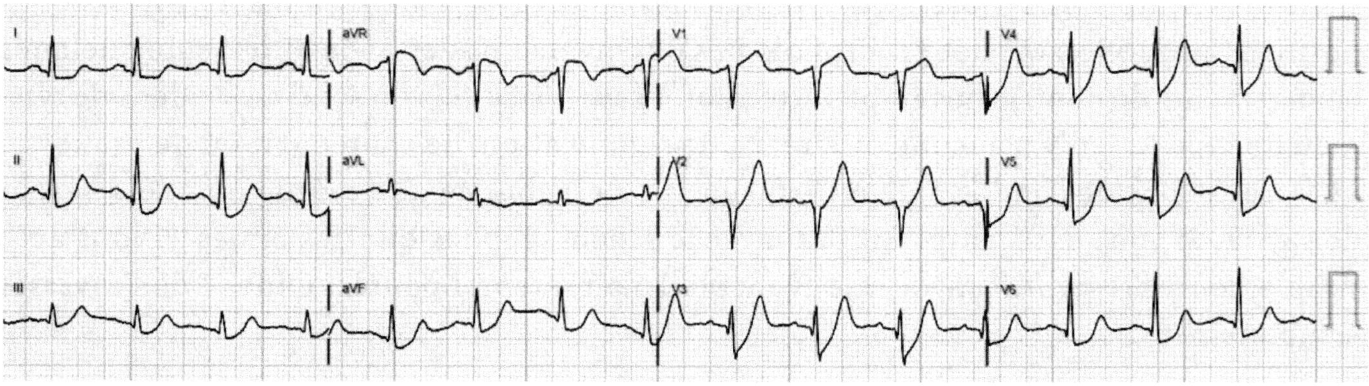

Figure 25-3

Les dérivations V3 à V6 présentent la morphologie classique de l'onde T de Winter. Il ne s'agit pas simplement d'une ischémie sous-endocardique, mais d'une ischémie transmurale due à une occlusion proximale de l'angiopathie interstitielle gauche. Comme vous pouvez le constater, elle s'accompagne d'une élévation du segment ST dans les dérivations aVR et V1. L'élévation du segment ST dans la dérivation aVR fait partie du phénomène de l'onde T de Winter. Outre l'élévation du segment ST dans la dérivation aVR (Figure 25-3), les autres dérivations des membres (plan frontal) manifestent une dépression du segment ST (bien que la dérivation aVL soit un peu floue en raison d'une ligne de base errante).

Rappelez-vous : le sus-décalage du segment ST dans la dérivation aVR - quelle que soit son ampleur - lorsque l'IVA est impliquée, indique une occlusion proximale à S1. Alors... est-ce la morphologie des ondes T de Winter qui indique l'occlusion proximale ou est-ce vraiment le sus-décalage du segment ST dans la dérivation aVR ?

Ce patient doit recevoir un cathétérisme cardiaque immédiatement. Il ne s'agit pas d'un ECG à répéter toutes les 30 minutes jusqu'à ce qu'il satisfasse aux critères du STEMI. Il ne satisfera probablement jamais aux critères du STEMI. Dans sa lettre à l'éditeur du NEJM, le Dr de Winter a déclaré sans équivoque que ce schéma était STATIQUE ! Il n'a PAS évolué. La morphologie du QRS-T était la même pendant le cathétérisme qu'à la première rencontre. Il existe maintenant des articles imprimés qui semblent contester cette affirmation. Ils affirment voir l'ECG passer des ondes T de Winter à le sus-décalage du segment ST. Je n'ai pas vu cela et je me demande si certains confondent les ondes T hyperaiguës avec les ondes T de Winter. Je vois aussi des gens appeler TOUTE onde T verticale avec n'importe quel degré et type de dépression du segment ST "ondes T de Winter". Les ondes T de Winter indiquent une occlusion proximale de l'IVA. Des morphologies similaires peuvent se produire lors d'un infarctus du myocarde par occlusion, mais cela n'en fait pas automatiquement des ondes T de Winter.

Le fait que certains cliniciens aient attendu assez longtemps pour observer la transformation du schéma de Winter en sus-décalage du segment ST me fait me demander s'ils comprennent réellement la gravité de cette morphologie ! J'en doute... ils attendaient juste que l'ECG soit conforme au protocole STEMI.

Le schéma d'Aslanger

Le schéma d'Aslanger est le plus complexe à comprendre de ces trois schémas éponymes. Heureusement pour vous, je suis là pour vous l'expliquer. J'utiliserai la grille de référence hexaxiale (GRH) pour l'expliquer. Voici un ECG illustrant le schéma d'Aslanger :

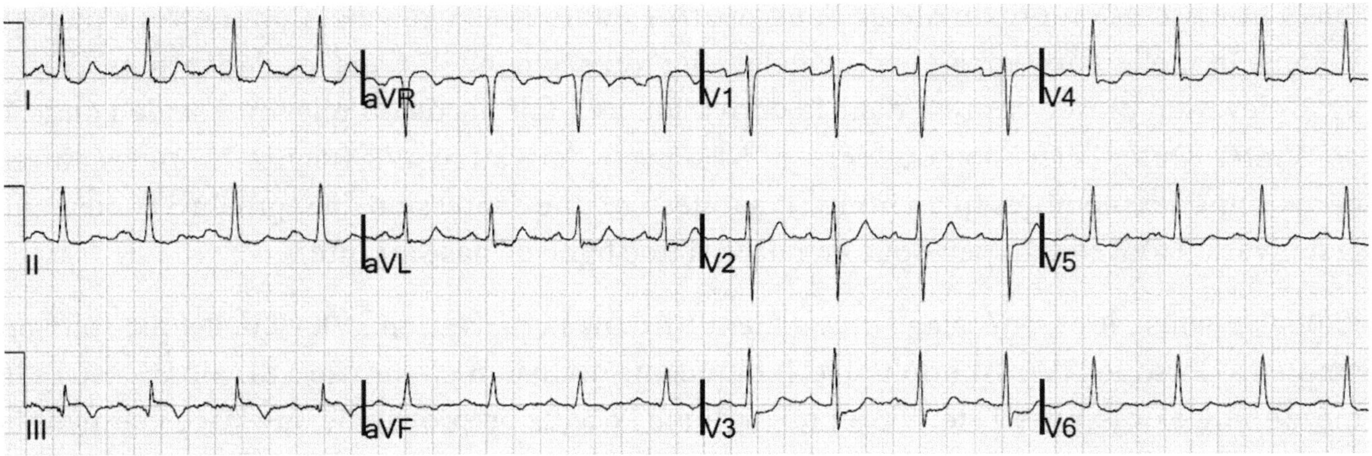

Figure 25-4

Le schéma d'Aslanger est unique car il représente un infarctus du myocarde inférieur, mais une seule des dérivations inférieures (dérivation III) présente un sus-décalage du segment ST. Bien qu'il viole certainement les critères STEMI de sus-décalage du segment ST dans « deux dérivations contiguës », il s'agit toujours d'une occlusion complète nécessitant une ICP immédiate. Comment cela se produit-il ?

La figure 25-4 montre un infarctus du myocarde inférieur subaigu. Il y a un sus-décalage du segment ST dans la dérivation III – la seule des dérivations inférieures à manifester un sus-décalage du segment ST – plus la dépression du segment ST de changement réciproque dans les dérivations I et aVL. Le changement réciproque persistera tant qu'il y aura un sus-décalage du segment ST. Il y a également un sous-décalage du segment ST dans les dérivations V2 à V6. Et il y a un sus-décalage du segment ST dans les dérivations aVR et V1.

Avant d'aborder la discussion des changements dans la seule dérivation III, abordons la question du sous-décalage généralisée du segment ST dans les dérivations précordiales. Le sous-décalage du segment ST dans toutes les dérivations est-elle causée par la même chose – ou pourrait-il y avoir différents facteurs impliqués ? Examinons les possibilités (nous partons du principe que toutes les déviations ST sont nouvelles) :

Si cette zone n'avait pas d'autre source de circulation, alors ces dérivations devraient manifester un nouveau sus-décalage du segment ST ! Ce n'est pas ce qui se passe ici. La zone apicolatérale est la zone la mieux perfusée du ventricule gauche. Elle peut recevoir la circulation de la première branche diagonale de l'IVA (et également d'autres diagonales), de la branche marginale obtuse de l'ACX, du ramus intermedius (s'il est présent) et, bien sûr, de la ou des branches postérolatérales de l'ACD.

Dans la plupart des cas d'occlusions de l'ACD, il n'y a pas de déviation du segment ST dans les dérivations V5 et V6. Cela signifie que soit les branches postérolatérales n'ont jamais alimenté la zone en circulation, soit les autres artères ont pu compenser complètement le manque de circulation de l'ACD. Dans les deux cas, il n'y aurait pas de déviation du segment ST.

Mais il y a un nouveau sous-décalage du segment ST dans les dérivations V4 à V6. Lorsqu'on examine un ECG manifestant une occlusion aiguë d'une artère coronaire, s'il y a sus-décalage du segment ST, alors le sous-décalage du segment ST va être un changement réciproque – pas une ischémie sous-endocardique aiguë causée par l'occlusion du vaisseau responsable. Cependant, il ne pourrait y avoir d'ischémie sous-endocardique manifestée dans cette zone que si l'artère interventriculaire postérieure était l'un des deux contributeurs de la circulation dans cette zone. Disons que l'artère interventriculaire postérieure et l'artère interventriculaire antérieure étaient les seuls fournisseurs de circulation à la zone apicolatérale (ce qui est souvent le cas). Et disons que l'artère interventriculaire antérieure est elle-même malade et ne peut contribuer qu'à 25 % de la circulation nécessaire, l'artère interventriculaire postérieure contribuant à 75 %. Maintenant, l'artère interventriculaire postérieure a été occluse et ne contribue à rien. L'artère interventriculaire antérieure peut fournir suffisamment de sang à la zone apicolatérale pour la maintenir en vie, mais pas sans lui permettre de devenir ischémique.

> **PERLE** | Il a été déterminé que lorsqu'il y a une occlusion de l'ACD ou de l'ACX et qu'une nouveau sous-décalage du segment ST se développe dans les dérivations apicolatérales (principalement V5 et V6), cela est dû à une artère interventriculaire antérieure pathologique qui se retrouve avec la responsabilité de fournir la circulation à cette zone – ce qu'elle n'est pas en mesure de faire de manière optimale.

Lorsqu'il y a une occlusion de l'ACD ou de l'ACX et qu'un nouveau sus-décalage du segment ST apparaît dans les dérivations apicolatérales, cela est dû à l'augmentation du territoire desservi par l'artère occluse – probablement une artère superdominante.

Le sous-décalage du segment ST dans les dérivations V2 à V4 est probablement due à l'atteinte de la paroi inférolatérale. Le sous-décalage du segment ST dans les dérivations V5 et V6 est très probablement due à une artère interventriculaire antérieure pathologique qui tente de gérer cette zone après le retrait brutal de la circulation de l'ACD. L'élévation du segment ST dans la dérivation V1 est probablement la preuve d'une atteinte du ventricule droit.

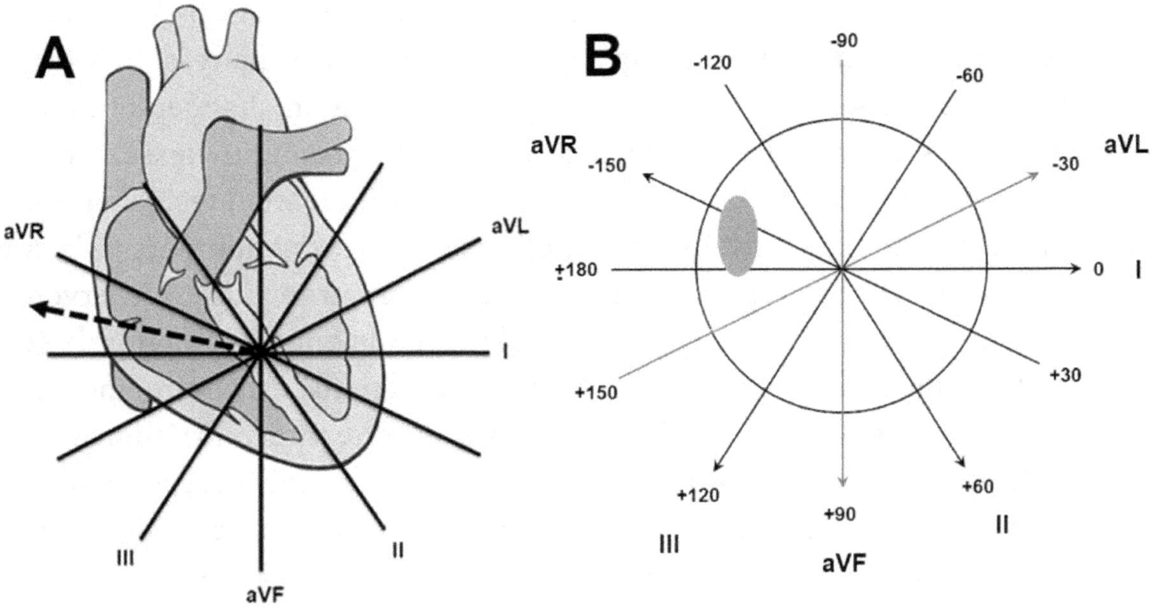

Figure 25-5

La flèche en pointillés de la Figure 25-5A représente le vecteur de courant de lésion pour l'ischémie myocardique aiguë dans le modèle d'Aslanger. Il se situe dans les zones positives des dérivations III et aVR, mais en dehors des zones positives des dérivations II et aVF. En théorie, il devrait refléter une dépression du segment ST dans ces dérivations, mais si vous regardez de plus près, vous verrez que le courant de lésion est presque perpendiculaire à ces deux dérivations. Un vecteur perpendiculaire à un axe de dérivation est fondamentalement invisible pour cette dérivation, donc même si vous voyez une élévation du segment ST dans les dérivations III et aVR, vous ne verrez pas beaucoup de déviation dans les dérivations II et aVF. La Figure 25-4 montre une dépression du segment ST très légère dans la dérivation II et aucune déviation du segment ST perceptible dans la dérivation aVF.

Pour mieux comprendre le développement du modèle d'Aslanger, regardez la Figure 25-5B. L'ellipse grise représente la zone d'ischémie aiguë. Pour qu'un vecteur de courant de lésion produise une élévation du segment ST dans une dérivation donnée, la zone ischémique doit se situer dans la zone positive de cette dérivation.

Regardons la dérivation II sur le HRG. Pour déterminer la zone positive d'une dérivation, vous devez savoir où se trouve le pôle positif de cette dérivation (dans cette illustration, les noms des dérivations sont tous situés aux pôles positifs). OK... localisez le pôle positif de la dérivation II.

Ensuite, vous devez savoir quel axe de dérivation est perpendiculaire à la dérivation II (chaque ligne de la grille est un axe de dérivation – le chiffre romain « II » est situé à l'extrémité positive de l'axe de la dérivation II). L'axe de dérivation perpendiculaire à l'axe de la dérivation II est la dérivation aVL (vous devriez le savoir !).

Pourquoi l'axe perpendiculaire ? L'axe perpendiculaire de la dérivation aVL divise la dérivation II en deux moitiés – une moitié positive et une moitié négative (ou zone). Voici une grille de référence hexaaxiale illustrant les zones positives et négatives d'une dérivation (dans ce cas, la dérivation II) :

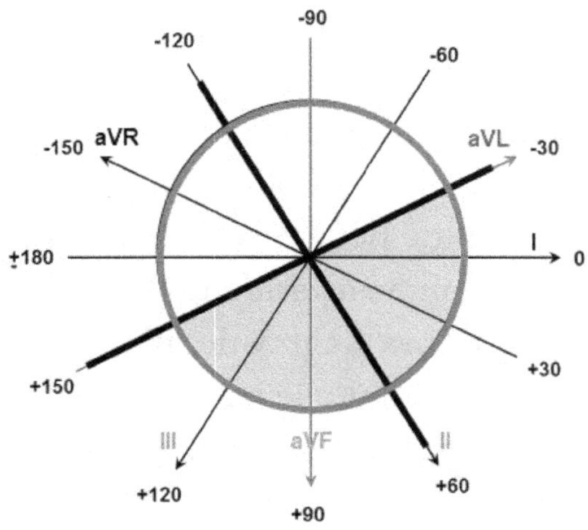

Figure 25-6

La zone positive (grise) se trouve du même côté que le pôle positif de la dérivation II, et la zone négative (blanche) se trouve du côté opposé. Tout vecteur pointant vers le côté positif inscrira une déviation positive dans cette dérivation ; tout vecteur pointant vers le côté négatif inscrira une déviation négative. Un segment ST est considéré comme une déviation. La présence d'un courant de lésion change les choses en modifiant la tension et en ajoutant un vecteur, de sorte que le vecteur de courant de lésion est responsable de la déviation ST pendant l'ischémie transmurale.

Regardez maintenant l'ellipse grise de la figure 25-5B. Elle représente la zone d'ischémie épicardique aiguë. Dans quelles dérivations apparaîtra-t-elle comme un sus-décalage du segment ST? Pour qu'elle apparaisse comme un sus-décalage du segment ST dans la dérivation II, au moins une partie de la zone ischémique doit se trouver du côté positif de l'axe de la dérivation II. Est-ce le cas? Non, ce n'est pas le cas. La zone ischémique est entièrement du côté négatif de la dérivation II, donc toute déviation du segment ST doit être négative, c'est-à-dire une dépression du segment ST. Regardez l'ECG de la Figure 25-4. C'est là que se trouve le sous-décalage ST attendue.

Regardez maintenant la dérivation aVF. L'axe de la dérivation I est perpendiculaire à la dérivation aVF, donc si une partie de la zone ischémique tombe en dessous de l'axe de la dérivation I, elle se trouvera dans la zone positive de la dérivation aVF. Il y a une très petite quantité d'ischémie dans la zone positive de la dérivation aVF. Est-ce qu'il y a un sus-décalage du segment ST dans la dérivation aVF ? Pas vraiment, donc la quantité d'ischémie dans cette zone doit être trop faible pour enregistrer un sus-décalage visible du segment ST.

OK, regardons la dérivation III. Puisque l'axe de la dérivation aVR est perpendiculaire à la dérivation III, toute ischémie du même côté que le pôle positif de la dérivation III produira un courant de lésion entraînant un sus-décalage du segment ST. Que voyons-nous lorsque nous regardons la dérivation III de la Figure 25-4 ? C'est là que se trouve le sous-décalage du segment ST ! Il s'agit d'une zone d'ischémie située de manière très excentrique de la paroi inférieure du ventricule gauche qui produit un sus-décalage du segment ST uniquement dans la dérivation III (et, bien sûr, dans la dérivation aVR, comme vous pouvez facilement le voir).

Encore une fois, une ischémie/infarctus aigu du myocarde de plus qui ne répond pas aux critères du STEMI à moins que les dérivations III et aVR puissent être considérées comme contiguës. Comme pour les ondes T de Winter, ces patients doivent immédiatement subir un cathétérisme cardiaque. Combien de ces infarctus ont été ignorés pour une revascularisation parce qu'ils ne répondaient pas aux critères du STEMI ?

IMPORTANT | Les critères STEMI utilisent le sus-décalage du segment ST comme substitut de l'occlusion vasculaire coronaire aiguë. Cela signifie que s'il n'y a pas de sus-décalage du segment ST spécifiquement définie, il ne peut y avoir d'occlusion. Pour la validation, la recherche originale a utilisé une élévation du biomarqueur (CK-MB) pour diagnostiquer une occlusion aiguë. Les diagnostics n'ont pas été vérifiés à l'aide de données angiographiques. C'est pourquoi le paradigme STEMI néglige tant d'occlusions coronaires aiguës nécessitant des procédures de revascularisation simplement parce qu'elles ne répondent pas aux critères STEMI. Utilisez-VOUS toujours un test CK-MB pour diagnostiquer un infarctus aigu du myocarde ? Laissez-moi vous répondre à cette question... vous le faites si vous utilisez les critères STEMI !

Lectures recommandées

de Winter, RJ, Verouden, NJW, Wellens, HJJ, Wilde, AAM. "A New ECG Sign of Proximal LAD Occlusion." N Engl J Med 2008;359:2071-2073.

de Zwaan C, Bar FW, Janssen JH, Cheriex EC, Dassen WR, Brugada P, et al.: Angiographic and clinical characteristics of patients with unstable angina showing an ECG pattern indicating critical narrowing of the proximal LAD coronary artery. Am Heart J 1989; 117: 657 – 665.

Grandjean T, Degrauwe S, Tessitore E, Iglesias JF. "The 'de Winter' electrocardiogram pattern as a ST-elevation myocardial infarction equivalent: a case report." European Heart Journal - Case Reports. 2019.

Mahajan K, Batra A, Gupta A. de Winter sign-A STEMI Equivalent. Indian Heart J. 2018 Sep-Oct;70(5):761-764.

Prasad RM et al. The rare presentation of the de Winter's pattern: Case report and literature review, American Heart Journal Plus: Cardiology Research and Practice. Volume 3, 2021.

Tsuchida K, et al. Acute coronary syndrome with simultaneous two-vessel occlusion De Winter ST-segment depression or reciprocal change?, Journal of Electrocardiology, Volume 81: 70-74, 2023.

Réimprimé à partir du blog ECG du Dr Smith

Les ECG suivants sont reproduits avec l'aimable autorisation du Dr Stephen W. Smith. Vous pouvez trouver ces cas et d'autres cas très intéressants et instructifs sur son blog (Dr. Smith's ECG Blog) à l'adresse suivante : https://hqmeded-ecg.blogspot.com/

Figure 25-1
Date : lundi 22 avril 2024
"Chest pain, resolved. Does it need emergent cath lab activation (some controversy here)? And much much more."

Figure 25-3
Date : lundi 11 juillet 2022
"Instant easy save if you understand OMI, but incredibly dangerous if you only know STEMI. Readers of this blog will instantly understand this and save lives!"

Figure 25-4
Date : mercredi 2 avril 2014
"A Non STEMI that needs the cath lab now."

Figure 25-5
Date : mercredi 2 avril 2014
"A Non STEMI that needs the cath lab now."

26

Ischémie aiguë, péricardite aiguë, myocardite aiguë et variante normale

Il existe quatre pathologies ou diagnostics que chaque électrocardiographe devra un jour distinguer: l'ischémie aiguë, la péricardite aiguë, la myocardite aiguë et la variante normale. Chacune d'entre elles a son propre traitement (ou non-traitement) et son propre pronostic. Un mauvais diagnostic conduit non seulement à un traitement inapproprié, mais peut également mettre la vie en danger! Trop souvent, ces diagnostics sont présentés au niveau de l'introduction et sont présentés sous forme de « recettes » : si vous voyez ceci, alors le diagnostic est ceci ! Cela donne l'impression erronée que ces pathologies sont faciles à diagnostiquer sur la base de signes ECG dont vous découvrirez bientôt qu'ils ne sont pas utiles. De tels conseils peuvent conduire à des résultats désastreux.

Je discute de ces diagnostics séparément des « mimiques » de l'ischémie car il arrive qu'au moins deux de ces diagnostics soient complètement indiscernables sur un ECG à douze dérivations sans cathétérisme cardiaque – même par des experts en électrocardiographie et même lors de l'utilisation d'échocardiogrammes et de dosages de troponine. Suivez-moi pendant que je présente ces conditions et vous comprendrez pourquoi le Dr Stephen Smith dit : « Vous diagnostiquez la péricardite à vos risques et périls ! »

Ischémie aiguë

Comme vous en avez appris davantage sur le paradigme de l'infarctus du myocarde par occlusion (OMI), vous savez que nous détectons l'ischémie aiguë par l'historique de la maladie actuelle, les antécédents médicaux et sociaux, l'examen physique, les biomarqueurs cardiaques, l'ECHO, la présence de modifications de l'ECG (via des enregistrements initiaux et répétés) et d'autres modalités. Le sus-décalage du segment ST n'est qu'un facteur à prendre en compte lors du suivi du paradigme de l'OMI.

Voici quelques résultats uniques qu'il faut rechercher lors du diagnostic d'un épisode ischémique aigu, à distinguer de la péricardite aiguë, de la myocardite aiguë ou de l'élévation du segment ST de la variante normale :

Les modifications réciproques ne seront pas présentes dans la péricardite aiguë (postvirale), mais elles peuvent être présentes dans la myocardite, bien que moins fréquemment que dans les cas d'ischémie transmurale aiguë. La présence d'une modification réciproque exclut essentiellement la péricardite aiguë et la variante normale. Elle favorise également l'ischémie aiguë et rend la myocardite aiguë moins probable - mais elle ne l'exclut pas ! L'absence de modifications réciproques n'exclut pas non plus l'ischémie aiguë/l'infarctus. Vous en verrez un exemple plus loin.

Les ondes T de reperfusion commenceront par une inversion terminale de l'onde T à la fin de l'épisode ischémique aigu alors que le sus-décalage du segment ST est toujours présente. L'inversion de l'onde T de la péricardite aiguë se produit généralement après le retour du segment ST à la ligne de base. Les ondes T de la myocardite peuvent être indiscernables de la progression pendant l'ischémie aiguë.

Les ondes Q apparaissent souvent tôt au cours d'un épisode ischémique aigu, mais pas en raison d'un infarctus. Il n'y a pas d'ondes Q lors d'une péricardite aiguë (à moins qu'elles ne soient présentes avant le début de la péricardite), mais des ondes Q peuvent être présentes en cas de myocardite.

Péricardite aiguë

Dans les pays développés du monde occidental, la plupart des cas de péricardite aiguë sont causés par un syndrome viral antérieur, c'est-à-dire une péricardite aiguë postvirale ; dans d'autres parties du monde, la tuberculose est une cause fréquente de péricardite aiguë. Supposons que lorsque je mentionne la péricardite aiguë, je fasse référence à la péricardite aiguë postvirale, sauf indication contraire. À la fin de cette section, vous découvrirez un autre type de péricardite aiguë qui obéit à des règles différentes et peut présenter des résultats que la péricardite postvirale ne peut pas présenter.

PERLE | Bien que la péricardite aiguë postvirale soit la forme la plus courante, elle reste peu fréquente. N'oubliez jamais que les infarctus aigus du myocarde surviennent beaucoup plus fréquemment que la péricardite aiguë ! Dans les pays en développement, la tuberculose reste une cause majeure de péricardite aiguë. Les antécédents médicaux du patient constituent toujours une bonne source d'information concernant la cause d'une péricardite aiguë : maladie rénale terminale, troubles avancés du tissu conjonctif, tumeur maligne, radiothérapie pour tumeur maligne et maladie virale récente (des voies respiratoires supérieures ou gastro-intestinales).

Quelle est la première chose que l'on vous apprend à rechercher lors du diagnostic d'une péricardite aiguë ? Tous les textes ou sites Web d'introduction qui abordent le sujet vous demandent de rechercher un sus-décalage du segment ST dans plus d'un territoire ou d'une zone vasculaire coronaire. Et c'est vrai ! Mais ce qu'ils ne vous disent pas, c'est à quel point cette constatation est non diagnostique ! Examinons un ECG avec une péricardite postvirale aiguë réelle et documentée:

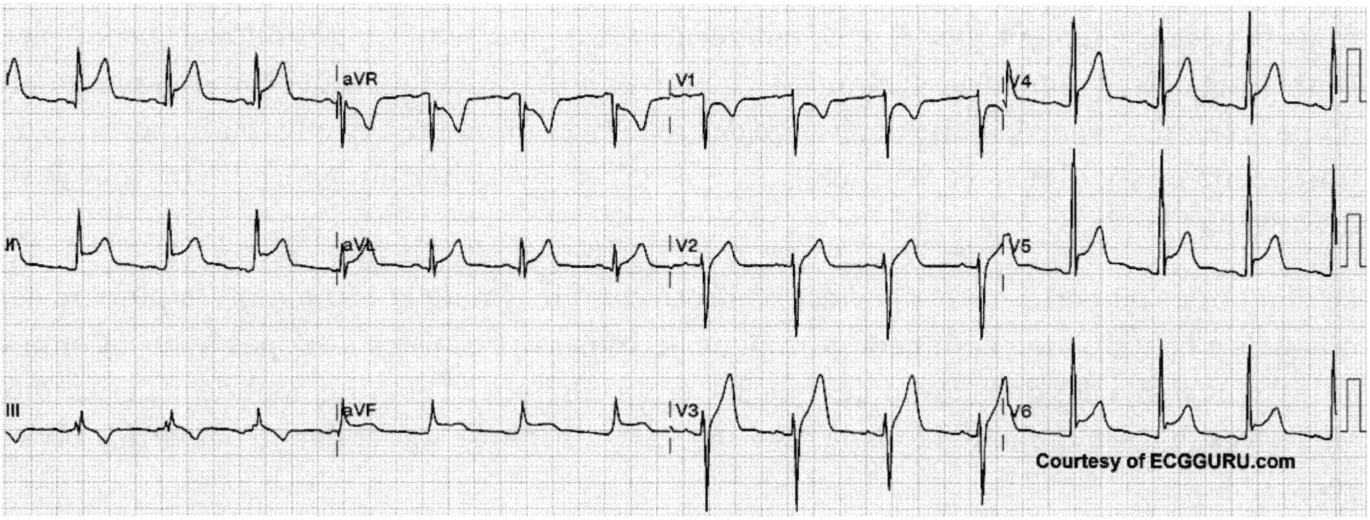

Figure 26-1

Comme vous pouvez le voir, il y a un sus-décalage du segment ST dans les dérivations II, III et aVF (inférieures – ACD, ACX ou IVA), les dérivations I et aVL (basolatérales – IVA ou ACX), les dérivations V2 et V3 (antéro-apicales – IVA ou ACD) et les dérivations V4-V6 (apicolatérales – IVA, ACX ou ACD). Cela peut certainement être qualifié de sus-décalage du segment ST apparaissant dans plus d'une zone vasculaire coronaire. Il existe plusieurs autres indications de péricardite aiguë, que j'aborderai dans un instant. Regardons un autre ECG similaire :

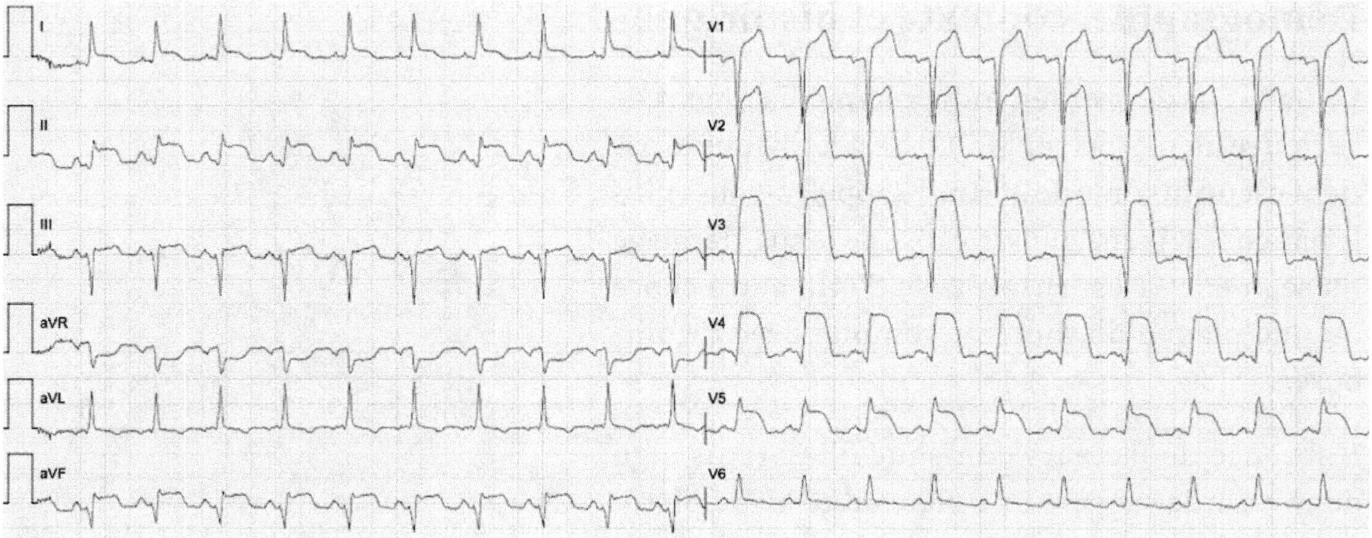

Figure 26-2

Comme l'ECG de la figure 26-1, cet ECG montre un sus-décalage du segment ST dans plusieurs territoires vasculaires coronaires : inférieur (dérivations II, III et aVF), basolatéral (dérivations I et aVL), antéro-apical (dérivations V1 à V3) et apicolatéral (dérivations V4 à V6). Il y a juste un problème : cet ECG représente une occlusion proximale d'une artère interventriculaire antérieure de type 3 (« enveloppante ») ! Et pour souligner les dangers de la confusion entre l'une et l'autre, le diagnostic erroné de péricardite comme occlusion coronaire aiguë et, par exemple, le choix d'administrer des thrombolytiques pourraient entraîner un hémopéricarde désastreux et potentiellement mortel avec tamponnade qui pourrait être très difficile à contrôler. D'un autre côté, commencer à administrer à un patient présentant une occlusion proximale d'une artère interventriculaire antérieure de type 3 avec une zone à risque très importante un traitement à base d'AINS et de colchicine, puis le renvoyer chez lui, pourrait être tout aussi désastreux !

Le diagnostic de péricardite aiguë est présenté comme simple et facile dans la plupart des manuels d'introduction et des cours en ligne. Je vous assure que ce n'est pas le cas ! Comme l'illustrent si bien les deux exemples que je viens de présenter, le traitement de la péricardite aiguë, lorsqu'il est appliqué à l'un de ses « sosies », pourrait se solder par un désastre... et vice versa !

> **PERLE** | La péricardite aiguë n'est pas un diagnostic rapide et facile. Il existe cependant un seul signe pathognomonique, mais il n'est pas sur l'ECG. Il s'agit d'un frottement péricardique qui ne peut être entendu qu'avec un stéthoscope.

Nous devons donc chercher plus loin qu'une simple sus-décalage du segment ST dans plusieurs zones vasculaires coronaires. Jetons un autre coup d'œil à l'ECG de la figure 26-1.

Démographie, contexte et historique

Ce que vous devriez remarquer immédiatement ne se trouve même pas sur l'ECG : c'est le fait que le patient est un homme de 20 ans ! Rappelez-vous : plus le patient est jeune, plus la cause de le sus-décalage du segment ST est susceptible d'être autre chose qu'une plaque d'athérome rompue avec thrombose.

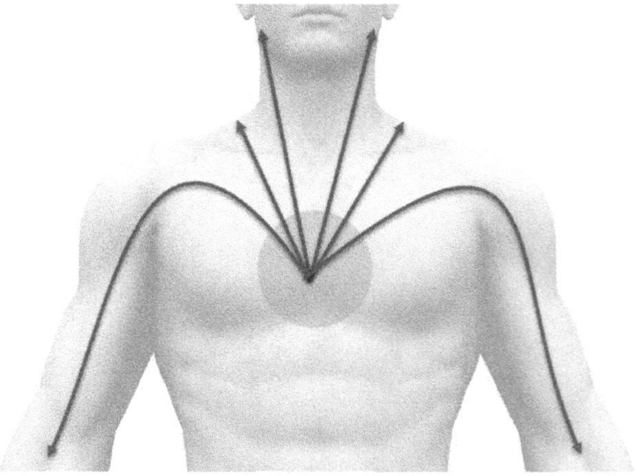

Figure 26-3 Irradiation de la douleur péricardique

L'absence de facteurs de risque d'infarctus aigu du myocarde suggère une péricardite aiguë plutôt qu'un infarctus aigu du myocarde : non-fumeur, actif, pas d'antécédents de maladie cardiaque, pas d'antécédents familiaux de maladie cardiaque (ou maladie cardiaque avant 40 ans), mode de vie sain, pas d'obésité, etc. De plus, la qualité de la douleur thoracique peut être caractéristique : pleurétique et située rétrosternale, pire en position allongée, soulagée en s'asseyant et en se penchant en avant, insensible aux nitrates et irradiant vers le cou, les bras ou (surtout) les crêtes trapèzes de chaque côté (Figure 26-3).

Attention ! | Ne vous fixez pas sur la description classique de la douleur péricardique – elle a également été décrite comme une douleur de type pression et compression. Les gens ressentiront – et décriront – leur douleur de manière unique et imprévue.

ECG : Segments PR

Concentrez-vous sur les segments PR, et non sur les intervalles PR. Le segment PR s'étend de la fin de l'onde P au début de la première déviation du QRS. Commencez par regarder dans la dérivation aVR : vous devez vous attendre à voir un segment PR surélevé ou en pente ascendante. Vous ne trouverez pas d'exemple plus classique que dans la dérivation aVR de la Figure 26-1 (agrandie dans la Figure 26-4). Étudiez-le attentivement. Apprenez-le. Vous devriez pouvoir le reconnaître immédiatement.

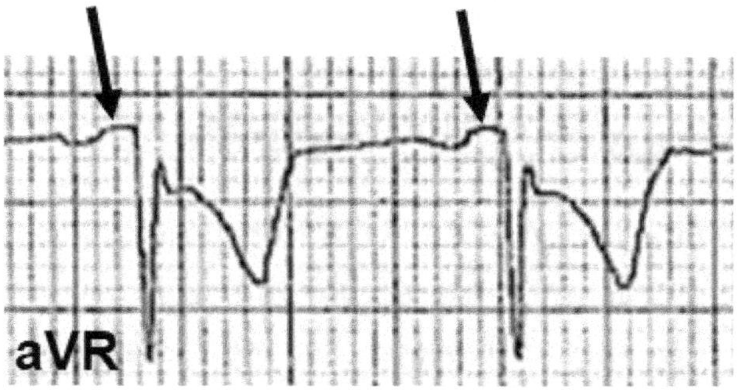

Figure 26-4

PERLE | Souvent, le segment PR dans la dérivation aVR apparaît surélevé alors qu'il ne l'est pas. La fin de l'onde P inversée (c'est-à-dire le début du segment PR) doit être plus haute que le début de l'onde P à sa jonction avec la ligne de base. Voir la Figure 26-20 pour un segment PR qui semble surélevé... mais qui ne l'est pas.

Observez attentivement les segments PR dans les dérivations I, II, aVL, V5 et V6 (Figure 26-1). (Voyez-vous ce que ces dérivations ont en commun ? Elles sont toutes du côté gauche. La dérivation II est à la fois inférieure et du côté gauche !) Ce sont des segments PR en pente descendante, typiques de toutes les dérivations à l'exception de la dérivation aVR. Sur cet ECG (Figure 26-1), la dérivation V1 semble être en pente ascendante comme la dérivation aVR. Ne vous fiez pas à cela pour diagnostiquer une péricardite aiguë, car elle n'est pas toujours présente.

Soyez prudent ! Il existe d'autres causes relativement courantes de déviations du segment PR. Si une onde Ta est visible (l'onde T auriculaire), elle peut donner l'impression d'un segment PR en pente descendante. Si une onde P' rétrograde est présente, l'onde Ta (onde T auriculaire) peut donner l'illusion d'une élévation du segment ST. Le sus-décalage de l'intervalle

PR peut également indiquer un infarctus auriculaire. Les infarctus auriculaires sont toujours une extension d'une occlusion coronaire aiguë avec ischémie ventriculaire... quelques raisons supplémentaires pour lesquelles ce diagnostic est destiné à un interprète d'ECG expérimenté et avancé !

PERLE | Bien qu'il soit (évidemment) possible d'enregistrer un infarctus aigu du myocarde par occlusion (IOM) sans sous-décalage du segment ST due à une modification réciproque, cela reste très inhabituel (bien qu'il y ait un exemple dans ce livre). Avec un sus-décalage du segment ST et sans modification réciproque, j'envisagerais certainement d'autres diagnostics... même si je pourrais éventuellement décider d'un diagnostic d'ischémie aiguë/IM.

Segments TP descendants

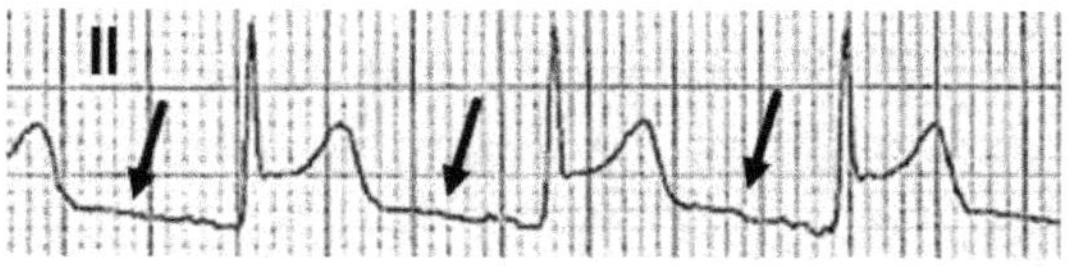

Figure 26-5

Dans la Figure 26-6, les dérivations aVR et C1 (V1) réagissent de manière réciproque aux autres modifications de T-P en manifestant des segments T-P en pente ascendante (signe de Spodick inversé). La pente est quelque peu subtile, vous devez donc vous entraîner à reconnaître ces signes lorsqu'ils sont présents. On dit que le signe de Spodick est observé dans environ 80 % des cas de péricardite aiguë. Cependant, des études ultérieures ont suggéré que la fréquence est plus proche de 30 %, comprenez donc que son absence n'exclut pas une péricardite aiguë. Elle est plus évidente avec des fréquences cardiaques plus lentes qui entraînent un segment TP suffisamment long pour démontrer la pente descendante de la ligne de base.

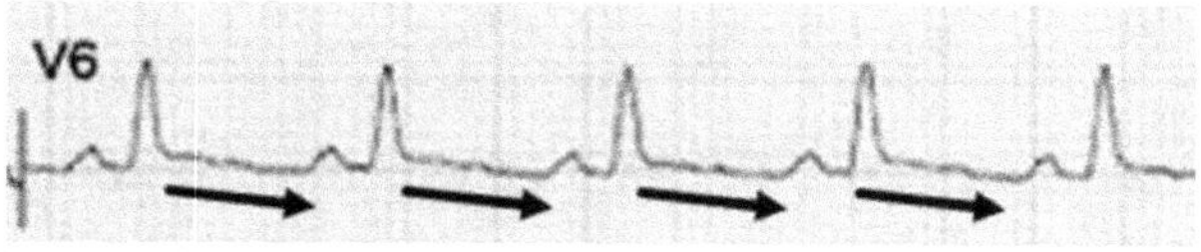

Figure 26-7

Le signe de Spodick peut cependant également être observé sur des ECG non associés à une péricardite aiguë. La dérivation V6 de la figure 26-7 a été extraite de l'ECG de la figure 26-2 (IDM antérieur aigu). Notez les segments TP descendants. Curieusement, le Dr Spodick n'a jamais mentionné son signe éponyme dans ses écrits.

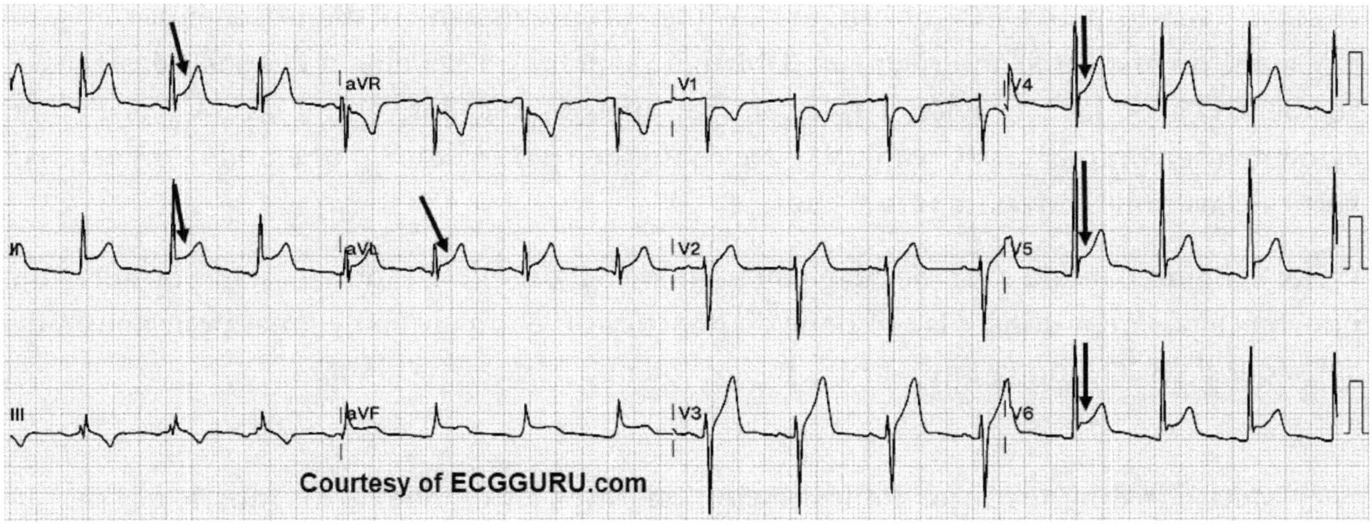

Figure 26-8

Observez attentivement la morphologie des segments ST de la péricardite (Figure 26-8). Bien sûr, il doit y avoir un sus-décalage du segment ST dans plus d'une distribution vasculaire coronaire, mais je vous ai déjà montré que de telles observations ne sont pas pathognomoniques pour la péricardite aiguë et peuvent survenir dans les occlusions coronaires aiguës (OMI). Les segments ST surélevés doivent tous présenter une concavité ascendante similaire à une repolarisation précoce. Cependant, vous devez comprendre qu'une concavité ascendante peut être évidente ou subtile. Notez sur la Figure 26-8 que seules les dérivations II, V5 et V6 présentent des concavités ascendantes évidentes. (La Figure 26-8 est le même ECG que la 26-1 avec quelques notations ajoutées.) Les autres flèches indiquent des concavités ascendantes qui sont beaucoup plus subtiles mais toujours des concavités ascendantes ! L'ECG de la Figure 26-8 ne présente aucune encoche en point J. ***Les encoches en point J, caractéristiques d'une repolarisation précoce, n'apparaissent pas dans la péricardite aiguë***. Des segments ST avec une convexité vers le haut doivent faire envisager un autre diagnostic que celui d'une péricardite aiguë.

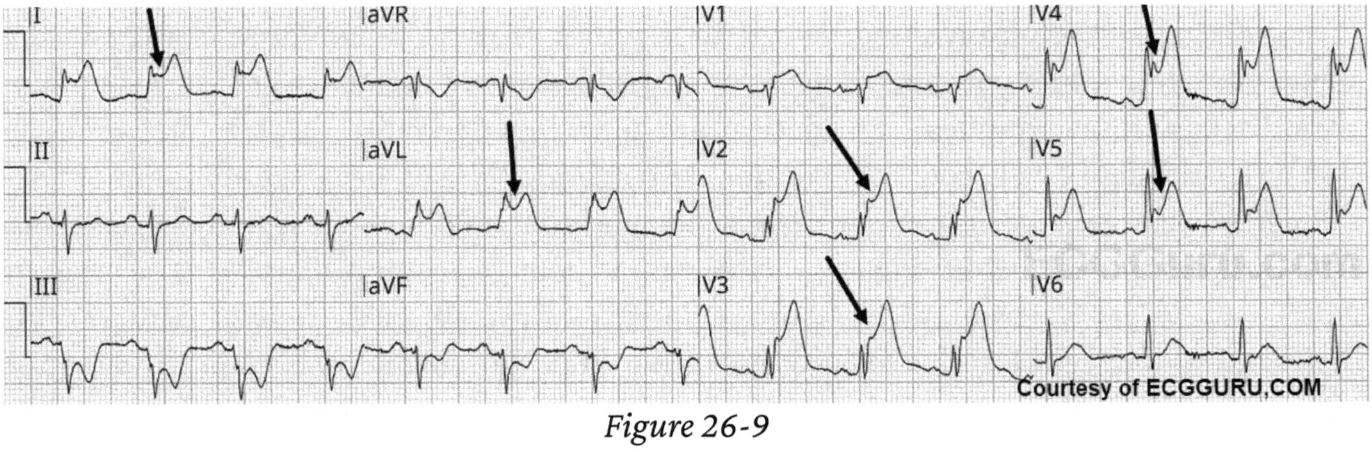

Figure 26-9

Et juste au moment où vous pensez avoir des caractéristiques fiables de la péricardite aiguë pour vous aider à établir un diagnostic, vous apprenez que plus de 40 % des infarctus aigus du myocarde antérieur peuvent également manifester un sus-décalage du segment ST avec une concavité vers le haut. L'ECG de la figure 26-9 est un enregistrement d'une ischémie transmurale aiguë du myocarde antérieur (un IDM aigu). Il présente également des sus-décalages du segment ST avec des concavités vers le haut, certaines subtils (dérivations V2 et V3) et d'autres évidents (dérivations I, aVL, V4 et V5). Ne confondez pas le dôme d'une onde T hyperaiguë verticale avec une convexité vers le haut.

Parlons maintenant du sous-décalage du segment ST, car elle est tout aussi important. Nous pouvons également utiliser la méthode diagnostique d'élimination de Jones pour nous aider à décider si l'ECG montre une occlusion aiguë ou une péricardite aiguë.

> **Méthode diagnostique d'élimination de Jones** | Méthode de diagnostic qui se concentre sur les résultats qui éliminent les maladies de la liste des diagnostics différentiels plutôt que de rechercher des preuves et des résultats à l'appui d'un diagnostic particulier.

Regardons un autre ECG...

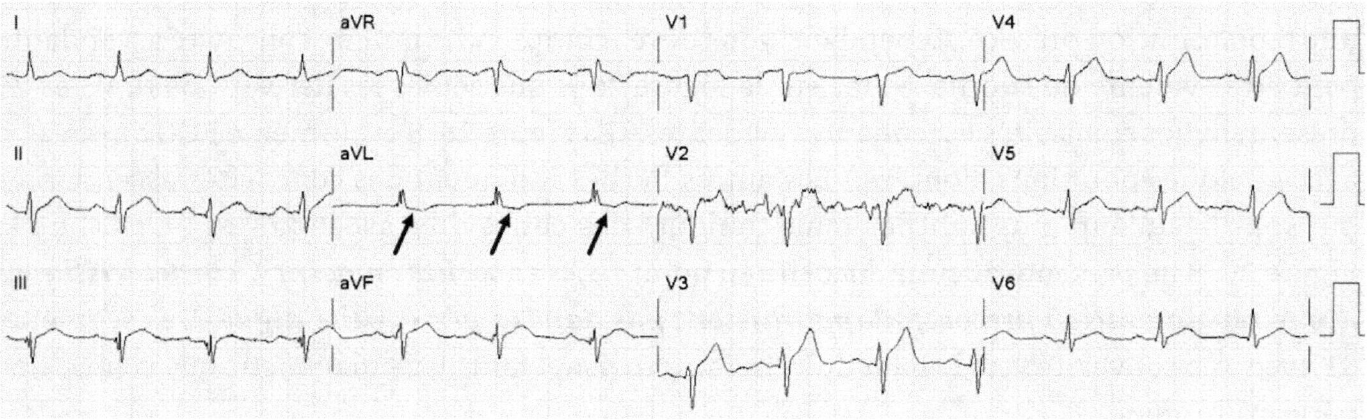

Figure 26-10

Bien qu'il puisse y avoir un sus-décalage du segment ST dans de nombreuses dérivations, seules deux dérivations peuvent présenter un sous-décalage du segment ST et être néanmoins considérées comme typiques d'une péricardite aiguë : les dérivations aVR et V1. La dérivation aVR considère que le courant de lésion du péricarde (les sus-décalages du segment ST) s'éloigne de son pôle positif, elle enregistre donc un sous-décalage du segment ST. Ceci est attendu lors d'une péricardite aiguë. La dérivation V1 peut - ou comme dans l'ECG de la Figure 26-10 - ne révéler aucun sous-décalage du segment ST. Il est préférable de se concentrer sur la dérivation aVR car elle est plus fiable et prévisible. Mais que voyons-nous dans la dérivation aVL... un sous-décalage du segment ST (petites flèches) ! Un sous-décalage du segment ST autre que dans les dérivations aVR et V1 indique un changement réciproque survenant lors d'une occlusion coronaire aiguë (OMI). Le seul changement réciproque autorisé dans la péricardite aiguë se situe dans les dérivations aVR et V1. À ce stade, nous n'avons pas besoin de continuer à chercher des signes pour étayer un diagnostic de péricardite aiguë - nous l'avons simplement exclu en notant le sous-décalage du segment ST dans la dérivation aVL ! C'est une autre utilisation de la méthode diagnostique d'élimination de Jones !

PERLE | Bien que les dérivations aVR et V1 soient autorisées à manifester un sous-décalage du segment ST au cours d'une péricardite aiguë, aucune autre dérivation ne peut le faire ! S'il y a un sous-décalage du segment ST dans une dérivation autre que les dérivations aVR et V1, supposez que vous observez un changement réciproque de l'ischémie transmurale aiguë située ailleurs... éliminant ainsi la péricardite aiguë du diagnostic différentiel.

Changements réciproques

Recherchez des changements réciproques des sus-décalages du segment ST. Dans la péricardite postvirale aiguë, il n'y en a AUCUNE ! C'est un point très important. Ainsi, la découverte d'un sus-décalage diffuse du segment ST non cohérente avec la distribution vasculaire d'une seule artère coronaire sans changements réciproques indiquant une ischémie aiguë due à une occlusion de l'artère coronaire devrait faciliter le diagnostic... n'est-ce pas ? Regardez l'ECG (Figure 26-1) du patient atteint de péricardite aiguë documentée et voyez si vous pouvez trouver des changements réciproques dans les sus-décalages ST. Vous ne le ferez pas car il n'y a pas de changements réciproques (car il s'agit d'une péricardite aiguë). Cela prouve-t-il le diagnostic de péricardite aiguë ? Si vous le pensez, regardez l'ECG (Figure 26-2) avec l'occlusion proximale de l'IVA « enveloppante » de type 3. Voyez-vous des changements réciproques à cet endroit ? Non, vous ne le voyez pas. Par conséquent, il devrait être évident qu'une absence de changements réciproques n'est pas fiable à 100 % sur le plan diagnostique. Heureusement, cela reste très utile, surtout lorsqu'il est combiné à d'autres résultats.

PERLE | Vous pouvez toujours enregistrer plus de 12 dérivations ! La découverte d'un sous-décalage réciproque du segment ST dans les dérivations V7 à V9 aiderait certainement à éliminer la péricardite aiguë du diagnostic différentiel.

Morphologie de l'onde T

Les ondes T méritent d'être mentionnées, même si elles ne sont généralement pas d'une grande utilité diagnostique. Le problème avec les ondes T est qu'elles peuvent parfois imiter la morphologie des ondes T hyperaiguës observées dans les occlusions coronaires aiguës. Observez les ondes T de V2 à V4 sur la figure 26-1. Elles sont pratiquement impossibles à distinguer des ondes T hyperaiguës. La péricardite, en revanche, se présente généralement avec des ondes T de taille plutôt normale.

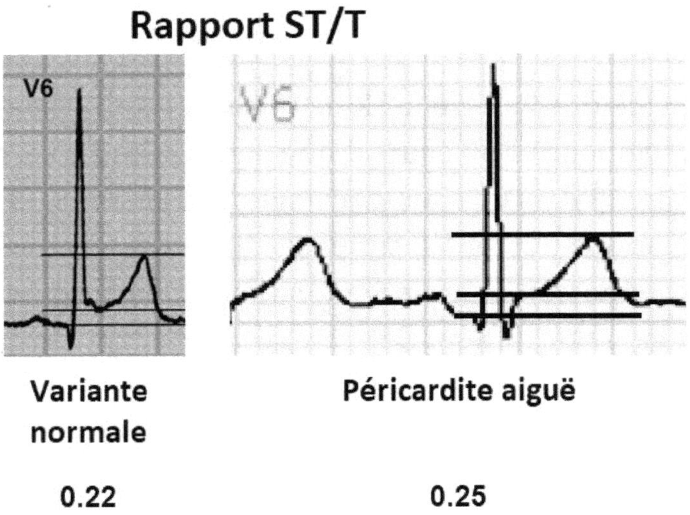

Figure 26-11

PERLE | Nous pouvons utiliser l'amplitude de le sus-décalage du segment ST divisée par l'amplitude de l'onde T en dérivation V6 (Figure 26-11) comme un ratio qui peut nous donner plus d'informations concernant la péricardite aiguë par rapport à la variante normale (repolarisation précoce). Si le ratio ST/T en V6 ≥ 0,25, *la péricardite aiguë* est favorisée... sinon, s'il est < 0,25, *la variante normale* est favorisée. Pourquoi? Plus l'onde T est haute, plus le dénominateur est grand et, par conséquent, plus la fraction est petite. Les ondes T d'une variante normale sont généralement plus hautes que celles de la péricardite aiguë.

Il y a deux choses que vous devez comprendre à propos de ce ratio ST/T :

1) Soyez très prudent lorsque vous calculez le ratio ST/T. Vos mesures doivent être exactes – vous ne pouvez pas mesurer ces déplacements simplement en les regardant. Une très petite erreur dans la mesure peut entraîner un ratio très trompeur.

2) Le ratio distingue la péricardite aiguë de la variante normale (repolarisation précoce)... mais plus important encore : ***il ne fait pas de distinction entre une péricardite aiguë et un infarctus aigu du myocarde***.

La plupart des péricardites sont soit postvirales, soit idiopathiques, mais il existe quelques autres causes qui, lorsqu'elles sont présentes, peuvent vous orienter sur la bonne voie vers un diagnostic. Soyez attentif aux patients atteints d'une maladie rénale terminale sous hémodialyse, car ils peuvent certainement présenter une péricardite aiguë. Les patients atteints de tumeurs malignes peuvent développer une péricardite en raison de l'infiltration par la tumeur elle-même ou de la radiothérapie administrée pour la tumeur maligne. Et il existe une autre cause de péricardite aiguë qui renforce l'idée que le diagnostic peut être très compliqué...

Infarctus du myocarde (sub)aigu

Deux types de péricardite peuvent se développer après un infarctus :

1. la péricardite péri-infarctus précoce (EPIP), anciennement péricardite régionale post-infarctus (PIRP) et

2. le syndrome post-infarctus du myocarde (syndrome de Dressler).

La péricardite péri-infarctus précoce (post-infarctus du myocarde) se présente généralement dans les 5 à 7 premiers jours suivant une occlusion coronaire aiguë. La gravité du syndrome est liée à la taille de la zone infarcie, ce qui signifie qu'elle est également liée à la durée entre le début de l'occlusion et les éventuelles manœuvres de reperfusion (c'est-à-dire que plus le délai jusqu'à la reperfusion est court, plus l'infarctus est petit). La plupart des cas sont bénins, mais ce type particulier de péricardite post-infarctus entraîne parfois des ruptures septales ou des parois libres dévastatrices entraînant une mort subite.

Le *syndrome de Dressler* est une réaction auto-immune qui survient après un certain délai, généralement de deux semaines à deux mois après l'occlusion coronaire aiguë (bien qu'il puisse survenir plus tôt). Il est considéré comme une complication bénigne, avec une guérison complète et sans incident comme résultat normal et attendu. Avec le début de l'ère du «temps, c'est le myocarde» et de la reperfusion interventionnelle précoce, le syndrome de Dressler a pratiquement disparu. Il est probable qu'il soit sous-diagnostiqué, mais il est si rare maintenant qu'il s'agit presque d'une maladie à déclaration obligatoire.

Parlons de l'EPIP. Celui-ci peut être assez difficile à diagnostiquer car de nombreuses modifications de l'ECG dues à l'occlusion coronaire sont toujours présentes sur l'ECG. Pourquoi envisageriez-vous l'EPIP comme diagnostic ? Qu'est-ce qui vous amènerait à le suspecter ?

Tout d'abord, le patient a généralement reperfusé, soit spontanément, soit, plus probablement, en raison de l'administration de thrombolytiques ou d'une intervention directe avec angioplastie et pose de stent. Il ne ressent plus de douleur. Le deuxième ou le troisième jour, le patient ressent davantage de douleur – rétrosternale, aggravée par une respiration profonde ou en position allongée. Le patient peut vouloir rester assis et penché en avant pour atténuer la douleur. La nitroglycérine n'aide pas maintenant, alors qu'elle a aidé lors de l'événement initial. Le patient peut se plaindre d'essoufflement et/ou d'une toux non productive et signaler une sensation de fièvre. Que faites-vous maintenant ?

Pendant qu'une infirmière vérifie les signes vitaux et la saturation en O_2, vous écouterez un frottement péricardique. Où écoutez-vous ? Le long du bord sternal gauche – sur toute la longueur du sternum. Le frottement sera aigu et ressemblera au grincement d'une paire de chaussures neuves. Il peut y avoir jusqu'à trois composantes, mais considérez-vous très chanceux si vous en entendez ne serait-ce qu'une. Les frottements péricardiques sont très transitoires et intermittents. Vous devrez peut-être écouter plusieurs fois à intervalles réguliers. Pourquoi un frottement péricardique est-il si important ? Parce qu'il est vraiment pathognomonique de la péricardite aiguë – de tout type !

Une échocardiographie (ECHO) est essentielle. Ce type de péricardite post-infarctus est sujet à développer des ruptures septales ou des parois libres avec mort subite ! Même si le patient a eu une bonne évolution de son infarctus du myocarde après revascularisation, il peut toujours décéder de l'EPIP. Heureusement, la plupart se rétablissent complètement et sans incident. Comment reconnaître l'EPIP sur l'ECG ? Deux progressions atypiques de l'onde T sont très caractéristiques et diagnostiques :

1. Les ondes T ne s'inversent pas comme prévu après la reperfusion. La zone du cœur affectée par l'EPIP peut être régionale et non diffuse. Par exemple, s'il y a une occlusion médiane d'une artère interventriculaire antérieure de type 3 « enveloppante » avec sus-décalage du segment ST dans les dérivations II, III et aVF et V4-V6, qui est ensuite reperfusée, il se peut que seules les ondes T des dérivations inférieures s'inversent après la reperfusion tandis que les ondes T des dérivations V4-V6 restent verticales. Cela serait une indication significative d'une péricardite régionale située sur la paroi apicolatérale du ventricule gauche.

2. Toutes les ondes T peuvent s'inverser lors de la reperfusion comme prévu, mais dans les 5 à 7 jours, au moins certaines ondes T subissent une pseudonormalisation et reviennent à leur orientation verticale. Bien que nous pensions généralement que la pseudonormalisation des ondes T après un infarctus aigu du myocarde est un signe d'ischémie récurrente, elle peut également suggérer une EPIP.

L'EPIP était autrefois appelée (et est toujours appelée par de nombreuses personnes) *péricardite régionale post-infarctus* (PIRP). Le mot régional est très important ici. Ce type de péricardite peut se développer uniquement sur la zone (ou l'une des zones) zones) d'infarctus, le rendant focal ou régional au lieu d'être diffus comme la péricardite aiguë postvirale plus typique. Cela signifie qu'une EPIP peut se présenter avec un sus-décalage du segment ST dans une zone vasculaire particulière sur l'ECG *et manifester un changement réciproque approprié dans une dérivation opposée.* Ainsi, elle rejoint l'ischémie/l'infarctus aigu du myocarde et la myocardite aiguë comme une condition qui peut produire un sus-décalage du segment ST avec un changement réciproque.

Qu'est-ce qui peut vous aider à distinguer cela d'un infarctus aigu du myocarde et d'une myocardite aiguë ? Bien qu'elle puisse ressembler beaucoup à une myocardite aiguë, l'EPIP survient 5 à 7 jours après un infarctus aigu du myocarde. Elle a également été signalée après une chirurgie abdominale et une invasion tumorale du péricarde (événements extrêmement rares). L'incidence de l'EPIP (PIRP) diminue (heureusement) à l'ère de l'intervention de reperfusion rapide après une occlusion coronaire aiguë. Le temps n'est pas seulement le myocarde - le temps est aussi le péricarde !

PERLE | Une échographie est essentielle dans le bilan d'une péricardite aiguë et doit être enregistrée en premier lieu. Elle peut aider à exclure un infarctus aigu du myocarde (absence d'anomalie de mouvement de la paroi régionale) ou rendre le diagnostic de péricardite plus probable (épanchement péricardique). Mais surtout, elle peut également détecter une anomalie qui n'a peut-être pas été envisagée.

Visitez le « Blog ECG du Dr Smith » (https://hqmeded-ecg.blogspot.com/) et recherchez l'entrée du vendredi 13 décembre 2019 intitulée « La péricardite frappe à nouveau ». Elle décrit en détail ce qui peut se produire lorsque l'on se concentre sur le diagnostic de péricardite tout en négligeant une affection beaucoup plus grave. Vous comprendrez pourquoi le Dr Smith avertit ses lecteurs en disant : « Vous diagnostiquez une péricardite à vos risques et périls. » Vous verrez également l'avantage de faire une échographie au début de votre bilan pour une péricardite aiguë !

UNE AUTRE PERLE | N'oubliez pas : bien que l'EPIP puisse ressembler exactement à un cas de myocardite aiguë ou même à un infarctus aigu du myocarde, elle suit un infarctus aigu de plusieurs jours. La myocardite aiguë n'a aucun lien réel avec un infarctus du myocarde. Bien que l'EPIP n'entraîne pas – en soi – d'anomalies des contractions régionales (RWMA), le fait qu'elle suive de si près une IDM aiguë peut entraîner une confusion en raison d'une éventuelle RWMA résiduelle causée par l'occlusion coronaire précédente. La myocardite aiguë peut ou non se manifester par une RWMA. Une confusion peut également survenir si le patient endure et survit à l'infarctus aigu à domicile sans consulter un médecin (peut-être un infarctus silencieux) mais se manifeste plus tard lorsque la douleur pleurétique due à l'EPIP commence à interférer avec la respiration.

Myocardite aiguë

Dans la plupart des cas dans la civilisation occidentale, la myocardite est une inflammation post-virale du myocarde. Sa progression se déroule généralement en trois phases :

Invasion des myocytes par le virus avec destruction et mort de certains myocytes. Cette étape est généralement cliniquement silencieuse car le système immunitaire de l'organisme entre en action et limite les dommages majeurs.

Les dommages surviennent pendant la phase 2 lorsque le même système immunitaire qui a limité la destruction par le virus envahisseur devient sensibilisé aux protéines myocardiques libérées pendant la phase 1, se retournant alors contre le myocarde et déclenchant une attaque auto-immune.

Le résultat final, dans de nombreux cas, est une cardiomyopathie dilatée non ischémique.

La myocardite par rapport à l'ischémie myocardique est l'un des diagnostics différentiels les plus difficiles qu'un médecin aura à résoudre. Permettez-moi de commencer par vous expliquer comment peut se présenter une myocardite aiguë :

1. L'apparition de la douleur peut être soudaine, réveillant souvent les patients de leur sommeil. Elle peut généralement survenir au repos, mais elle peut également survenir pendant l'exercice ou l'effort. Bien qu'elle puisse être décrite comme pleurétique et positionnelle, elle peut également être décrite comme une pression, une oppression ou une compression. Elle peut irradier vers le bras, le cou ou la mâchoire, et le patient peut signaler des nausées et une diaphorèse. En bref, elle peut se présenter exactement comme une occlusion coronaire aiguë !

2. Le sus-décalage du segment ST peut être limitée à un seul territoire vasculaire accompagné d'un changement réciproque approprié. Si plusieurs territoires vasculaires sont concernés, elle peut toujours être similaire aux occlusions des principales artères coronaires qui desservent souvent plusieurs zones vasculaires.

3. Il peut y avoir une élévation des troponines cardiaques. Des taux élevés de troponine surviennent chez un peu plus de 30 % des patients atteints de myocardite aiguë. Chez certains, les taux peuvent devenir assez élevés, de sorte qu'il n'y a aucun avantage diagnostique à noter le niveau spécifique. Il est peu probable que des taux très bas représentent une ischémie aiguë. Cependant, dans le cas d'une myocardite aiguë, les taux de troponine n'ont aucune valeur pronostique, contrairement aux syndromes coronariens aigus.

4. L'échocardiographie peut ou non démontrer une anomalie de contraction régionale (RWMA). Un véritable infarctus du myocarde démontrera toujours une RWMA, mais la myocardite peut le faire ou non. Si une anomalie de contraction régionale est présente, elle n'ajoute rien au diagnostic. Ce n'est que lorsqu'il n'y a pas de RWMA présente à l'ECHO qu'une distinction peut être faite entre la myocardite aiguë et l'ischémie/l'infarctus aigu du myocarde.

5. La myocardite aiguë peut évoluer vers une hypotension et, finalement, un choc cardiogénique. Elle peut également être compliquée par des arythmies auriculaires et ventriculaires, notamment une fibrillation auriculaire, une tachycardie ventriculaire et/ou une fibrillation.

Les patients atteints de myocardite aiguë qui se présentent sans insuffisance cardiaque et avec une fonction ventriculaire gauche préservée ont d'excellents résultats.

Lors de l'évaluation de l'ECG avec péricardite aiguë, myocardite aiguë, infarctus aigu du myocarde et variante normale (repolarisation précoce) dans le différentiel, il est utile de se rappeler la méthode diagnostique d'élimination de Jones :

La présence d'un changement réciproque dans une dérivation autre que la dérivation aVR exclut la péricardite postvirale aiguë et la variante normale.

Une ECHO qui ne parvient pas à démontrer une anomalie du mouvement de la paroi exclut l'ischémie aiguë mais n'exclut pas la myocardite aiguë, la péricardite aiguë, l'EPIP ou la variante normale.

Un taux de troponine très élevé exclut la péricardite aiguë et la variante normale comme diagnostics principaux. Bien que les taux de troponine dans l'ischémie aiguë semblent être plus élevés que dans la myocardite aiguë, aucune étude spécifique ne distingue les deux diagnostics en fonction du taux de troponine. Il y a probablement trop de chevauchement pour appliquer la différence dans les cas individuels.

L'EPIP suivra toujours - par définition - un infarctus aigu du myocarde dans les sept jours, parfois dès 24 heures.

On dit souvent que les ondes Q n'apparaissent pas dans la péricardite aiguë ou dans ses variantes normales. Cette affirmation doit être clarifiée : les ondes Q ne se développeront pas à la suite d'une péricardite aiguë ou d'une variante normale, mais les ondes Q peuvent certainement être trouvées dans ces conditions si elles étaient déjà présentes ! Aucune règle ne stipule qu'une personne ayant déjà subi un infarctus du myocarde ne peut pas développer de péricardite postvirale aiguë ou avoir une variante normale.

Ce n'est pas une section sur la physiopathologie, l'épidémiologie ou le traitement de la myocardite aiguë. Il s'agit de savoir comment reconnaître la myocardite aiguë sur un ECG à 12 dérivations. Malheureusement, je dois être brutalement direct : il n'y a aucun signe sur un ECG à 12 dérivations qui indique spécifiquement une myocardite aiguë ! C'est un diagnostic d'exclusion. Le diagnostic de myocardite aiguë repose sur les antécédents médicaux actuels du patient (extrêmement important : veillez à poser toutes les questions appropriées !) et sur votre capacité à exclure les autres facteurs de confusion (IDM aigu, péricardite aiguë, variante normale) en notant les résultats compatibles ou non avec ces diagnostics sur l'ECG à 12 dérivations. Cela ne sera pas toujours possible et vous constaterez souvent qu'un cathétérisme cardiaque est nécessaire. Ne soyez pas frustré lorsque l'angiogramme indique que toutes les artères coronaires sont normales. Un cathétérisme est souvent le seul moyen de faire la distinction entre un IDM aigu et une myocardite aiguë.

PERLE | La myocardite aiguë est un diagnostic d'exclusion. Rien sur l'ECG n'est pathognomonique pour cette maladie. Une IRM cardiaque peut être le test non invasif le plus sûr et le plus discriminant si une épargne sous-endocardique est présente. Même une biopsie endomyocardique (BEM) – qui est la « référence absolue » en matière de diagnostic – présente une sensibilité très faible et un risque accru.

Voici un diagramme (Figure 26-12) accompagnant le très important PERLE qui se trouve à côté :

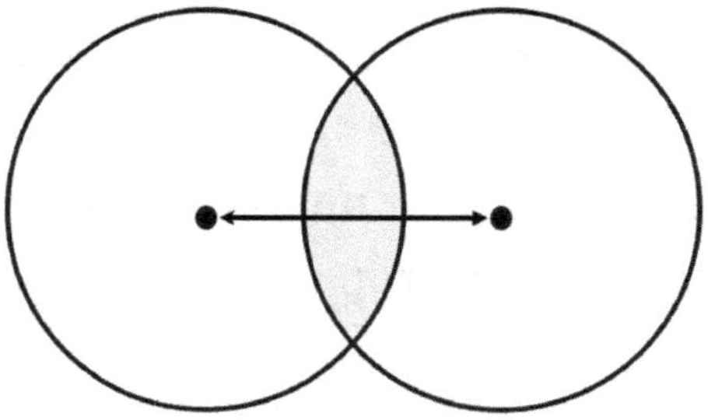

Figure 26-12

PERLE | De nombreux résultats statistiques ou mesures peuvent démontrer une différence très significative dans les valeurs moyennes qui pourrait suggérer une possibilité de différencier facilement deux résultats d'ECG similaires. Par exemple, il peut y avoir une différence significative dans les amplitudes moyennes de l'onde T de la myocardite aiguë et de l'ischémie myocardique aiguë. Cependant, n'oubliez jamais qu'une différence dans les valeurs moyennes est plus pertinente pour déterminer la présence de deux conditions au sein d'une population donnée, mais qu'elle est très inutile dans le cas clinique individuel. En effet, deux moyennes très séparées ayant une signification statistique peuvent toujours manifester un chevauchement considérable de valeurs, comme illustré dans la Figure 26-12.

Voici un ECG d'un patient atteint de myocardite aiguë :

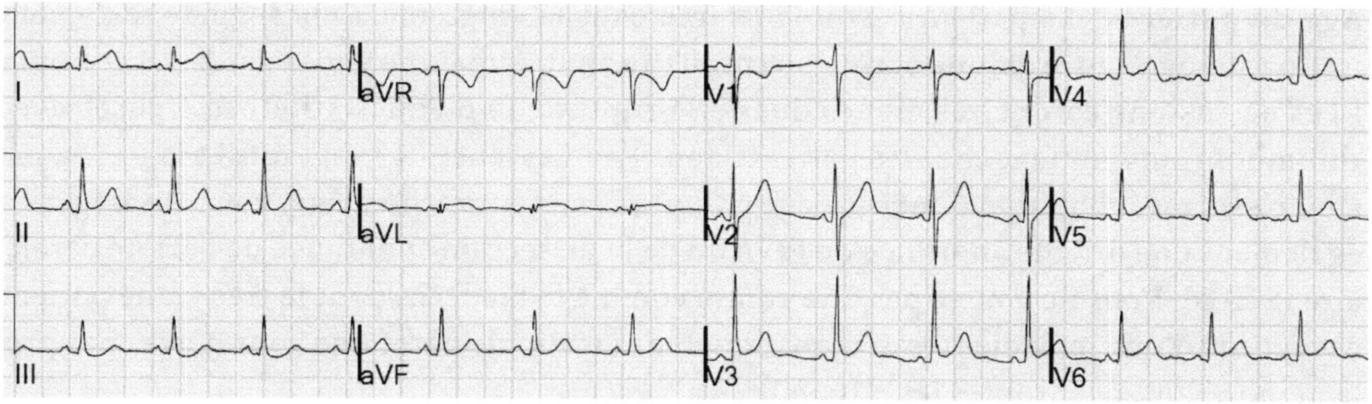

Figure 26-13

Ceci est typique des processus de décision que vous devez utiliser pour faire la distinction entre un infarctus aigu du myocarde et une myocardite aiguë. Cet ECG (Figure 26-13) a été enregistré chez une jeune femme d'une vingtaine d'années qui fumait beaucoup et qui se plaignait de quatre jours de douleurs thoraciques intermittentes (ni aiguës, ni pleurétiques), qui irradiaient vers le cou et les deux épaules.

Il y a un sus-décalage évident du segment ST dans les dérivations I et aVL avec un sous-décalage réciproque du segment ST dans la dérivation III. Il y a également un sus-décalage du segment ST antérolatéralement dans les dérivations V3-V6. Une troponine I initiale était de 18,9 ng/mL. Une échographie haute définition a révélé une anomalie du mouvement de la paroi latérale.

Au moment du cathétérisme, l'angiographie coronaire était complètement normale. Toutes les artères coronaires étaient grandes ouvertes. Cependant, contrairement à de nombreux cas qui se terminent par une angiographie normale, le diagnostic a été approfondi par une IRM cardiaque (IRMc), qui a révélé une inflammation myocardique de la paroi latérale du ventricule gauche avec préservation de la couche sous-endocardique – une constatation focale – ce qui étaye fortement le diagnostic de myocardite aiguë. La myocardite implique généralement la couche sous-épicardique.

PERLE | La préservation du sous-endocarde (un endocarde sans ischémie) est une constatation très informative et distinctive sur l'IRMc. L'ischémie myocardique commence toujours dans le sous-endocarde, donc, en présence d'ischémie, le sous-endocarde serait également impliqué. L'IRMc est devenue une excellente méthode pour détecter l'inflammation de la myocardite aiguë.

Ce que vous devez apprendre de ce cas est que la myocardite aiguë peut se présenter exactement comme un infarctus aigu du myocarde – exactement ! Souvent, la seule façon de distinguer les deux pathologies est par cathétérisme cardiaque. Regardons cela de plus près :

Âge du patient – La patiente est une femme dans la vingtaine. Cela suggère fortement une pathologie autre qu'une occlusion coronaire aiguë – mais ne vous laissez pas tromper ! Les occlusions coronaires aiguës dues à la rupture de plaques athéroscléreuses avec thrombose surviennent chez les patients dans l'adolescence, la vingtaine et la trentaine. Oui, c'est très inhabituel – mais cela arrive. Dans cette tranche d'âge, vous envisageriez également une origine anormale de l'IVA ou de la dissection spontanée de l'artère coronaire (SCAD). Vous ne voulez pas être connu comme le médecin dont le très jeune patient est décédé d'une maladie très diagnostiquable et traitable parce que vous n'avez pas pris la peine d'envisager toutes les possibilités.

Sus-décalage du segment ST dans un territoire vasculaire – Le sus-décalage du segment ST dans les dérivations I, aVL et V3-V6 est spécifique de l'ischémie aiguë latérale – peut-être même antérolatérale. Il ne s'agit pas d'une présentation inhabituelle d'un infarctus aigu du myocarde. Malheureusement, il n'est pas spécifique à 100 %.

Modification réciproque dans les dérivations des membres – Il existe un sous-décalage réciproque du segment ST dans la dérivation III. Ceci est approprié et attendu en cas d'ischémie aiguë basolatérale (dérivations I et aVL). Cela exclut une péricardite postvirale et une variante normale (repolarisation précoce). Cela n'exclut pas une myocardite aiguë ou une ischémie aiguë du myocarde.

Troponine I élevée – La troponine I était élevée. La quantité d'élévation de la troponine ne peut pas être utilisée pour distinguer la myocardite aiguë de l'ischémie aiguë en raison du chevauchement des valeurs (rappelez-vous notre discussion sur la figure 26-12).

Anomalie de mouvement de la paroi à l'échocardiographie – Cette patiente a été diagnostiquée avec une anomalie localisée de mouvement de la paroi latérale à la fois à l'échocardiographie et à la ventriculographie (pendant le cathétérisme). L'absence d'anomalie de mouvement de la paroi aurait pu exclure un infarctus aigu du myocarde, bien qu'elle ne permette pas de distinguer la myocardite aiguë des autres facteurs de confusion.

Je tiens à souligner deux points en particulier :

L'âge de la patiente, dans ce cas, n'était pas le seul élément qui a conduit à une suspicion de myocardite aiguë ; à vrai dire, une première échocardiographie au chevet du patient a été réalisée par le médecin urgentiste, qui a estimé qu'elle ne montrait « aucune anomalie de mouvement de la paroi », ce qui a probablement contribué à la suspicion de myocardite. Si la patiente avait eu 50 ans et que des artères coronaires normales avaient été trouvées lors du cathétérisme, elle aurait probablement été diagnostiquée comme un « NSTEMI », et les résultats de l'ECG auraient été attribués à un vasospasme coronaire ou à une reperfusion suite à la lyse spontanée d'une thrombose.

Étant donné que la myocardite aiguë peut se présenter exactement comme une ischémie ou un infarctus aigu du myocarde, une visite au laboratoire de cathétérisme sera souvent inévitable. Ne basez pas votre diagnostic sur des suppositions.

> **PERLE** | Il n'y a pas de zèbres* lorsque la vie de quelqu'un est en danger imminent. Dire que les adolescents (ou les très jeunes adultes) ne meurent pas d'une crise cardiaque semble – superficiellement – tout à fait plausible. Mais que se passerait-il si nous remplacions le mot « adolescents » par « adolescents présentant des douleurs thoraciques et un sus-décalage du segment ST dans les dérivations I et aVL avec des modifications réciproques dans la dérivation III, une anomalie du mouvement de la paroi latérale à l'ECHO et une troponine I très élevée ». Vous sentiriez-vous toujours à l'aise de faire cette déclaration ? Bien sûr, vous ne sauriez jamais rien de ces résultats si vous ne les recherchiez pas ! Et, pour être très clair, les gens meurent d'une myocardite aiguë. Il peut s'agir d'une maladie mortelle – à court ou à long terme. Ceux qui ne meurent pas pendant l'événement aigu développent souvent des cardiomyopathies dilatées non ischémiques (DCM), entraînant une insuffisance cardiaque ou des transplantations cardiaques.

*Le zèbre est souvent utilisé pour représenter une maladie ou un résultat rare. J'ai fait mes études de médecine à San Antonio, au Texas, et on nous a dit : « Au Texas, si vous entendez des bruits de sabots, cherchez des chevaux, pas des zèbres ! » Le dicton aurait dû se terminer par « ... cherchez d'abord les chevaux, puis les zèbres ! »

> **PERLE** | Chaque fois que vous éliminez un diagnostic courant ou plus fréquent, un diagnostic rare monte plus haut dans la liste.

Variante normale ou repolarisation précoce

On pourrait penser que ce serait un diagnostic facile. Il devrait l'être, mais la littérature sur ce sujet a créé de nombreuses définitions déroutantes. De plus, il existe beaucoup de désinformation sur Internet et dans diverses publications (également disponibles en ligne).

Commençons par *la variante normale (repolarisation précoce)*. Elle était initialement définie comme un sus-décalage du segment ST ≥ 1 mm dans les dérivations précordiales moyennes. Elle était considérée comme bénigne. Il peut y avoir ou non une encoche au point J. S'il y en a une, le diagnostic est beaucoup plus certain. Nous devrions appeler cela une variante normale puisque la repolarisation précoce n'est plus le terme privilégié, et oui, ce que je vous ai décrit comme une variante normale est toujours bénigne. Nous reviendrons dans un instant sur la partie concernant la fibrillation ventriculaire idiopathique.

ASTUCE | "Variante normale" est le nom d'un résultat électrocardiographique spécifique, comme "sus-décalage du segment ST" ou inversion de l'onde T". Le terme est parfois utilisé pour faire référence à d'autres sujets, ce qui peut prêter à confusion. Si vous utilisez le terme variante normale, assurez-vous que votre auditeur ou lecteur comprend le contexte de votre utilisation du terme.

Voici un exemple de repolarisation précoce (variante normale). Voyons ce que nous pouvons (ou ne pouvons pas) trouver sur cet ECG :

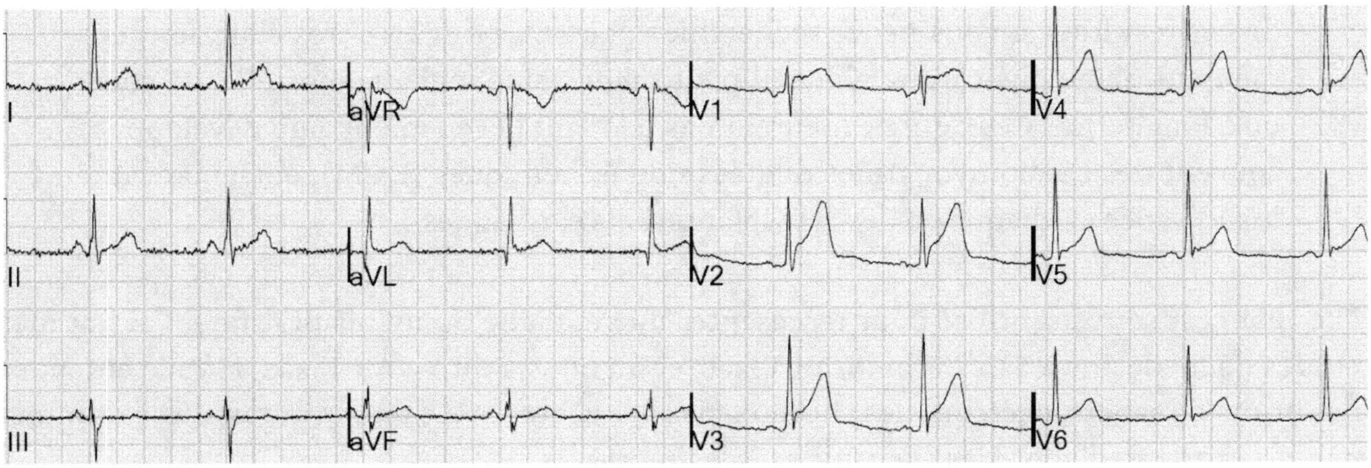

Figure 26-14

Bien sûr, commençons par l'évidence : où se situe le sus-décalage du segment ST ? Il y a un sus-décalage du segment ST dans toutes les dérivations précordiales, dérivations V1 à V6. Plus tôt, je vous ai conseillé de rechercher la variante normale dans les dérivations précordiales moyennes. Je définis les dérivations précordiales moyennes comme les dérivations V2 à V4. Sachez que ce n'est pas un monde parfait et que la variante normale peut apparaître en dehors de ces dérivations (dans les dérivations V1 ou V5/V6).

MON AVIS | Si, cependant, il n'y a pas de sus-décalage du segment ST dans aucune des dérivations V2 à V4 ou seulement dans les dérivations V4 à V6, alors vous voyez un type de sus-décalage du segment ST qui n'est pas une variante normale. Au lieu de la variante normale, je recourrais à l'ancienne terminologie de repolarisation précoce (mais pas de repolarisation précoce bénigne), ou j'envisagerais un diagnostic différent.

Nous avons parlé du sus-décalage du segment ST, mais qu'en est-il de le sous-décalage du segment ST ? Le sous-décalage du segment ST ne fait jamais partie d'une variante normale. Mais peut-il y avoir un sous-décalage du segment ST dans une variante normale ? Eh bien, oui, il peut y en avoir... mais dans ce cas, la variante normale serait un diagnostic secondaire, et je serais plus préoccupé par un syndrome coronarien aigu chez un patient présentant une variante normale.

> **PERLE** | Si le patient présente tous les signes d'une variante normale mais que des sous-décalages ST sont présentes, considérez la variante normale comme un diagnostic *secondaire* et commencez à rechercher un autre diagnostic qui devrait avoir la priorité !

En regardant de plus près la figure 26-14, nous voyons une encoche au point J dans les dérivations V4 à V6. Cette encoche est pratiquement pathognomonique à la fois pour la variante normale et pour la repolarisation précoce. Comme nous avons un sus-décalage du segment ST dans les dérivations précordiales moyennes, nous pouvons toujours appeler cela une variante normale.

Maintenant, concentrons notre attention sur les dérivations V2 et V3. Regardons les ondes T dans ces dérivations : elles sont hautes et légèrement asymétriques, et la pente ascendante manifeste une légère concavité vers le haut. Ce sont des ondes T typiques caractéristiques d'une variante normale. Les ondes T d'une variante normale ou d'une repolarisation précoce (dont nous parlerons plus tard) sont plus hautes que celles d'une péricardite aiguë. Une méthode fiable pour distinguer une variante normale d'une péricardite aiguë (mentionnée plus haut dans la section Péricardite aiguë) est le rapport entre le sus-décalage du segment ST au point J et l'amplitude de l'onde T en dérivation V6 :

ST / T Ratio

$$\frac{\text{Elévation du segment ST (V6)}}{\text{Amplitude de l'onde T (V6)}} \quad \begin{array}{ll} \geq 0.25 & \text{Péricardite aiguë} \\ < 0.25 & \text{Variante normale} \end{array}$$

Figure 26-15

Étant donné que les ondes T d'une variante normale ont tendance à avoir une plus grande amplitude que dans la péricardite aiguë (et également dans l'ischémie aiguë), le dénominateur sera plus grand, ce qui entraînera une fraction plus petite (ratio). Ainsi, le ratio de la variante normale sera inférieur à 0,25. Comme mentionné plus haut dans ce chapitre, ce ratio distingue la variante normale de la péricardite aiguë. Il existe une autre formule pour distinguer la variante normale de l'ischémie myocardique aiguë/IDM.

Considérons les complexes QRS à ce stade. Les ondes R dans les dérivations précordiales sont hautes, bien plus hautes que ce à quoi on s'attend dans la péricardite aiguë ou l'ischémie. Il y a autre chose à propos des complexes QRS sur cet ECG (Figure 26-14) : il y a une transition précoce dans les dérivations précordiales. Une autre façon de dire cela est qu'il y a une rotation dans le sens inverse des aiguilles d'une montre. Dans cet ECG, la transition se produit entre les dérivations V1 et V2. Il s'agit d'une transition abrupte : aucune augmentation progressive de l'amplitude de l'onde R sur trois ou quatre dérivations. La transition passe d'un complexe négatif à un complexe nettement positif en une seule dérivation !

Vous avez peut-être entendu parler de l'axe QRS moyen dans le plan frontal (ÂQRS) qui est vertical dans la variante normale et horizontal dans la péricardite aiguë. Je n'ai jamais trouvé cela utile cliniquement ou diagnostiquement. Si vous regardez notre exemple de variante normale de la figure 26-14, vous verrez que l'ÂQRS est assez horizontal – au lieu d'être vertical.

Regardons un autre ECG avant de passer à la forme la plus mortelle de repolarisation précoce :

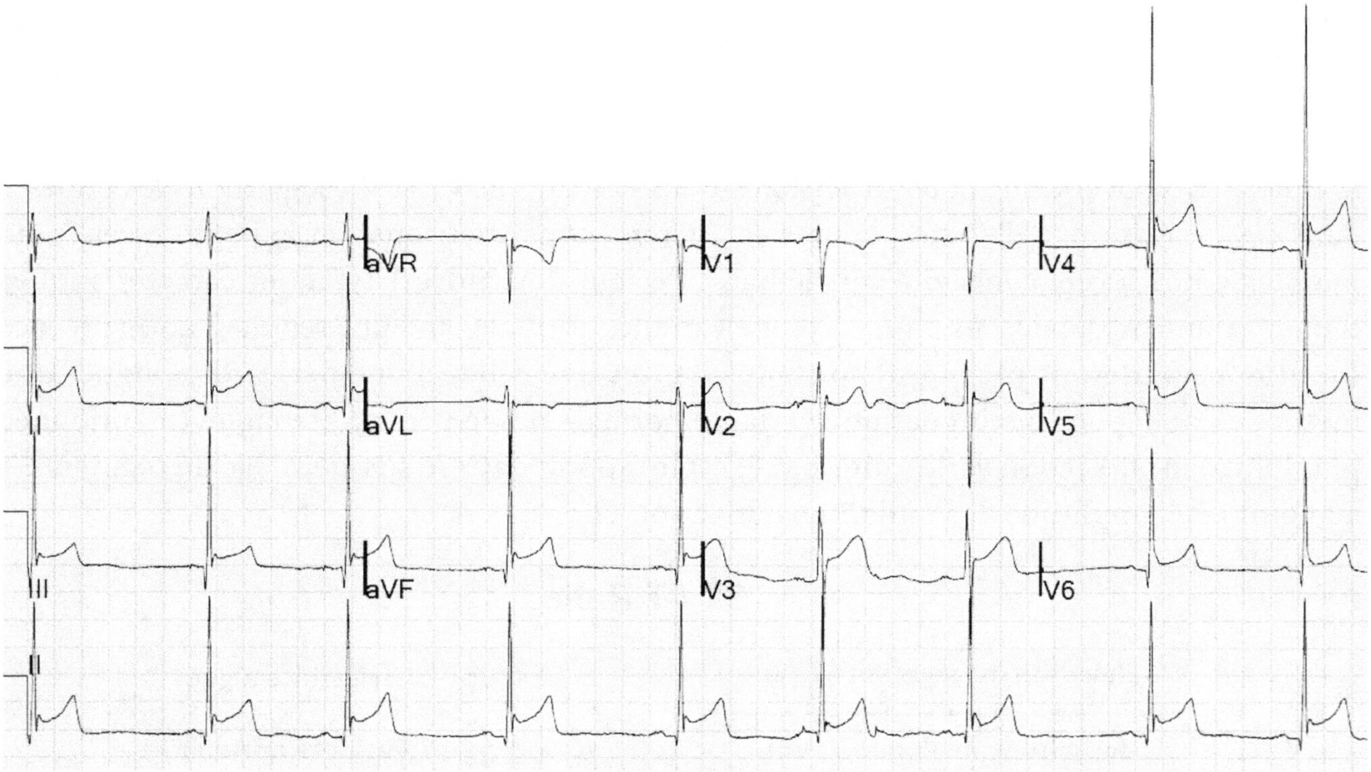

Figure 26-16

L'ECG de la figure 26-16 a été enregistré chez une femme de dix-huit ans dont l'état mental avait été altéré suite à la consommation de drogues récréatives. Elle a nié avoir ressenti des douleurs thoraciques (je suppose qu'elle est devenue plus alerte). Regardons ce que nous avons ici...

La patiente a 18 ans. Cela rend un infarctus du myocarde de type 1 (rupture de plaque avec thrombose coronaire) extrêmement improbable. Cela pourrait-il quand même être dû à un problème d'artère coronaire ? OUI ! N'oubliez jamais une origine anormale d'une artère coronaire ou une dissection spontanée de l'artère coronaire (SCAD) dans ce groupe d'âge - mais même celles-ci sont rares ! Nous avons donc éliminé un diagnostic de la liste, mais trois restent.

Il y a un sus-décalage du segment ST dans plus d'un territoire vasculaire. Et alors ? En quoi cela différencie-t-il l'une des conditions examinées dans ce chapitre des autres ? Non ! La présence d'un sus-décalage du segment ST dans plus d'un territoire vasculaire est très souvent utilisée comme justification pour un diagnostic de péricardite aiguë (souvent de manière inappropriée et incorrecte). En fait, en tant que constatation diagnostique différenciante, c'est plutôt inutile ! Aucun diagnostic n'est éliminé sur la base de cette constatation !

Les complexes QRS sont très hauts. C'est une caractéristique d'une variante normale, mais pas pour une péricardite aiguë, une myocardite aiguë ou un infarctus aigu du myocarde, à moins qu'une hypertrophie ventriculaire gauche (HVG) ne soit également présente. La patiente est jeune, et les jeunes ont tendance à avoir des complexes QRS avec une plus grande amplitude. Les critères de tension précordiale pour l'HVG ne sont même pas valables avant 40 ans. De plus, elle a consommé des drogues récréatives, ce qui peut affecter l'amplitude du QRS (même si je m'attendais à une fréquence cardiaque plus rapide si l'une d'entre elles était sympathomimétique).

L'onde T de la dérivation V3 est plus grande que prévu. Cependant, compte tenu de l'amplitude des ondes R dans les dérivations V4 à V6, on s'attendrait à voir des ondes T hautes ou proéminentes après ces ondes R. Mais voici la partie importante : nous n'allons pas comparer la hauteur des ondes T à la hauteur des ondes R, nous allons comparer les ondes T au sus-décalage du point J dans les dérivations V4 à V6 (et surtout V6) ! Nous mesurons le sus-décalage du segment ST au point J.

Et il y a une encoche au point J. Elle est présente dans toutes les dérivations avec sus-décalage du segment ST, à l'exception des dérivations V3 et V6. Elle est très subtilement présente dans la dérivation V5. L'encoche au point J est pathognomonique pour la variante normale. L'encoche n'apparaît pas dans la péricardite aiguë, la myocardite aiguë ou l'ischémie aiguë. Ainsi, l'encoche sécurise le diagnostic de la variante normale.

Il y a un changement réciproque présent ! On vous a probablement dit qu'il ne peut y avoir de changements réciproques dans un modèle de sus-décalage du segment ST variant normal (repolarisation précoce). Ce n'est PAS vrai. Cependant, la seule dérivation autorisée à manifester un changement réciproque avec un modèle variant normal est la dérivation aVR. Il est permis à la dérivation aVR de manifester un sous-décalage réciproque du segment ST lors d'une variante normale ou d'une repolarisation précoce. Et c'est là... juste là dans la dérivation aVR !

L'absence d'un changement réciproque raisonnable dans la dérivation aVL (la minuscule inversion de l'onde T sans sous-décalage du segment ST n'aide pas ici) nous permet d'éliminer une ischémie aiguë/un infarctus de notre diagnostic différentiel. Les encoches du point J éliminent également la péricardite aiguë et la myocardite aiguë du diagnostic différentiel, ne laissant que la variante normale. Bien sûr, cela éliminerait également l'ischémie aiguë/l'infarctus sans modèle de variante normale. Cet ECG présente un modèle de variante normale.

> **PERLE |** En utilisant la méthode d'élimination diagnostique de Jones, nous avons rapidement posé le bon diagnostic, non pas tant en recherchant des résultats positifs pour étayer un diagnostic, mais plutôt en notant les résultats incompatibles avec un diagnostic particulier.

Repolarisation précoce et fibrillation ventriculaire idiopathique

En 2008, le Dr Michel Haïssaguerre et ses collègues ont publié un article très important dans le *New England Journal of Medicine* qui a changé à jamais notre vision de la repolarisation précoce. Ils ont étudié 206 personnes qui avaient été réanimées après une fibrillation ventriculaire idiopathique et les ont comparées à un groupe témoin apparié de 412 sujets sans maladie cardiaque. Ils ont constaté que les personnes ayant subi un arrêt cardiaque présentaient une prévalence de repolarisation précoce beaucoup plus élevée que celles du groupe témoin – 31 % contre seulement 5 % !

Ils ont défini la « repolarisation précoce » comme « un sus-décalage de la jonction QRS-ST (point J) dans au moins deux dérivations... » « L'amplitude de le sus-décalage du point J devait être d'au moins 1 mm (0,1 mV) au-dessus du niveau de base, soit sous forme d'empâtement QRS (une transition en douceur du segment QRS au segment ST) soit d'encoche (une déviation J positive inscrite sur l'onde S) dans la dérivation inférieure [sic] (II, III et aVF), la dérivation latérale [sic] (I, aVL et V4 – V6), ou les deux. » Les dérivations V1 – V3 ont été exclues de l'analyse.

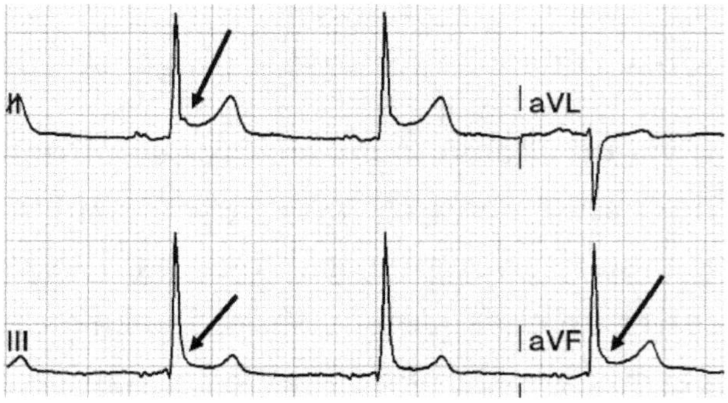

Figure 26-17

Les troubles de la conduction (Figure 26-17) et les encoches se sont révélés être des phénomènes de repolarisation et ne se sont pas produits pendant la dépolarisation. Les sujets affectés étaient plus susceptibles d'être des hommes ayant des antécédents de syncope inexpliquée ou d'arrêt cardiaque soudain pendant le sommeil. (Comment peut-on avoir des antécédents d'arrêt cardiaque soudain pendant le sommeil ?) Il est important de noter qu'ils présentaient également un intervalle QTc plus court que le groupe témoin.

La littérature indique quelque chose de différent à propos de la repolarisation précoce décrite et évaluée par Haïssaguerre et al. Au départ, la définition de la repolarisation précoce était principalement limitée aux dérivations précordiales moyennes sans grande attention à la présence ou non d'encoches au point J. L'ECG de la Figure 26-16 est compatible avec la description de Haïssaguerre de la repolarisation précoce conduisant à une fibrillation ventriculaire idiopathique. Voici mon avis concernant la variante normale et la repolarisation précoce qui peuvent prédisposer aux tachydysrythmies ventriculaires idiopathiques (et c'est strictement MON avis) :

Chez un patient qui présente...

1) une variante normale ou des changements suggérant une repolarisation précoce qui peuvent prédisposer à une tachydysrythmie ventriculaire,

2) qui n'a pas d'antécédents de syncope ou de quasi-syncope fréquente (personnelle ou familiale) et

3) qui n'a pas d'antécédents d'arrêt cardiaque soudain

...je ne ferais aucun bilan ni aucune enquête plus approfondie. Je les informerais cependant qu'ils ont une variante normale. Je leur fournirais également une copie de l'ECG manifestant cette constatation, qui pourrait s'avérer très utile à d'autres médecins ou prestataires de soins médicaux.

En revanche, si le patient...

1) a des antécédents récents de syncope ou de quasi-syncope,

2) une mort cardiaque subite (mort inattendue survenant dans l'heure suivant l'apparition des symptômes),

3) des antécédents familiaux de réanimation suite à un arrêt cardiaque soudain ou à une syncope, ou

4) l'élévation du segment ST implique plus que les dérivations précordiales moyennes

...je recommanderais de consulter un cardiologue.

OK... analysons un ECG :

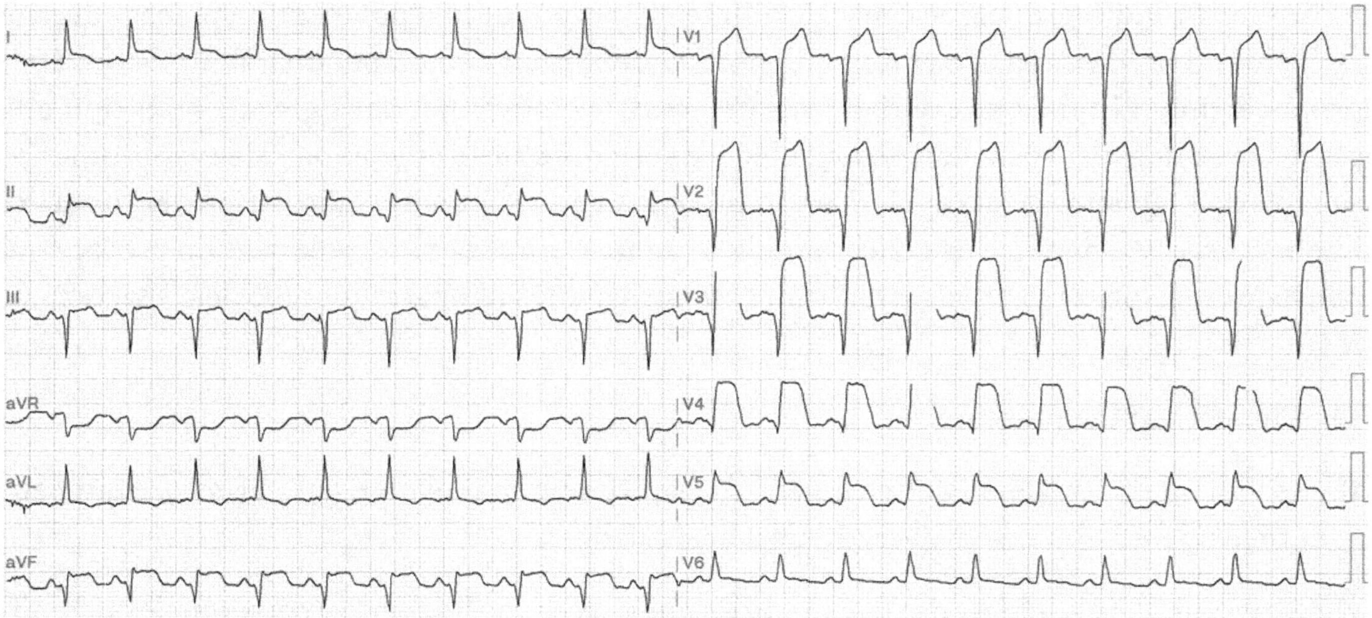

Figure 26-18

Il s'agit d'un homme de 62 ans qui se plaint de douleurs thoraciques sous-sternales, de type pression, pendant deux heures. Il est diaphorétique et légèrement dyspnéique. Il a eu un infarctus du myocarde neuf ans auparavant et avait un stent (artère inconnue). Il déclare que la douleur est plus intense. Il a eu une infection des sinus il y a environ 10 jours.

Quel est votre diagnostic ? Vous devez décider s'il s'agit d'une ischémie aiguë/infarctus du myocarde, d'une péricardite aiguë, d'une myocardite aiguë ou d'une variante normale. Justifiez votre diagnostic et expliquez également pourquoi vous avez éliminé les autres diagnostics. La discussion se déroule dans les pages suivantes.

Y a-t-il un sus-décalage du segment ST dans plus d'un territoire vasculaire ?

Il y a un sus-décalage du segment ST dans toutes les dérivations, à l'exception des dérivations aVR et aVL. Lequel de nos quatre choix cela élimine-t-il ? C'est exact : AUCUN ! Les quatre diagnostics peuvent tous manifester une élévation du segment ST dans plus d'un territoire vasculaire. Une occlusion proximale d'une artère IVA « enveloppant » de type 3 peut entraîner une ischémie dans plus d'un territoire vasculaire. Une occlusion proximale d'une ACX dominant peut également provoquer cela... et il en va de même pour une occlusion proximale d'une ACD dominant. Bien entendu, la myocardite peut se présenter avec un sus-décalage du segment ST dans plus d'une zone vasculaire. La péricardite aiguë et la variante normale sont également capables de provoquer la même chose. Aucune aide à ce niveau.

L'âge du patient rend certainement plus probable un infarctus du myocarde de type 1 (dû à une plaque rompue avec thrombose intravasculaire). Cela n'exclut cependant pas les trois autres diagnostics. Donc, aucune aide réelle à ce niveau non plus.

Y a-t-il des segments PR déprimés dans certaines dérivations ou un segment PR élevé dans la dérivation aVR ?

Regardons la dérivation II, agrandie :

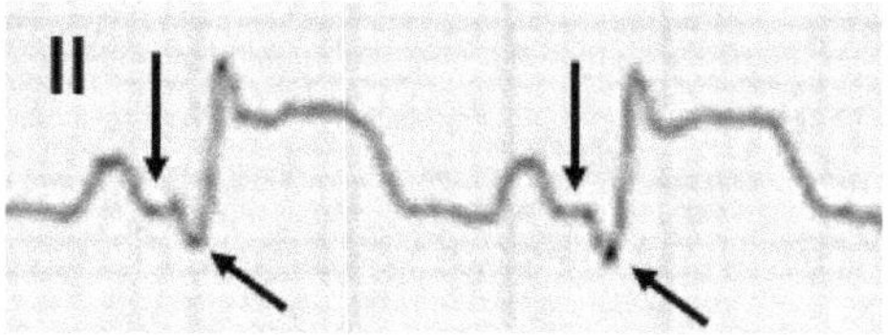

Figure 26-19

Ce qui aurait pu apparaître au départ comme un segment PR descendant est en fait un segment PR court qui se trouve sur la ligne de base suivi d'une onde q. (Ne confondez pas un segment PR court avec un intervalle PR court. Les implications ne sont pas les mêmes !) OK... qu'en est-il du sus-décalage du segment PR dans Lead aVR ? Examinons de plus près Lead aVR...

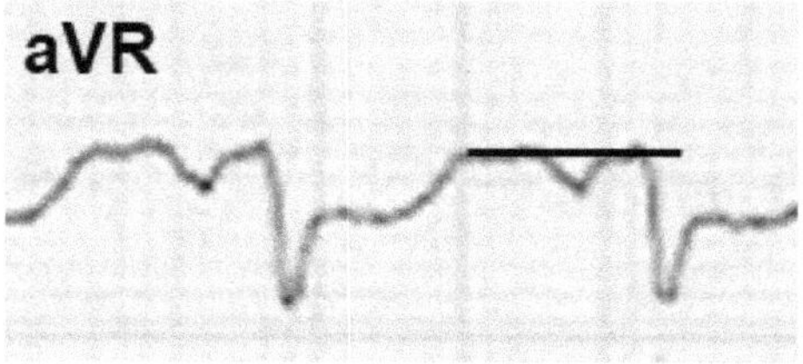

Figure 26-20

Bien que le segment PR ascendant dans la dérivation aVR puisse être confondu avec un sus-décalage du PR, un coup d'œil à l'autre côté de l'onde P inversée révèle qu'il est au même niveau que la ligne de base et n'est pas élevé. Ainsi, l'absence de déviation du segment PR ne confirme ni n'élimine aucun des diagnostics. La déviation du segment PR n'est pas un signe très fiable ou spécifique car il existe d'autres causes à cette constatation qui sont plutôt courantes. Aucune décision n'a encore été prise. Continuons...

Existe-t-il des segments TP descendants (signe de Spodick) ?

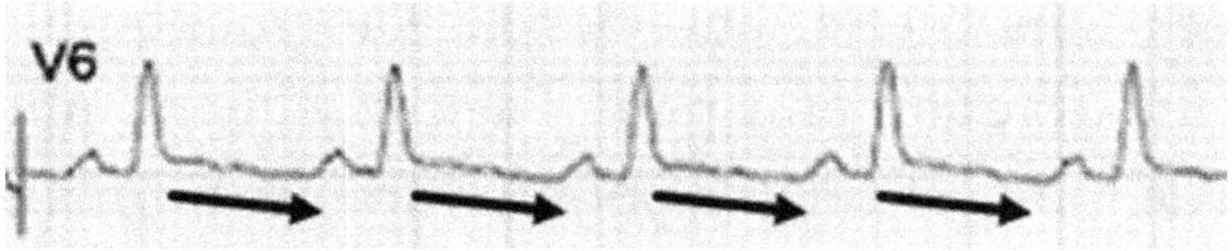

Figure 26-21a

Oui ! La dérivation V6 présente un signe de Spodick classique, et il est très évident. Cela ne confirme-t-il pas une péricardite aiguë ? En fait, non ! Il peut apparaître dans la myocardite aiguë, et il apparaît occasionnellement dans l'ischémie aiguë/l'infarctus (vous ne me croyez pas ? Je vais vous le prouver dans un instant !). Il s'agit cependant d'une attaque contre la variante normale. Le signe de Spodick n'est ni sensible ni spécifique. Il est également affecté par la fréquence cardiaque. À mesure que la fréquence augmente, le segment T-P est de moins en moins visible. Il a été signalé à l'origine qu'il se produisait dans 80 % des cas de péricardite aiguë, mais des recherches plus récentes suggèrent que ce chiffre est plus proche de 30 %. Il n'est pas non plus limité à la péricardite, ce qui le rend beaucoup moins précieux sur le plan diagnostique.

Existe-t-il des changements réciproques du sus-décalage du segment ST dans d'autres dérivations que la dérivation aVR ?

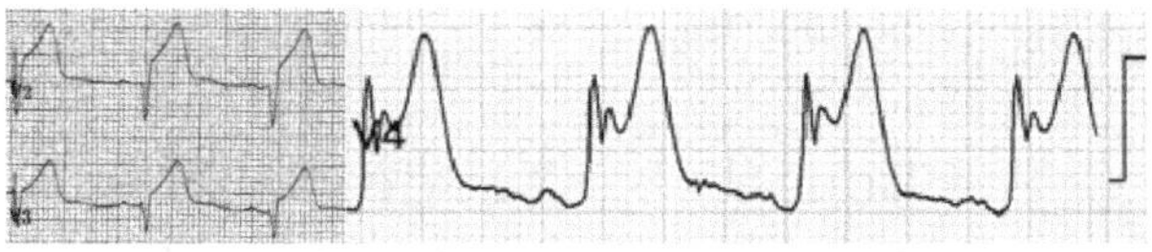
Figure 26-21b Signe de Spodick dans IM

Il y a une très légère inversion de l'onde T dans la dérivation aVL, mais il n'y a pas de sous-décalage du point J ; par conséquent, je dirais qu'aucun changement réciproque n'est noté. Cela élimine-t-il l'ischémie ? Non, cela n'élimine pas l'ischémie ni aucune des trois autres conditions.

Les sus-décalages ST manifestent-elles une concavité vers le haut ?

Oui ! Les sus-décalages ST dans les dérivations V1 et V2 ont toutes deux des concavités vers le haut. Agrandissons ces dérivations pour les examiner de plus près...

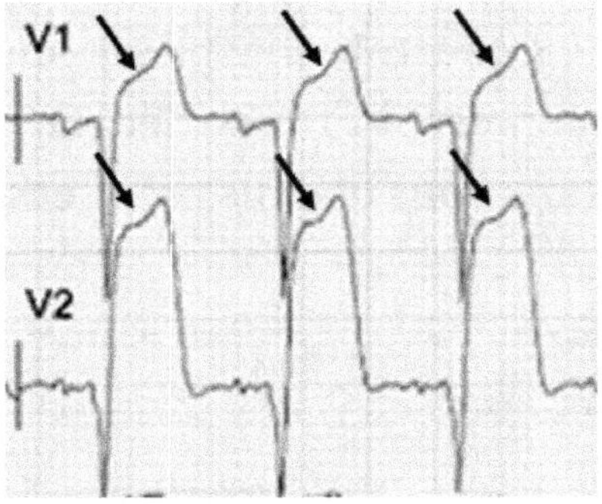

Figure 26-22

Les flèches indiquent les concavités subtiles vers le haut dans les segments ST surélevés. Alors, comment cela nous aide-t-il ? Tout d'abord, la péricardite aiguë et la variante normale sont connues pour avoir des segments ST concaves vers le haut. Mais saviez-vous que plus de 40 % des infarctus du myocarde antérieurs présentent des segments ST surélevés concaves vers le haut ? Et aucune règle ne stipule que la myocardite aiguë ne peut pas se présenter de la même manière. Donc, cette découverte n'est pas très utile pour éliminer l'un des diagnostics.

Les ondes T manifestent-elles une amplitude plus grande que prévu ?

Oui, mais seulement dans les dérivations avec les sus-décalages ST les plus élevées. Regardez les dérivations I, III, aVL et V6. Ce sont essentiellement des ondes T normales. Des quatre diagnostics de notre liste de diagnostics différentiels, seule la variante normale est connue pour ses ondes T surélevées (à l'exclusion des ondes T hyperaiguës d'une ischémie aiguë). Lors du calcul du rapport ST/T, les ondes T plus élevées dans une variante normale augmentent le dénominateur, ce qui conduit à un rapport ou une fraction plus petit. Par conséquent, une variante normale aura un rapport ST/T < 0,25. (Ce ratio est valable pour la variante normale par rapport à la péricardite aiguë – PAS pour l'IDM aigu !)

Y a-t-il une augmentation du taux de troponine ?

Oui ! Le premier taux de troponine était de 14,7, suivi d'un deuxième taux de troponine quatre heures plus tard de 88,2. Malheureusement, les taux de troponine dans la myocardite aiguë peuvent parfois être assez élevés, et il n'existe aucune étude fournissant un seuil discriminant entre la myocardite aiguë et l'IDM aigu. Cela rend cependant l'ischémie/l'infarctus aigu plus probable.

Le diagnostic ici est une ischémie/infarctus aigu du myocarde. Comment avons-nous posé le diagnostic ?

1. Tout d'abord et de manière évidente, vous ne verrez pas de « pierres tombales » comme celles des dérivations précordiales dans aucun des diagnostics autres que l'ischémie/infarctus aigu. On dit (mais ce n'est pas prouvé) qu'une variante normale

n'aura pas de sus-décalage du segment ST supérieure à 5 mm dans aucune dérivation. Ce de sus-décalage du segment ST n'est pas observé dans la péricardite ou la myocardite aiguë.

2. Les informations sur le patient et ses antécédents, l'ECG et les biomarqueurs suffiraient à envoyer ce patient au laboratoire de cathétérisme. Si les artères coronaires sont propres (ce qui ne sera pas le cas ici), il s'agit alors d'une myocardite aiguë. Mais les preuves d'un infarctus aigu du myocarde sont vraiment accablantes.

Pourquoi discuter des niveaux de troponine dans un livre sur l'interprétation de l'ECG ? Parce que le paradigme OMI ne repose pas uniquement sur des critères fixes de sus-décalage du segment ST. Toutes les sources d'informations diagnostiques sont prises en compte car les critères basés sur les déviations du segment ST ont été modifiés.

C'était un excellent exemple car il vous a appris que :

Les infarctus du myocarde peuvent survenir sans changements réciproques apparents.

Le sus-décalage du segment ST dans les dérivations précordiales peut manifester une concavité ascendante lors d'un infarctus aigu du myocarde.

Le signe de Spodick peut être présent lors d'une ischémie aiguë. Et non, il n'indique pas une péricardite concomitante.

Lectures recommandées

Péricardite aiguë

Alhammouri AT, Omar BA. Regional Pericarditis Mimicking Inferior Myocardial Infarction following Abdominal Surgery. Case Rep Med. 2014.

Bischof JE, Worrall C, Thompson P, Marti D, Smith SW. ST depression in lead aVL differentiates inferior ST-elevation myocardial infarction from pericarditis. Am J Emerg Med. 2016 Feb;34(2):149-54.

Ginzton, LE and Laks, MM. The differential diagnosis of acute pericarditis from the normal variant: new electrocardiographic criteria. Circulation, Volume 65, Issue 5, May 1982.

Imazio M., Gaita F., & LeWinter M. Evaluation and treatment of pericarditis: a systematic review. JAMA, 2015 Oct 13. 314 (14): 1498-506.

Myocardite aiguë

Ammann P, Naegeli B, Schuiki E, et al. Long-term outcome of acute myocarditis is independent of cardiac enzyme release. Int J Cardiol 2003;89:217-22.

Aquaro, G, Perfetti, M, Camastra, G. et al. Cardiac MR With Late Gadolinium Enhancement in Acute Myocarditis With Preserved Systolic Function: ITAMY Study. JACC. 2017 Oct, 70 (16) 1977–1987.

Assomull RG, Lyne JC, Keenan N, et al. The role of cardiovascular magnetic resonance in patients presenting with chest pain, raised troponin, and unobstructed coronary arteries. Eur Heart J 2007;28:1242-9.

Fan Y, Chen M, Liu M, et al. Myocarditis with chest pain, normal heart function and extreme increased troponin. Int J Cardiol 2016;209:307-9.

Feldman AM, McNamara D. Myocarditis. N Engl J Med 2000;343:1388-98.

Massin M, Crochelet AS, Jacquemart C. Acute Myocarditis With Very High Troponin but No Ventricular Dysfunction. Clin Pediatr (Phila) 2016.

Riaz IB, Singh A, Janardhanan R. Chest pain and elevated troponins in a patient with prior coronary artery disease: a diagnostic dilemma. Am J Med 2014;127:e5-6.

Sinagra G, Anzini M, Pereira NL, et al. Myocarditis in Clinical Practice. Mayo Clin Proc 2016;91:1256-66.

Smith SC, Ladenson JH, Mason JW, et al. Elevations of cardiac troponin I associated with myocarditis. Experimental and clinical correlates. Circulation 1997;95:163-8.

Variante normale (repolarisation précoce)

Haïssaguerre M, Derval N, Sacher F, Jesel L, et al. Sudden cardiac arrest associated with early repolarization. N Engl J Med. 2008 May 8;358(19):2016-23.

Heng SJ, Clark EN, Macfarlane PW. End QRS Notching or Slurring in the Electrocardiogram - Influence on the Definition of "Early Repolarization." Journal of the American College of Cardiology Vol. 60, No. 10, 2012.

Lopez, JL, Arcay, L, Acosta, J, et al. Peri-infarction Pericarditis: A Fading Complication of Myocardial Infarction. Annals of Internal Medicine: Clinical Cases. August, 2022.

Patton, KK et al. Electrocardiographic Early Repolarization. Circulation, 2016. 133:15, 1520-1529.

Rogers E, Maddrey A, Stamoolis CE, Kesselman MM. Early Repolarization vs. Acute Pericarditis Morphology: A Case Report of Electrocardiographic Mimicry. Cureus. 2019 Apr 16;11(4)

Sarda, L, Colin, P, Boccara, F. et al. Myocarditis in patients with clinical presentation of myocardial infarction and normal coronary angiograms. J Am Coll Cardiol. 2001 Mar, 37 (3) 786–792.

Réimprimé à partir du blog ECG du Dr Smith

Les ECG suivants sont reproduits avec l'aimable autorisation du Dr Stephen W. Smith. Vous pouvez trouver ces cas et d'autres cas très intéressants et instructifs sur son blog (Dr. Smith's ECG Blog) à l'adresse suivante : https://hqmeded-ecg.blogspot.com/

Figure 26-13
Date : dimanche 2 novembre 2014
"A Young Woman with Chest Pressure and Subtle, Focal ST Elevation/Depression"

Figure 26-14
Date : mardi 26 mai 2020
"A middle-aged male with chest pain"

Figure 26-16
Date : vendredi 2 mars 2018
"Scary ST Elevation. What is it?"

Autres lectures
Date : vendredi 13 décembre 2019
"Pericarditis strikes again."

27

Un diagnostic différentiel lorsque le patient est jeune !

L'ECG suivant a été enregistré chez une femme de 16 ans qui s'est évanouie alors qu'elle jouait au basket-ball.

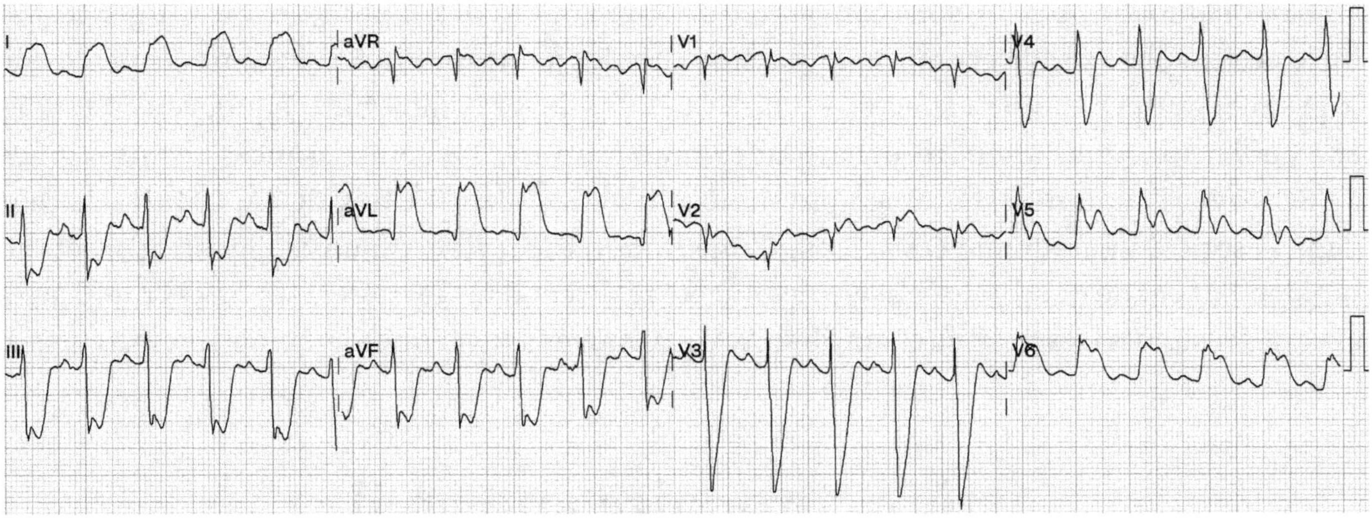

Figure 27-1

Elle a été emmenée au laboratoire de cathétérisme, où elle a fait deux arrêts cardiaques et où on a découvert une occlusion impliquant une artère coronaire anormale. Ce chapitre a été écrit pour rappeler que les enfants et les très jeunes adultes peuvent souffrir d'occlusions myocardiques. La patiente, heureusement, a eu un bon résultat.

Lorsque le patient est d'âge moyen ou plus âgé, il est permis de présumer qu'une occlusion coronaire s'est produite lorsque le patient présente une douleur thoracique classique et d'autres signes d'infarctus du myocarde par occlusion (OMI). Bien que d'autres contributions de l'histoire et de l'examen physique puissent éventuellement indiquer le contraire, l'occlusion coronaire aiguë reste la principale cause d'infarctus aigu du myocarde dans ce groupe d'âge.

Les jeunes ont certainement un biais diagnostique à leur encontre – qui croirait qu'une personne aussi jeune et en excellente santé apparemment puisse avoir un infarctus aigu du myocarde ? Eh bien... ils PEUVENT, et ils le FONT ! Et vous ne voulez pas être le clinicien qui a raté le diagnostic parce qu'il n'a pas sérieusement envisagé cette possibilité ! L'ECG de la figure 27-1 a d'abord été examiné par un médecin urgentiste pédiatrique qui n'a rien remarqué d'anormal et l'a mis de côté. Un autre médecin a vu l'ECG par hasard et a immédiatement activé le laboratoire de cathétérisme.

Il existe un préjugé inhérent contre les enfants et les jeunes adultes en ce qui concerne les douleurs thoraciques, l'ischémie aiguë et l'infarctus aigu du myocarde. Comme il est extrêmement peu probable qu'une plaque d'athérome rompue avec thrombose soit un problème pour eux, nous avons tendance à oublier qu'*il existe de nombreuses autres causes d'occlusion des artères coronaires* et d'ischémie/infarctus aigus. Pourtant, les jeunes adultes et les enfants développent une ischémie myocardique aiguë, un infarctus et des dysrythmies mortelles. À moins que le patient n'ait développé des signes d'ischémie aiguë sur l'ECG, ce qui – il faut l'admettre – est très rare, vous allez devoir utiliser toutes vos ressources et compétences pour vous conduire au bon diagnostic ou pour vous convaincre de faire appel à des experts de toute urgence. J'ai inclus ce chapitre sur l'ischémie et l'infarctus chez les jeunes adultes et les enfants parce que le premier examen qui sera effectué est un ECG. Vous devez comprendre à quoi vous attendre et à quoi ne pas vous attendre, et surtout comment utiliser les connaissances acquises grâce à l'ECG avec l'anamnèse, l'examen physique et d'autres tests (ECHO, CCTA, CMRI) – le tout dans l'esprit du paradigme OMI. Il est d'une importance vitale qu'un diagnostic soit établi rapidement car de nombreuses avancées ont été réalisées dans le traitement de ces problèmes avec des résultats très positifs et gratifiants. Vous pouvez sauver une vie... mais le temps presse !

Artère coronaire anormale

Pour nos besoins, il existe trois types d'artères coronaires anormales que vous devez connaître (oui, il y en a d'autres, mais vous ne devez vous préoccuper que de trois d'entre elles) :

1. les artères coronaires provenant du mauvais sinus de Valsalva
    a. une artère coronaire droite (ACD) qui provient du sinus coronaire GAUCHE de Valsalva
    b. une artère descendante antérieure gauche (ADG) qui provient du sinus coronaire DROIT de Valsalva

2. une artère coronaire qui provient du bon sinus de Valsalva mais qui se déplace intramurale dans la paroi de l'aorte avant de sortir

3. une artère descendante antérieure gauche (ADG) qui provient de l'artère pulmonaire

D'autres anomalies incluent une artère coronaire qui provient d'une branche d'une autre artère coronaire. Il existe un cas célèbre dans lequel un homme a eu une occlusion complète et soudaine de son artère coronaire principale gauche, mais a survécu et a pu être opéré parce que son artère coronaire circonflexe provenait de l'artère coronaire droite et que les deux artères alimentaient des artères collatérales de l'artère coronaire gauche. Mais parlons des autres types d'artères coronaires anormales et de la façon dont elles peuvent affecter l'électrocardiogramme à 12 dérivations.

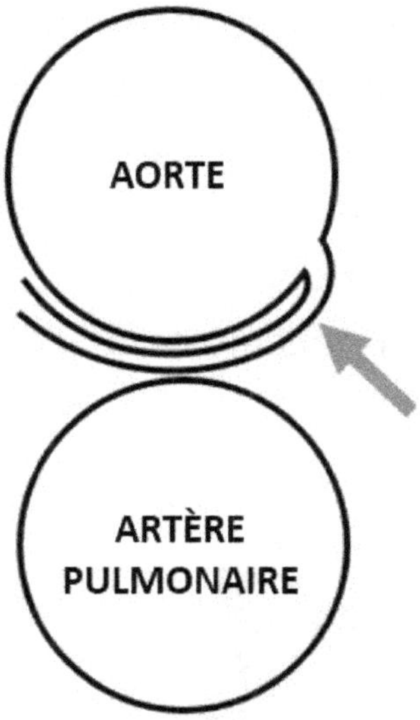

ARTÈRE CORONAIRE INTERARTÉRIELLE

Figure 27-2

Artère coronaire interartérielle

Lorsque l'une des artères coronaires provient du sinus coronaire opposé de Valsalva, elle peut emprunter plusieurs chemins pour atteindre sa zone vasculaire appropriée. Elle peut circuler librement devant ou derrière les deux gros vaisseaux. On considère généralement qu'il s'agit d'une anomalie bénigne ne nécessitant aucun traitement, car la zone du myocarde desservie par l'artère est toujours alimentée en sang oxygéné sans interférence significative. Vous ne verrez aucun changement sur l'ECG ; sa présence est généralement découverte fortuitement lors d'une angiographie. Une exception serait si l'origine de l'artère anormale de l'aorte formait un angle aigu susceptible de se plier et de s'obstruer pendant la systole.

Un problème survient cependant lorsque l'artère coronaire passe entre l'aorte et l'artère pulmonaire (figure 27-2). Pendant la systole, les gros vaisseaux peuvent se comprimer et empêcher le flux vers la zone du myocarde desservie par l'artère, ce qui entraîne une ischémie.

Vous n'allez pas diagnostiquer une artère coronaire anormale avec un ECG à 12 dérivations. Au mieux, vous trouverez un indice ou une suggestion qui peut confirmer votre impression, compte tenu des antécédents du patient et de l'examen physique. Et les antécédents du patient seront généralement beaucoup plus enrichissants sur le plan diagnostique que l'ECG ou l'examen physique. Cependant, vous devez savoir à quoi vous attendre de l'ECG, car ce sera le premier test demandé et effectué sur le patient. Il existe deux autres types d'artères coronaires anormales que vous devez connaître.

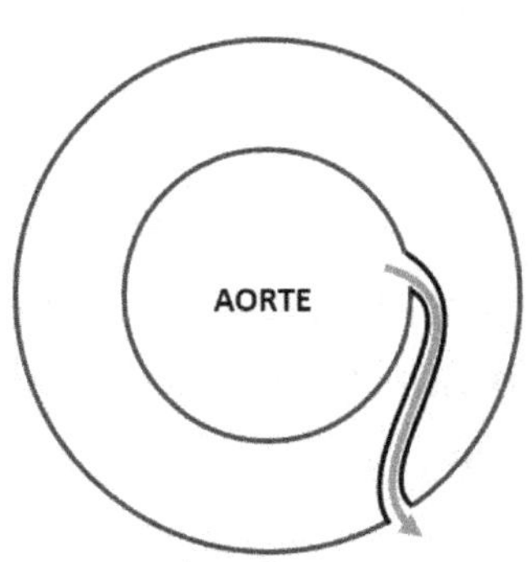

ARTÈRE CORONAIRE INTRAMURALE

Figure 27-3

Artère coronaire intramurale

Le type suivant est l'artère coronaire intramurale (Figure 27-3). Au lieu de sortir directement de la paroi aortique pour suivre un trajet épicardique, l'artère coronaire s'enfonce dans la paroi de l'aorte sur des distances variables. Cela aura le même effet sur l'artère coronaire que l'anomalie interartérielle : la systole entraînera une constriction de l'artère et une perte de circulation dans la zone du myocarde qu'elle dessert. Il en résultera une syncope et/ou une ischémie.

> **PERLE |** Soyez toujours attentif à la syncope ou à la quasi-syncope pendant ou peu de temps après un effort ou un exercice chez un enfant ou un jeune adulte. Bien que la plupart des cas soient bénins, certains ne le sont pas ! Les causes dangereuses sont dues à une cardiopathie structurelle (cardiomyopathie hypertrophique, artère coronaire anormale, sténose aortique) et à des dysrythmies (tachycardie ventriculaire polymorphe catécholaminergique, tachycardie ventriculaire monophasique). L'exercice ou la syncope d'effort sont toujours un signal d'alarme pour une catastrophe potentielle !

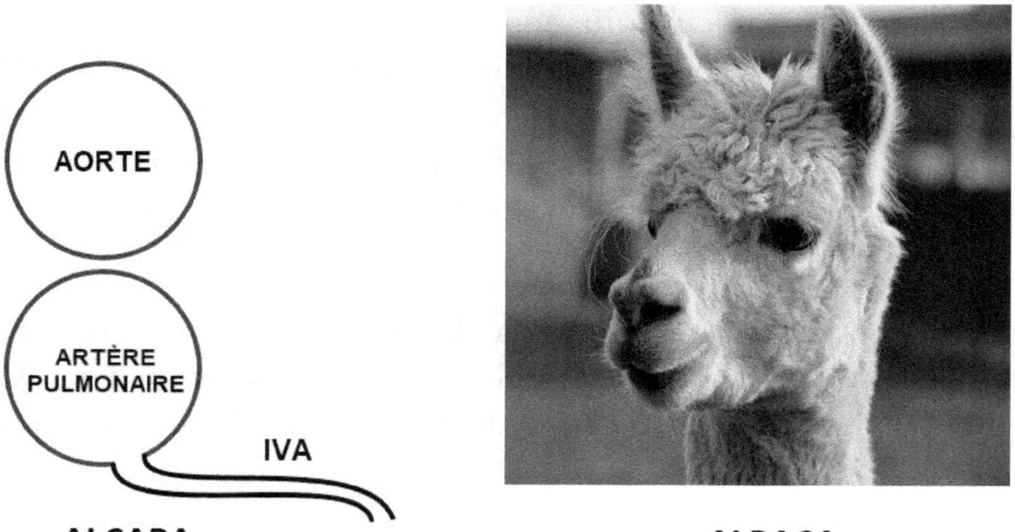

ALCAPA **ALPACA**

Figure 27-4

Le troisième type d'artère coronaire anormale est *l'artère coronaire gauche anormale de l'artère pulmonaire* (ALCAPA). Ne vous méprenez pas : l'artère coronaire gauche anormale de l'artère pulmonaire est l'ALCAPA ; le petit animal mignon à droite est un ALPACA. (Ne souriez pas ! J'ai déjà assisté à une conférence d'un cardiologue sur le danger et la létalité des « ALPACA »).

Il devrait être immédiatement évident que l'IVA irrigue maintenant le ventricule gauche et une partie du ventricule droit avec du sang veineux. Mais ce n'est toujours pas le pire problème : le sang veineux contient de l'oxygène. À la naissance, la résistance vasculaire pulmonaire est élevée et la perfusion du myocarde continue. Bien que la perfusion sanguine de la zone ne soit pas optimale, elle suffit généralement à prévenir les symptômes au début, de sorte que personne ne soupçonne ce qui est sur le point de se produire. Cependant, la résistance vasculaire pulmonaire diminue de manière significative vers l'âge de deux mois, et la pression qui pousse le sang à travers l'artère pulmonaire à travers l'artère ventriculaire gauche est beaucoup moins forte. Le sang qui circulait dans l'artère ventriculaire gauche est littéralement aspiré dans l'artère pulmonaire, et il y a beaucoup moins de sang qui irrigue la zone normalement desservie par l'IVA. C'est ce qu'on appelle *le vol coronaire*. Le vol coronaire entraîne une ischémie myocardique – une ischémie myocardique chez un bébé de deux mois ! In utero, un canal artériel largement perméable équilibre la pression dans les deux ventricules et permet une perfusion myocardique normale malgré l'anomalie. Par conséquent, il n'y a pas de stimulus in utero pour développer une vascularisation collatérale adéquate. Bien que la saturation en O_2 du sang ait chuté après la naissance, la diminution du volume due au vol coronaire est responsable de la plupart de l'ischémie et des symptômes.

Alors, à quoi ressemble cliniquement une ischémie myocardique aiguë chez un enfant de deux mois ? Au début, l'ischémie sera intermittente et ne se manifestera que lorsque l'enfant aura besoin d'une augmentation de sa consommation d'oxygène. Pour un bébé, cela signifie pendant l'alimentation et les pleurs. Mais l'ischémie – si elle n'est pas reconnue et traitée – continue sans relâche. Un infarctus peut survenir et, dans ce cas, il impliquera très probablement *la paroi antérolatérale du ventricule gauche.*

PERLE | ALCAPA, une IVA avec un trajet intramural et une IVA provenant de la cuspide coronaire droite (sinus droit de Valsalva), qui suit ensuite un trajet interartériel vers la gauche, manifesteront toutes une ischémie de la zone *antérolatérale* – si elles manifestent une ischémie du tout. Les patients atteints d'ALCAPA se manifestent généralement dans la petite enfance, mais les deux autres anomalies peuvent ne pas devenir symptomatiques avant la fin de l'adolescence ou le début de l'âge adulte. N'oubliez pas : lorsqu'ils se manifestent par un infarctus, il s'agira d'un infarctus antérolatéral : les dérivations I, aVL, V5, V6 et occasionnellement, les dérivations précordiales antérieures (dérivations V1 - V4) peuvent également présenter un sus-décalage du segment ST.

En plus de l'ischémie de la paroi ventriculaire, le muscle papillaire antérolatéral devient ischémique. Cela se présente généralement avec *une régurgitation mitrale.* La combinaison d'un dysfonctionnement ventriculaire dû à l'ischémie et d'une insuffisance mitrale entraîne une insuffisance cardiaque congestive. L'insuffisance cardiaque congestive (ICC) peut se présenter cliniquement chez un nourrisson sous forme de tachypnée (ils sont dyspnéiques), de mauvaise alimentation (ils ne peuvent pas respirer et se nourrir en même temps), d'irritabilité (pleurs beaucoup plus que la normale) et de diaphorèse (c'est vraiment dur pour un bébé d'essayer de respirer, de se nourrir et de pleurer en même temps !).

PERLE | Le maximum que vous trouverez généralement sur un ECG à 12 dérivations chez un patient qui a commencé à ressentir des symptômes causés par une artère coronaire anormale est une tachycardie sinusale (la dysrythmie la plus courante) et éventuellement une ischémie aiguë. En général, si l'artère anormale est l'IVA, l'ischémie sera *antérolatérale.* Si l'artère anormale est l'artère coronaire droite, l'ischémie sera inférieure, mais elle peut être accompagnée d'une ischémie inférobasale ou ventriculaire droite. Il y a souvent une « mauvaise progression de l'onde R à travers le précordium » et l'axe QRS moyen dans le plan frontal est normal. Il n'y a pas de signes pathognomoniques ; vous devez être attentif à l'histoire, aux symptômes et aux résultats de l'ECG.

En l'absence de traitement, la mortalité au cours de la première année de vie est d'environ 90 %. La revascularisation chirurgicale est très réussie, la plupart des patients n'ayant pas besoin d'autres interventions chirurgicales. Après l'opération, il est courant que les modifications de l'ECG reviennent à la normale. Un diagnostic précoce est la clé de la survie de l'enfant. Comme l'examen commence toujours par un ECG, vous devez comprendre ce que le diagnostic différentiel doit inclure et ce qu'il faut rechercher sur l'ECG. En restant fidèle au paradigme OMI, vous devez utiliser toutes vos ressources pour vous conduire au bon diagnostic. C'est un diagnostic que personne ne peut se permettre de manquer. La suspicion et la connaissance de l'existence de ces anomalies devraient vous orienter vers le bon choix de tests.

Regardez à nouveau l'ECG de la figure 27-1. Nous savons que ce patient avait une artère coronaire anormale. Nous n'avons aucune information concernant l'anomalie vasculaire qui a été trouvée. Laquelle pensez-vous est probable ? Étant donné que les artères coronaires anormales sont présentes à la naissance - et qu'il n'y a eu aucune reconnaissance ou traitement préalable dans ce cas - il faudrait qu'il s'agisse d'un type qui pourrait rester latent pendant des années avant de se manifester.

Le patient a 16 ans, ce qui rend l'ALCAPA moins probable. Bien que ce ne soit pas impossible, cela serait beaucoup moins probable car il y a une mortalité de 90 % au cours de la première année de vie seulement en l'absence de traitement. Les modifications ischémiques aiguës impliquent un sus-décalage du segment ST dans les dérivations I, aVL, V5 et V6. Ceci est caractéristique d'une occlusion de l'IVA. L'ACX n'est pas une source significative d'anomalies des artères coronaires potentiellement mortelles. Il existe donc deux possibilités :

1. L'artère interventriculaire antérieure est née du côté droit de l'aorte mais a creusé la paroi aortique intramurale avant de sortir. La systole entraînerait une obstruction du flux sanguin au moment le plus inopportun ou

2. l'artère interventriculaire antérieure est née dans le sinus droit de Valsalva, puis a traversé entre l'aorte et l'artère pulmonaire dans son trajet pour desservir le côté gauche du cœur, connaissant les mêmes problèmes pendant la systole que l'artère coronaire gauche intramurale.

Dissection spontanée de l'artère coronaire (SCAD)

La dissection spontanée de l'artère coronaire (SCAD) est une cause très peu signalée et sous-reconnue d'ischémie et d'infarctus aigus du myocarde. Elle représente environ 3 à 4 % de tous les patients présentant un syndrome coronarien aigu. La prévalence est plus élevée chez les femmes. Une étude a révélé que la prévalence était d'*environ 24 % des femmes de moins de 50 ans présentant un infarctus aigu du myocarde.*

Gardons les choses en perspective : nous parlons de femmes de moins de 50 ans dont on ne s'attendrait pas à ce qu'elles soient susceptibles de faire un infarctus aigu en raison de leur âge et de l'absence de facteurs de risque.

> **PERLE |** Les infarctus aigus surviennent chez des personnes de tous âges. La différence est que plus l'âge est jeune, moins il est probable qu'il soit dû à une maladie cardiovasculaire athéroscléreuse avec rupture de plaque et thrombose. Au lieu de cela, il sera dû à une myriade d'autres causes possibles ! Et c'est de cela qu'il s'agit dans ce chapitre.

On observe une augmentation du taux de SCAD chez les femmes en péripartum et celles qui ont une multiparité. On pensait classiquement qu'une très grande proportion de cas de SCAD chez les femmes étaient dus à l'état péripartum, mais nous savons maintenant que le taux est beaucoup plus faible (environ 2,4 %). L'âge moyen des patientes atteintes de SCAD est de 52,1 ans. Cinquante-huit pour cent avaient plus de 50 ans et 62,3 % étaient ménopausées. Ainsi, bien qu'il s'agisse principalement d'une affection qui touche les femmes, on sait maintenant qu'elle n'est pas limitée aux femmes en âge de procréer.

La SCAD peut affecter n'importe quelle artère coronaire, mais l'artère interventriculaire antérieure est la plus courante. Que trouverez-vous sur un ECG à 12 dérivations ? Vous verrez des signes d'ischémie aiguë ou d'infarctus dans n'importe laquelle des distributions des artères coronaires. Il n'y a pas de caractéristiques pathognomoniques ou distinctives de la SCAD sur un ECG !

Votre suspicion de SCAD dépendra de l'histoire et de l'examen physique - pas seulement de l'histoire de la maladie actuelle mais aussi de l'histoire sociale et des antécédents médicaux.

1. Que le patient soit un homme ou une femme, il sera généralement plus jeune que prévu en cas d'ischémie myocardique aiguë. Il aura probablement moins de 50 ans et probablement beaucoup plus jeune. (« Pourquoi une personne aussi jeune est-elle atteinte d'un SCA ? »)

2. Il n'y aura pas les facteurs de risque habituels de maladie cardiovasculaire. (« Pourquoi un non-fumeur en bonne santé sans antécédents médicaux est-il atteint d'un SCAD ? »)

3. Une grossesse en cours (ou relativement récente) et une apparition soudaine de douleurs thoraciques devraient vous faire immédiatement penser à la SCAD. Immédiatement !

PERLE | Aucun prestataire de soins médicaux – médecin, infirmière, infirmière praticienne, assistant médical ou ambulancier – ne devrait chercher des raisons pour prouver qu'une personne a ou non un problème particulier. C'est ce qu'on appelle un biais ! Examinez les faits du cas. Utilisez les faits pour arriver à votre diagnostic. Parfois, les faits élimineront automatiquement un diagnostic. Mais n'approchez jamais un patient avec l'idée que vous allez prouver quelque chose !

Complications de la maladie de Kawasaki (MK)

Les patients de la fin de l'adolescence à la fin de la trentaine peuvent présenter des douleurs thoraciques et présenter par la suite des sus-décalages du segment ST dans une ou plusieurs zones vasculaires à l'ECG. Parmi les causes d'IDM aigus chez les jeunes, on trouve les anévrismes des artères coronaires résultant de la MK dans l'enfance. Quelques-uns de ces patients peuvent se souvenir de la maladie, mais probablement la plupart ne s'en souviendront pas. Elle survient chez les enfants de la petite enfance (environ six mois) à cinq ans ; par conséquent, le patient peut ne pas se souvenir de la maladie. Le patient typique sera d'origine asiatique ou africaine, bien que la maladie apparaisse dans toutes les ethnies et nationalités. Elle se rencontre principalement chez les hommes (~75 %).

La MK est une vascularite d'étiologie inconnue qui apparaît chez les personnes ayant une prédisposition génétique à la maladie. Elle entraîne fréquemment des anévrismes et des sténoses post-anévrismales des artères coronaires. Ces anévrismes se développent pendant la maladie aiguë. Comme l'occlusion causée par ces anomalies se produit généralement lentement, *de nombreux patients développent une excellente circulation collatérale*, offrant une résistance à l'ischémie myocardique 20 à 30 ans après la maladie aiguë. En raison des nombreuses collatérales, les symptômes peuvent parfois être atypiques.

PERLE | Nous entendons beaucoup parler de douleurs thoraciques atypiques et de symptômes atypiques, mais je pense que beaucoup de gens se trompent. J'ai souvent entendu le terme « douleur thoracique atypique (ou symptômes) » utilisé dans un sens péjoratif, suggérant que le patient est trop dramatique ou histrionique (c'est-à-dire un historien peu fiable avec des idées psychosomatiques). Atypique implique que les symptômes du patient ne sont pas la douleur classique sous-sternale, semblable à une pression, irradiant vers le bras, le cou ou la mâchoire avec nausées et diaphorèse. Les symptômes atypiques peuvent comprendre, par exemple, juste des nausées et une diaphorèse sans douleur thoracique, une faiblesse ou un essoufflement soudain, une douleur dans un bras ou une douleur limitée au milieu du dos ou une douleur épigastrique. Il existe des raisons pour lesquelles les symptômes ischémiques d'un patient sont atypiques : diabète, âge avancé, présence d'une circulation collatérale et même le sexe du patient. Une douleur thoracique atypique peut indiquer un problème autre que l'ischémie – une douleur thoracique localisée de manière plus excentrique, une douleur continue pendant des heures ou qui ne dure que quelques secondes. Si vous reconnaissez les symptômes classiques chez un patient souffrant de douleurs thoraciques... tant mieux pour vous ! Cependant, le prochain patient peut nécessiter que vous vous appuyiez davantage sur vos connaissances, vos compétences et votre expérience.

UNE AUTRE PERLE | Votre patient présentant des symptômes atypiques a-t-il dit qu'il se sentait faible ou fatigué ou épuisé ? Il y a une différence importante et vous devrez peut-être l'aider à être plus précis ! Disons que vous êtes assis chez vous en train de lire un livre et que vous vous sentez parfaitement normal. Vous laissez tomber le livre sans prévenir parce que votre bras droit devient soudainement trop faible pour le tenir. Il s'agit d'une *faiblesse*, d'un problème *neurologique* (ou neurovasculaire) jusqu'à preuve du contraire. Envisagez une attaque ischémique transitoire (AIT) ou un accident vasculaire cérébral. De retour chez vous, vous lisez votre livre et vous vous sentez bien quand soudain vous avez l'impression d'avoir couru un marathon. Vous vous sentez profondément fatigué et las, peut-être même essoufflé. C'est de la *fatigue*, et c'est un problème *cardiovasculaire* jusqu'à preuve du contraire. Imaginez une insuffisance cardiaque gauche soudaine et réfléchissez également à ce qui pourrait la provoquer si rapidement (indice : quel est le sujet de ce livre ?).

Votre patient adulte atteint de la maladie de Kawasaki présentera probablement des symptômes classiques du syndrome coronarien aigu, bien qu'ils puissent être un peu atypiques. Vous enregistrerez un ECG statique à 12 dérivations. Si une occlusion s'est produite, le sus-décalage du segment ST peut indiquer l'une des ischémies/IDM aigus du myocarde dont vous avez lu dans ce livre, y compris l'IDM du ventricule droit, l'IDM inférolatéral ou l'IVA de type 3 « enveloppant ». L'occlusion survient dans l'un des anévrismes qui se sont développés au cours de la maladie initiale dans l'enfance. Les anévrismes peuvent apparaître dans une ou toutes les artères coronaires. L'artère la plus courante dans une série était l'IVA et les anévrismes apparaissaient le plus souvent dans le vaisseau proximal - attendez-vous donc à une très grande zone à risque. Ces occlusions dans l'artère coronaire droite peuvent impliquer la partie proximale de l'artère coronaire droite, entraînant un infarctus du ventricule droit avec une très grande zone à risque. Même s'il s'agit de patients très jeunes, leur infarctus du myocarde peut être dévastateur s'il n'est pas immédiatement reconnu.

Il n'existe aucun signe électrocardiographique indiquant ou même suggérant la maladie de Kawasaki. Il s'agit d'un diagnostic clinique. Il n'existe aucun test sanguin diagnostique sur lequel s'appuyer. Ainsi, lorsque votre patient est jeune mais qu'il a un infarctus du myocarde, vous devez savoir quelles sont les bonnes questions à poser sur les antécédents de la maladie de Kawasaki. Tout d'abord, demandez au patient s'il a déjà eu la maladie de Kawasaki (ne présumez pas que le patient ne le sait pas). Si la réponse est « Non » ou « Je ne sais pas », demandez-lui alors s'il a déjà eu, lorsqu'il était jeune, une maladie avec quatre ou cinq jours de forte fièvre, une éruption cutanée diffuse et rouge, une langue rouge, une gorge rouge et douloureuse, des yeux rouges sans écoulement ou des doigts et des orteils gonflés avec desquamation de la peau par la suite. Si le patient a reçu tous les vaccins recommandés pour l'enfance mais déclare avoir quand même eu la « rougeole », vous pourriez légitimement soupçonner la maladie de Kawasaki puisque les symptômes sont très similaires à ceux de la rougeole. (Au fait, la maladie de Kawasaki n'est pas une infection, elle n'est donc pas contagieuse.)

Les complications survenant à l'âge adulte, autres que l'ischémie aiguë/IDM, comprennent l'insuffisance cardiaque et les dysrythmies ventriculaires mortelles. La rupture ou la fuite d'un anévrisme peut entraîner une mort subite ou une mortalité moins soudaine par hémopéricarde avec tamponnade cardiaque.

PERLE | Je me rends compte que beaucoup d'entre vous n'ont jamais vu de cas de rougeole à l'ère des vaccinations infantiles (et c'est une bonne chose !). Quand j'étais jeune (à l'époque « pré-immunisation »), c'était si courant que la plupart des parents n'avaient pas besoin de l'avis médical du médecin. Ils étaient si familiers avec les maladies infantiles qu'ils étaient capables de les diagnostiquer et de les traiter eux-mêmes (de manière appropriée).

Un sous-ensemble malheureux de patients atteints de la maladie de Kawasaki

Les anévrismes coronariens se développent au cours d'une maladie aiguë, généralement entre la petite enfance et l'âge de cinq ans. Bien que la plupart des complications surviennent vingt à trente ans après la maladie aiguë, l'occlusion d'un anévrisme peut survenir beaucoup plus tôt, même lorsque le patient est encore un petit enfant. ***La maladie de Kawasaki est la cause la plus fréquente d'ischémie/infarctus du myocarde chez les enfants***. Mais comment un enfant victime d'un infarctus du myocarde se plaint-il de douleur ? Tout d'abord, bien qu'ils puissent se plaindre de douleurs thoraciques, les enfants sont plus susceptibles de reporter la douleur vers une autre zone, généralement l'abdomen. Ils peuvent pleurer, vomir, devenir très agités ou diaphorétiques. Toute tentative d'activité ou, dans le cas des nourrissons, le simple fait de les nourrir peut exacerber les symptômes.

PERLE | Ne vous sentez PAS stupide de demander un ECG à un nourrisson ou à un petit enfant ! Vous VOULEZ voir un tracé normal, même s'il doit être répété 20 à 30 minutes plus tard. Préparez-vous simplement à une tachycardie sinusale très rapide !

Le but de ce chapitre est de souligner que les jeunes peuvent avoir des infarctus du myocarde et qu'ils en ont. Il ne s'agit pas de résultats d'ECG spécifiques, car aucun des ECG associés à ces pathologies (à l'exception de la HCM) ne produit de modifications caractéristiques ou pathognomoniques sur l'électrocardiogramme. Le fait que moins d'entre eux soient causés par une maladie cardiovasculaire athéroscléreuse ne diminue pas le fait qu'il s'agit toujours d'IDM, toutes les complications survenant dans les groupes d'âge plus avancés. Les autres causes ne nécessitent pas de discussions approfondies, mais il faut vous les rappeler afin que vous puissiez poser les questions nécessaires et pertinentes lors de l'interrogatoire :

1. Cardiomyopathie hypertrophique (HCM)
   Bien que vous soyez probablement très familier avec le risque de tachycardie/fibrillation ventriculaire dans cette maladie, ces cœurs peuvent faire un infarctus – et pas toujours en raison de la rupture de plaques d'athérome. Parfois, l'angiographie révèle des artères coronaires normales, mais les taux de troponine très élevés indiquent un infarctus.

2. Cocaïne et méthamphétamines

3. Maladies auto-immunes (LED, PR)

4. Syndrome des antiphospholipides

5. Facteur V Leiden

6. États hyperlipidémiques

Lectures recommandées

Bhagwat, A, Mukhedkar S, Ekbote S. Missed Kawasaki disease in childhood presenting as myocardial infarction in adults. Indian Heart Journal. 67 (2015)385-388.

Gentile F, Castiglioni V, De Caterina R. Coronary Artery Anomalies. Circulation, 2021;144:983-996.

Gräni C, Kaufmann PA, Windecker S, Buechel RR, Diagnosis and Management of Anomalous Coronary Arteries with a Malignant Course, Interventional Cardiology Review 2019;14(2):83–8.

Greet B, et al. Anomalous Right Coronary Artery and Sudden Cardiac Death. Circ Arrhythm Electrophysiol. 2012;5:e111-e112.

Lee J, et al. ST-segment elevation myocardial infarction in Kawasaki disease: A case report and review of literature. World J Clin Cases. September 16, 2022; 10(26): 9368-9377.

Sheikh AS, Hailan A, Kinnaird T, Choudhury A, Smith D. Coronary Artery Aneurysm: Evaluation, Prognosis, and Proposed Treatment Strategies. Heart Views. 2019 Jul-Sep;20(3):101-108.

Stainback RF. Apical Hypertrophic Cardiomyopathy. Texas Heart Institute Journal. Volume 39, Number 5, 2012.

Tiongson, M. et al. "Too Young to Have a Broken Heart": Spontaneous Coronary Artery Dissection Causing ST-Elevation Myocardial Infarction in a Young Adult – A Case Report. J Med Cases. 2018;9(6):164-169.

Wasfy MM, Hutter AM, Weiner RB. Sudden Cardiac Death in Athletes. Methodist Debakey Cardiovasc J. 2016 Apr-Jun;12(2):76-80. doi: 10.14797/mdcj-12-2-76. PMID: 27486488; PMCID: PMC4969030.

Yan L, Wang Z, Xu Z, Li Y, Tao Y, Fan C. Two hundred eight patients with apical hypertrophic cardiomyopathy in China: clinical feature, prognosis, and comparison of pure and mixed forms. Clin Cardiol 2012;35(2):101-6.

Réimprimé à partir du blog ECG du Dr Smith

Les ECG suivants sont reproduits avec l'aimable autorisation du Dr Stephen W. Smith. Vous pouvez trouver ces cas et d'autres cas très intéressants et instructifs sur son blog (Dr. Smith's ECG Blog) à l'adresse suivante : https://hqmeded-ecg.blogspot.com/

Figure 27-1
Date : mardi 6 mai 2014
"A 16 year old girl has syncope while playing basketball....."

28

C'est ici que les erreurs sont commises...

Au cours de mes années de pratique clinique et d'enseignement de l'électrocardiographie, j'ai remarqué que des erreurs sont souvent commises dans ces circonstances :

Ne pas tenir compte des élévations du segment ST qui « ne répondent pas aux critères d'un STEMI ».

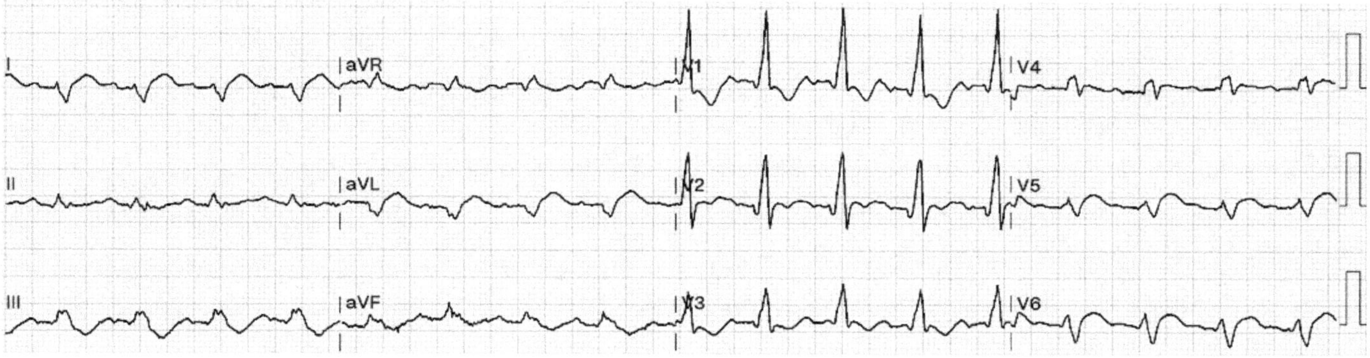

Figure 28-1

Le patient dont l'ECG de la figure 28-1 a été enregistré était hospitalisé lorsqu'il a soudainement commencé à se plaindre de douleurs thoraciques de 7/10. Les infirmières l'ont trouvé pâle et diaphorétique avec une pression artérielle systolique de 70. Elles ont immédiatement instauré un protocole de douleur thoracique et ont prévenu la cardiologie. Le cardiologue était réticent à emmener immédiatement le patient au laboratoire de cathétérisme jusqu'à ce qu'une échographie au chevet révèle une anomalie distincte du mouvement de la paroi antérieure. On a découvert que le patient avait une occlusion à 100 % de l'IVA proximal !

Aucun élément de cet ECG ne correspondait au protocole STEMI. Il y a une légère élévation du segment ST dans les dérivations I, aVL, V5 et V6, et probablement des ondes T hyperaiguës précoces dans toutes ces dérivations. Le patient a eu une apparition soudaine de douleurs thoraciques centrales, est devenu pâle et diaphorétique, et s'est avéré très hypotendu. Mais rien de tout cela n'a signifié quoi que ce soit aux médecins traitants puisque le segment ST n'a pas atteint 1,0 mm ! L'une des principales raisons pour lesquelles tant d'occlusions coronaires aiguës ne sont pas détectées est l'adhésion dogmatique au paradigme STEMI. Toute personne qui suit le paradigme STEMI ne se soucie pas de savoir s'il y a une artère coronaire obstruée – sa seule préoccupation est la quantité de sus-décalage ST sur l'ECG. Maintenant, si plusieurs études – et sur la base de preuves angiographiques – avaient déterminé que 98 % de toutes les artères coronaires obstruées se produisaient à 1,0 mm d'élévation ST et que 2 % ou moins des occlusions se produisaient à des élévations ST inférieures à 1,0 mm, alors je pourrais comprendre l'utilisation de 1,0 mm d'élévation ST comme point de coupure. Mais ce n'est PAS ainsi que cela s'est produit. Le critère de 1,0 mm d'élévation ST a été déterminé en utilisant les niveaux de CK-MB comme « preuve » d'occlusion (c'est vrai – AUCUNE preuve angiographique !) dans une seule étude ! Quand avez-vous fait un prélèvement de CK-MB sur un patient pour la dernière fois ? Savez-vous pourquoi nous n'utilisons plus ce biomarqueur ? C'est trop peu fiable comparé à une troponine ou une hs-troponine ! Pourtant, aujourd'hui, nous utilisons toujours le paradigme STEMI qui a été déterminé par UNE étude utilisant les niveaux de CK-MB comme PREUVE d'occlusion (ou de non-occlusion).

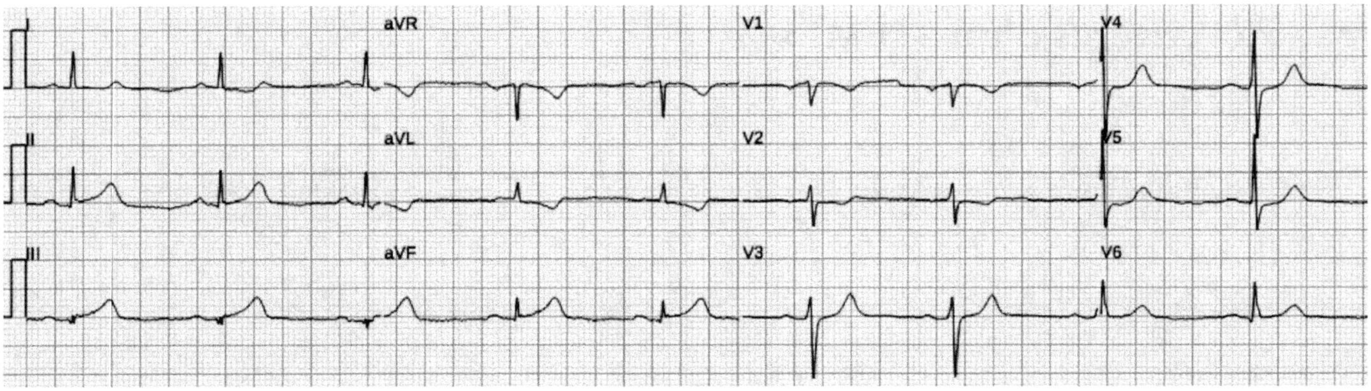

Figure 28-2

La figure 28-2 est un autre exemple d'infarctus du myocarde par occlusion (OMI). Aucune déviation du segment ST ne répond aux critères d'un STEMI ; par conséquent, selon le paradigme STEMI, le patient ne présente aucune occlusion aiguë de l'artère coronaire. Il existe des ondes T hyperaiguës dans les dérivations II, III et aVF, et un sous-décalage du segment ST avec inversions des ondes T dans les dérivations I et aVL. Il existe également un sous-décalage du segment ST dans la dérivation V2. L'onde P dans la dérivation V1 est complètement inversée et il n'y a pas d'ondes P visibles dans la dérivation V2. Cela indique un mauvais positionnement des électrodes pour ces deux dérivations qui pourrait affecter la déviation du segment ST dans la dérivation V1.

CONSEIL | Lorsque les électrodes thoraciques sont placées trop haut, les ondes r septales des dérivations V1 et V2 disparaissent et l'onde P devient complètement négative. Si les électrodes sont placées trop bas ou trop à gauche, les ondes r (ou R) s'amplifient de façon anormale.

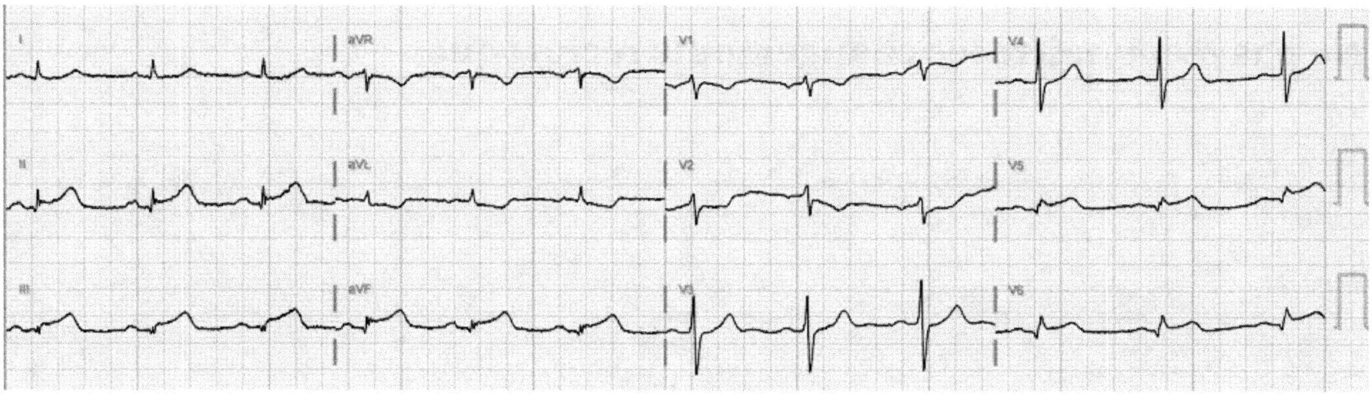

Figure 28-3

L'ECG de la figure 28-3 provient du même patient que celui de la figure 28-2, mais il a été enregistré 50 minutes plus tard. Comme vous pouvez le constater, l'OMI a progressé et répond désormais aux critères du STEMI. Cependant, en adhérant de manière dogmatique aux critères du STEMI, beaucoup se seraient arrêtés au premier ECG et n'auraient jamais enregistré la progression.

Ne pas prêter suffisamment attention à la dérivation aVL

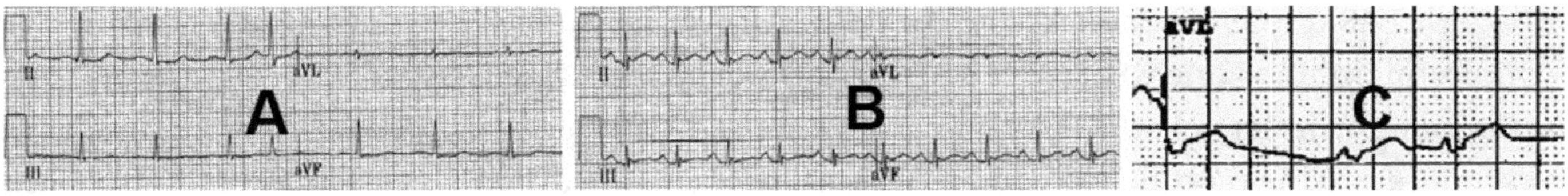

Figure 28-4

Si vous ne parvenez pas à reconnaître un infarctus aigu du myocarde sur un ECG à 12 dérivations, il est fort probable que cela implique la dérivation aVL. Le problème avec la dérivation aVL est dû à la dérivation II. La plupart des vecteurs QRS (« axes ») dans le plan frontal sont orientés à environ +60°, ce qui est le même que l'axe de la dérivation II. La dérivation aVL, perpendiculaire à la dérivation II, sera très petite et donc difficile à interpréter. Cependant, nous devons tout garder en perspective car une élévation du segment ST de la hauteur totale de cette minuscule onde R peut être à peine perceptible – mais elle pourrait représenter une ischémie de type 3 !

Dans la figure 28-4, l'extrait A montre la taille du QRS dans la dérivation aVL auquel vous aurez souvent à faire face. L'extrait B manifeste également un très petit QRS dans la dérivation aVL. L'extrait C montre à quoi peut ressembler une ischémie aiguë dans la dérivation aVL lorsque le QRS est très petit. N'oubliez pas : l'extrait C a été agrandi de très nombreuses fois ! Observez toujours très attentivement la dérivation aVL. Souvent, votre seul indice d'ischémie dans la zone basolatérale est le changement réciproque dans les dérivations inférieures. Le premier corollaire de la règle de Jones stipule que les changements réciproques peuvent apparaître *avant* le changement primaire de sus-décalage du segment ST.

Ne pas reconnaître les changements réciproques

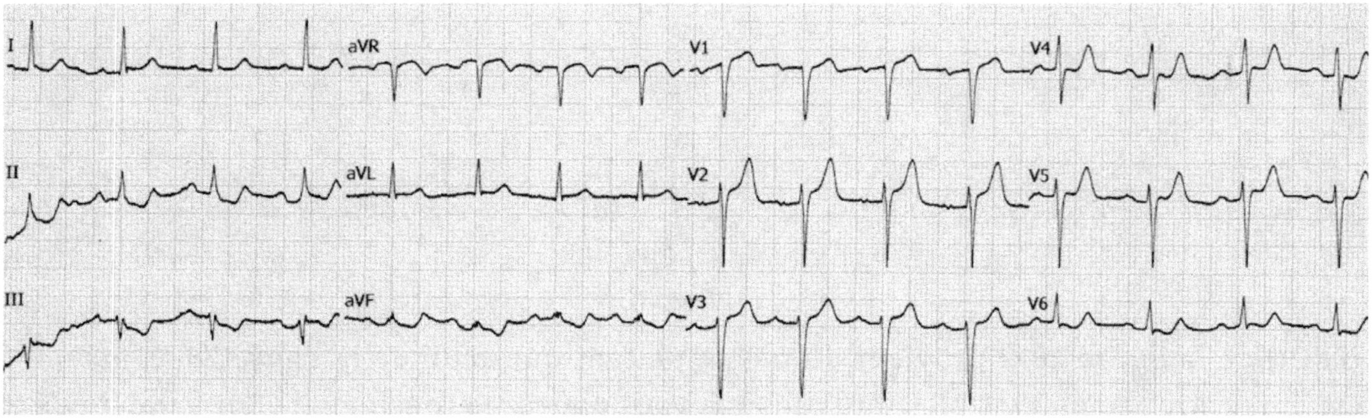

Figure 28-5

Cet ECG (Figure 28-5) provient d'un homme de 50 ans avec une longue histoire de diabète de type II. Il se présente après 20 minutes de douleur thoracique. Il y a un sus-décalage du segment ST dans les dérivations V1 et V2 avec un légèr sous-décalage du segment ST dans les dérivations V4 à V6. Il y a également un sous-décalage du segment ST très évident dans les dérivations inférieures (dérivations II, III et aVF). Laissez-moi vous assurer qu'il ne s'agit PAS d'une « ischémie sous-endocardique inférieure ». Les dérivations II, III et aVF comprennent une zone vasculaire connue. *L'ischémie sous-endocardique ne se localise pas.* Laissez-moi reformuler cela différemment: « un sous-décalage du segment ST limité à une zone vasculaire est une modification réciproque d'une ischémie transmurale aiguë survenant dans les dérivations opposées jusqu'à preuve du contraire ». C'est – essentiellement – la règle de Jones ! Le premier corollaire de la règle de Jones est que « des modifications réciproques peuvent apparaître avant l'élévation du segment ST de l'ischémie transmurale ». Peu importe que les interprétations des appareils ECG incluent toujours « l'ischémie sous-endocardique inférieure », « l'ischémie sous-endocardique antérieure » ou « l'ischémie sous-endocardique antérolatérale ». C'est FAUX ! Pendant de nombreuses années, lorsque les étudiants ont été initiés à l'interprétation des ECG, on leur a uniformément enseigné que le sus-décalage du segment ST signifiait un infarctus aigu du myocarde et le sous-décalage du segment ST signifiait une ischémie sous-endocardique. Soyez toujours particulièrement prudent si un appareil ou une personne fait référence à une «ischémie sous-endocardique antérieure!» Il est beaucoup plus probable qu'ils confondent une ischémie transmurale aiguë de la paroi inférolatérale du ventricule gauche – en d'autres termes, un infarctus aigu du myocarde ! Soyez prudents lorsque quelqu'un mentionne « l'ischémie sous-endocardique inférieure » car il passe à côté d'un infarctus aigu impliquant la région basolatérale ! (Revoir le chapitre 2 – Ischémie et segment ST)

Diagnostiquer le MAUVAIS IDM

Parfois, votre impression qu'une occlusion coronaire aiguë est présente est correcte... mais vous avez diagnostiqué la mauvaise occlusion ! Certaines occlusions peuvent sembler très similaires mais nécessitent une prise en charge très différente. Regardons la figure 28-6...

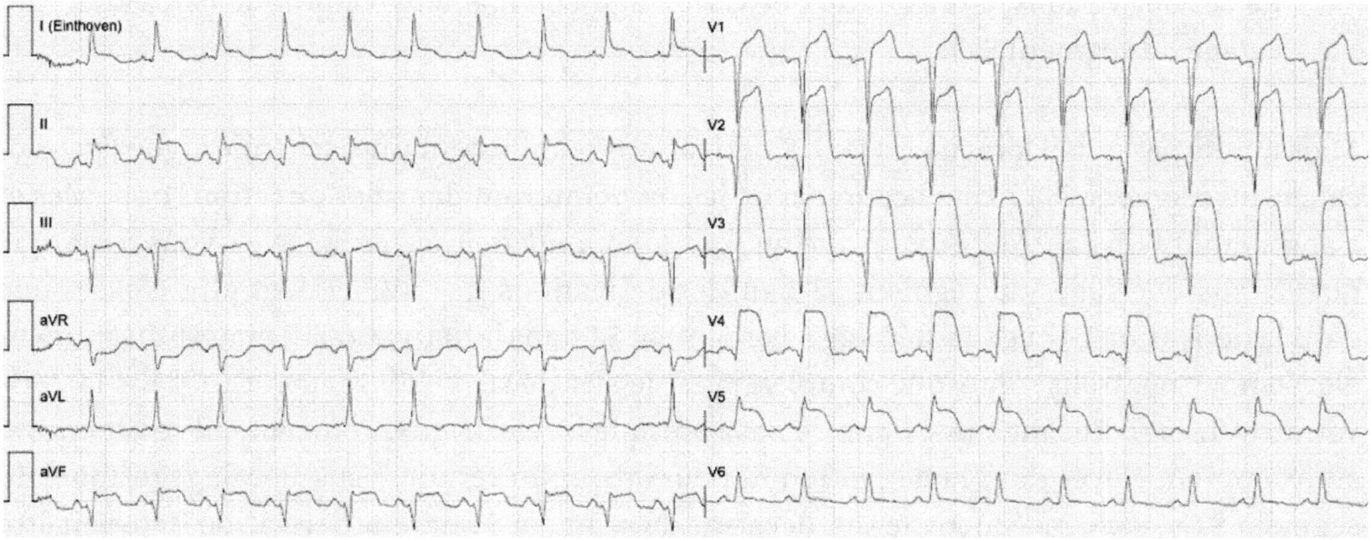

Figure 28-6

Il s'agit d'une occlusion massive et dévastatrice (Figure 28-6). Il y a un sus-décalage marqué du segment ST de la dérivation V1 à la dérivation V5 avec un sus-décalage subtil du segment ST dans la dérivation V6 dans le plan horizontal. Il y a également un sus-décalage évident du segment ST dans le plan frontal impliquant les dérivations I, II, III et aVF. Étonnamment, il y a un sus-décalage minime du segment ST dans la dérivation aVL. Pourquoi cela ? (Lisez la réponse !)

Il y a une ischémie aiguë de la paroi antérieure, y compris les zones antéroapicale (anciennement antéroseptale) et apicolatérale (anciennement latérale inférieure). Qu'en est-il de la paroi basolatérale (anciennement latérale haute) ? L'ischémie de la paroi basolatérale du ventricule gauche se manifeste dans le plan frontal (les dérivations des membres) – pas dans le plan horizontal (dérivations précordiales). Elle est diagnostiquée par des sus-décalages du segment ST dans les dérivations I et aVL. Il y a un sus-décalage évident du segment ST dans la dérivation I mais un sus-décalage minime et subtil du segment ST dans la dérivation aVL. OK... voici la réponse à la question que j'ai posée dans le paragraphe précédent :

Il y a deux exemples d'annulation de forces sur cet ECG. Cet ECG indique une occlusion d'une IVA de type 3 (« enveloppante ») proximale à D1. Étant donné que la branche D1 fournit une circulation à la zone basolatérale, une occlusion proximale à sa sortie de l'IVA (ou située de manière proximale dans la branche D1 elle-même) entraînera une ischémie de cette zone. Si l'ischémie devient transmurale – comme c'est le cas sur cet ECG – alors il y aura un sus-décalage du segment ST dans les dérivations I et aVL. Mais le sus-décalage du segment ST est minime dans la dérivation aVL par rapport à la dérivation I.

PERLE | N'oubliez pas que la dérivation aVL est réciproque à la dérivation III. Lorsque l'ischémie aiguë (sus-décalage du segment ST) n'implique qu'UNE seule de ces dérivations, alors l'autre dérivation agira de manière réciproque (sous-décalage du segment ST).

Mais que se passe-t-il lorsque les DEUX dérivations manifestent une ischémie aiguë (sus-décalage du segment ST) ? Leurs courants de lésion pointeront dans des directions opposées et s'annuleront l'un l'autre... c'est-à-dire qu'il y a *une annulation des forces* ! Avez-vous remarqué que les sus-décalages du segment ST dans les dérivations II et aVF étaient plus élevées que dans la dérivation III ? Le sus-décalage du segment ST dans la dérivation III était suffisamment élevée pour neutraliser presque complètement le sus-décalage du segment ST dans la dérivation aVL, la réduisant à une ligne de base presque isoélectrique. Pourtant, elle était encore suffisamment élevée dans la dérivation III pour laisser un certain « sus-décalage résiduel du segment ST ». Par conséquent, le sus-décalage du segment ST dans la dérivation III devait être plus élevée que dans la dérivation aVL.

CONSEIL | L'annulation des forces est un phénomène qui se produit dans l'appareil ECG et uniquement entre les dérivations réciproques. Les forces sont mathématiquement annulées dans l'ordinateur de l'appareil ECG – rien n'est annulé ou modifié dans le cœur lui-même.

L'autre exemple d'annulation des forces concerne probablement les dérivations V1 et V6. Elles sont suffisamment éloignées dans le plan horizontal pour être réciproques l'une par rapport à l'autre. De même, si les DEUX dérivations présentent une sus-décalage du segment ST, il y aura une annulation des forces. Il faut être prudent lorsqu'on suppose une réciprocité entre ces deux dérivations car, en raison d'autres facteurs, elles n'agissent pas toujours de manière réciproque. Dans ce cas, la différence considérable dans le sus-décalage du segment ST entre chacune des deux dérivations et la dérivation adjacente rend très probable une annulation des forces.

Regardons un autre ECG avec des résultats similaires...

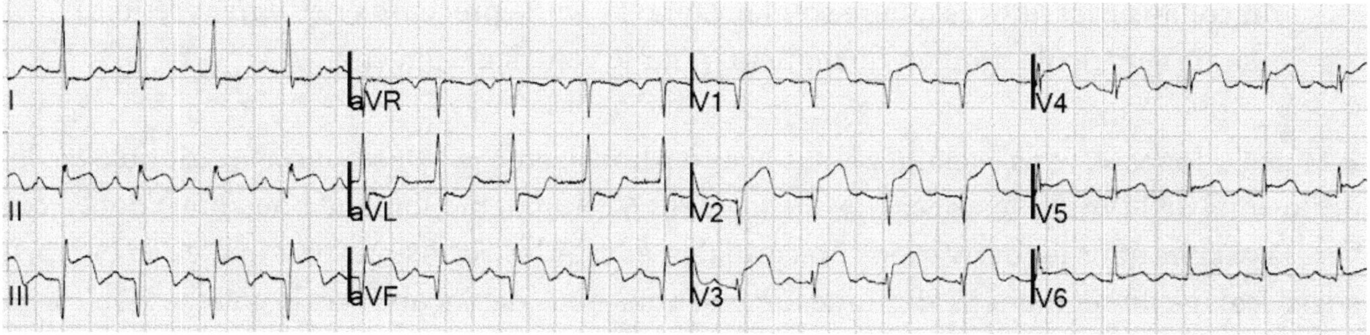

Figure 28-7

L'ECG de la figure 28-7 est très similaire. Il y a un sus-décalage ST antérieur et un sus-décalage ST de la paroi inférieure. Cependant, dans ce cas, les dérivations basolatérales (dérivations I et aVL) peuvent réagir de manière réciproque. Deux choses ont immédiatement attiré mon attention : tout d'abord, la quantité de sus-décalage ST dans les dérivations inférieures serait plutôt remarquable pour une occlusion d'une artère IVA « enveloppante » de type 3.

PERLE | Une artère IVA de type 3 ne couvre qu'environ un quart de la paroi inférieure du ventricule gauche ; par conséquent, les sus-décalages ST dans les dérivations inférieures sont généralement légers à modérés au maximum. Bien sûr, une annulation des forces peut également atténuer le sus-décalage ST dans les dérivations inférieures.

Deuxièmement, le sus-décalage ST maximal dans les dérivations précordiales se situe dans la dérivation V2... et il est supérieur au sus-décalage ST dans la dérivation V4. En d'autres termes, le sus-décalage ST diminue à mesure que nous nous déplaçons vers la gauche dans les dérivations précordiales – ce qui est typique d'une ischémie/infarctus du ventricule droit. Maintenant, comparez la dérivation V2 avec la dérivation V4 sur la Figure 28-6. L'élévation du segment ST dans la dérivation V2 est également visiblement plus élevée que dans la dérivation V4. La Figure 28-7 montre comment l'élévation du segment ST diminue à mesure que nous nous déplaçons vers la gauche. Mais la Figure 28-6 n'est PAS une ischémie/infarctus du ventricule droit – c'est une occlusion d'une artère IVA « enveloppante » de type 3 !

PERLE | Les deux sont des occlusions très dangereuses avec une morbidité et une mortalité élevées. Elles souffrent également des mêmes complications que pratiquement toutes les occlusions coronaires aiguës – mais elles ont des qualités uniques qui leur sont propres. Un collapsus cardiovasculaire soudain peut survenir dans les deux cas, mais s'il y a une occlusion proximale de l'artère IVA, elle sera probablement due à une défaillance de la pompe causée par l'ischémie généralisée du ventricule gauche. Si l'occlusion implique l'artère coronaire droite proximale, un collapsus cardiovasculaire soudain sera dû à une précharge nettement réduite pour le ventricule droit et, finalement, pour le ventricule gauche.

« Mais Dr Jones », vous exclamez-vous avec enthousiasme. « Vous nous avez dit qu'avec les occlusions de l'IVA, le sus-décalage du segment ST augmente lorsque nous nous déplaçons vers la gauche dans les dérivations précordiales, et avec les occlusions proximales de l'ACD, le sus-décalage du segment ST diminue lorsque nous nous déplaçons vers la gauche ! Qu'est-ce qui est différent ici ? »

La différence est entre une artère IVA de type 1 ou de type 2 qui ne traverse pas l'apex et une artère IVA « enveloppante » de type 3 qui inclut une partie de la paroi inférieure dans son territoire. J'ai remarqué au fil des ans que le sus-décalage du segment ST dans les dérivations précordiales progresse différemment avec les IVA enveloppantes. La figure 28-6 est une IVA enveloppante de type 3 en raison des sus-décalages du segment ST dans les dérivations I et aVL (très subtils dans la dérivation aVL). Aucune occlusion de l'ACD ne produit de sus-décalage du segment ST dans ces dérivations ! Aucune occlusion de l'ACX ne provoque de sus-décalage du segment ST dans les dérivations V1 à V3 ! Par conséquent, il doit s'agir d'une occlusion de l'IVA – un autre exemple de la méthode diagnostique d'élimination de Jones !

PERLE | Cette PERLE est le fruit de près de quarante années d'expérience en médecine d'urgence et en médecine interne. Lors de l'enregistrement d'un ECG sur un patient souffrant de douleurs thoraciques, s'il y a un sus-décalage du segment ST ou même des ondes T hyperaiguës dans les dérivations inférieures, enregistrez immédiatement un ECG du côté droit pour vérifier un infarctus du ventricule droit. S'il y a une élévation du segment ST dans les dérivations du côté droit (en particulier la dérivation V4), arrêtez tout médicament vasodilatateur et fixez immédiatement deux perfusions intraveineuses de gros calibre (au moins des cathéters de calibre 18). N'ÉCOUTEZ PAS ceux qui disent : « Oh, ne faisons pas ça maintenant. Nous commencerons les perfusions si le besoin s'en fait sentir. » Lorsque le besoin s'en fait sentir, le patient aura probablement une pression artérielle minimale ; il sera extrêmement pâle, diaphorétique et vasoconstricté en périphérie. Essayez maintenant de démarrer une perfusion intraveineuse ! Bien sûr, une ligne centrale et un accès artériel seront nécessaires, mais le médecin traitant ne se sentirait-il pas plus en contrôle avec deux perfusions intraveineuses de gros calibre déjà en place ? N'essayez PAS de deviner un infarctus aigu du ventricule droit ! La mortalité hospitalière peut atteindre 30 % !

Élimination d'un infarctus du myocarde sur la base d'UN ECG « normal »

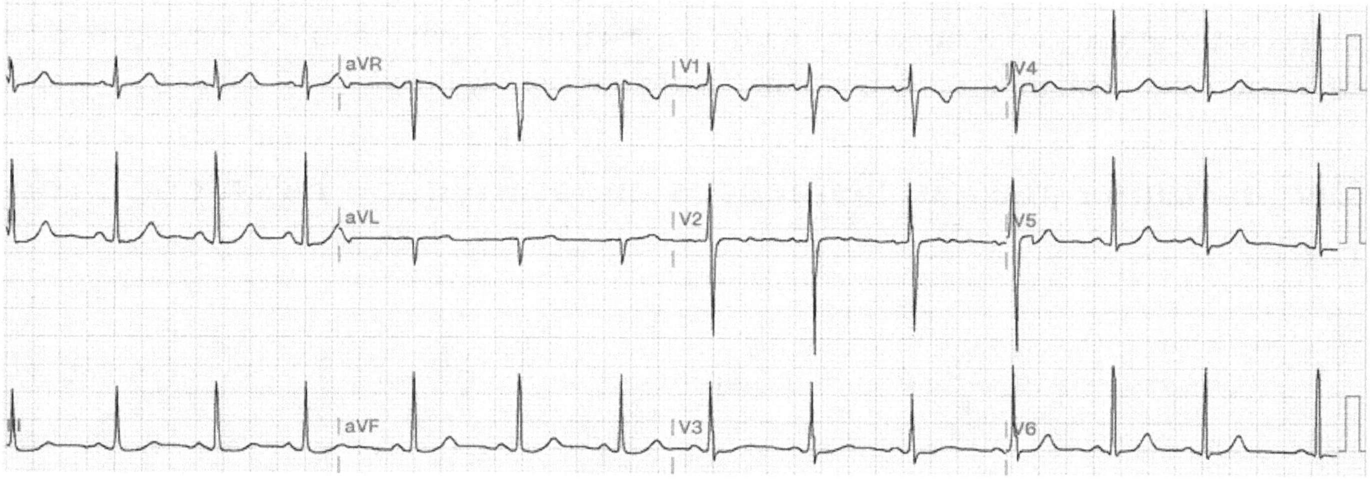

Figure 28-8

Cet ECG (Figure 28-8) est celui d'un homme de 71 ans avec des antécédents d'hypertension, de diabète sucré de type 1 et d'hypertriglycéridémie. Sa douleur thoracique est de 8/10, semblable à une pression, et irradie dans les deux bras. Il est diaphorétique. Cet ECG est tout à fait normal. Pouvez-vous me dire à quoi cela ressemblera dans 30 minutes ? Dans une heure ? Devriez-vous être moins inquiet si sa douleur n'était que de 4/10 et qu'il n'y avait pas de diaphorèse ?

Un matin, je suis arrivé en service à 0800 heures au service des urgences, et le médecin qui partait n'avait qu'un seul patient à me laisser – un homme de 55 ans qui était venu aux urgences se plaignant de douleurs thoraciques centrales, qui irradiaient dans les deux bras. « Ne vous inquiétez pas », m'a-t-on dit. « Il a été admis au Centre de douleur thoracique (notre unité d'observation cardiaque de 12 heures pour écarter les infarctus du myocarde). Ils sont un peu bondés, donc il pourrait rester ici plus longtemps. Sa douleur a disparu après un peu de nitroglycérine, et sa troponine et son ECG étaient normaux. » « À quelle heure est-il arrivé ? » ai-je demandé. « Vers 2 heures du matin. » Il était maintenant 8 h 15. « Combien d'ECG avez-vous enregistré ? » ai-je demandé. « Un seul. Il était normal! » J'ai enregistré un autre ECG et j'ai appelé le cardiologue.

À de nombreuses reprises au cours de ma carrière, j'ai vu des patients atteints d'infarctus aigu du myocarde présenter des ECG parfaitement NORMAUX – selon les normes de n'importe qui. Ce n'est pas fréquent, mais cela arrive. Ce qui est moins fréquent, cependant, c'est que l'ECG reste normal pendant une ischémie myocardique aiguë. Voici quelques conseils importants...

CONSEILS IMPORTANTS | N'écartez jamais un infarctus aigu du myocarde sur la base d'UN seul électrocardiogramme, de DOUZE dérivations ou d'UN seul biomarqueur prélevé moins de 4 à 6 heures après l'apparition des symptômes du patient.

Et n'écoutez JAMAIS quiconque vous dit qu'il est « inutile » ou « inutile » d'enregistrer des dérivations supplémentaires (dérivations droites ou postérieures) !

Diagnostiquer une « ischémie sous-endocardique » lors d'une tachycardie

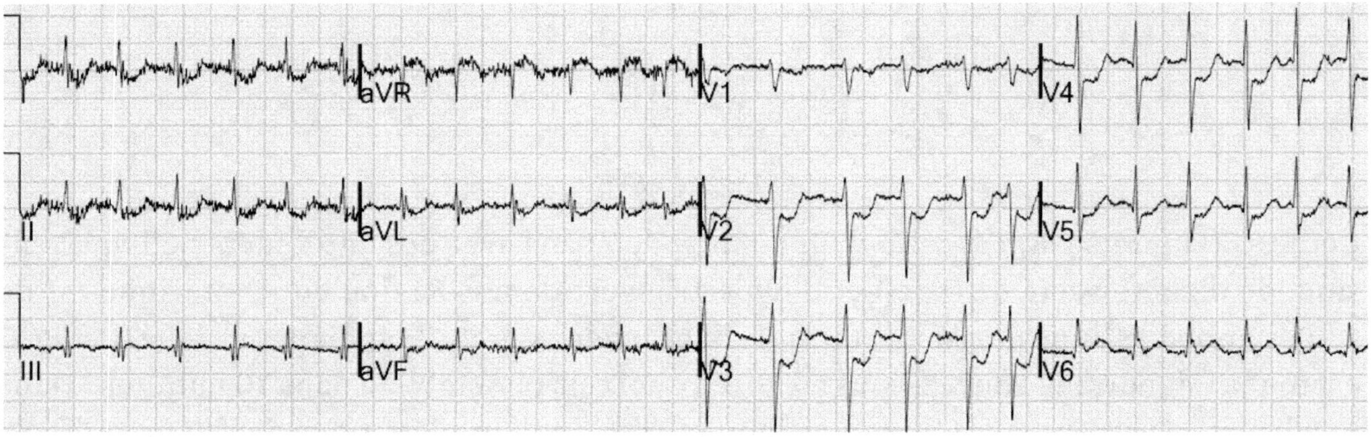

Figure 28-9

Cet ECG (Figure 28-9) provient d'une femme (sans âge) qui s'est présentée aux urgences se plaignant de douleurs thoraciques légères à modérées et de palpitations.

Je tiens à souligner deux points avant de commencer :

1. Le rythme semble assez régulier à première vue, n'est-ce pas ? Eh bien, ce n'est PAS le cas ! Il s'agit d'une fibrillation auriculaire ! Des rythmes rapides peuvent sembler réguliers sans une inspection plus approfondie. D'ailleurs, des rythmes lents peuvent également sembler réguliers. Soyez très prudent aux extrêmes des rythmes cardiaques normaux.

2. Il y a un sous-décalage ST évident dans les dérivations V1 à V5 et dans les dérivations I, II, aVL et aVF. C'est plutôt diffus. Et si je vous disais que cette patiente avait des douleurs thoraciques ? Quel est votre diagnostic ? Soyez très prudent ici, car je vous ai posé une question piège ! Un sous-décalage ST peut apparaître pendant une tachycardie à cause de la tachycardie. Le sous-décalage ST d'une tachycardie peut avoir plusieurs causes. Parfois, il s'agit du sous-décalage ST bénin attendu qui accompagne certaines tachycardies supraventriculaires, mais parfois, il peut s'agir d'une véritable ischémie sous-endocardique provoquée par une augmentation de la demande en O_2 dans un cœur présentant une sténose coronaire importante.

Alors, comment faire la distinction entre le sous-décalage ST bénin de la tachycardie et une véritable ischémie ? Tout d'abord, ne concluez jamais que le sous-décalage ST observé lors d'une tachycardie est ischémique jusqu'à ce que le patient retrouve un rythme et une fréquence normaux. Réévaluez toujours la situation une fois la tachycardie traitée et le patient retrouve un rythme cardiaque normal. Si le sous-décalage ST est la forme bénigne causée par le rythme rapide, il disparaîtra en un ou deux battements lors de la conversion en rythme sinusal avec un rythme cardiaque normal. Mais si le sous-décalage ST persiste après que le patient soit revenu à un rythme cardiaque normal, il est presque certainement d'origine ischémique. Voici l'ECG de cette patiente après sa conversion en rythme sinusal avec un rythme normal :

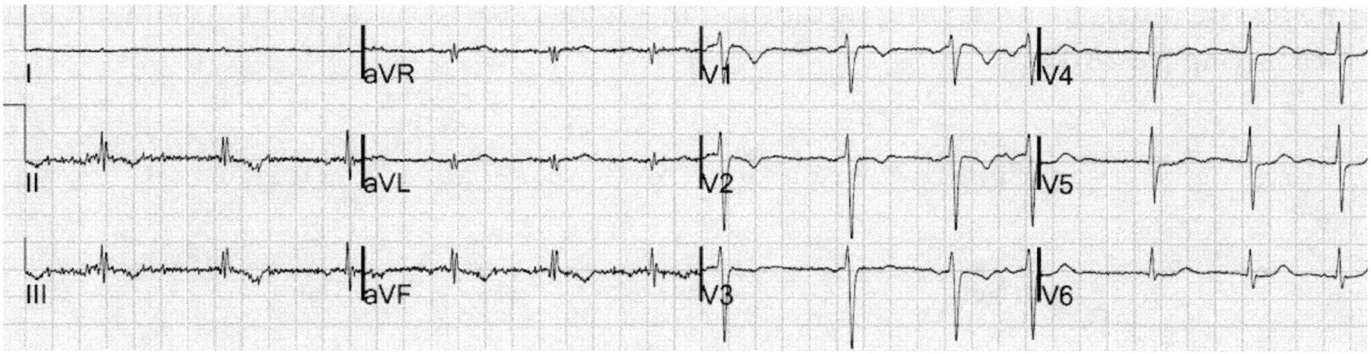

Figure 28-10

Comme vous pouvez le constater, après cardioversion, l'ECG (Figure 28-10) ne présente plus de sous-décalage du segment ST. Vous pouvez vous demander : « Étant donné que la patiente ressentait une douleur thoracique pendant la tachycardie (qui s'est rapidement disparue après la restauration du rythme sinusal), la sous-décalage du segment ST aurait-elle pu être une ischémie sous-endocardique liée à la fréquence ? » Ma réponse est : « Oui, c'est possible. Mais une gêne thoracique – généralement légère – est une plainte occasionnelle pendant les tachycardies rapides, même chez les patients jeunes, par ailleurs en bonne santé et sans antécédents de maladie cardiaque. D'autres tests devraient être effectués sur la patiente. »

Mais quelques jours plus tard, cette même patiente est revenue aux urgences en se plaignant, cette fois-ci, d'une douleur thoracique intense et écrasante, et on a constaté, une fois de plus, qu'elle était en fibrillation auriculaire avec une fréquence ventriculaire rapide. Voici son ECG à son arrivée aux urgences (Figure 28-11) :

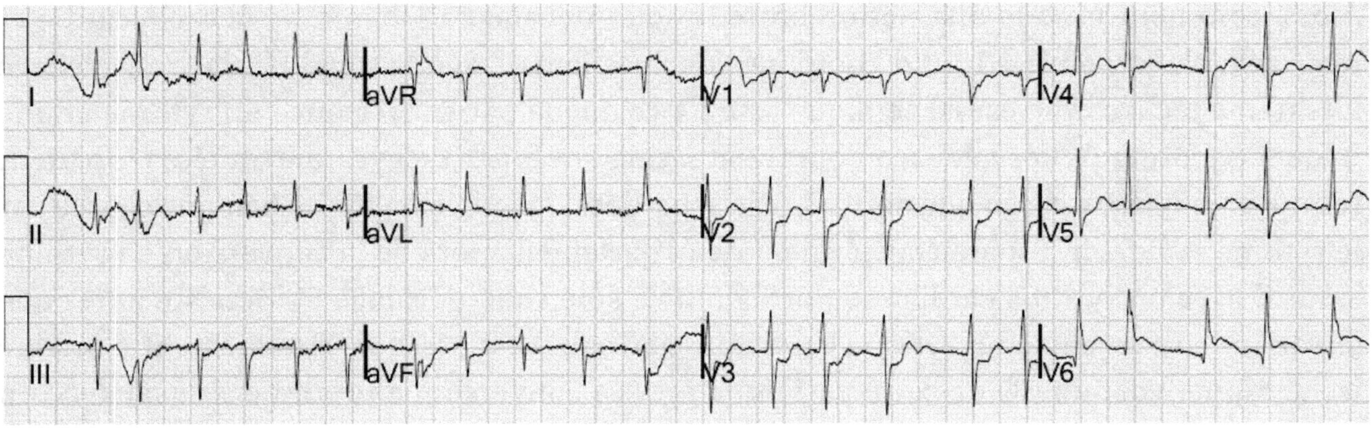

Figure 28-11

Une fois de plus, elle a subi une cardioversion – mais cette fois, les médecins allaient être surpris (Figure 28-12) :

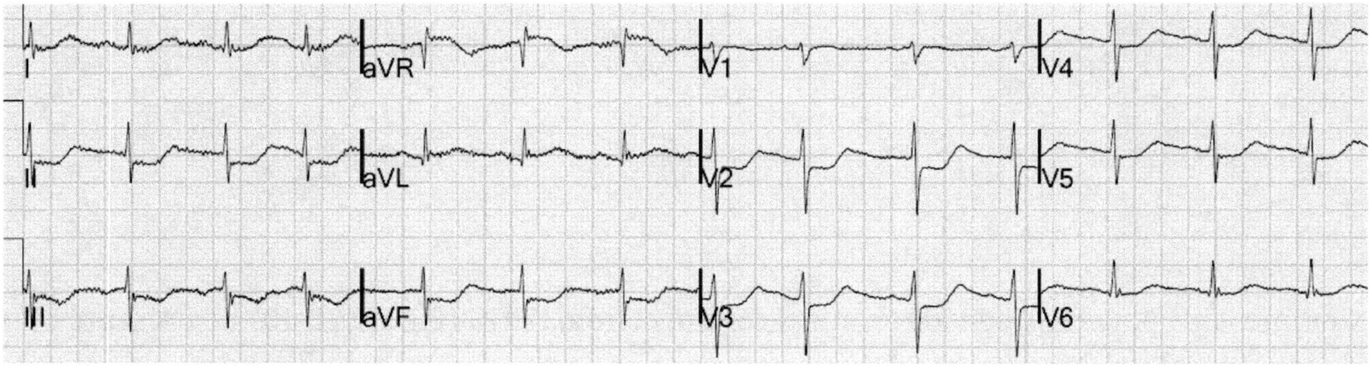

Cette fois, le sous-décalage du segment ST a persisté ! Il n'a pas été résolu par la conversion en rythme sinusal et une fréquence cardiaque normale. Il s'agissait d'une véritable ischémie sous-endocardique !

Veuillez noter que je n'ai PAS parlé d'ischémie sous-endocardique *inférieure*, *antérieure* ou *antérolatérale*, mais simplement d'*ischémie sous-endocardique* !

Quelle lésion (ou lésions) peut être à l'origine de l'ischémie sous-endocardique ?

Comment appelle-t-on ce type d'ischémie sous-endocardique ?

> **PERLE |** Les patients ayant subi une TRAVN ou une TRAV rapide présentent fréquemment des douleurs ou une gêne thoraciques parmi leurs symptômes. Le sous-décalage du segment ST est généralement très léger et progressif. La douleur thoracique et le sous-décalage léger du segment ST disparaissent lorsque le patient revient au rythme sinusal avec une fréquence cardiaque normale.

CONSEIL | Si le sous-décalage du segment ST pendant une tachycardie semble important et que la plainte de douleur thoracique est plus grave, il faut alors considérer que le sous-décalage du segment ST peut être dû à une ischémie liée à la fréquence.

En supposant que le sous-décalage du segment ST dans les dérivations V1 à V3 soit une « ischémie sous-endocardique antérieure »

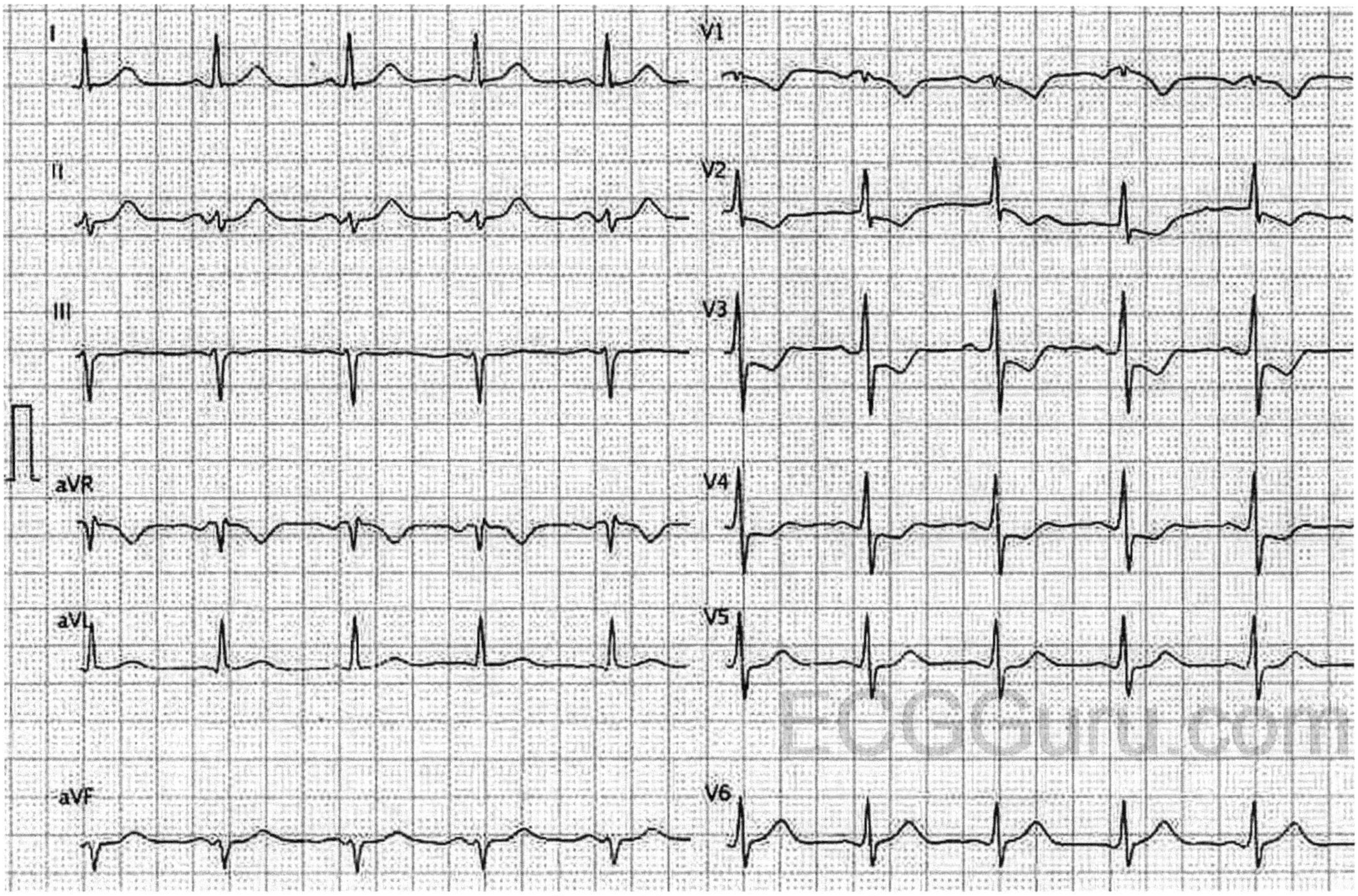

Figure 28-13 ECG avec l'aimable autorisation de ECGGURU.COM

Comme vous pouvez le voir sur cet ECG (Figure 28-13), il y a un sous-décalage évident du segment ST dans les dérivations V1 à V4 avec un sous-décalage subtil du segment ST dans la dérivation V5. Nous sommes encore trop nombreux à considérer cela et à dire : « ischémie sous-endocardique antérieure ». OK... disons que le patient est un homme de 58 ans qui se plaint de douleurs thoraciques sous-sternales irradiant vers le bras gauche et la mâchoire gauche. Sa troponine I est quatre fois supérieure à la limite supérieure de la normale. Le praticien orienté vers le paradigme STEMI dirait : « Puisqu'il n'y a pas de sus-décalage du segment ST répondant aux critères STEMI, il n'y a pas de STEMI (c'est-à-dire pas d'occlusion complète), mais la troponine I est élevée. Il s'agit d'un non-STEMI. Admettons-le et prenons-le en charge médicalement. Nous lui poserons un cathéter dans quelques jours après la disparition de ses symptômes. » Il est cathétérisé deux jours plus tard et une occlusion complète de l'ACX est trouvée et un stent est posé. Si vous adhérez au paradigme STEMI, vous ne cherchez pas à identifier les occlusions coronaires nécessitant une revascularisation – vous recherchez simplement des modifications de l'ECG qui sont garanties de manquer 25 % ou plus des occlusions complètes réelles ! Cela a été fait chez ce patient qui a été examiné de manière inadéquate et pris en charge de manière inappropriée ! Si elles avaient été enregistrées, les dérivations postérieures auraient probablement révélé une élévation du segment ST dans les dérivations V7 à V9 ! Mais, comme vous pouvez le voir, la question n'a jamais été de déterminer si le patient avait réellement une occlusion coronaire aiguë – c'était toujours « A-t-il une élévation du segment ST qui répond aux critères du STEMI ? »

Toute personne lisant des ECG depuis 1964 (c'est-à-dire au cours des 60 dernières années) devrait reconnaître que le sous-décalage du segment ST dans les dérivations V1 à V3 sur l'ECG d'un patient souffrant de douleurs thoraciques est beaucoup plus susceptible d'être due à une ischémie transmurale inférolatérale (anciennement postérieure) qu'à une « ischémie sous-endocardique antérieure ». Quiconque lit des ECG depuis 1982 (c'est-à-dire au cours des 42 dernières années) devrait déjà comprendre que le sous-décalage du segment ST de l'ischémie sous-endocardique ne spécifie pas une zone particulière du myocarde sur l'ECG... en d'autres termes, elle ne se localise pas !

Confondre les anomalies de repolarisation secondaire avec l'ischémie

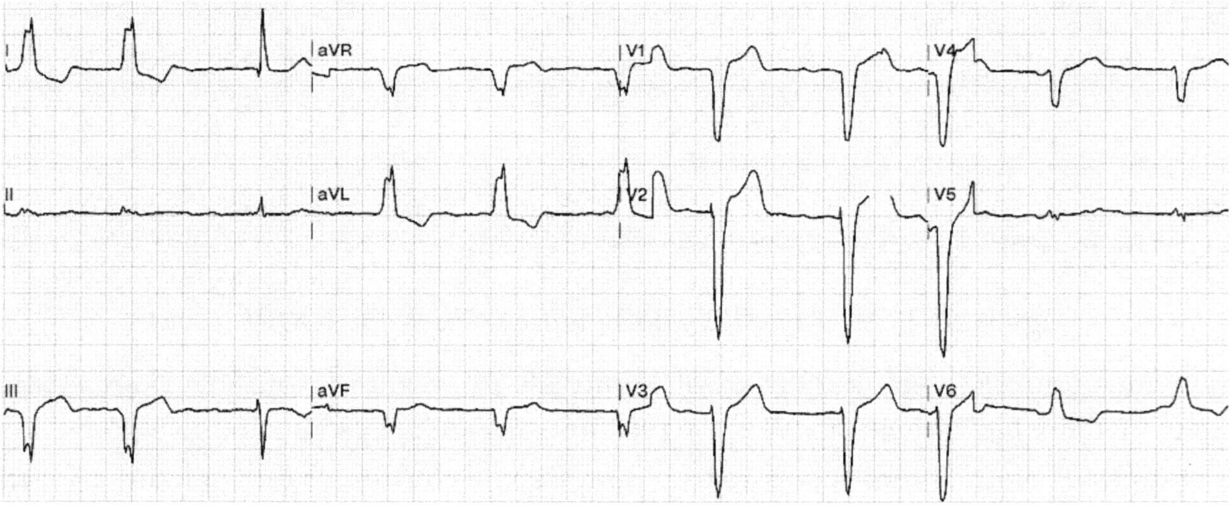

Figure 28-14

Il n'existe probablement pas de cardiologue vivant qui n'ait pas été appelé à un moment donné à propos d'une ischémie aiguë ou d'un infarctus aigu du myocarde qui s'est avéré n'être rien de plus qu'un bloc de branche gauche ou une hypertrophie ventriculaire gauche.

Il existe deux types de repolarisations anormales :

1. les anomalies de repolarisation **PRIMAIRES** dues à une maladie au sein des myocytes

eux-mêmes (hypoxie, ischémie, acidose, toxicité médicamenteuse, troubles électrolytiques, etc.) et

2. les anomalies de repolarisation **SECONDAIRES** qui surviennent en raison de problèmes extérieurs à la cellule, provoquant des retards et/ou un réacheminement de la transmission des impulsions (tissus infarcis, hypertrophie, fibrose, blocages dans les tissus conducteurs, nodules, tumeur, etc.)

La figure 28-14 est un ECG montrant un bloc de branche gauche (BBG). Il s'agit d'un BBG dépendant de l'accélération (c'est-à-dire lié à la fréquence) car, comme vous pouvez le voir, l'intervalle R-R le plus long se termine par un QRS normal et étroit. TOUS les blocs de branche complets – droit ou gauche – manifestent une anomalie de repolarisation secondaire... TOUS ! S'il n'y a pas d'anomalie de repolarisation secondaire, il ne s'agit PAS d'un bloc de branche. La même chose s'applique aux extrasystoles ventriculaires (ESV). Toutes les ESV présentent un « bloc de branche obligatoire » car, dans tous les cas, un ventricule est activé avant l'autre. Par conséquent, TOUTES les ESV présentent des anomalies de repolarisation secondaires. Lorsqu'elle est avancée, l'hypertrophie ventriculaire - droite ou gauche - présente généralement une anomalie de repolarisation secondaire (également appelée modèle de contrainte). L'hypertrophie ventriculaire précoce ne manifeste pas d'anomalie de repolarisation.

Ce qu'il faut retenir, c'est que ces changements n'indiquent PAS une ischémie myocardique ! Vous n'avez PAS besoin d'appeler le cardiologue au milieu de la nuit à cause d'une anomalie de repolarisation secondaire. De plus, vous n'avez pas non plus besoin d'appeler le cardiologue au milieu de la journée pour cela !

PERLE | Une anomalie de repolarisation secondaire suivra toujours une dépolarisation anormale (QRS).

Lectures recommandées

Danshi Li, Chuan Yong Li, Ah Chot Yong and David Kilpatrick. Source of Electrocardiographic ST Changes in Subendocardial Ischemia. Circulation Research. 1998;82:957-970. doi: 10.1161/01.RES.82.9.957

Fuchs RM, Achuff SC, Grunwald L, Yin FC, Griffith LS. Electrocardiographic localization of coronary artery narrowings: studies during myocardial ischemia and infarction in patients with one-vessel disease. Circulation. 1982 Dec;66(6):1168-76

Habash F, Albashaireh A, Madmani, ME, Paydak, H. ST Segment Elevation and Depressions In Supraventricular Tachycardia without Coronary Artery Disease. Case Reports in Cardiology. Volume 2018.

Kharel H, Pokhrel NB, Pokhrel B, Chapagain P, Poudel CM. Implications of Localized ST Depression in a Vascular Territory and Altered Precordial T-Wave Balance in Ischemic Heart Disease. Cureus. 2020 Jun 12;12(6):e8580.

Perloff JK. The recognition of strictly posterior myocardial infarction by conventional scalar electrocardiography. Circulation. 1964;30:706-18.

Réimprimé à partir du blog ECG du Dr Smith

Les ECG suivants sont reproduits avec l'aimable autorisation du Dr Stephen W. Smith. Vous pouvez trouver ces cas et d'autres cas très intéressants et instructifs sur son blog (Dr. Smith's ECG Blog) à l'adresse suivante : https://hqmeded-ecg.blogspot.com/

Figure 28-1
Date : mardi 16 avril 2024
"The current STEMI paradigm: Because STEMI criteria are not met, let's wait until the myocardium is dead!!"

Figures 28-2a and 28-2b
Date : samedi 27 avril 2024
"Two prehospital ECGs of patients with chest pain."

Figure 28-4
Date : samedi 6 juin 2020
"50-something with STEMI and hypotension: What is the infarct artery?"

Figure 28-6a through 28-6d
Date : mardi 25 mai 2021
"Atrial Fibrillation w Rapid Ventricular Response and ST Depression Maximal V1-V4: Not always subendocardial."

29

Déviations problématiques (« Qu'est-ce que c'est ? »)

« Les yeux ne peuvent pas voir ce que l'esprit ne sait pas. »

Parfois, les déviations sur l'ECG nous font nous arrêter et nous demander : «qu'est-ce que c'est ?» Dans ce chapitre, je discute spécifiquement des déviations qui font souvent cela. J'espère que vous vous sentirez plus confiant dans vos interprétations lorsque vous saurez ce que vous voyez.

L'onde T à la fin d'une dépression ST plate.

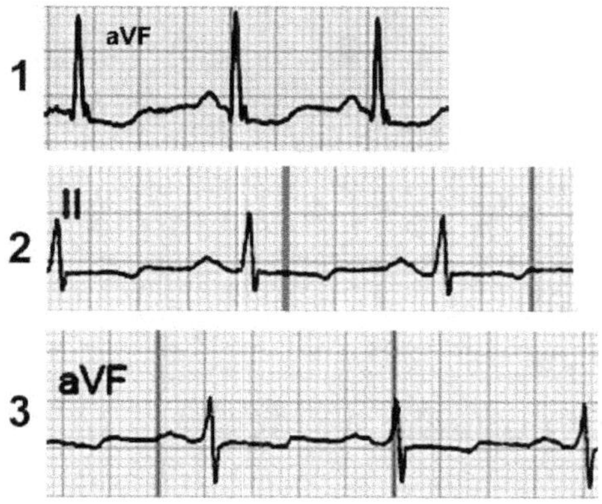

Figure 29-1

Lorsqu'il y a un segment ST plat et déprimé, nous nous demandons souvent : « Est-ce que cette onde T est verticale, inversée ou isoélectrique ? » Examinons trois exemples (Figure 29-1) :

Bande N° 1 – Il y a un segment ST plat, peut-être légèrement descendant. Lors de son retour à la ligne de base, y a-t-il une onde T verticale, inversée ou isoélectrique ? Si les ondes T dans les dérivations au-dessus ou en dessous sont bien formées, vous pouvez tracer des lignes droites du début à la fin de l'onde T et mesurer où se trouve l'onde T dans la dérivation douteuse. Dans le cas contraire, vous devez examiner l'onde T de plus près. Nous ne pouvons pas décider définitivement où l'onde T commence ni où elle se termine – mais ne pas voir où elle se termine nous indique que la « fin » de l'onde T est isoélectrique avec la ligne de base. Cela rend plus probable que l'onde T soit essentiellement isoélectrique.

Bandes N° 2 et N° 3 – Les extrémités des segments ST dans ces bandes suggèrent un virage vers le bas avant de revenir à la ligne de base. Après avoir atteint la ligne de base, on observe une légère élévation avant de revenir à la ligne de base. Cela suggère que ces deux bandes manifestent des ondes T biphasiques négatives/positives subtiles. Cependant, il est plus probable qu'elles représentent une dépression ST suivie d'une onde T verticale. Si une onde T est biphasique, nous la désignons par l'orientation de la partie terminale : une onde T biphasique bas/haut serait désignée comme positive ou verticale. Une onde T haut/bas serait désignée comme négative ou inversée.

PERLE | Lorsqu'une onde T est biphasique, elle est désignée par la seconde moitié de la déviation. Bien que négatives/positives, les ondes T des bandes n° 2 et n° 3 seraient désignées comme « positives » ou « verticales ».

Ce sus-décalage ST est-il normal ou anormal ? Dois-je m'inquiéter ?

La règle généralement acceptée pour un sus-décalage maximal du segment ST dans les dérivations V2 et V3 est la suivante :

Hommes (≥ 40 ans) : ≥ 2,0 mm
Hommes (< 40 ans) : ≥ 2,5 mm
Femmes (tous âges) : ≥ 1,5 mm

La dérivation V1 est traitée comme n'importe quelle autre dérivation : ≥ 1,0 mm.

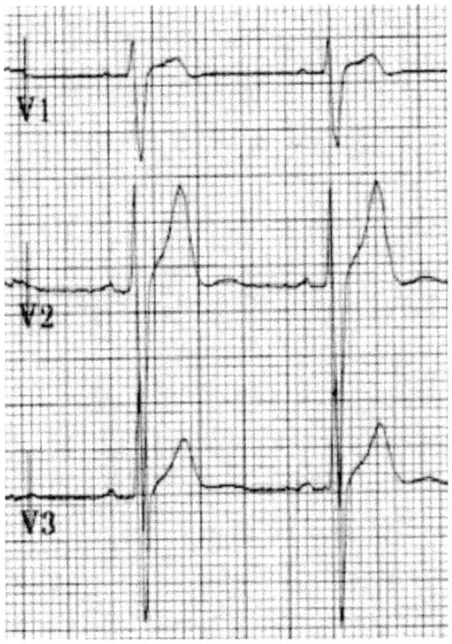

Figure 29-2

Mais il y a bien plus à prendre en compte que le sus-décalage du segment ST dans ces dérivations. Supposons que le patient souffre d'une douleur thoracique rétrosternale classique avec des facteurs de risque, mais que les sus-décalages du segment ST dans les dérivations V1 à V3 se situent dans les limites normales. Dans ce cas, l'élévation réelle du segment ST ne signifie RIEN ! Être « normal » n'aide pas.

N'oubliez pas non plus que même si les limites de sus-décalage du segment ST énumérées ci-dessus sont considérées comme étant dans la plage « normale », la plupart des personnes n'auront pas de sus-décalage significatif du segment ST dans ces dérivations. Votre patient de sexe masculin de 38 ans présente donc un sus-décalage du segment ST dans les dérivations V2 et V3 de 2,0 mm. Est-ce que cela aide ? Pouvez-vous me dire à quoi ressemblaient ses segments ST hier ? Non, vous ne pouvez pas (à moins d'avoir accès à un ECG enregistré précédemment) ! Donc, vous ne savez toujours pas si un sus-décalage aiguë du segment ST est présent ! La présence de douleurs thoraciques change tout. Ces valeurs « normales » étaient destinées aux ECG enregistrés de manière routinière sur des patients asymptomatiques ou pour des raisons sans rapport avec une cardiopathie ischémique.

CONSEIL | Lorsque vous évaluez le sus-décalage du segment ST chez des patients que vous ne soupçonnez pas d'avoir une cardiopathie ischémique ou un syndrome coronarien aigu, tenez toujours compte de l'amplitude du QRS, y compris l'onde R et l'onde S. Plus le QRS est grand, plus le sus-décalage du segment ST «normale», ou de base, est importante. Si le patient présente une hypertrophie ventriculaire gauche, il existe une formule permettant de déterminer si une ischémie aiguë est en cause (voir chapitre 24). À ma connaissance, il n'existe aucune formule permettant d'évaluer les segments ST surélevés chez les patients sans troubles cardiovasculaires et qui ne présentent pas d'hypertrophie ventriculaire gauche. Toutes les autres formules sont conçues pour différencier un infarctus du myocarde par occlusion (OMI) d'un processus plus bénin.

Petits complexes QRS avec sus-décalage du segment ST

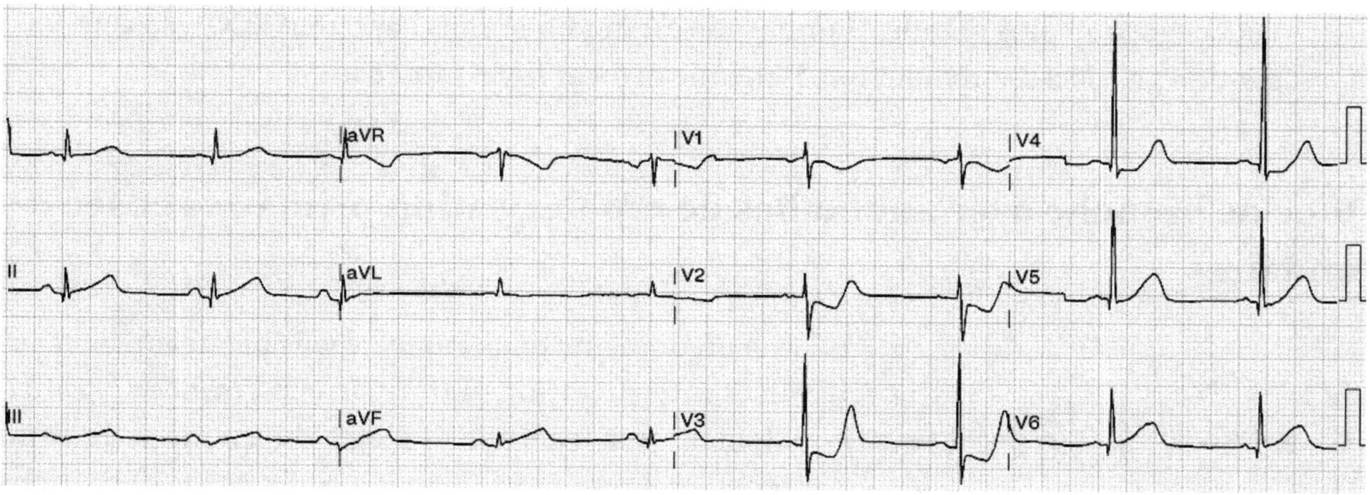

Figure 29-3

Lorsque vous regardez l'ECG de la figure 29-3, votre attention est probablement immédiatement attirée par les sous-décalages ST dans les dérivations V1 à V3, mais surtout dans les dérivations V2 et V3. À présent, la première chose à laquelle vous devriez penser est un IDM inférolatéral (anciennement « postérieur »). Je suis certainement d'accord avec vous. De plus, à présent, vous devez comprendre qu'un IDM inférolatéral n'est PAS nécessairement accompagné d'un IDM de la paroi inférieure. Sauf dans de rares cas, l'occlusion de l'artère coronaire droite ne produit pas d'IDM inférolatéral sans produire d'IDM de la paroi inférieure. Une ACX non dominant (et la plupart sont non dominants) peut facilement produire un IDM inférolatéral sans accompagnement d'IDM de la paroi inférieure. (Si vous ne savez pas comment cela peut se produire, consultez le chapitre 9.)

Mais y a-t-il une ischémie de la paroi inférieure sur cet ECG ? C'est ici que vous exercerez votre capacité à reconnaître des changements très subtils sur l'ECG. Lorsque vous regardez les dérivations inférieures, que voyez-vous ? En dérivation II, vous voyez un QRS petit mais bien formé qui mène à un segment ST droit et ascendant se terminant au sommet de l'onde T. En dérivation III, il y a un QRS isoélectrique (croyez-moi, vous ne voyez pas cela très souvent

!) avec un segment ST parfaitement droit menant au sommet de l'onde T. En dérivation aVF, nous voyons un QRS très petit (mais pas isoélectrique) avec un segment ST parfaitement droit menant au sommet de l'onde T. Encore une fois, vous devriez avoir reconnu le signe de Jones dans les trois. Le signe de Jones indique un segment ST en transition à mi-chemin d'un segment ST normal, concave vers le haut, à un segment ST convexe vers le haut, caractéristique d'un infarctus aigu du myocarde.

> **ASTUCE |** Bien que le sus-décalage du segment ST suivant un QRS très petit puisse être de 1,0 mm ou moins, ce qui peut le disqualifier comme infarctus du myocarde selon les critères STEMI, elle peut toujours représenter la moitié de l'amplitude du QRS. Ces amplitudes peuvent être artificiellement réduites car cette dérivation particulière se trouve être perpendiculaire à une dérivation avec une amplitude QRS beaucoup plus grande. L'amplitude est modifiée dans l'appareil ECG – cela ne signifie pas nécessairement une ischémie myocardique moindre !

Bloc de branche avec anomalies de repolarisation primaires et secondaires

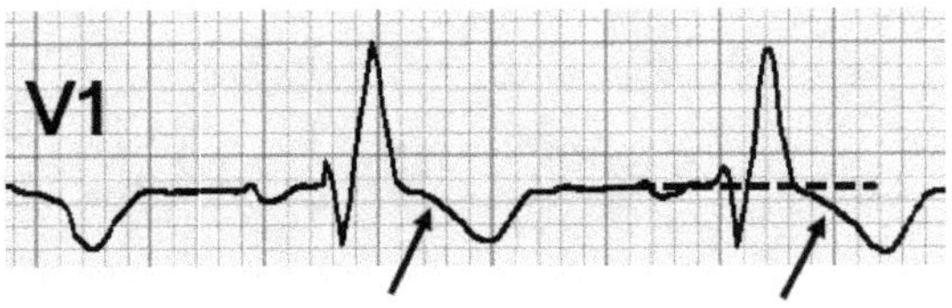

Figure 29-4

Il y a un domaine dans lequel je vois beaucoup de mauvaises interprétations/informations erronées... principalement sur Internet. Il s'agit du manque de compréhension que nous devons respecter les définitions appropriées concernant les déflexions, les intervalles et d'autres entités sur l'électrocardiogramme. Il est inacceptable de redéfinir ces faits connus pour les adapter aux résultats de vos recherches ou pour justifier un diagnostic douteux. Le concept de repolarisation suivant des blocs de branches complets est l'un de ces domaines.

Il existe deux types d'anomalies de repolarisation : primaire et secondaire. Une anomalie de repolarisation primaire survient en raison d'un changement pathologique au sein du myocyte. Il s'agit d'un problème au niveau cellulaire, comme l'ischémie, l'hypoxie, l'acidose, la toxicité ou l'empoisonnement d'un médicament, les déséquilibres électrolytiques, etc. Une anomalie de repolarisation primaire peut suivre un QRS normal ou un QRS anormal.

Une anomalie de repolarisation secondaire suit un QRS anormal. C'est une anomalie – mais une anomalie à laquelle nous nous attendons ! Une anomalie de dépolarisation sera suivie – invariablement – d'une anomalie de repolarisation. Bien que les anomalies de repolarisation primaire puissent prendre de nombreuses formes différentes, les anomalies de repolarisation secondaire sont définies de manière assez stricte. La figure 29-4 présente un BBD complet classique tel qu'enregistré dans la dérivation V1 (nous regardons toujours dans la dérivation V1 pour décider quel bloc de branche est présent). Examinons de près ce premier intervalle QRS-T. Remarque :

1. La repolarisation commence AU point J, et non APRÈS le point J.

2. Le point J est généralement sur la ligne de base, mais il n'est pas nécessaire qu'il soit sur la ligne de base. Il peut être au-dessus ou en dessous. Que le point J soit sur la ligne de base, au-dessus ou en dessous, la repolarisation commence toujours au point J ! Pour une anomalie de repolarisation secondaire, le point J doit normalement être sur la ligne de base. Nous pouvons pardonner jusqu'à 1,0 mm de dépression du point J, mais pas plus ! Tout ce qui est plus profond devient un changement de repolarisation primaire.

3. À partir du point J, la ligne de base commence immédiatement à descendre en une onde T inversée, PAS une onde T biphasique, mais une onde T inversée.

4. Observez attentivement le segment ST qui descend. Voyez-vous la convexité subtile vers le haut à mi-chemin entre le point J et le nadir de l'onde T (flèches) ? C'est une caractéristique importante d'une anomalie de repolarisation secondaire. Elle n'est pas visible dans 100 % des cas, mais j'estime qu'elle est présente dans environ 95 % des cas. Et elle est subtile, elle est toujours subtile.

Il s'agit d'une véritable anomalie de repolarisation secondaire. Vous la verrez avec un BBD en dérivation V1 (souvent en dérivation aVR et rarement en dérivation III). En cas de BBG, elle sera présente dans les dérivations I, aVL, V5 et V6, mais PAS dans la dérivation V1. En cas de BBG, la dérivation V1 manifestera une réciproque très exagérée de cette anomalie de repolarisation secondaire telle qu'elle se manifeste dans les dérivations V5 et V6 et inclura un point J surélevé.

Parfois, un bloc de branche sera suivi d'une anomalie de repolarisation primaire. Cela peut être évident – quelque chose de complètement différent de l'anomalie de repolarisation secondaire attendue – ou très subtil, nécessitant un œil averti. Examinons un BBD avec une anomalie évidente de repolarisation primaire :

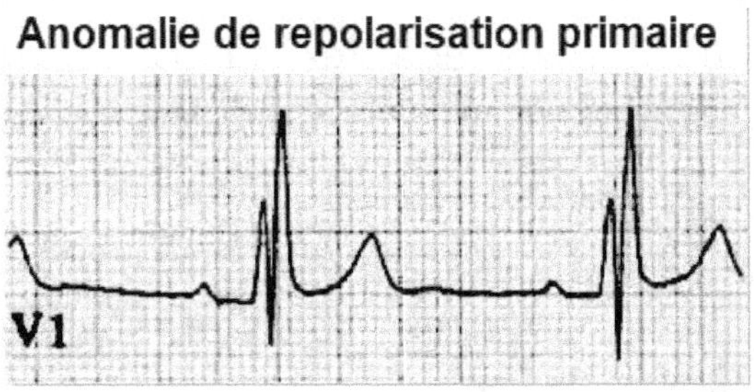

Figure 29-5

Waouh ! Regardez cette onde T ! Elle pointe dans la mauvaise direction ! Et où se trouve ce segment ST descendant gracieux avec sa convexité subtile ? Il s'agit en effet d'un véritable BBD complet, mais ce n'est pas l'anomalie de repolarisation secondaire à laquelle nous nous attendions! Il s'agit d'une anomalie de repolarisation primaire très évidente. De nombreuses choses peuvent en être la cause, mais en fonction du sujet de ce livre, laquelle devineriez-vous ? Correct ! – c'est dû à l'ischémie.

PERLE | Les anomalies de repolarisation primaire peuvent avoir de nombreuses formes, mais les anomalies de repolarisation secondaire n'en ont qu'UNE !

Regardons maintenant une anomalie de repolarisation primaire très subtile qui ressemble beaucoup à une anomalie de repolarisation secondaire (comme un loup déguisé en mouton) :

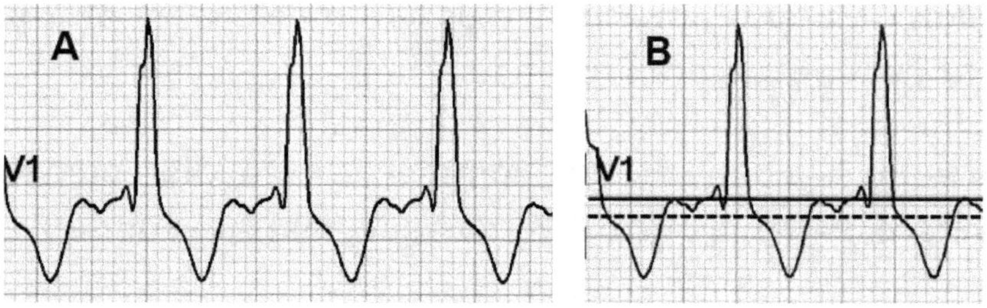

Figure 29-6

Ceci (Figure 29-6) ressemble à une anomalie normale de repolarisation secondaire. Le segment ST commence sa pente descendante au point J ; la convexité subtile vers le haut est présente et se termine par une onde T inversée. Il y a juste un problème : le point J est à plus de 1,0 mm en dessous de la ligne de base. Dans des circonstances normales, le point J devrait être sur la ligne de base et certainement pas plus de 1,0 mm de sous-décalage. Dans le cas des blocs de branche, nous pouvons pardonner 1,0 mm de dépression – mais pas plus que cela ! C'est la forme subtile d'une anomalie de repolarisation primaire. Dans une situation comme celle-ci, on doit très fortement suspecter une ischémie, au moins jusqu'à preuve du contraire.

Un autre changement subtil d'anomalie de repolarisation primaire :

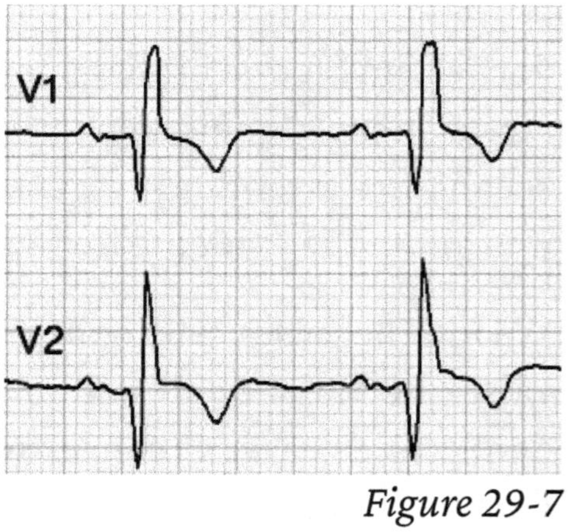

Figure 29-7

Il s'agit d'une autre forme subtile d'anomalie de repolarisation primaire (Figure 29-7) : en dérivation V1, cela ressemble à une anomalie de repolarisation secondaire normale, mais est-ce que quelque chose ne semble pas normal ? Il y a un peu trop de plateau entre le point J et l'endroit où le segment ST commence sa descente dans l'onde T inversée. C'est très subtil, mais regardez la dérivation V2 – ce n'est pas subtil à cet endroit. En dérivation V3, il y avait une élévation convexe évidente du segment ST vers le haut. Il ne s'agissait pas simplement d'une anomalie de repolarisation secondaire. Voici quelques autres anomalies subtiles de repolarisation primaire déguisées en anomalies de repolarisation secondaire (Figure 29-8) :

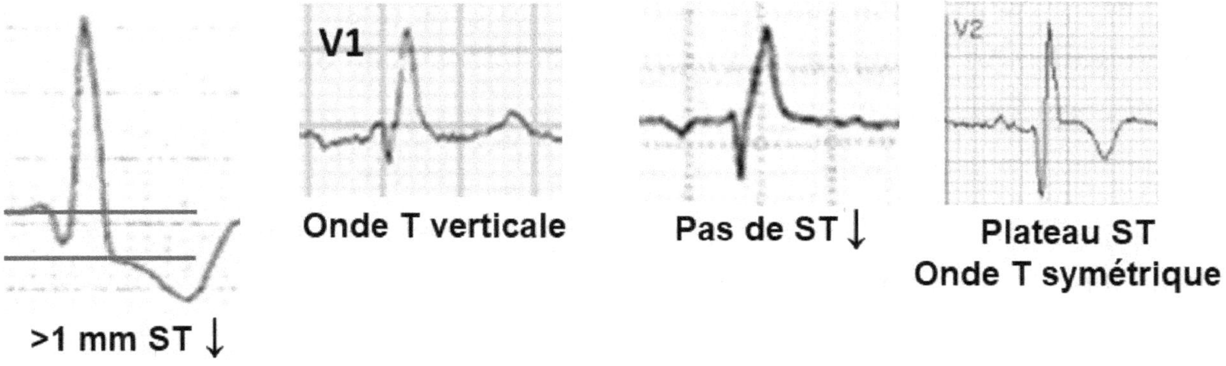

Figure 29-8

Cette onde T est-elle HYPERAIGUË... oui ou non?

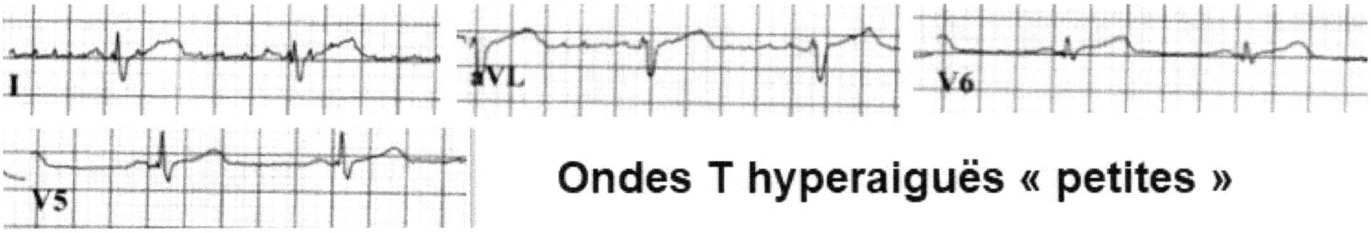

Figure 29-9a

Les ondes T hyperaiguës de la figure 29-9a ne sont pas vraiment petites lorsqu'on les compare au QRS précédent. Notez la largeur par rapport à la hauteur !

Comme beaucoup d'autres, on vous a peut-être appris que les ondes T hyperaiguës sont des ondes T larges et hautes qui sont présentes juste avant le développement de l'élévation du segment ST. Je veux vous détromper de cette idée – ou du moins de la moitié. Les ondes T hyperaiguës sont plus grandes que les ondes T auxquelles on pourrait s'attendre dans une dérivation donnée en fonction de l'amplitude de l'intervalle QRS. N'oubliez pas : la repolarisation est toujours proportionnelle à la dépolarisation... dans des circonstances normales. Un grand QRS produira une grande onde T ; un petit QRS aura une petite onde T.

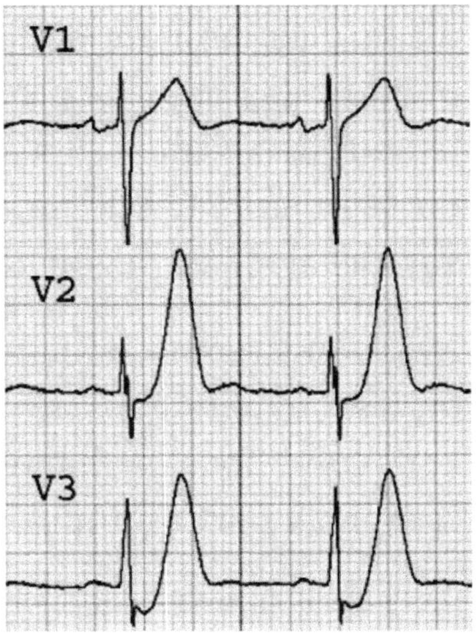

Figure 29-9b

Avec les ondes T hyperaiguës, cependant, il existe une disproportion évidente entre le QRS et l'onde T. Les ondes T deviennent beaucoup plus grandes que d'habitude. Veuillez noter que je n'ai PAS spécifiquement dit «plus grandes que d'habitude». Les ondes T hyperaiguës peuvent être hautes... ou courtes – mais, dans les deux cas, elles seront toujours larges!

Dans la figure 29-9b, les dérivations V2 et V3 manifestent les ondes T hyperaiguës classiques, hautes et larges (oui, je sais que ce sont des ondes T de Winter, mais elles sont toujours hyperaiguës). Regardez comme elles sont plus grandes que les complexes QRS qu'elles suivent.

Elles sont énormes ! Elles dominent ces intervalles QRS. Maintenant, regardez l'onde T dans la dérivation V1. Elle n'est même pas aussi haute que l'onde R septale dans cette dérivation, mais regardez comme elle est large !

> **PERLE |** Lorsque vous voyez une onde T plus grande que prévu qui semble avoir son début au point J, considérez très fortement que vous voyez une onde T hyperaiguë.

Regardons d'autres ondes T hyperaiguës :

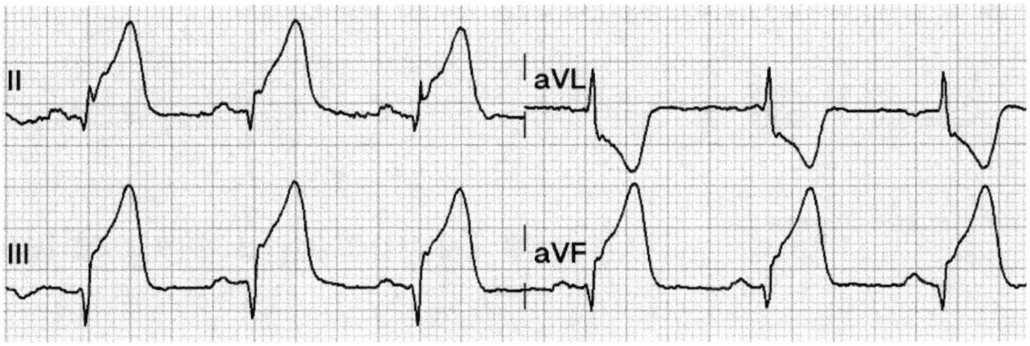

Figure 29-10

OK… voyons-nous des ondes T hyperaiguës ou un sus-décalage du segment ST ? Vous voyez les deux : les ondes T hyperaiguës ne durent pas très longtemps – elles ont souvent disparu au moment où le patient se présente aux urgences. L'onde T finit par s'élargir au point que sa branche proximale ascendante atteint le point J, puis semble « ramper » vers le haut de l'onde R. Il s'agit de l'onde T hyperaiguë qui sort en passant en sus-décalage du segment ST. Elle ne disparaît pas soudainement dans un nuage de fumée, avec un sus-décalage du segment ST apparaissant à sa place.

Avez-vous remarqué la réciproque des ondes T hyperaiguës dans la dérivation aVL ? Les ondes T hyperaiguës inversées et réciproques sont assez remarquables et peuvent parfois vous conduire à un diagnostic que vous n'auriez peut-être pas soupçonné. Regardez l'ECG complet à partir duquel la figure 29-10 a été extraite (figure 29-11) :

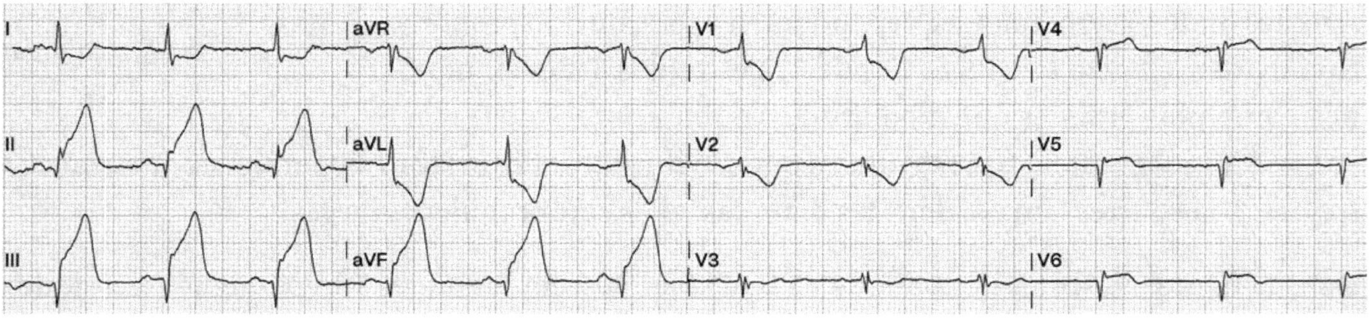

Figure 29-11

Regardez les ondes T hyperaiguës inversées dans les dérivations V1 et V2. Quelle est la raison de leur activité réciproque ? Il doit y avoir des ondes T hyperaiguës verticales en face d'elles - dans les dérivations V7 à V9 ! Vous pouvez également supposer que ces ondes T hyperaiguës dans les dérivations V7 à V9 sont en train de passer à une sus-décalage du segment ST en raison du sous-décalage évident des points J dans les dérivations V1 et V2.

PERLE | En présence d'un infarctus du myocarde inférolatéral, les ondes T inversées dans les dérivations V1 à V3 indiquent que la reperfusion n'a pas encore eu lieu dans les dérivations V7 à V9. En cas d'infarctus du myocarde inférolatéral, les déflexions sont inversées dans les dérivations précordiales droites. Une onde T verticale dans ces dérivations (comme décrit à l'origine par le Dr Perloff) indiquerait que la reperfusion a déjà eu lieu. Cependant, vous verrez souvent un sous-décalage du segment ST avec une onde T verticale dans les dérivations V1 à V3 alors qu'aucune des autres dérivations (inférieures, apicolatérales) présentant un sus-décalage du segment ST ne montre de signe de reperfusion. Je n'ai pas encore déterminé la raison de cela.

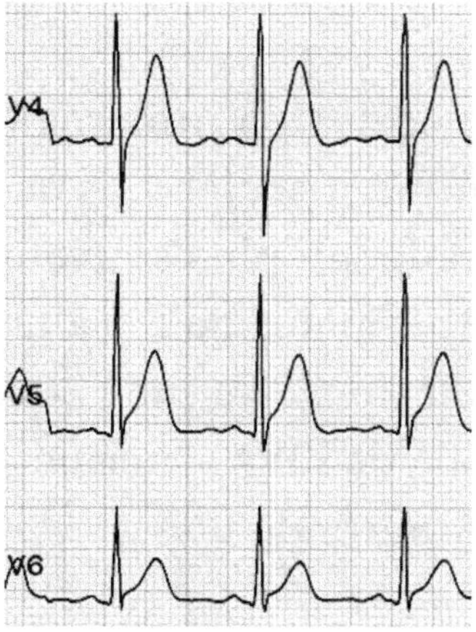

Figure 29-12

Lorsque vous voyez des ondes T profondes dans les dérivations précordiales droites, ne concluez pas automatiquement que le patient souffre d'une embolie pulmonaire aiguë, d'une cardiomyopathie arythmogène ou d'un syndrome de Takotsubo. Elles peuvent manifester une OMI inférolatérale (anciennement postérieure).

Dans la Figure 29-12, les ondes T des dérivations V4 et V5 sont évidemment hyperaiguës – hautes et larges ! Mais lorsque nous examinons la dérivation V6, la question se pose : « S'agit-il également d'une onde T hyperaiguë – ou s'agit-il simplement d'une onde T normale ? Elle n'est certainement pas aussi haute que l'onde R. » Avec l'expérience, vous reconnaîtrez cette onde T n'importe où comme une onde T hyperaiguë. Mais jusque-là, n'oubliez pas : tenez toujours compte de la compagnie qu'elle garde. Les deux autres dérivations manifestant des ondes T hyperaiguës – celle-ci est également une onde T hyperaiguë !

Trois choses dont vous devez toujours vous souvenir à propos des ondes T hyperaiguës :

1. Elles apparaissent avant que l'ischémie ne devienne transmurale.

2. Elles peuvent commencer sur, au-dessus ou en dessous de la ligne de base. Une origine en dessous de la ligne de base suggère fortement que le coupable est une occlusion de l'IVA.

3. Elles peuvent être de n'importe quelle hauteur... mais elles doivent toutes être larges !

S'agit-il d'une onde T de Winter... oui ou non ?

Dans sa lettre à l'éditeur, désormais classique, publiée dans le New England Journal of Medicine, le Dr Robbert de Winter et al. (oui, Robbert est correctement orthographié) ont décrit en détail ce que nous appelons aujourd'hui les ondes T de Winter ou le modèle de Winter. Dans cette célèbre lettre, on trouve un tableau de complexes QRS simples provenant de huit ECG différents. La figure 29-13 montre des exemples de deux dérivations (de ma collection) qui présentent le modèle classique des ondes T de Winter. L'onde T s'étend du segment ST déprimé, se transformant vers le haut en une onde T hyperaiguë.

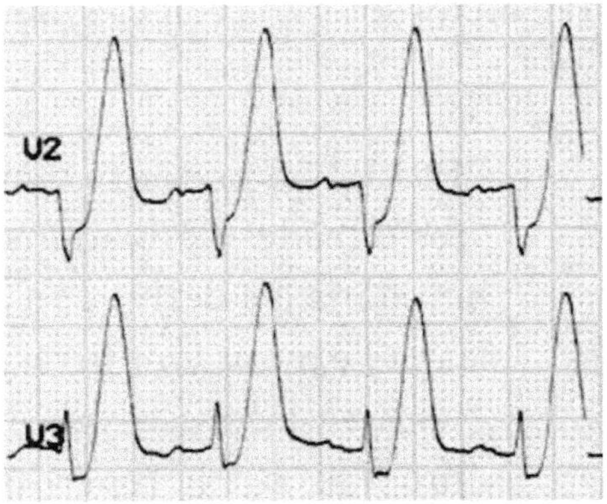

Figure 29-13

Malheureusement, pour de nombreuses personnes, toute onde T qui suit un segment ST déprimé est désormais devenue une onde T de Winter. L'illustration suivante a été rapportée comme des ondes T de Winter :

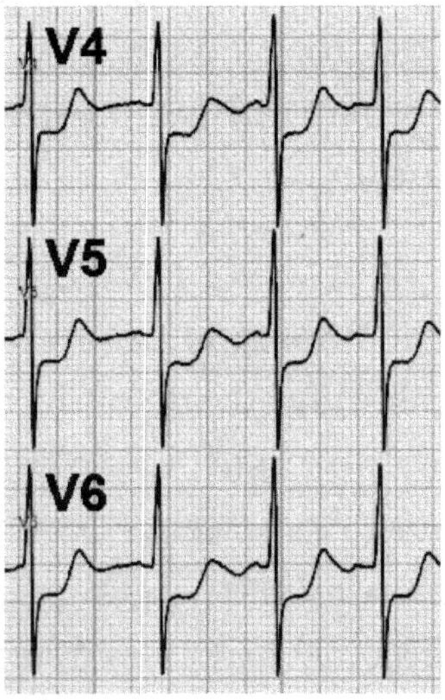

Figure 29-14

Le schéma de l'onde T de Winter indique une occlusion proximale de l'IVA. Maintenant... laissez-moi vous dire un petit secret : les occlusions proximales de l'IVA se produisent beaucoup plus souvent sans ondes T de Winter qu'avec elles ! Ce n'est pas parce qu'il y a un sous-décalage du segment ST suivi d'une onde T verticale sur l'ECG d'un patient présentant une occlusion proximale de l'IVA – permettez-moi de le répéter – que cette onde T n'est PAS une onde T de Winter !

PERLE | Une onde T de Winter va être hyperaiguë. Ce ne sera pas une onde T verticale de taille normale suivant une dépression du segment ST. Et au fait, le nom de famille du médecin est « de Winter » – pas « De Winter » ou « DeWinter » ou « deWinter ». C'est « de Winter ».

ASTUCE | Pour rappel, il existe deux types d'ischémie sous-endocardique : l'ischémie sous-endocardique circonférentielle et l'ischémie sous-endocardique régionale. Le type circonférentiel est caractérisé par un sous-décalage du segment

ST avec des ondes T inversées et est généralement causé par une sténose ou une sous-occlusion de l'artère coronaire gauche, une sous-occlusion proximale de l'artère labio-palatine ou une maladie des trois vaisseaux. Le type régional est caractérisé par un sous-décalage du segment ST suivi d'une onde T verticale, mais les ondes T sont généralement de taille normale et non hyperaiguës.

Attention au REQUIN !

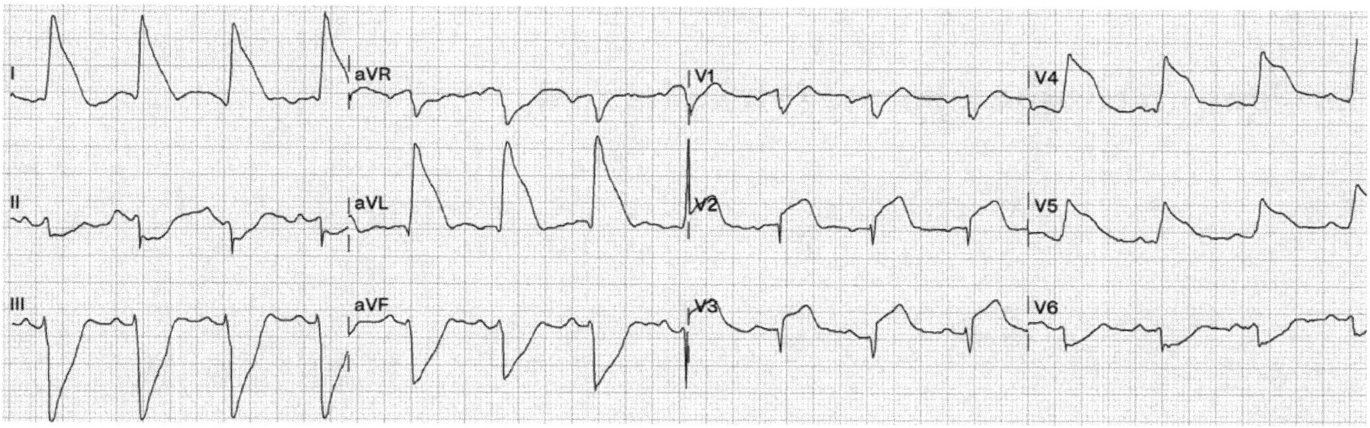

Figure 29-15

La figure 29-15 montre la morphologie en « aileron de requin » de l'intervalle QRS-T. Cette déviation se compose du QRS, du segment ST et de l'onde T regroupés en une seule déviation. Il ne s'agit PAS d'un QRS élargi. Observez attentivement les dérivations avec les «ailerons de requin». Voyez-vous des ondes T séparées de l'aileron de requin ? NON!

Dans cet ECG, les ailerons de requin (si vous devez les voir) se trouvent dans les dérivations I, aVL, V4 et V5. Les ailerons de requin inversés dans les dérivations III et aVF sont réciproques aux modifications des dérivations I et aVL. Ce schéma est également appelé schéma lambda, d'après la lettre grecque (λ). Sa cause n'est pas certaine, mais il semble que la phase 2 du potentiel d'action soit raccourcie, ce qui diminue la réfractarité de manière très hétérogène dans l'ensemble des parois ventriculaires. Cela conduit à une réentrée de phase 2 et à une propension à la fibrillation ventriculaire. Ces patients ne se portent pas bien et la mortalité est très élevée. Le choc cardiogénique est fréquent. Le pronostic est plutôt sombre.

Ne confondez pas ce schéma avec la transition de l'onde T hyperaiguë à l'élévation du segment ST, comme dans la figure 29-10. Dans ces cas, l'aileron du requin est orienté dans le mauvais sens ! Le requin doit toujours nager de gauche à droite.

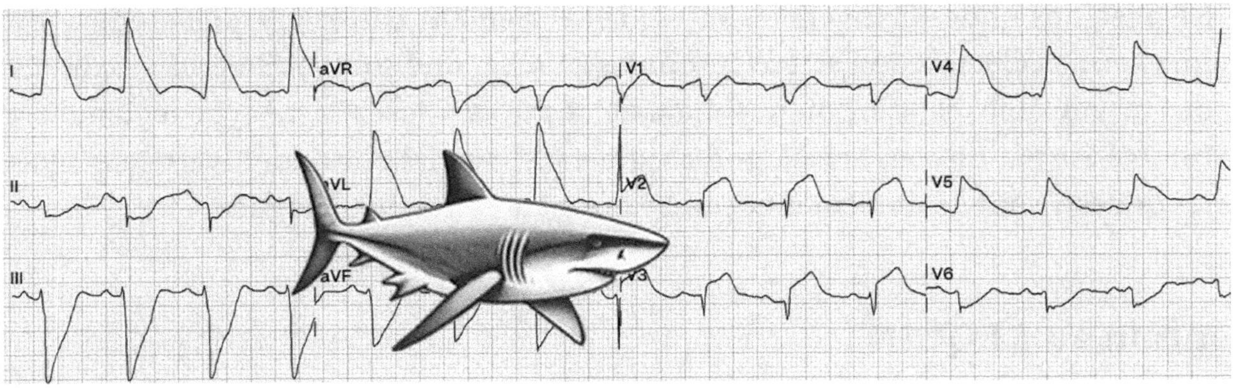

Figure 29-16

Le signe du casque à pointe (Pickelhaube)

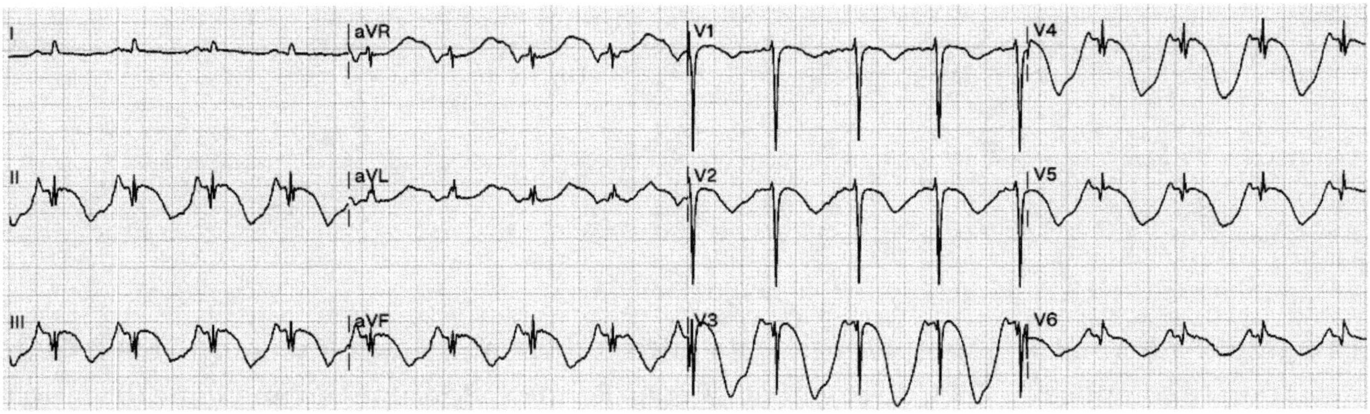

Figure 29-17

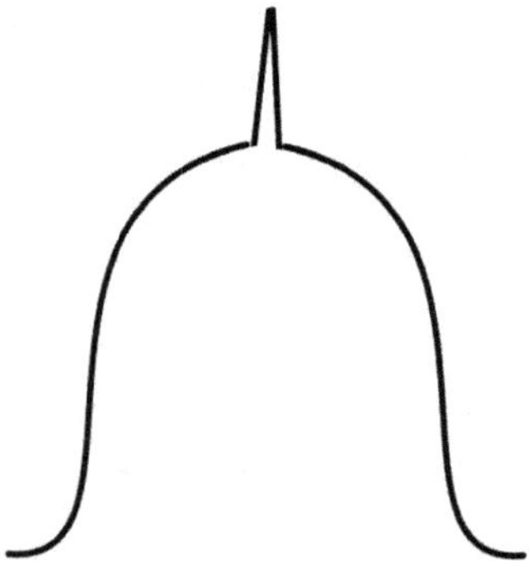

Figure 29-18

Le casque à pointe doit son nom au pickelhaube, le casque militaire allemand à pointe utilisé à la fin du XIXe et au début du XXe siècle. Le contour du casque ressemblait à ceci (Figure 29-18) :

Les déflexions du casque à pointe peuvent facilement être confondues avec un « artefact de battement de pouls » causé par le placement d'électrodes de membre sur une artère pulsatile – généralement l'artère radiale. Voici un exemple d'artefact de battement de pouls :

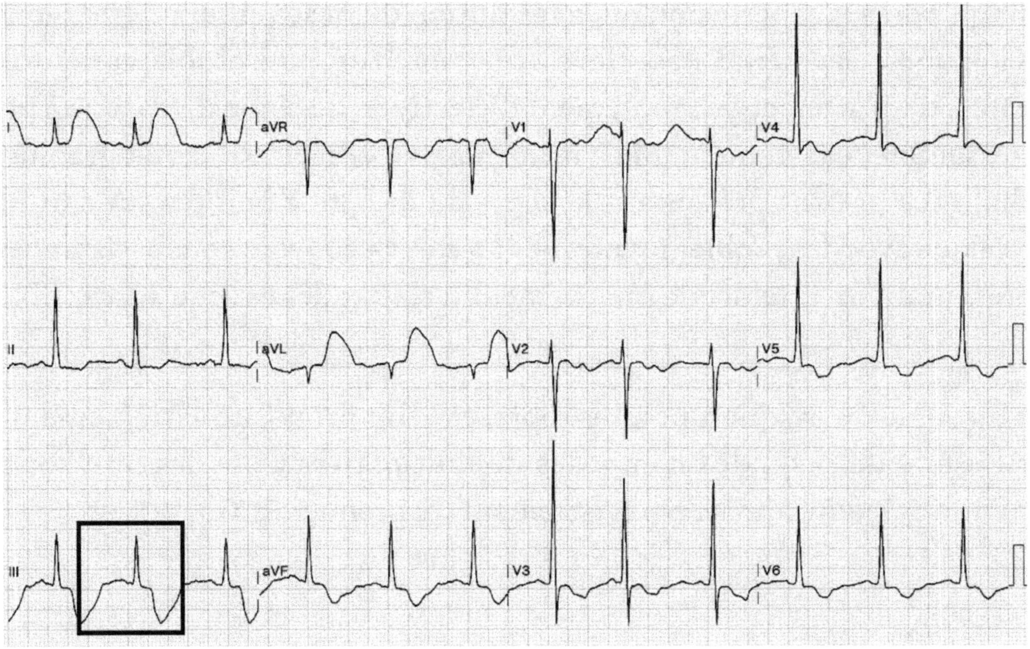

Figure 29-19

On peut observer une similitude frappante en comparant le signe du casque à pointes (Figure 29-17, dérivations II, III, aVF, V4 et V5) à l'artefact de prise de pouls (Figure 29-19, dérivation III). La confusion est facilement résolue en éloignant les électrodes des impulsions fortes (y compris la zone apicale du précordium). Cet artefact apparaît principalement dans les dérivations des membres du plan frontal, les seules susceptibles d'être placées sur un pouls périphérique. Théoriquement, une électrode précordiale placée directement sur une pulsation apicale très dynamique chez une personne mince pourrait avoir le même effet.

Le signe du casque à pointes n'est pas réellement un diagnostic de pathologie cardiaque ; il est plutôt dû au fait que l'électrocardiographe détecte des signaux provenant d'autres zones du corps présentant une pathologie grave. Il a été décrit à l'origine en association avec des problèmes intra-abdominaux et intrathoraciques. Dans le cas index, le signe du casque à pointes n'apparaissait que dans les dérivations inférieures, ce qui a conduit à supposer qu'un mouvement du diaphragme était en quelque sorte impliqué. Depuis, des cas d'hémorragie intracrânienne, de septicémie et de troubles métaboliques ont été documentés, ce qui réfute l'hypothèse selon laquelle le mouvement diaphragmatique serait à l'origine du signe.

Aujourd'hui, nous savons que la partie ascendante qui se produit avant la dépolarisation (QRS) est la repolarisation tardive du battement précédent. L'onde R se trouve au sommet du pic, suivie d'un segment ST descendant. Il devrait être évident que l'intervalle QT est considérablement prolongé, ce qui conduit à des épisodes de torsade de pointes, une conséquence de la pathologie sous-jacente et de ce signe.

En regardant la figure 29-17, vous pouvez voir que *le signe du casque à pointes se termine toujours par une onde T profondément inversée.* Cela devrait vous permettre de distinguer facilement ce signe de l'élévation du segment ST d'un infarctus aigu du myocarde. L'inversion de l'onde T ne se produit qu'après la reperfusion ou la résolution du déséquilibre offre/demande et ne se produit PAS lorsque le segment ST est élevé à ce point. Il est plus problématique de distinguer l'apparence ECG d'un artefact de tapotement d'électrode du signe du casque à pointes, car ils peuvent se ressembler exactement. Mais je me répète : «En électrocardiographie, le contexte est primordial!» Le patient présentant le signe du casque à pointes sur son ECG sera très gravement malade avec des problèmes non liés au cœur – souvent sous assistance respiratoire. Le patient présentant un artefact de prélèvement d'électrodes est peu susceptible d'être dans un tel état.

La présence du signe du casque à pointes représente un pronostic extrêmement grave. Dans l'article sur la série de cas index composée de huit patients, six des huit sont décédés en moyenne environ 5,5 jours après l'enregistrement du premier ECG.

Lectures recommandées

Crinion D, et al. An Ominous ECG Sign in Critical Care. Circulation. 2020;141:2106–2109.

Duque-González L, et al. The U wave: an ignored wave filled with information. Cardiovascular and Metabolic Science. Vol. 32 No. 4; October-December 2021.

Xuexun L, et al. Lambda-like waveform: A new risk predictor of impending malignant arrhythmias in patients with coronary artery disease. Interv. Cardiol. (2020) 12(7), 190-196.

Réimprimé à partir du blog ECG du Dr Smith

Les ECG suivants sont reproduits avec l'aimable autorisation du Dr Stephen W. Smith. Vous pouvez trouver ces cas et d'autres cas très intéressants et instructifs sur son blog (Dr. Smith's ECG Blog) à l'adresse suivante : https://hqmeded-ecg.blogspot.com/

Figure 29-15
Date : lundi 11 juin 2018
"Shark Fin": A Deadly ECG Sign that you Must Know!

Figure 29-17
Date : vendredi 25 septembre 2015
"Spiked Helmet Sign"

Figure 29-19
Date : lundi 5 décembre 2022
"Are these Hyperacute T-waves?"

30

Mettez vos compétences en pratique !

OK... vous avez beaucoup appris. Mettons en pratique vos nouvelles connaissances et vos compétences en matière d'interprétation d'ECG. Je vais vous aider.

Étudiez attentivement chaque ECG. Certains scénarios n'aboutissent pas à un diagnostic spécifique. Ce que vous apprenez, c'est comment utiliser l'ECG *comme un outil* pour établir un diagnostic. Mais parfois, il faut plus que l'ECG. Réfléchissez !

ECG 1

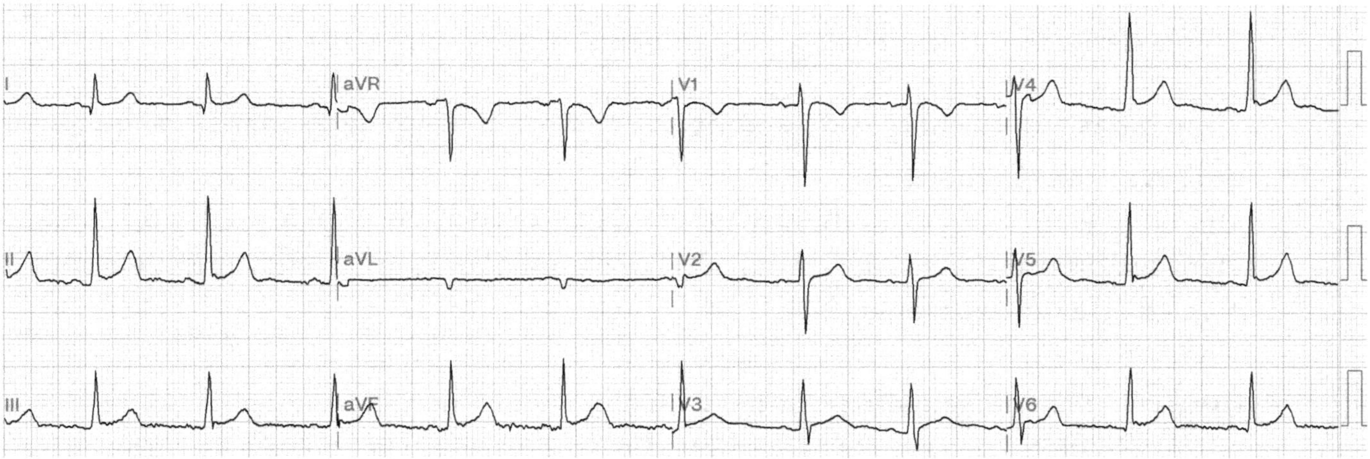

Figure 30-1

1. Le rythme est-il sinusal ? Y a-t-il une conduction 1:1 ? Y a-t-il des blocs ?

2. Y a-t-il des déviations du segment ST ? Si oui, que suspectez-vous ?

3. Y a-t-il des dépressions du segment ST ? Si oui, pourquoi sont-elles présentes ?

4. S'il y a des sus-décalages du segment ST, y a-t-il des changements réciproques ?

5. Quel est votre diagnostic pour cet ECG ?

ECG 1 – Discussion

1. **Le rythme est-il sinusal ? Y a-t-il une conduction 1:1 tout au long de l'ECG ? Y a-t-il des blocs ?**
   Le rythme est sinusal, la conduction est 1:1 tout au long de l'ECG et il n'y a pas de blocs (SA, AV ou branche).

2. **Y a-t-il des sus-décalages du segment ST ?**
   Oui, il y a un sus-décalage du segment ST dans les dérivations II, III, aVF et V3-V6.

3. **Y a-t-il des dépressions du segment ST ? Si oui, pourquoi sont-elles présentes ?**
   Il y a une dépression du segment ST dans la dérivation aVR. Elle est probablement réciproque à l'élévation du segment ST dans les dérivations inférieures, en particulier la dérivation II. La dérivation aVR est également réciproque aux dérivations I et II. Nous ne pensons généralement pas à la dérivation aVR en termes de réciprocité en raison de son emplacement. Elle peut réagir de manière réciproque à toutes les dérivations sauf la dérivation III car elle est perpendiculaire à la dérivation III.

4. **S'il y a des sus-décalages du segment ST, y a-t-il des changements réciproques qui les accompagnent ?**
   Bien qu'il y ait une élévation du segment ST en dérivation III, il n'y a pas de changement réciproque dans la dérivation aVL, ce à quoi nous nous attendrions. Cela vaut la peine d'être noté et rappelé !

5. **Quel est votre diagnostic pour cet ECG ?**
   Ce patient présente les signes classiques de repolarisation précoce ou de variante normale. Il y a une encoche du point J dans les dérivations V4 à V6. Cela suggère fortement une repolarisation précoce, voire un diagnostic. De plus, l'absence de changement réciproque dans la dérivation aVL est également très évocatrice.

ECG 2

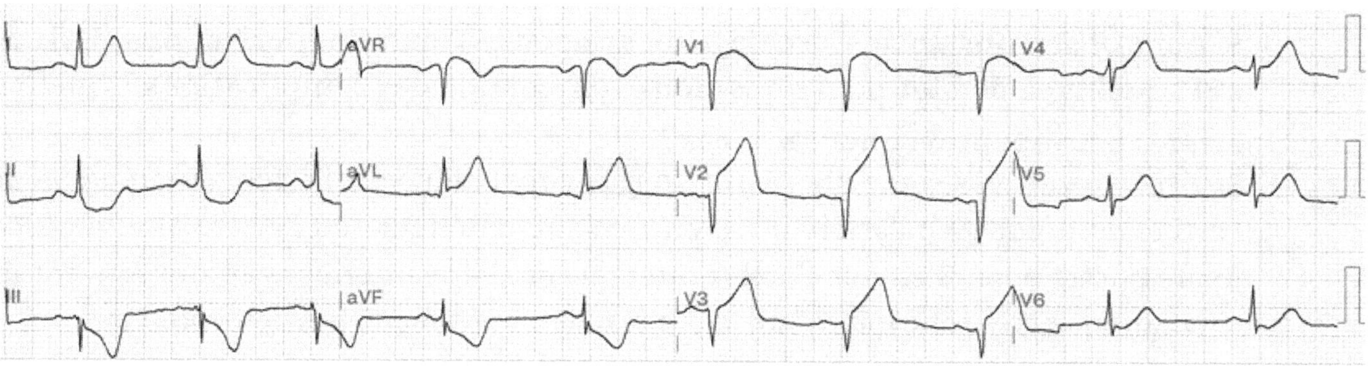

Figure 30-2

1. Si nous observons un sus-décalage du segment ST dans les dérivations II, III et aVF, quels types de blocs sommes-nous susceptibles de voir comme complications ? Quelles artères peuvent provoquer ces blocs ?

2. Si nous observons de nouveaux blocs de branche au cours d'une ischémie myocardique aiguë avec sus-décalage du segment ST, une occlusion de quelle artère est probablement la cause ?

3. Quel vaisseau est occlus ici ?

4. Où se situe l'occlusion dans l'artère ?

ECG 2 – Discussion

1. **Si nous observons un sus-décalage du segment ST dans les dérivations II, III et aVF, quel type de bloc pourrions-nous voir comme des complications ? Quelles artères peuvent provoquer ces blocs ?**
Seules deux artères coronaires assureront la circulation vers l'artère du nœud SA et l'artère du nœud AV : l'artère interventriculaire antérieure ou l'artère interventriculaire postérieure. Bien que l'artère interventriculaire antérieure assure souvent la circulation vers la zone inféro-apicale, elle n'alimente aucun des deux nœuds.

2. **Si nous observons de nouveaux blocs de branche au cours d'une ischémie myocardique aiguë, quelle artère est probablement la cause ?**
Un nouveau BBD peut être causé par une occlusion de l'artère interventriculaire antérieure proximale à S1. Les blocs de branche gauche ne sont plus considérés comme une preuve d'une occlusion aiguë de l'artère interventriculaire antérieure.

3. **Quel vaisseau est occlus ici ?**
Il y a un sus-décalage du segment ST dans la dérivation aVL, nous savons donc que l'artère coronaire droite ne peut pas la produire. Il y a un sus-décalage du segment ST dans les dérivations V1 et V2, nous savons donc que l'ACX ne peut pas la provoquer. Il reste donc l'artère interventriculaire antérieure. Il s'agit d'une occlusion proximale classique d'une artère IVA qui n'est PAS susceptible d'être une artère « enveloppante » de type 3.

4. **Où se situe l'occlusion dans l'artère ?**
Le sus-décalage du segment ST dans la dérivation aVL plus le sus-décalage du segment ST dans l'une des dérivations V1 à V3 nous indiquent que l'occlusion est proximale à la première branche diagonale (D1). (Voir ECG 5 pour une explication plus approfondie.) Mais est-elle également proximale au premier perforateur septal (S1) ? Le sus-décalage minime du segment ST dans la dérivation aVR combinée à un sous-décalage du segment ST dans la dérivation V5 ou V6 indique une occlusion proximale à S1 - et c'est le cas ici. Bien que la spécificité soit plus grande avec un sous-décalage du segment ST dans la dérivation V5, elle est toujours acceptable si le sous-décalage du segment ST se situe dans la dérivation V6.

ECG 3

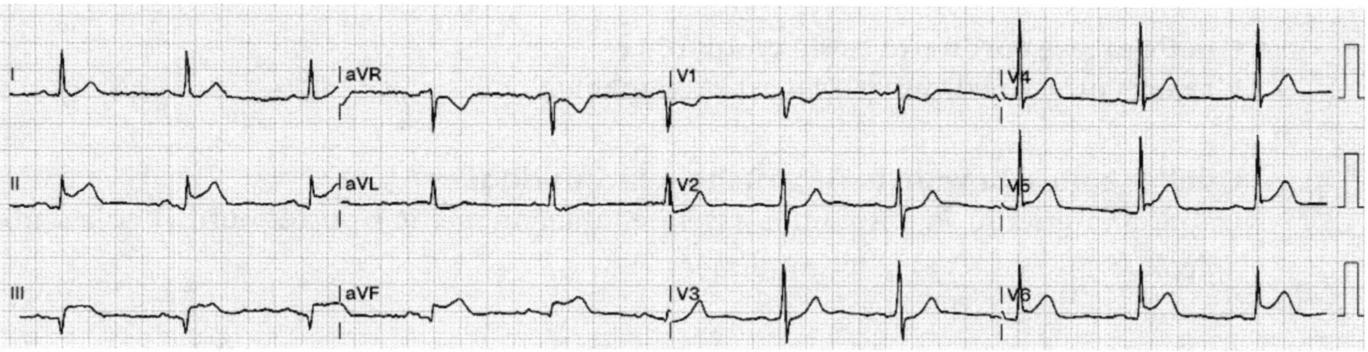

Figure 30-3

La patiente est une femme de 54 ans qui souffre de douleurs thoraciques sous-sternales depuis deux heures. Elle fume et a des antécédents de diabète de type 2 et d'hypertension.

1. Quelle artère coronaire est en cause ?
2. Quelles zones du ventricule gauche sont concernées ?
3. Qu'indique le sus-décalage du segment ST dans les dérivations V4 à V6 ?
4. Qu'indiquent le sous-décalage du segment ST et l'inversion de l'onde T dans la dérivation V1 ?

ECG 3 – Discussion

1. **Quelle artère coronaire est la coupable ?**
L'artère coronaire droite (ACD) est la coupable.

2. **Quelles zones du ventricule gauche sont impliquées ?**
La paroi inférieure, la paroi inférolatérale (anciennement « postérieure ») et la paroi apicolatérale (V4 – V6) sont impliquées.

3. **Qu'indique le sus-décalage du segment ST dans les dérivations V4 à V6 ?**
Le sus-décalage du segment ST dans les dérivations V4 à V6 indique la présence d'une distribution étendue de l'ACD (« ACD superdominante ») dans laquelle les branches postérolatérales sont un fournisseur majeur de circulation vers la paroi apicolatérale. Cela suggère une contribution faible ou nulle à cette zone par l'IVA, l'ACX ou le ramus intermedius. Cela pourrait être dû à une IVA courte (Type 1), à la présence minimale de l'ACX dans cette zone et à l'absence de ramus intermedius. Ou bien, cela pourrait indiquer une maladie dans ces vaisseaux. Le sus-décalage du segment ST dans ces dérivations n'est PAS due à des « changements réciproques », comme le préconisent parfois certains auteurs d'ECG. Il ne peut pas y avoir de «changement réciproque d'un changement réciproque».

4. **Qu'indiquent le sous-décalage du segment ST et l'inversion de l'onde T dans la dérivation V1 ?**
Les modifications du segment ST-T dans la dérivation V1 indiquent une ischémie/infarctus aigu de la paroi inférolatérale du ventricule gauche. Lorsque le Dr Perloff a décrit pour la première fois l'infarctus « postérieur véritable » dans les années 1960, il a décrit une onde R haute avec un sous-décalage du segment ST plate et une onde T verticale dans la dérivation V1. Ce qu'il décrivait était *un infarctus terminé.* L'onde « R » était en fait une onde Q, et l'« onde T verticale » était une onde T inversée *post-reperfusion* (comme on le verrait dans les dérivations postérieures). Les modifications de repolarisation dans la dérivation V1 indiquent une ischémie en cours.

ECG 4

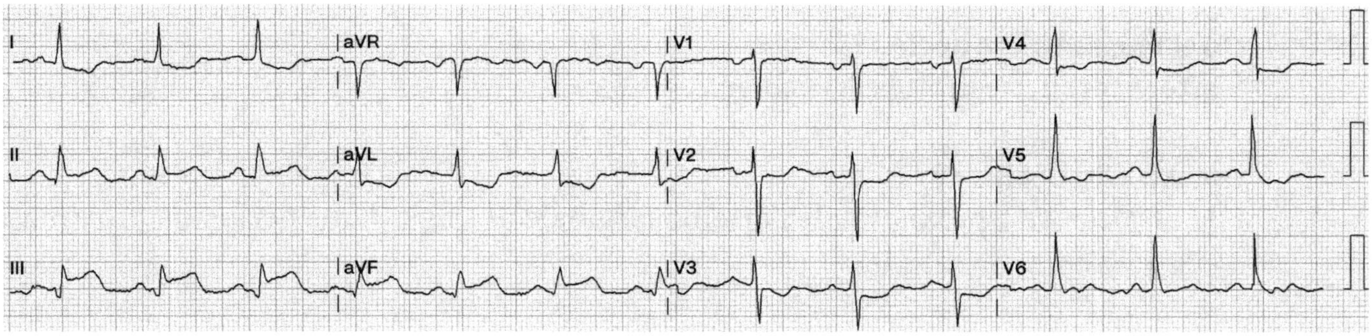

Figure 30-4

1. Which vessel is occluded?
2. Where is it occluded?
3. Which areas of the heart are ischemic (or infarcting)?
4. What precautions should you take with this patient?

ECG 4 – Discussion

1. **Quel vaisseau est occlus ?**
   L'artère coronaire droite est occluse.

2. **Où est-elle occluse ?**
   Elle est occluse à proximité de l'artère marginale. Il s'agit d'une occlusion proximale de l'artère coronaire droite.

3. **Quelles zones du cœur sont ischémiques (ou en cours d'infarctus) ?**
   La paroi inférieure du ventricule gauche, l'inférolatéral et certaines parties du ventricule droit sont en ischémie aiguë. La présence d'une ischémie de la paroi inférieure avec sous-décalage du segment ST dans les dérivations V2 à V4 m'indique qu'il y a une ischémie inférolatérale (anciennement « postérieure »). Le fait qu'il n'y ait pas de déviation du segment ST dans la dérivation V1 indique que l'élévation du segment ST d'un infarctus du myocarde ventriculaire droit est annulée ou contrebalancée par le sus-décalage du segment ST que nous verrions dans les dérivations V7 à V9 si elles avaient été enregistrées.

4. **Quelles précautions devez-vous prendre avec ce patient ?**
   Ces patients sont sujets à un collapsus cardiovasculaire en raison d'une diminution du débit cardiaque causée par la défaillance du ventricule droit. Ils sont traités avec des bolus de liquide et deux perfusions intraveineuses de gros calibre doivent être en place.

ECG 5

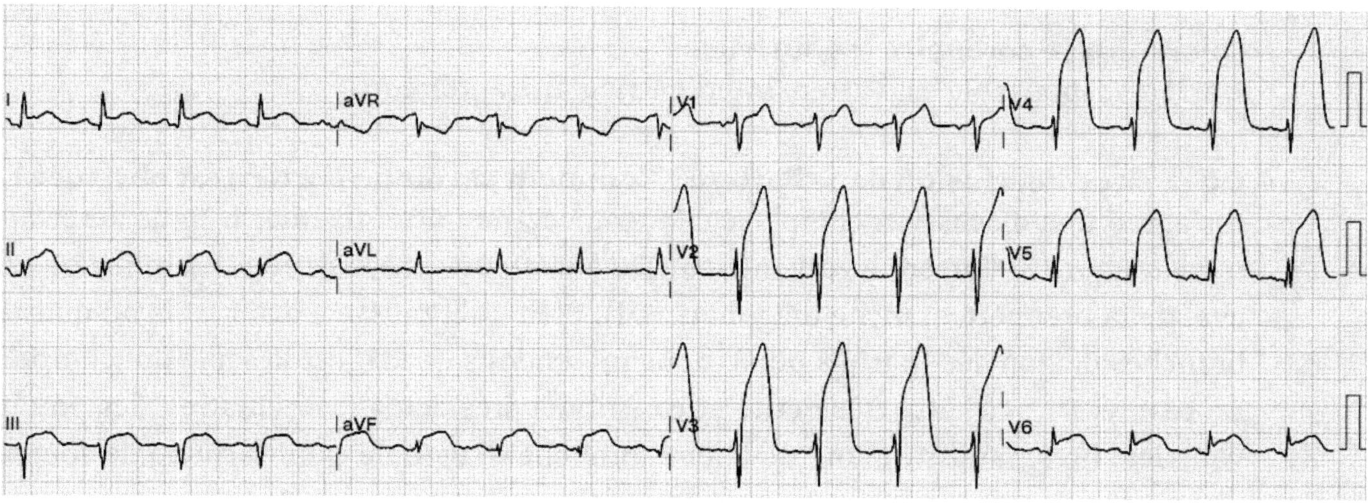

Figure 30-5

1. Quelle artère coronaire est obstruée ?

2. Où se situe l'occlusion dans l'artère ? Comment savoir où l'artère est obstruée ?

3. Pourquoi n'y a-t-il pas de déviation ST dans la dérivation aVL ?

4. Les ondes ST-T dans les dérivations V2 à V5 sont énormes (« pierres tombales ») ! Pourquoi sont-elles si petites dans les dérivations V1 et V6 ?

ECG 5 – Discussion

1. **Quelle artère coronaire est obstruée ?**
   L'artère responsable est l'artère interventriculaire antérieure.

2. **Où se situe l'occlusion dans l'artère ? Comment savoir où l'artère est obstruée ?**
   Il s'agit d'une discussion complexe, alors suivez-moi attentivement. Nous déterminons d'abord si l'artère interventriculaire antérieure est obstruée en amont ou en aval de la première branche diagonale (D1). Bien qu'il puisse y avoir trois ou quatre branches diagonales (parfois plus), nous prétendons que D1 est la seule qui compte. En réalité, D1 peut être très petite et contribuer très peu à la circulation des parois ventriculaires, tandis qu'une deuxième branche diagonale est la principale source d'approvisionnement en sang, mais cela n'a pas d'importance. Penser en termes de *première branche diagonale* nous dira ce que nous voulons savoir.

   Pour déterminer si l'occlusion est proximale à D1, nous recherchons l'implication de la dérivation aVL. Plus précisément, nous recherchons un sus-décalage du segment ST dans cette dérivation qui surplombe la zone basolatérale (anciennement « latérale haute ») de la paroi ventriculaire. C'est un début, mais ce n'est pas suffisant. L'occlusion proximale de l'ACX peut également provoquer un sus-décalage du segment ST dans la dérivation aVL – pas fréquemment, mais vous pouvez le voir de temps en temps. Ainsi, pour distinguer le sus-décalage du segment ST dans la dérivation aVL d'une occlusion de l'IVA ou de l'ACX, nous ajoutons une exigence supplémentaire : un sus-décalage du segment ST dans n'importe quelle dérivation de V1 à V3. N'oubliez pas : selon la méthode d'élimination diagnostique de Jones, l'occlusion de l'ACX NE provoque PAS d'élévation du segment ST dans ces dérivations. Par conséquent, s'il y a une élévation du segment ST dans la dérivation aVL et dans n'importe quelle dérivation des dérivations V1 à V3, l'occlusion se situe dans l'IVA, à proximité de la première branche diagonale, ou D1.

   "Mais Dr Jones", vous exclamez-vous. "Une occlusion proximale de l'ACD peut également provoquer un sus-décalage du segment ST dans les dérivations précordiales droites !" Et vous auriez raison – mais encore une fois, selon la méthode d'élimination diagnostique de Jones, l'ACD ne provoque pas de sus-décalage du segment ST dans la dérivation aVL. OK... c'était facile. Maintenant, suivez très attentivement cette partie suivante...

   Lorsque nous recherchons une élévation du segment ST dans la dérivation aVL, nous constatons sur cet ECG que la ligne de base est absolument isoélectrique – il n'y a aucune déviation du segment ST dans aucune des deux directions. Cependant, nous pouvons toujours déterminer si l'occlusion est proximale à D1. Regardez la dérivation I. Il y a un sus-décalage du segment ST évident à cet endroit. La dérivation I partage la même zone de la paroi basolatérale que la dérivation aVL. S'il y a un sus-décalage du segment ST dans la dérivation I, il devrait également y avoir un sus-décalage du segment ST dans la dérivation aVL. Maintenant, tournons brièvement notre attention vers les dérivations inférieures. Il y a un sus-décalage du segment ST dans toutes les dérivations inférieures, mais moins de sus-décalage du segment ST dans la dérivation III. Cela soulève-t-il des signaux d'alarme – pas de sus-décalage du segment ST dans la dérivation aVL alors qu'il devrait y en avoir et moins de sus-décalage du segment ST dans la dérivation III que ce à quoi on pourrait s'attendre ?

Il y a eu *une annulation des forces* entre les dérivations III et aVL. *Elles ne peuvent pas réagir de manière réciproque car les deux zones sont ischémiques.* Ainsi, leurs forces s'annulent à la place. Il semblerait que le sus-décalage du segment ST dans la dérivation III soit plus élevée que dans la dérivation aVL car l'annulation a ramené la dérivation aVL à la ligne de base tout en préservant un certain sus-décalage du segment ST dans la dérivation III. Il existe donc un sus-décalage du segment ST dans la dérivation aVL, mais nous ne pouvons pas la voir en raison de l'annulation des forces. Bien que le sus-décalage du segment ST de la dérivation aVL ait été effacée par l'appareil ECG, l'ischémie myocardique sous la dérivation aVL est toujours présente et inchangée ! Par conséquent, l'IVA est occluse PROXIMAL à D1.

Nous déterminons si l'IVA est occluse à proximité du premier perforateur septal (S1) s'il y a un sus-décalage du segment ST dans la dérivation aVR et/ou un sous-décalage du segment ST dans la dérivation V5. Si ce n'est pas le cas dans la dérivation V5, alors dans la dérivation V6. Un nouveau motif complet de BBD dans la dérivation V1 indique également une occlusion à proximité de S1. Aucun de ces signes n'est présent sur cet ECG.

3. **Pourquoi n'y a-t-il pas de déviation du segment ST dans la dérivation aVL ?**
   Annulation des forces avec la dérivation III.

4. **Les ondes ST-T des dérivations V2 à V5 sont énormes (« pierres tombales ») ! Pourquoi sont-elles si petites dans les dérivations V1 et V6 ?**
   Les dérivations V1 et V6 peuvent agir réciproquement comme les dérivations III et aVL, ou elles peuvent subir une annulation de forces – également comme les dérivations III et aVL. Dans ce cas, elles ont probablement subi leur propre annulation de forces.

ECG 6

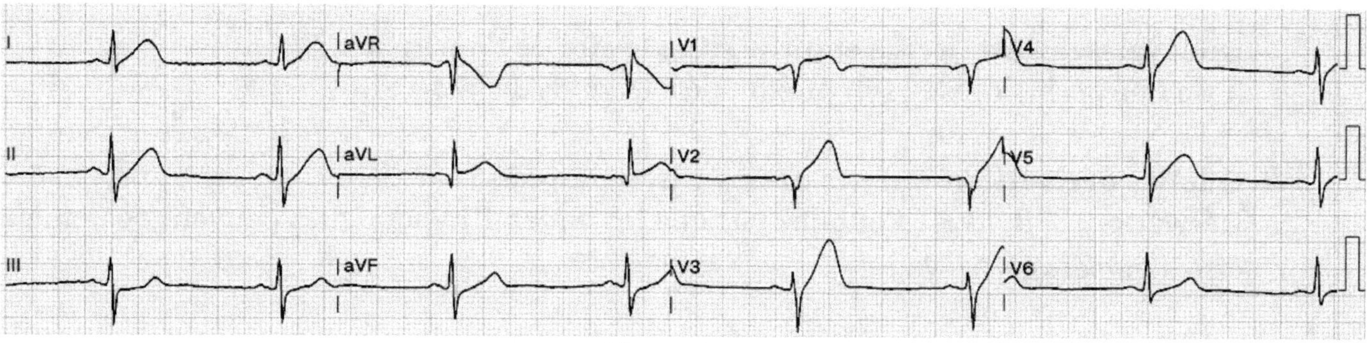

Figure 30-6

1. Quel vaisseau est occlus et où se situe le site de l'occlusion ?

2. Quelles dérivations présentent des ondes T hyperaiguës ?

3. Pourquoi y a-t-il une onde T hyperaiguë dans la dérivation II alors que les dérivations III et aVF présentent un sous-décalage du segment ST ?

4. Outre leur taille (ampleur), que remarquez-vous d'autre sur les ondes T hyperaiguës ?

5. Les dérivations V1 et V2 présentent des complexes QS. Cette zone a-t-elle déjà subi un infarctus ? Et quelle zone ces dérivations négligent-elles ?

ECG 6 – Discussion

1. **Quel vaisseau est occlus et où se situe le site de l'occlusion ?**
   Il y a une occlusion de l'IVA proximale à D1 mais distale à S1.

2. **Quelles dérivations ont des ondes T hyperaiguës ?**
   Dérivations I, II, aVR (n'oubliez pas que les ondes T hyperaiguës peuvent également être inversées), V2 – V5.

3. **Pourquoi y a-t-il une onde T hyperaiguë dans la dérivation II alors que les dérivations III et aVF manifestent une dépression ST ?**
   La dérivation II est également une dérivation *gauche* comme les dérivations I, aVL, V5 et V6.

4. **Outre leur taille (ampleur), que remarquez-vous d'autre à propos des ondes T hyperaiguës ?**
   Elles commencent toutes au point J. Il n'y a pratiquement pas de segment ST.

5. **Les dérivations V1 et V2 ont des complexes QS. Cette zone a-t-elle déjà été infarcie? Et quelle zone ces dérivations négligent-elles ?**
   Les ondes Q pathologiques ne se développent pas tant que l'ischémie est encore au stade hyperaigu. Les ondes Q peuvent se développer très tôt, mais ce ne sont pas des ondes Q d'infarctus. Elles sont dues à une conduction lente à travers le myocarde ischémique. Je soupçonne que les électrodes des dérivations V1 et V2 ont été placées trop haut car les deux ondes P sont entièrement négatives. Pourrait-il y avoir un infarctus septal antérieur ? Un infarctus septal serait très peu probable. Les complexes QS dans les dérivations V1 et V2 ont été étudiés en 2004 au centre médical de l'UCLA et il a été constaté que l'infarctus du myocarde était rarement impliqué, et dans les très rares cas où c'était le cas, il se présentait comme un infarctus antérieur ou apical – et non septal. Étant donné que l'impulsion de dépolarisation commence dans le septum inférieur, les changements dans les dérivations V1 et V2 refléteront davantage la paroi antérieure et la zone apicale que le septum. Le septum supérieur n'est pas enregistré sur l'ECG car il est activé plus de 40 ms dans le QRS. Un infarctus du septum ne se présenterait pas sous forme d'ondes Q dans les dérivations V1 et V2. Les dérivations V1 et V2 surplombent le ventricule droit.

ECG 7

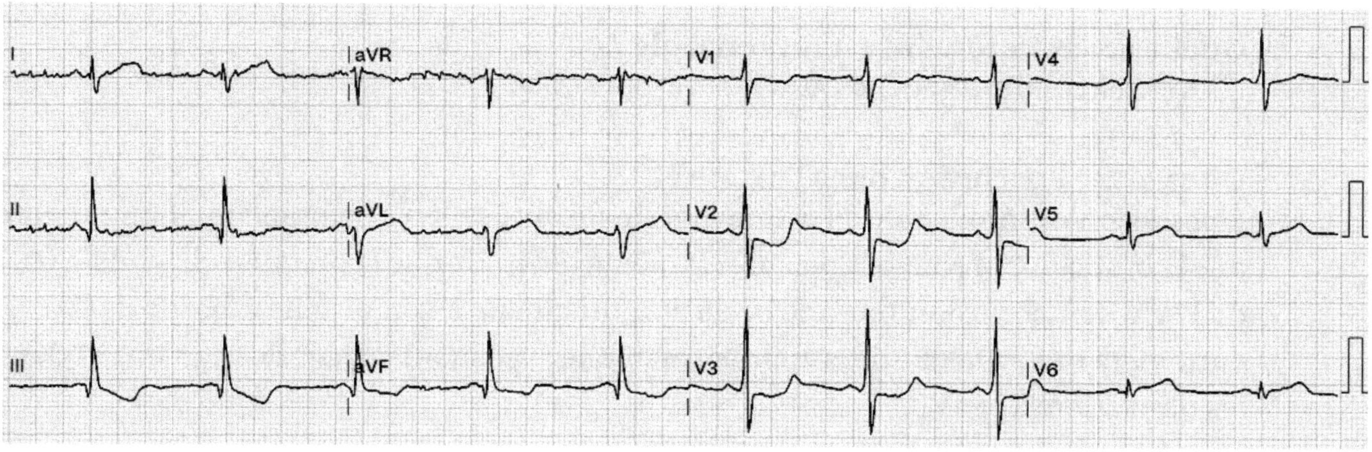

Figure 30-7

1. Quelle artère coronaire est en cause ?

2. Où se situe l'occlusion dans l'artère ?

3. Cette artère est-elle dominante ou non dominante ? Comment le savez-vous ?

4. Une occlusion de cette artère pourrait-elle causer un problème au niveau du nœud sinusal et/ou du nœud AV ? Si oui, lequel ?

ECG 7 – Discussion

1. **Quelle artère coronaire est responsable ?**
L'artère circonflexe gauche (ACX) est responsable.

2. **Où se situe l'occlusion dans l'artère ?**
L'occlusion est proximale à l'artère marginale obtuse (ou à sa branche). Étant donné que la branche OM couvre à peu près le même territoire que la première diagonale (D1) de l'IVA, son occlusion (ou une occlusion proximale à son origine à partir de l'ACX) entraînera une ischémie de la zone basolatérale avec sus-décalage du segment ST dans les dérivations I et aVL.

3. **Cette artère est-elle dominante ou non dominante ? Comment le savez-vous ?**
Il s'agit d'une ACX non dominante. Nous le savons car une occlusion proximale a entraîné une ischémie dans une zone couverte par sa branche postérolatérale sans provoquer de sus-décalage du segment ST dans les dérivations II, III ou aVF. Étant donné que la branche postérolatérale sort de l'ACX avant sa terminaison en tant qu'artère interventriculaire postérieure (lorsqu'elle est dominante), la perte de l'artère interventriculaire postérieure dans sa forme non dominante n'affecte pas la branche postérolatérale. Ainsi, l'occlusion d'une ACX non dominant peut produire une ischémie de la zone inférolatérale sans provoquer d'ischémie dans les champs négligés par les dérivations II, III et aVF.

4. **Une occlusion de cette artère pourrait-elle causer un problème avec le nœud sinusal et/ou le nœud AV ? Si oui, lequel ?**
Lorsqu'elle n'est pas dominante, l'ACX n'alimente pas le nœud AV ; cependant, elle alimente le nœud SA et l'oreillette droite dans 45 % des cas, ce qui n'a rien à voir avec la dominance. Ainsi, une occlusion très proximale qui est proximale à l'artère nodale SA pourrait entraîner des pauses sinusales, des blocages ou même une fibrillation auriculaire.

ECG 8

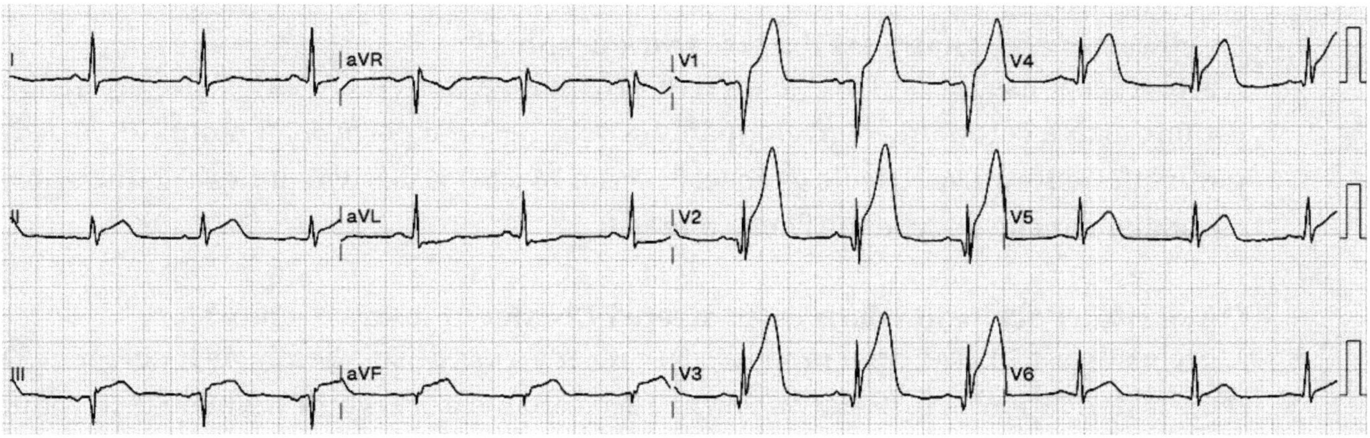

Figure 30-8

1. Quelle artère coronaire est l'artère responsable ?

2. Où se situe l'occlusion dans cette artère ? Comment le savez-vous ?

3. Il y a une élévation significative du segment ST et une grande onde T hyperaiguë en dérivation V1. Cela indique-t-il une occlusion proximale au premier perforateur septal (S1) ?

4. De quel degré d'ischémie s'agit-il et que vous dit-il sur cet événement cardiaque ?

ECG 8 – Discussion

1. **Quelle artère coronaire est l'artère responsable ?**
   L'artère responsable est l'artère interventriculaire antérieure (IVA). Cette artère IVA est une artère coronaire « enveloppante » de type 3 qui perfuse au moins 25 % de la paroi inférieure du ventricule gauche. Environ 75 à 80 % des personnes ont une artère coronaire gauche de type III (j'en ai une !).

2. **Où se situe l'occlusion dans cette artère ? Comment le savez-vous ?**
   L'occlusion est DISTALE par rapport à D1 car il n'y a pas de sus-décalage du segment ST dans la dérivation aVL. La dérivation aVL est capable de réagir de manière réciproque aux modifications des dérivations inférieures, en particulier de la dérivation III. *Une zone vasculaire doit être non ischémique pour réagir de manière réciproque sur un ECG à 12 dérivations.*

3. **Il y a un sus-décalage du segment ST et une grande onde T hyperaiguë dans la dérivation V1. Cela indique-t-il une occlusion proximale au premier perforateur septal (S1) ?**
   Les changements dans la dérivation V1 reflètent ce qui se passe dans le septum interventriculaire à mi-chemin entre la base et l'apex. La première dépolarisation ventriculaire se produit à cet endroit, et c'est tout ce que la dérivation V1 peut enregistrer. Le septum le plus proximal ne peut pas être visualisé directement sur un ECG, sauf sous la forme d'une encoche dans le QRS de la dérivation V3 ou V4. C'est parce que l'onde de dépolarisation n'atteint le septum basilaire (proximal) qu'après les 0,04 premières secondes d'activation.

4. **De quel degré d'ischémie s'agit-il, et qu'est-ce que cela vous dit sur cet événement cardiaque ?**
   En regardant les dérivations V2, V3 et probablement V4, vous pouvez voir une perte très évidente de l'onde S dans les dérivations où vous vous attendriez à une onde S significative. Cela correspond à une ischémie de grade III de Birnbaum-Sclarovsky. C'est le pire ! Ce cœur n'avait absolument aucune protection - pas de circulation collatérale et pas de préconditionnement ischémique. Il va y avoir une perte importante du myocarde. Il sera difficile, voire impossible, d'établir au moins une certaine reperfusion. Le pronostic est très mauvais !

ECG 9

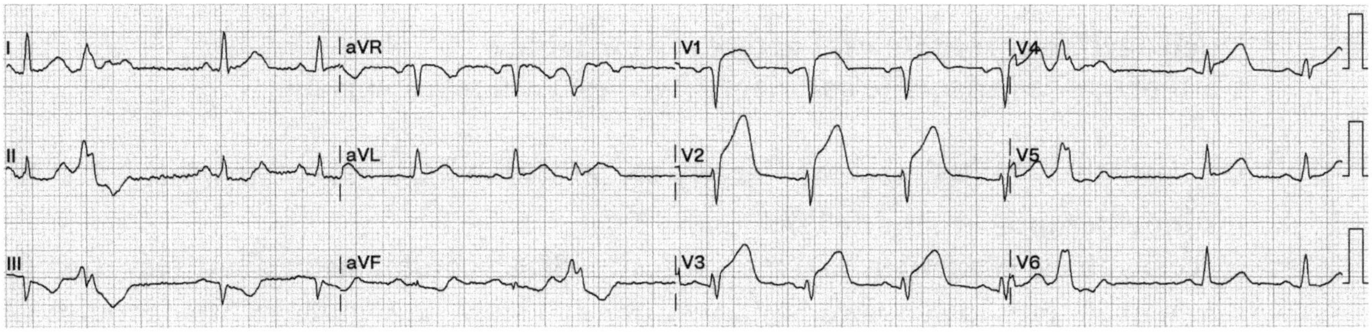

Figure 30-9

1. Quelle artère coronaire est l'artère responsable ?
2. Où se situe l'occlusion dans l'artère responsable ? Qu'est-ce qui, sur cet ECG, indique l'emplacement de l'occlusion ?
3. Deux résultats sur cet ECG élimineraient immédiatement deux des trois artères coronaires comme responsables. Lesquels sont-ils ?
4. Il y a des pauses dans le rythme. L'infarctus du myocarde provoque-t-il un blocage dans le nœud AV ?

ECG 9 – Discussion

1. **Quelle artère coronaire est l'artère responsable ?**
L'artère interventriculaire antérieure (IVA) est l'artère responsable.

2. **Où se situe l'occlusion dans l'artère responsable ? Qu'est-ce qui, sur cet ECG, indique l'emplacement de l'occlusion ?**
L'occlusion est proximale à D1 mais distale à S1. La combinaison d'une élévation du segment ST dans la dérivation aVL avec une élévation du segment ST dans toutes les dérivations précordiales droites (dérivations V1 à V3) indique une occlusion proximale à D1. L'occlusion proximale à S1 est indiquée par une élévation du segment ST (même minime) dans la dérivation aVR et/ou un sous-décalage du segment ST dans la dérivation V5. Si elle n'est pas présente dans la dérivation V5, alors dans la dérivation V6. Elle peut également se manifester par un nouveau BBD complet. Rien de tout cela n'est présent sur cet ECG. Par conséquent, l'occlusion est proximale uniquement à D1.

3. **Deux résultats sur cet ECG élimineraient immédiatement deux des trois artères coronaires comme responsables. Quelles sont-elles ?**
Le sus-décalage du segment ST dans la dérivation aVL exclut l'ACD comme coupable, tandis que l'élévation du segment ST dans l'une des dérivations V1 à V3 exclut l'ACX comme coupable.

4. **Il y a des pauses dans le rythme. L'infarctus du myocarde provoque-t-il un blocage dans le nœud AV ?**
Les occlusions de l'IVA ne provoquent pas de blocage dans les nœuds SA ou AV. Il s'agit probablement de pauses compensatoires (par opposition à non compensatoires) suivant les battements ectopiques ventriculaires.

ECG 10

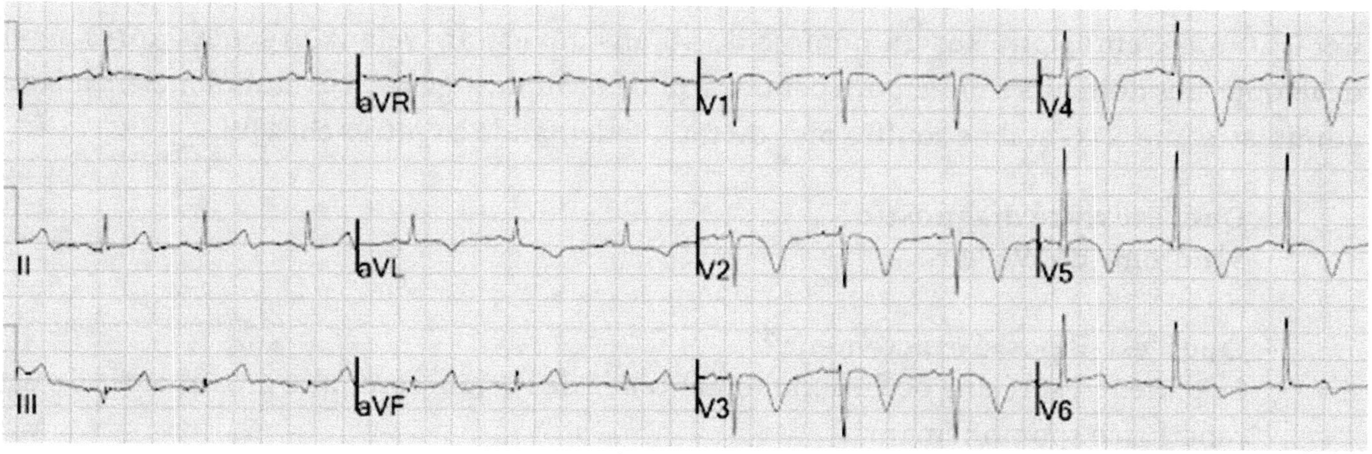

Figure 30-10

Cet ECG a été enregistré sur un homme de 48 ans qui est arrivé aux urgences après avoir développé des douleurs thoraciques alors qu'il faisait du jogging. Les ambulanciers lui ont administré une NTG et il ne souffre plus du tout. Il demande à rentrer chez lui.

1. Quel est votre diagnostic ?
2. Que s'est-il passé exactement ?
3. Ce patient présente-t-il toujours un risque ?
4. Comment qualifieriez-vous les ondes T sur cet ECG ? Sont-elles rassurantes ?

ECG 10 – Discussion

Cet ECG a été enregistré sur un homme de 48 ans qui est arrivé aux urgences après avoir développé des douleurs thoraciques pendant qu'il faisait du jogging. Les ambulanciers lui ont administré une NTG et il ne souffre plus du tout. Il demande à rentrer chez lui.

1. **Quel est votre diagnostic ?**
   Syndrome de Wellens.

2. **Que s'est-il passé exactement ?**
   Le patient a subi une occlusion momentanée de l'artère coronaire proximale qui s'est reperfusée spontanément.

3. **Ce patient présente-t-il toujours un risque ?**
   Absolument ! La plaque rompue qui a entraîné l'occlusion coronaire proximale initiale est toujours là et peut s'occlure à nouveau à tout moment.

4. **Comment qualifieriez-vous les ondes T sur cet ECG ? Sont-elles rassurantes ?**
   Ce sont des ondes T de reperfusion et elles ne sont rassurantes que pour le moment. Le fait est que ce patient peut se re-occlure à tout moment.

ECG 11

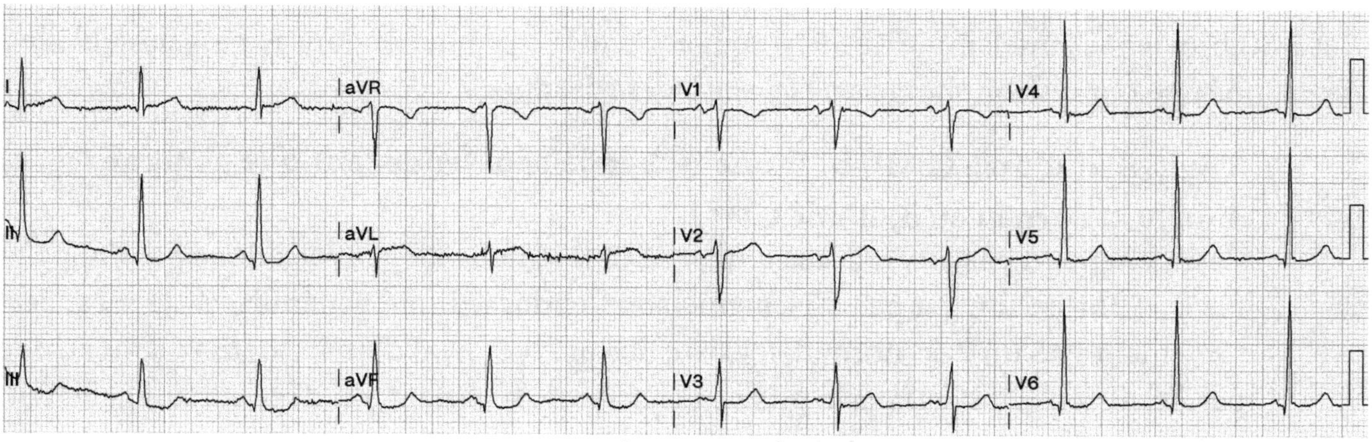

Figure 30-11

Cet ECG provient d'une femme de 61 ans qui était allée se promener dans le parc lorsqu'elle a développé une oppression thoracique et une légère dyspnée.

1. S'agit-il a) d'un STEMI, b) d'une ischémie sous-endocardique généralisée, c) d'un ECG normal ou d) d'une OMI ?

2. Expliquez et justifiez votre choix.

3. D'autres dérivations, autres que les 12 dérivations présentées, auraient-elles aidé à établir un diagnostic ?

4. Existe-t-il un signe suggérant une ischémie épicardique aiguë ?

ECG 11 – Discussion

Cet ECG provient d'une femme de 61 ans qui était allée e promener dans le parc lorsqu'elle a développé une oppression thoracique et une légère dyspnée.s

1. **S'agit-il a) d'un STEMI, b) d'une ischémie sous-endocardique généralisée, c) d'un ECG normal ou d) d'une OMI ?**
   Cela ne répond pas aux critères d'un « STEMI », nous ne pouvons donc pas l'appeler un « STEMI ». Il n'y a pas d'ischémie sous-endocardique généralisée. Ce n'est certainement PAS un ECG normal. Il existe des preuves ECG d'un infarctus du myocarde par occlusion (OMI). Dans la prise en charge de ce patient, on dépendrait également d'ECG en série, de troponines en série et d'un échocardiogramme.

2. **Expliquez et justifiez votre choix.**
   Il y a un sus-décalage subtile du segment ST dans les dérivations I et aVL avec un sous-décalage réciproque du segment ST plus évidente dans les dérivations inférieures. Rappelez-vous la règle de Jones : toute sous-décalage du segment ST sur l'ECG d'un patient présentant une douleur thoracique crédible est un changement réciproque jusqu'à preuve du contraire.

3. **Des dérivations supplémentaires, autres que les 12 dérivations présentées, auraient-elles aidé à établir un diagnostic ?**
   Probablement pas. Il n'y a aucun mal à enregistrer des dérivations supplémentaires (ECG droit ou dérivations postérieures), mais je ne pense pas que cela aurait aidé dans ce cas.

4. **Existe-t-il un signe suggérant une ischémie épicardique aiguë ?**
   La dérivation aVL présente un signe de Jones classique avec un segment ST qui commence au point J et se déplace en ligne parfaitement droite jusqu'au pic de l'onde T. Cela suggère fortement un segment ST en mouvement vers un sus-décalage ST convexe vers le haut. Le signe de Jones n'est utilisé que dans le contexte d'un patient présentant des symptômes compatibles avec un syndrome coronarien aigu.

ECG 12

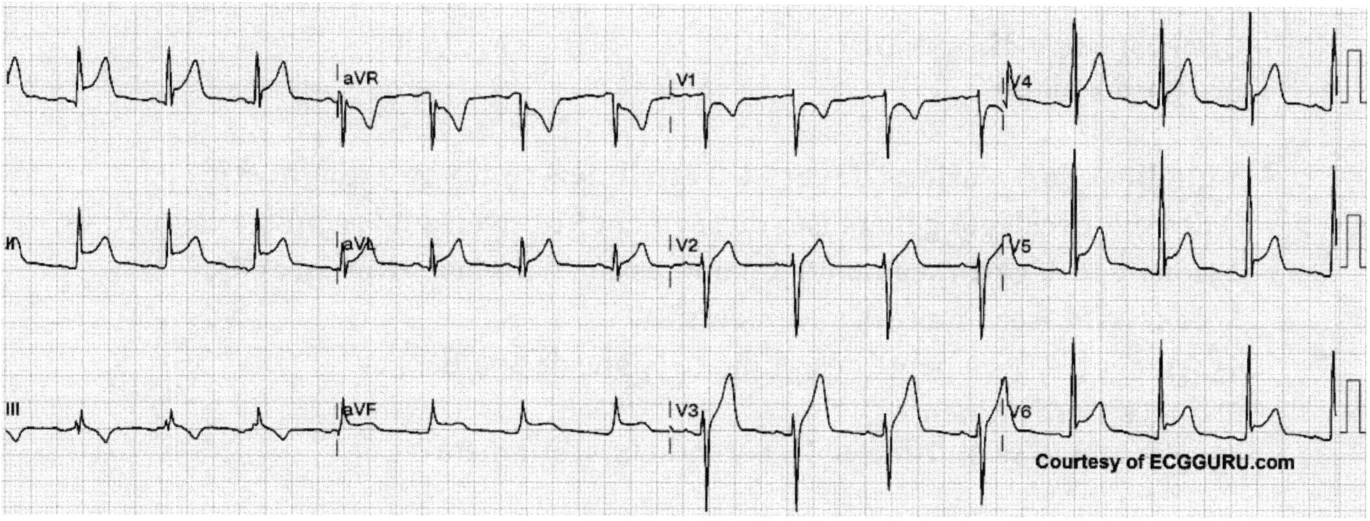

Figure 30-12

Le patient est un homme de 33 ans qui a développé des douleurs thoraciques aiguës sous-sternales, aggravées par la toux ou la position allongée. Il a eu des vomissements et une diarrhée qui ont duré 2 à 3 jours, environ une semaine et demie avant l'apparition des douleurs thoraciques.

1. Quel est votre diagnostic ?

2. À quelles constatations de cet ECG attribuez-vous votre diagnostic ?

3. Quel signe est évident dans les dérivations I, II, aVF, V4 – V6 ?

4. Ce signe est-il pathognomonique de cette affection ?

ECG 12 – Discussion

1. **Quel est votre diagnostic ?**
   Péricardite aiguë.

2. **À quelles constatations de cet ECG attribuez-vous votre diagnostic ?**
   1) des sus-décalages généralisés du segment ST traversant les limites vasculaires,
   2) sous-décalage du segment PR (suppression dans la dérivation aVR),
   3) concavité ascendante des segments ST,
   4) segments T-P en pente descendante (signe de Spodick) et
   5) ondes T proéminentes.
   Et... j'ai écouté sa poitrine et j'ai entendu un frottement !

3. **Quel signe est évident dans les dérivations I, II, aVF, V4 – V6 ?**
   Signe de Spodick.

4. **Ce signe est-il pathognomonique pour cette affection ?**
   Aucune des constatations mentionnées pour la péricardite aiguë n'est pathognomonique pour cette affection à l'exception d'un frottement péricardique. Un sus-décalage du segment ST dans plusieurs zones vasculaires peut survenir en cas d'occlusions proximales de l'une des trois artères coronaires. Un sous-décalage et un sus-décalage du segment PR peuvent survenir en cas d'ischémie/infarctus auriculaire. Une concavité ascendante d'un segment ST surélevé peut survenir en cas de repolarisation précoce et d'infarctus aigu du myocarde. Le signe de Spodick peut survenir en cas d'infarctus aigu du myocarde (vous en avez vu un exemple). Des ondes T proéminentes se produisent dans de nombreuses pathologies et même chez des personnes normales. Comme le dit le Dr Stephen Smith : « Vous diagnostiquez une péricardite à vos risques et périls ! » Ce n'est pas un diagnostic qui doit être posé par une personne inexpérimentée. Les conséquences d'un diagnostic manqué et de la mauvaise gestion qui en résulte peuvent être dévastatrices !

ECG 13

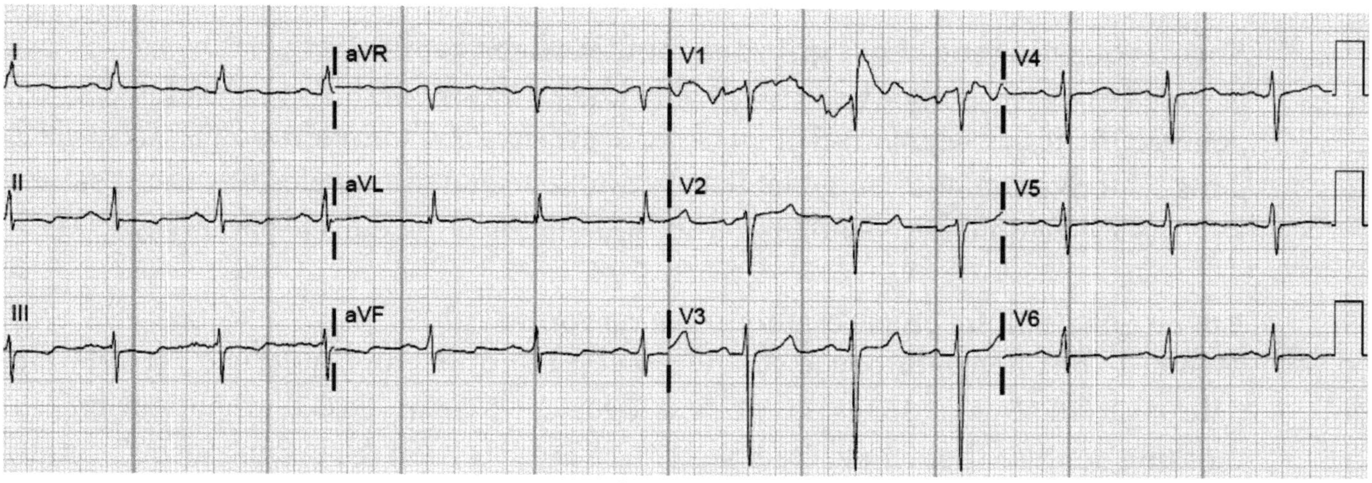

Figure 30-13

Cet ECG est celui d'une femme de 62 ans qui se plaint d'une oppression thoracique. C'est sa quatrième visite en deux semaines. À chaque fois, la douleur s'est résorbée avant d'être vue, mais cette fois, elle persiste.

1. Voyez-vous quelque chose qui vous inquiète dans cet ECG ?

2. Est-ce que quelque chose explique ses symptômes ?

3. Est-ce que des résultats répondent aux exigences du STEMI ?

4. Est-ce que des résultats sont compatibles avec le paradigme OMI ?

ECG 13 – Discussion

1. **Voyez-vous quelque chose qui vous inquiète dans cet ECG ?**
Il y a une dépression ST très subtile dans les dérivations II, III et aVF. Sinon, il y a généralement des segments ST plats avec la possibilité d'une élévation ST très subtile dans la dérivation aVL. En général, ces résultats seraient appelés des changements ST-T non spécifiques. Cependant, ils ont une signification dans le paradigme OMI.

2. **Est-ce que quelque chose explique ses symptômes ?**
Même si vous ne voyez pas le sus-décalage ST subtile dans la dérivation aVL, rappelez-vous la règle de Jones : toute sous-décalage ST sur l'ECG d'un patient présentant une douleur thoracique crédible est une modification réciproque jusqu'à preuve du contraire. Souvenez-vous également du premier corollaire : la modification réciproque peut apparaître *avant* la modification principale de le sus-décalage ST.

3. **Est-ce que des résultats répondent aux exigences du STEMI ?**
Non. Mais cela ne devrait pas vous déranger.

4. **Est-ce que des résultats sont compatibles avec le paradigme OMI ?**
L'histoire du patient et le sous-décalage ST dans les dérivations inférieures. Cependant, le paradigme OMI ne dépend pas uniquement de l'ECG : les antécédents du patient, l'examen physique, les ECG en série, les niveaux en série de troponine et l'ECHO au chevet jouent également un rôle majeur. Le concept du paradigme OMI est de déterminer si une occlusion d'une artère coronaire s'est produite ou non, et non de perdre votre temps à mesurer les segments ST et à prendre vos décisions en fonction de données, de tests et de méthodes jugés depuis longtemps inacceptables pour une utilisation continue.

ECG 14

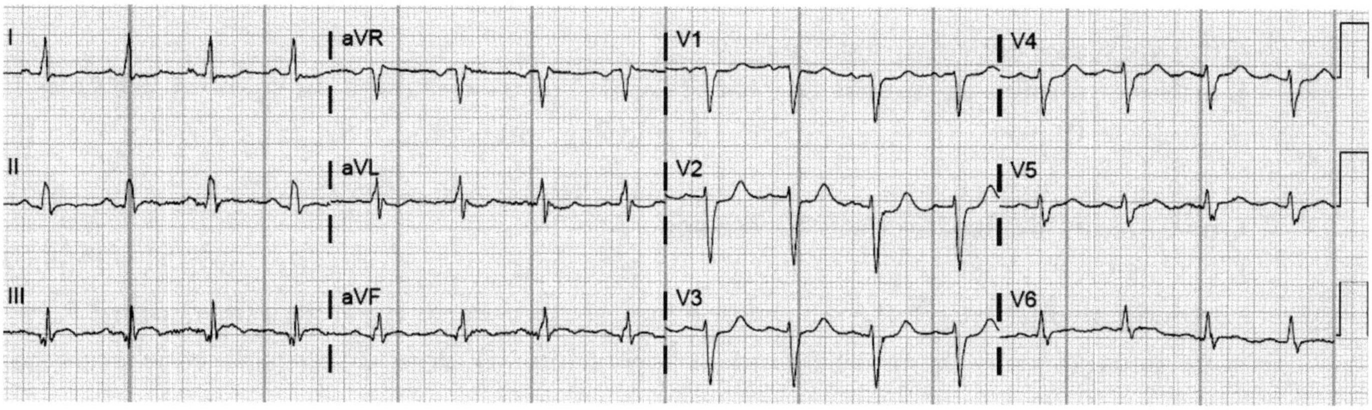

Figure 30-14

Cet ECG est celui d'un homme de 48 ans avec des antécédents de diabète de type 1, d'hypertension et de tabagisme important. Il a commencé à ressentir des brûlures épigastriques accompagnées de nausées et de diaphorèse. Sa femme a déclaré qu'il était initialement très pâle. Il s'agit (Figure 30-14) de son premier ECG à son arrivée aux urgences.

1. Quel vaisseau est le responsable ?
2. Où se situe l'occlusion dans le vaisseau ?
3. Combien de zones vasculaires sont concernées ici ?
4. Cet ECG est-il qualifié d'IDM avec sus-décalage du segment ST ? Quelles en sont les implications ?

ECG 14 – Discussion

1. **Quel vaisseau est responsable ?**
   L'artère coronaire droite (ACD) – pas l'ACX ! Le sus-décalage du segment ST dans la dérivation III est plus haute que le sus-décalage du segment ST dans la dérivation II.

2. **Où se situe l'occlusion dans le vaisseau ?**
   L'occlusion est distale par rapport à l'artère marginale droite (branche) de l'artère coronaire droite (ACD). Il n'y a aucune preuve d'infarctus du ventricule droit (il y a un sous-décalage du segment ST dans la dérivation V1), donc l'occlusion est distale par rapport à l'artère marginale droite.

3. **Combien de zones vasculaires sont concernées ici ?**
   La paroi inférieure et la paroi inférolatérale (anciennement « postérieure »).

4. **Cet ECG est-il qualifié d'IDM avec sus-décalage du segment ST (STEMI) ?**
   D'après mes mesures, il y a au moins 1 mm de sus-décalage du segment ST dans les dérivations II et III. Les critères d'IDM avec sus-décalage du segment ST nécessitent une élévation du segment ST dans deux dérivations adjacentes, et les dérivations II et III ne sont certainement PAS adjacentes – elles sont séparées par la dérivation aVF. Mais elles sont dans le même groupe vasculaire, ce qui rend généralement la situation acceptable. Les dérivations V1 à V3 semblent toutes avoir au moins 1 mm de sous-décalage du segment ST. La réponse est « Oui. Cet ECG est qualifié de STEMI sur la base des dérivations II et III. »

ECG 15

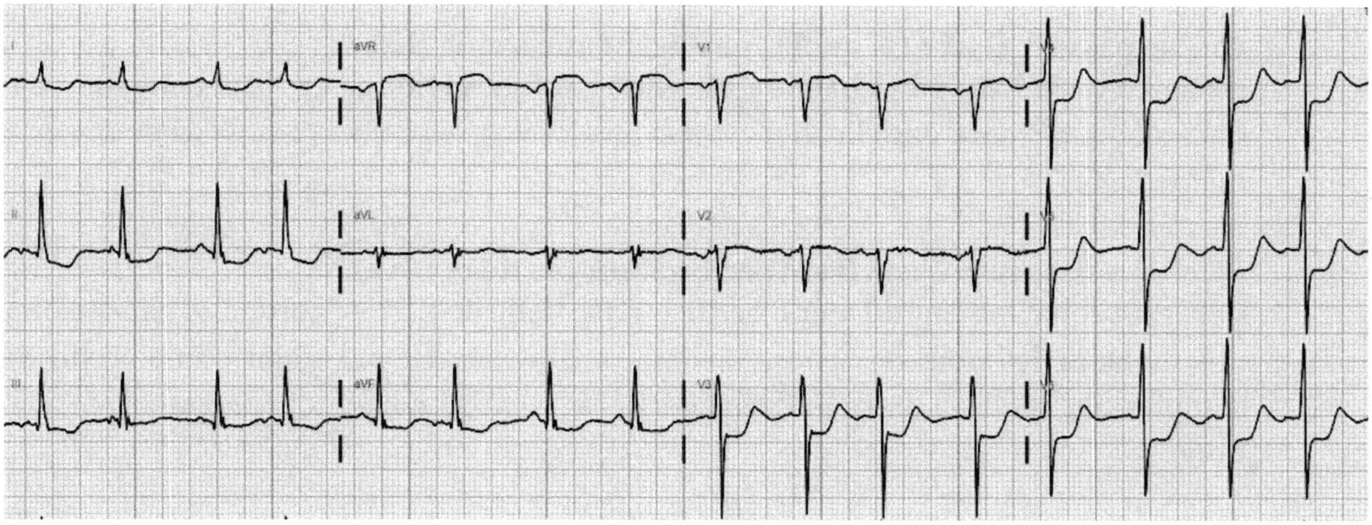

Figure 30-15

1. Que se passe-t-il ici ? De quel type d'ischémie s'agit-il ?

2. Quel(s) vaisseau(x) peut/peuvent être à l'origine de cet ECG ?

3. S'agit-il des ondes T de Winter dans les dérivations V4 à V6 ? Justifiez votre réponse.

4. Quels sont les scénarios potentiels qui pourraient entraîner un ECG comme celui-ci, c'est-à-dire quel événement produit un ECG comme celui-ci ?

ECG 15 – Discussion

1. **Que se passe-t-il ici ? De quel type d'ischémie s'agit-il ?**
Il s'agit d'un mélange d'ischémie sous-endocardique régionale et d'ischémie sous-endocardique circonférentielle. Il n'est pas rare de voir les deux types d'ischémie sur le même ECG.

2. **Quel(s) vaisseau(x) peut(vent) être à l'origine de cet ECG ?**
Cela est probablement dû à une occlusion partielle de l'artère coronaire gauche ou à une maladie des trois vaisseaux proximaux. Il ne semble pas s'agir d'une occlusion complète aiguë. Il y a un sous-décalage du segment ST dans huit, voire neuf, dérivations.

3. **S'agit-il d'ondes T de Winter dans les dérivations V4 à V6 ? Justifiez votre réponse.**
Non. Dans chaque cas, il y a un plateau du segment ST déprimé avant qu'il ne revienne à la ligne de base. Les ondes T de Winter sont également des ondes T hyperaiguës. Il n'y a AUCUNE onde T hyperaiguë sur cet ECG. *L'ischémie ne s'approche pas de la surface épicardique.*

4. **Quels sont les scénarios possibles qui pourraient entraîner un ECG comme celui-ci, c'est-à-dire, quel événement produit un ECG comme celui-ci ?**
Il existe probablement une obstruction fixe à la circulation dans un ou plusieurs vaisseaux qui, bien que n'étant pas complètement obstrués, ne peuvent pas fournir suffisamment de sang au cœur lorsque la demande se présente. Ce type de situation peut produire un infarctus du myocarde de type II – un infarctus dû à un apport insuffisant pour une demande plus importante de sang oxygéné sans apparition d'une occlusion aiguë d'une artère coronaire. Une perte sanguine aiguë, une anémie, une hypoxie due à une sédation excessive (drogues, médicaments, alcool) ou un effort peuvent tous précipiter une situation entraînant un ECG comme celui-ci.

ECG 16

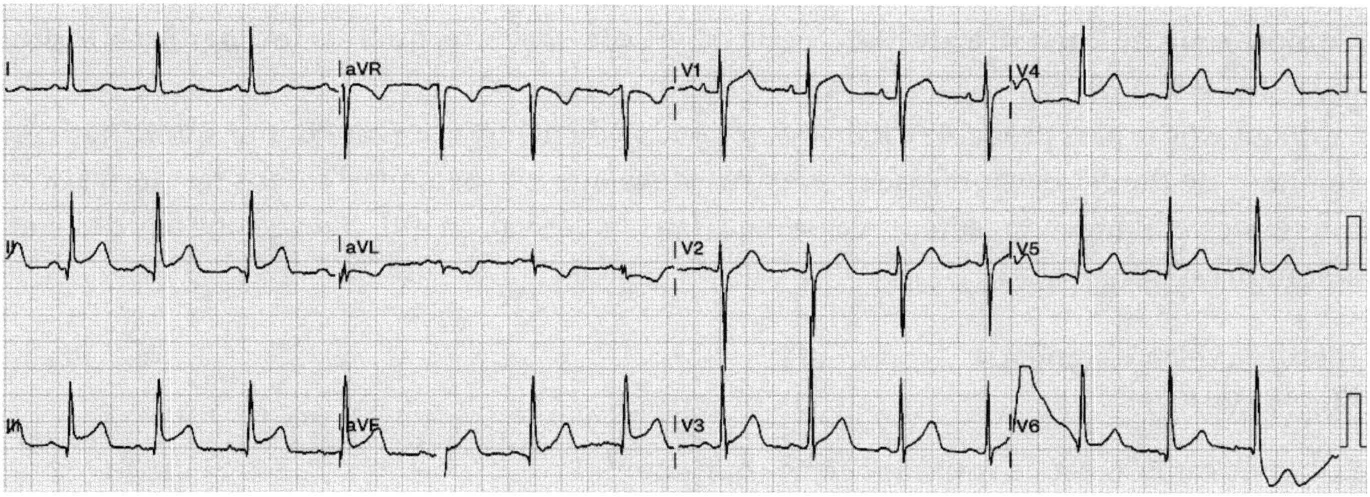

Figure 30-16

Cet ECG a été enregistré sur une femme de 24 ans qui se plaignait de douleurs thoraciques après une nuit de forte consommation d'alcool. Elle ne présentait aucun autre facteur de risque.

1. Compte tenu de l'histoire, de l'ECG et de l'âge de la patiente, quel est le diagnostic le plus probable ?

2. Justifiez votre diagnostic.

ECG 16 – Discussion

Compte tenu de l'histoire, de l'ECG et de l'âge de la patiente, quel est le diagnostic le plus probable ?
Le diagnostic le plus probable est un infarctus aigu du myocarde, étant donné que la patiente se plaint de douleurs thoraciques avec sus-décalage du segment ST dans les dérivations inférieures et d'un changement réciproque dans la dérivation aVL. Ce ne sont pas des constatations subtiles !

Justifiez votre diagnostic.
Je viens de le faire !

Le but de cet ECG est de vous rappeler ce qui suit :

1. Les jeunes peuvent avoir de véritables infarctus aigus du myocarde sans avoir consommé de cocaïne ou d'autres drogues et sans avoir subi de traumatisme.

2. Les jeunes ivrognes peuvent avoir des infarctus aigus du myocarde.

3. Les jeunes femmes peuvent avoir des infarctus aigus du myocarde qui ne sont pas associés à une dissection spontanée de l'artère coronaire ou à une grossesse.

4. Laissez le diagnostic de péricardite aiguë à ceux qui ont plus d'expérience (si ce n'est pas vous). Toute personne ayant une expérience et une expertise raisonnables va traiter ce diagnostic comme *un diagnostic d'exclusion*. Pourtant, j'ai vu de nombreux cas où le premier mot qui sortait de la bouche d'un jeune clinicien était « PÉRICARDITE ! »

ECG 17

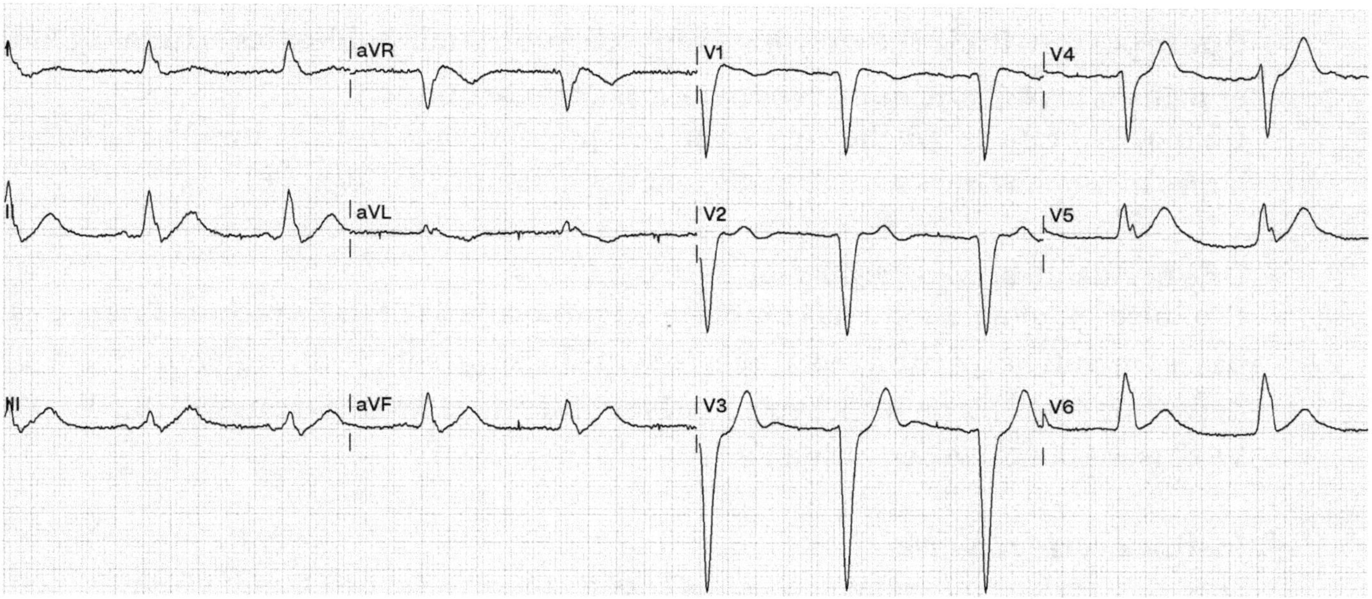

Figure 30-17

1. Que se passe-t-il ici ? (Les résultats sont très subtils. Oubliez les critères STEMI et utilisez un œil critique et vos connaissances acquises.)

2. Une occlusion se manifeste-t-elle sur cet ECG ?

3. Justifiez votre réponse.

4. Comment puis-je éviter de ne pas me rendre compte de ces résultats ?

ECG 17 – Discussion

1. **Que se passe-t-il ici ? (Les résultats sont très subtils ici. Oubliez les critères STEMI et utilisez un œil critique et vos connaissances acquises.)**
Un bloc de branche gauche est présent (QS profond dans la dérivation V1 et ondes R larges monophasiques avec empâtement des dérivations I, V5 et V6).

2. **Une occlusion se manifeste-t-elle sur cet ECG ?**
Oui, bien qu'elle ne soit pas conforme au protocole STEMI. La reconnaissance est basée sur votre capacité à remarquer le sous-décalage subtile du segment ST dans la dérivation V3 et les ondes T hyperaiguës subtiles dans les dérivations II, III, aVF, V5, V6 et (sans doute) la dérivation V4.

3. **Justifiez votre réponse.**
Le sous-décalage du segment ST dans la dérivation V3 est de 1,0 mm et elle est concordante avec la polarité de l'intervalle QRS. Il s'agit d'un diagnostic d'IDM aigu en présence d'un BBG selon les critères de Sgarbossa / modification de Smith. Comme les ondes T dans les dérivations inférieures commencent en dessous de la ligne de base, un auteur estime qu'elles sont qualifiées d'ondes T de Winter. Bien que les ondes T de Winter aient été initialement rapportées comme preuve d'une occlusion de l'IVA proximale, elles ont également été rapportées dans les dérivations inférieures.

4. **Comment puis-je éviter de ne pas me rendre compte de ces résultats ?**
Aiguisez votre acuité visuelle pour reconnaître des déviations ST aussi petites que 0,5 mm. De telles déviations (sus- ou sous-décalage du segment ST) sont très importantes dans le paradigme OMI. Oubliez le paradigme STEMI ! Sachez que si vous avez toujours recherché des ondes T hautes représentant des ondes T hyperaiguës, vous avez manqué beaucoup d'ondes T hyperaiguës. Cinq dérivations ont des ondes T hyperaiguës et AUCUNE d'entre elles n'est haute !

ECG 18

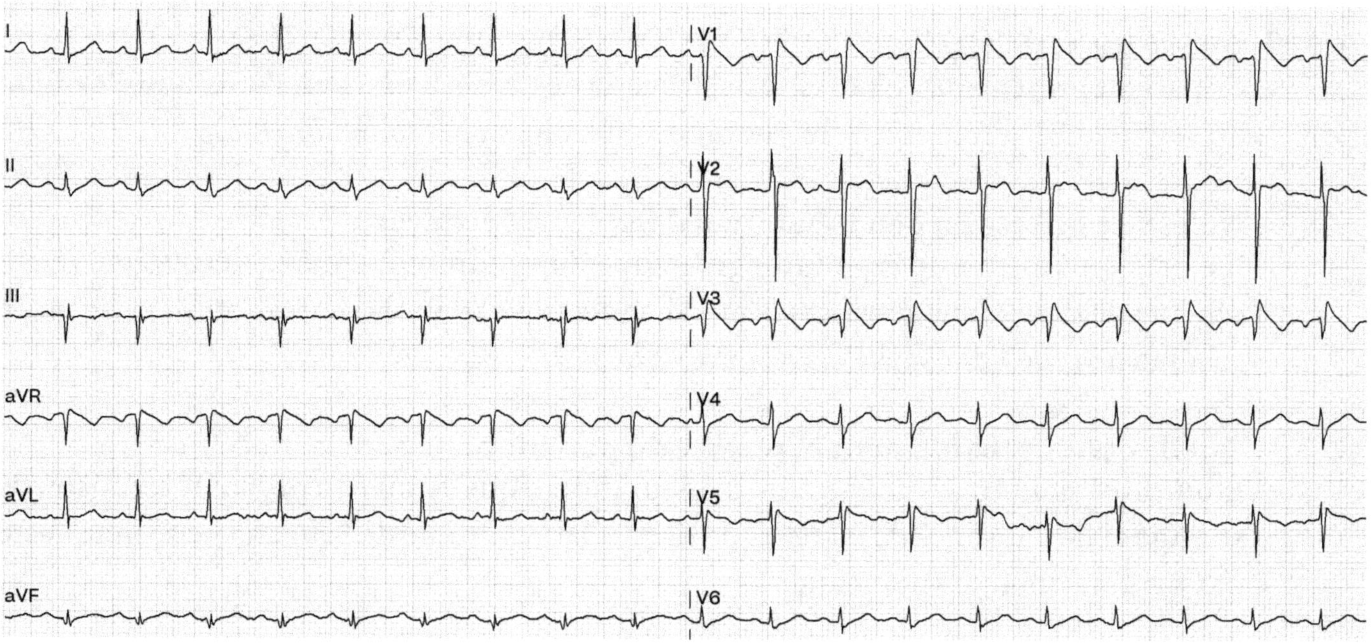

Figure 30-18

Le patient est un homme blanc de 32 ans qui ne présente aucun facteur de risque cardiaque significatif.

1. Que se passe-t-il ici ?

2. Qu'est-ce qui est un peu inhabituel dans cette constatation ?

3. Quelle était probablement la plainte du patient ?

4. Si vous voyiez ce patient aux urgences, l'autoriseriez-vous à rentrer chez lui ?

ECG 18 – Discussion

1. **Que se passe-t-il ici ?**
Ce patient présente un syndrome de Brugada de type 1. Il ne s'agit PAS d'une élévation du segment ST due à une ischémie aiguë ou à une hyperkaliémie.

2. **Qu'est-ce qui est un peu inhabituel dans cette découverte ?**
Il existe un schéma de type 1 (diagnostique du syndrome) dans la dérivation V1, un schéma de type 2 (suggestif, mais non diagnostique) dans la dérivation V2 et un autre schéma de type 1 dans les dérivations V3 et aVR.

3. **Quelle était probablement la plainte du patient ?**
Étourdissements ou syncope. Une douleur thoracique serait peu probable en raison de son âge et de l'absence de facteurs de risque. Le syndrome de Brugada ne se manifeste pas par une douleur thoracique.

4. **Si vous voyiez ce patient aux urgences, le laisseriez-vous rentrer chez lui ?**
Je demanderais une consultation en cardiologie avant sa sortie. Le patient a un syndrome de Brugada avéré et vient très probablement de subir un événement cardiaque indésirable. Il ne devrait pas être libéré sans une consultation en cardiologie.

ECG 19

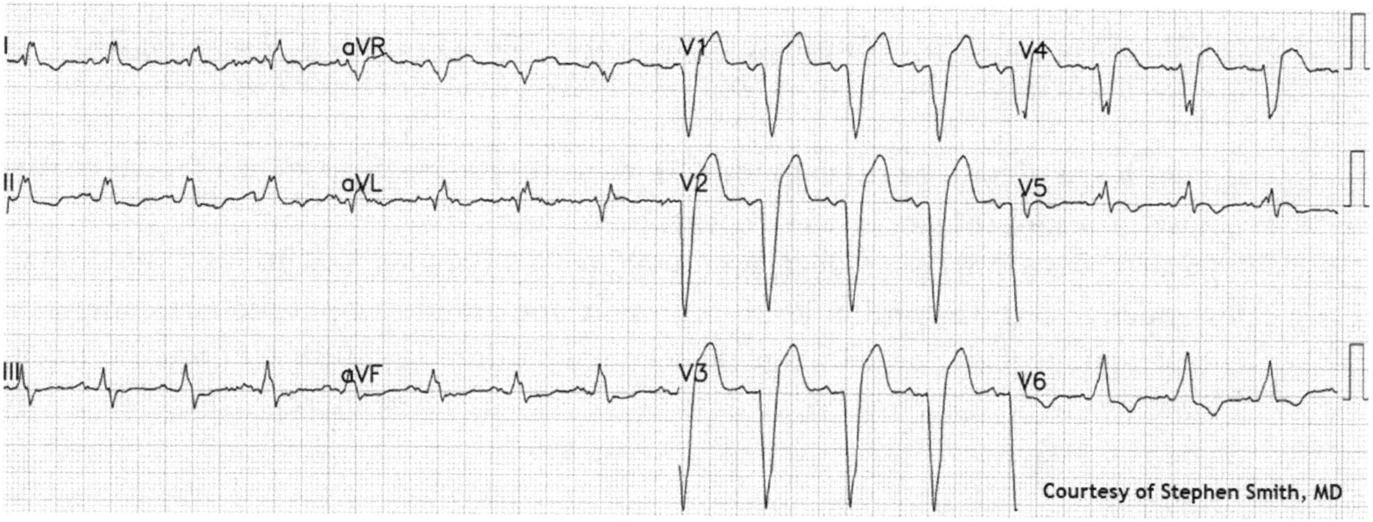

Figure 30-19

Il s'agit de l'ECG enregistré chez un homme de 67 ans ayant des antécédents d'hypertension et d'angine de poitrine. Il présente une douleur thoracique sous-sternale.

1. Quelle est la cause des complexes QRS larges ? Cela indique-t-il une acuité ?
2. Il y a un sus-décalage du segment ST dans les dérivations V1 à V4. Est-ce une quantité acceptable en raison du BBG ?
3. Peut-on déterminer si un infarctus du myocarde antéroapical (anciennement « antéroseptal ») est présent ?
4. De quelles informations avons-nous besoin pour prendre cette décision ?

ECG 19 – Discussion

1. **Quelle est la cause des complexes QRS larges ? Cela indique-t-il une acuité ?**
Bloc de branche gauche complet (BBG ou cLBBB). Cela n'indique AUCUNE acuité.

2. **Il y a un sus-décalage du segment ST dans les dérivations V1 à V4. Est-ce une quantité acceptable en raison du BBG ?**
Il y a au moins 5 mm de sus-décalage du segment ST dans les dérivations V2 et V3, mais les ondes S sont très profondes, fournissant une grande amplitude aux complexes QRS. La quantité de sus-décalage du segment ST dans le cLBBB est proportionnelle à l'amplitude du QRS, mais cette quantité de sus-décalage du segment ST peut être un peu excessive.

3. **Peut-on déterminer si un infarctus du myocarde antéroapical (anciennement « antéroseptal ») est présent ?**
Oui ! La question est de savoir si nous voyons un infarctus du myocarde aigu caché dans un bloc de branche gauche ou simplement un BBG complet. Le Dr Stephen Smith a amélioré les célèbres critères de Sgarbossa pour diagnostiquer un infarctus du myocarde aigu en présence d'un BBG. La modification de Smith a changé deux choses : le troisième critère (sus-décalage excessive du segment ST dans les dérivations V1 – V3 ≥ 5 mm) a été remplacé par un rapport ST/S (dérivations V1 – V3) ≥ 0,25, et le système basé sur des points a été omis – l'un des trois critères qualifierait l'ECG comme positif pour un IDM en présence d'un BBG.

4. **De quelles informations avons-nous besoin pour prendre cette décision ?**
Nous avons besoin de la quantité de sus-décalage du segment ST mesurée à partir de la ligne de base et de la profondeur de l'onde S mesurée à partir de la ligne de base. Commençons par la dérivation qui semble avoir la plus grande quantité de sus-décalage du segment ST – la dérivation V3, qui a une élévation du segment ST de 5,0 mm. La profondeur de l'onde S dans cette même dérivation est de 21,0 mm. Je calcule que le rapport est de 0,24 (en fait 0,238). Il n'y a pas d'IDM... mais nous ne sommes pas limités à un essai dans une seule dérivation. Essayons tous les complexes QRS dans les dérivations V1 – V3...

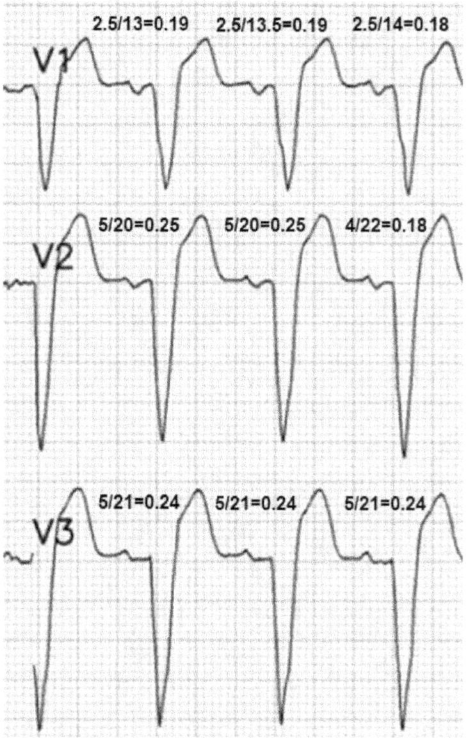

Figure 30-20

J'ai calculé le rapport ST/S pour neuf complexes QRS dans les dérivations V1 à V3. Nous devons avoir un rapport ≥ 0,25 pour qualifier un infarctus aigu du myocarde + BBG. Deux des neuf complexes QRS mesurés avaient un rapport d'exactement 0,25. Vous sentez-vous à l'aise pour appeler cela un infarctus aigu du myocarde ? En théorie, nous pourrio ns... mais personnellement, je ne me sentirais pas à l'aise d'appeler l'équipe de cathétérisme au milieu de la nuit sans meilleure preuve que cela. Nous devrions obtenir un taux de troponine et un échocardiogramme d'urgence. Si la première troponine n'est pas un résultat positif, une deuxième sera nécessaire. Toute troponine prélevée moins de quatre heures après l'apparition des symptômes peut être un faux négatif. S'il y a une anomalie du mouvement de la paroi régionale, je consulterais le cardiologue.

Et n'oubliez jamais : deux situations nécessitent une visite au laboratoire de cathétérisme malgré les critères du STEMI :

1. Si le patient ne parvient pas à se libérer de la douleur malgré la prise en charge médicale et

2. si le patient devient instable hémodynamiquement ou électriquement.

ECG 20

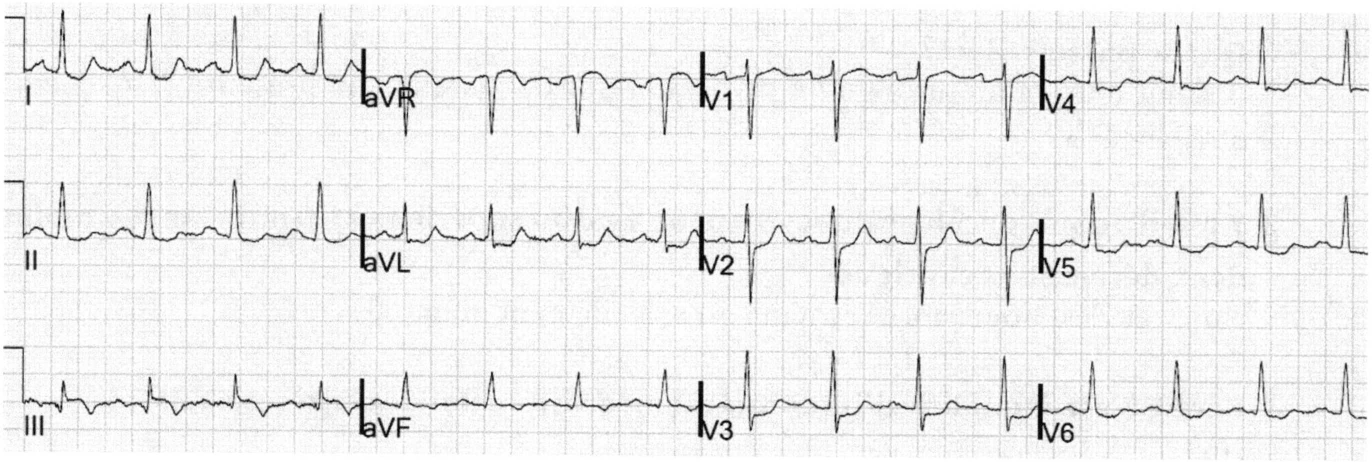

Figure 30-21

1. Que se passe-t-il ici ?

2. Y a-t-il un sus-décalage du segment ST égal ou supérieur à 1,0 mm dans au moins deux dérivations contiguës ?

3. Cet ECG est-il qualifié d'infarctus du myocarde selon les critères STEMI ?

4. Comment expliquez-vous le sus-décalage isolé du segment ST dans la dérivation III et que signifie-t-elle ?

ECG 20 – Discussion

1. **Que se passe-t-il ici ?**
Il s'agit d'un infarctus aigu du myocarde très dangereux, qui présente le « schéma d'Aslanger ».

2. **Y a-t-il un sus-décalage du segment ST égal ou supérieur à 1,0 mm dans au moins deux dérivations contiguës ?**
Non... et c'est pourquoi ce schéma est si facilement manqué !

3. **Cet ECG est-il qualifié d'infarctus du myocarde selon les critères STEMI ?**
Non.

4. **Comment expliquez-vous l'élévation isolée du segment ST dans la dérivation III, et que signifie-t-elle ?**
La zone ischémique est très à droite. Dans ce cas, elle implique juste assez de paroi inférieure du ventricule gauche pour manifester un sus-décalage du segment ST dans la dérivation III. Mais si vous regardez de plus près, il y a trois signes très inquiétants : 1) il y a un sous-décalage du segment ST dans les dérivations I et aVL, 2) il y a un segment ST isoélectrique (normal) dans la dérivation V1 suivi d'un sous-décalage du segment ST dans les dérivations V2 et V3 - très révélateur d'un infarctus du myocarde inférolatéral et d'un infarctus du myocarde ventriculaire droit, et 3) un sus-décalage du segment ST dans la dérivation aVR. Il s'agit d'un ECG très dangereux avec une morbidité et une mortalité élevées ! Le respect du paradigme STEMI entraînera son traitement comme un « non-STEMI » alors que ce patient devra se rendre immédiatement au laboratoire de cathétérisme. En théorie, si la prise en charge médicale ne parvient pas à contrôler la douleur thoracique du patient (ce qui est certainement une possibilité) ou si le patient devient instable hémodynamiquement ou électriquement (une possibilité encore plus grande !), le patient doit se rendre directement au laboratoire de cathétérisme. Mais l'expérience du monde réel a montré que cela ne se produit pas toujours si le patient ne répond pas aux critères STEMI. Voici un diagramme illustrant l'emplacement de la zone affectée sur la grille de référence hexaxiale (GRH) :

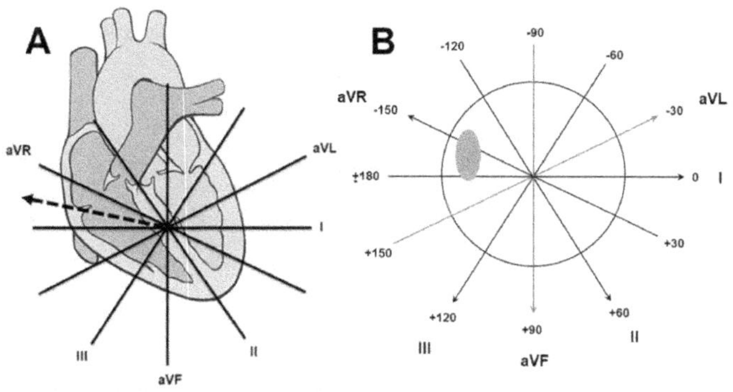

Figure 30-22

La flèche en pointillé représente le vecteur de lésion (courant de lésion). Notez qu'elle pointe presque directement vers le pôle positif de la dérivation aVR. Cela devrait entraîner un sus-décalage du segment ST dans la dérivation aVR. En regardant à nouveau l'ECG, nous voyons un sus-décalage du segment ST dans la dérivation aVR.

Regardons de plus près le pôle positif de la dérivation III. À partir de là, suivez la grille hexaxiale dans le sens des aiguilles d'une montre jusqu'au pôle positif de la dérivation aVL. Dans cette grande étendue de la grille de référence hexaxiale, la dérivation aVR est la seule dérivation avec un pôle positif. Cela comprend 210° sur 360°. N'est-il pas étonnant que de nombreux infarctus aigus du myocarde ne manifestent aucune anomalie sur l'ECG ?

ECG 21

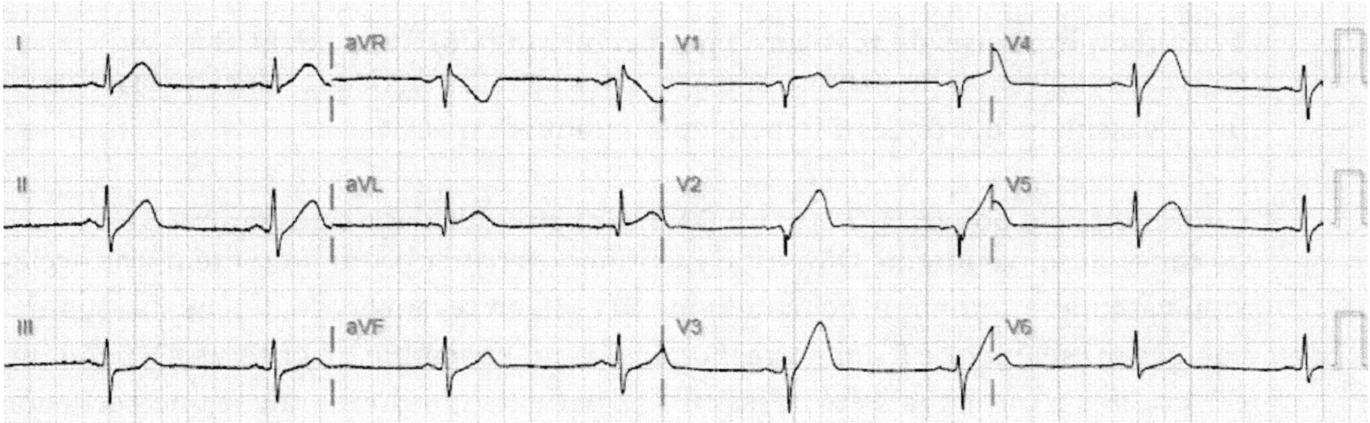

Figure 30-23

ECG d'un homme de 58 ans, gros fumeur, hypertendu, hypertriglycéridémie, se plaignant de douleurs thoraciques de type pression sous-sternale.

1. Est-ce qu'un infarctus du myocarde par occlusion (OMI) apparaît sur cet ECG ?
2. Comment pourrait-il s'agir d'un OMI sans sus-décalage du segment ST ?
3. Quelle artère coronaire est concernée ?
4. Quels autres tests doivent être effectués pendant que vous étudiez cet ECG ?

ECG 21 – Discussion

1. **Y a-t-il un infarctus du myocarde par occlusion (OMI) sur cet ECG ?**
Oui. Les symptômes du patient, son âge et ses facteurs de risque, ainsi que la distribution vasculaire des ondes T hyperaiguës indiquent un OMI.

2. **Comment cela pourrait-il être un OMI sans sus-décalage du segment ST ?**
Le concept du paradigme OMI est d'identifier les patients qui présentent une occlusion vasculaire coronaire. Le paradigme STEMI, en revanche, recherche des sus-décalages du segment ST qui correspondent à un ensemble de critères. Cependant, ces critères n'ont jamais été basés sur les patients qui présentaient une occlusion de l'artère coronaire, mais plutôt sur une quantité spécifique de sus-décalage de la CKMB. N'oubliez pas que nous n'utilisons plus les niveaux de CKMB pour déterminer la présence d'une ischémie myocardique aiguë, car ils étaient trop imprécis.

L'OMI s'intéresse principalement à la présence ou non d'une occlusion d'une artère coronaire. Bien sûr, tous les critères qui répondent aux critères du paradigme STEMI répondront également aux critères OMI, mais le paradigme OMI prend en compte bien plus : l'histoire, l'examen physique, les analyses de laboratoire et l'échocardiographie, ainsi que l'ECG à 12 dérivations. Un patient présentant plusieurs facteurs de risque, une douleur thoracique classique, des troponines élevées et l'ECG de la figure 30-23 ne se rendrait pas au laboratoire de cathétérisme selon les critères STEMI. Même un échocardiogramme démontrant une anomalie de mouvement de la paroi régionale peut ne faire aucune différence dans certains cas.

Étant donné ces informations, il est facile de comprendre pourquoi l'utilisation du paradigme STEMI entraîne l'absence de 25 % ou plus de toutes les occlusions vasculaires coronaires complètes qui auraient bénéficié d'une revascularisation d'urgence.

3. **Quelle artère coronaire est impliquée ?**
L'artère interventriculaire antérieure est l'artère responsable. Il y a des ondes T hyperaiguës dans les dérivations V2 – V5, I, II et aVL. La dérivation aVL présente un sus-décalage ST très subtile, indiquant que l'onde T hyperaiguë est en train de passer à un sus-décalage ST. Il existe des modifications réciproques dans les dérivations III et aVF. La présence de modifications réciproques avant le début de le sus-décalage du segment ST n'est pas inhabituelle et ne doit pas être interprétée comme une « ischémie sous-endocardique ».

Comparez l'onde T hyperaiguë de la dérivation aVL avec les ondes T des dérivations aVF et V6. La différence est subtile. Vous n'avez pas besoin de pouvoir la reconnaître immédiatement, mais elle doit toujours vous faire très suspecter une hyperacuité.

4. **Quels autres tests doivent être effectués pendant que vous étudiez cet ECG ?**
Dosages de troponine et échocardiogramme au chevet du patient.

ECG 22

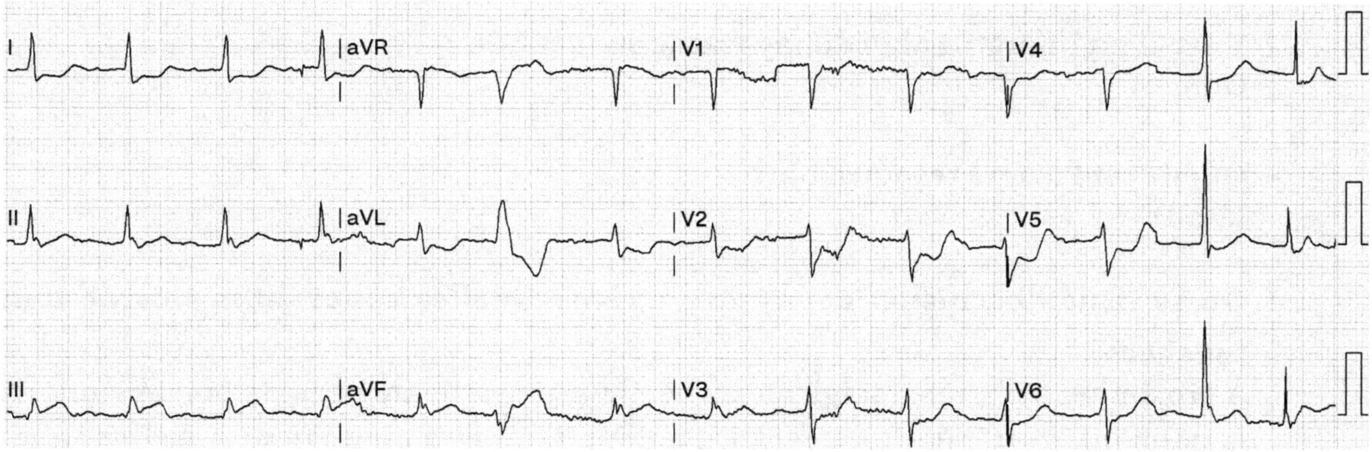

Figure 30-24

ECG d'un homme de 61 ans présentant une douleur semblable à une pression sous-sternale irradiant vers le bras gauche et la mâchoire. Fumeur, diabétique de type 1, hypertension.

1. Y a-t-il un infarctus aigu du myocarde sur cet ECG ?
2. Quelle est l'artère responsable ?
3. Où se situe l'occlusion dans cette artère ?
4. L'ECG de ce patient laisse-t-il entrevoir des complications possibles dans un avenir immédiat ?

ECG 22 – Discussion

1. **Y a-t-il un infarctus aigu du myocarde sur cet ECG ?**
   Oui !

2. **Quelle est l'artère responsable ?**
   L'ACD.

3. **Où se situe l'occlusion dans cette artère ? Quelles zones du myocarde sont touchées ?**
   À proximité de l'artère marginale aiguë. Il y a une atteinte de la paroi inférieure, de la paroi inférolatérale et du ventricule droit. Il s'agit d'un infarctus très important avec une morbidité et une mortalité élevées. Toute instabilité hémodynamique ou électrique chez ce patient augmentera la mortalité hospitalière à près de 30 %.

4. **L'ECG de ce patient suggère-t-il des complications possibles dans un avenir immédiat ?**
   Chez un patient présentant un infarctus du myocarde aussi étendu (et de ce type), l'ectopie ventriculaire doit être prise très au sérieux. Un collapsus cardiovasculaire soudain reste une possibilité sérieuse. Et n'oubliez pas : il peut survenir sans que le patient n'ait reçu de nitroglycérine ou d'autres médicaments susceptibles d'augmenter la capacité veineuse ou de réduire la résistance périphérique.

ECG 23

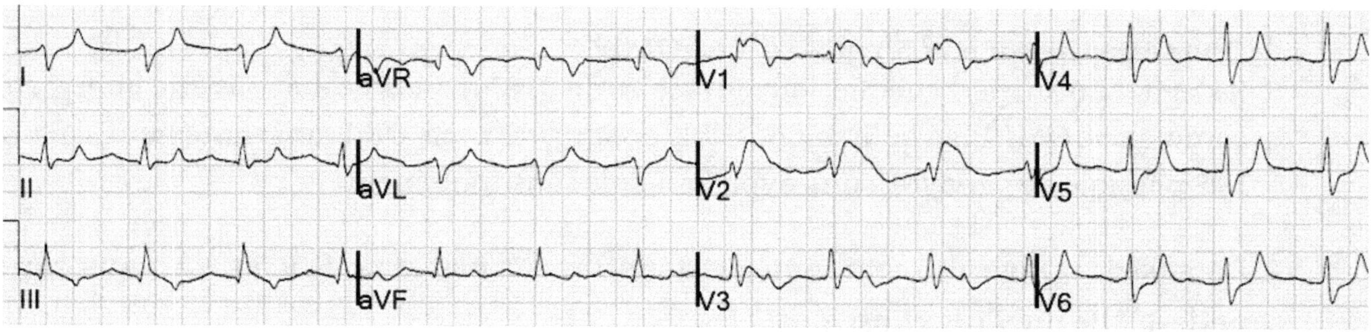

Figure 30-25

1. Que se passe-t-il ici ? S'agit-il d'une OMI ?

2. L'élévation du segment ST dans les dérivations aVR et V2 vous rappelle-t-elle quelque chose ?

3. Y a-t-il des résultats sur cet ECG à 12 dérivations qui suggèrent ou diagnostiquent quelque chose ?

4. Quel traitement doit être instauré immédiatement chez ce patient ?

ECG 23 – Discussion

1. **Que se passe-t-il ici ? S'agit-il d'une OMI ?**
Il s'agit d'une hyperkaliémie, l'un des sosies du STEMI. Cela ne doit pas être interprété comme une OMI. Bien qu'il soit possible de survivre à une OMI sans traitement, il n'est PAS possible de survivre à une hyperkaliémie sans traitement.

2. **Le sus-décalage du segment ST dans les dérivations aVR et V2 vous rappelle-t-elle quelque chose ?**
Le sus-décalage du segment ST dans les dérivations aVR et V2 ressemble à un syndrome de Brugada, ce qui en fait des phénocopies de Brugada.

3. **Y a-t-il des résultats sur cet ECG à 12 dérivations qui suggèrent ou diagnostiquent quelque chose ?**
Oui ! 1) Élargissement de l'intervalle QRS, 2) élargissement et aplatissement des ondes P, 3) intervalle PR augmenté, 4) ondes T symétriques et légèrement pointues, et 5) le sus-décalage classique du segment ST dans les dérivations V1 et V2 se présentant comme une phénocopie de Brugada. Les ondes T ne sont pas aussi hautes ou pointues que les ondes T hyperkaliémiques classiques. Les ondes T hyperkaliémiques classiques ne sont présentes que dans 22 % des cas d'hyperkaliémie, ce qui signifie qu'elles ne sont pas un signe d'augmentation du K^+ extracellulaire dans 78 % des cas ! Finalement, les ondes P deviennent isoélectriques lorsque le myocarde auriculaire ne répond plus aux potentiels d'action. Cependant, les impulsions sinusales continuent à se conduire normalement, ce qui entraîne un rythme sinusal sans ondes P. Nous appelons cela une conduction sinoventriculaire, qui ne se produit qu'en cas d'hyperkaliémie. Elle est souvent interprétée comme un rythme jonctionnel si les complexes QRS sont encore étroits (ce qui est tout à fait possible) ou comme un rythme idioventriculaire si les intervalles QRS sont larges. Les caractéristiques qui vous alertent d'une hyperkaliémie sont celles mentionnées ci-dessus (à l'exception du n° 2).

4. **Quel traitement doit être immédiatement instauré chez ce patient ?**
Une ou deux ampoules de chlorure de calcium doivent être administrées immédiatement par voie intraveineuse de gros calibre placée solidement dans une grosse veine. Cela devrait aider très rapidement, mais l'effet peut ne pas durer plus de 30 à 45 minutes.

ECG 24

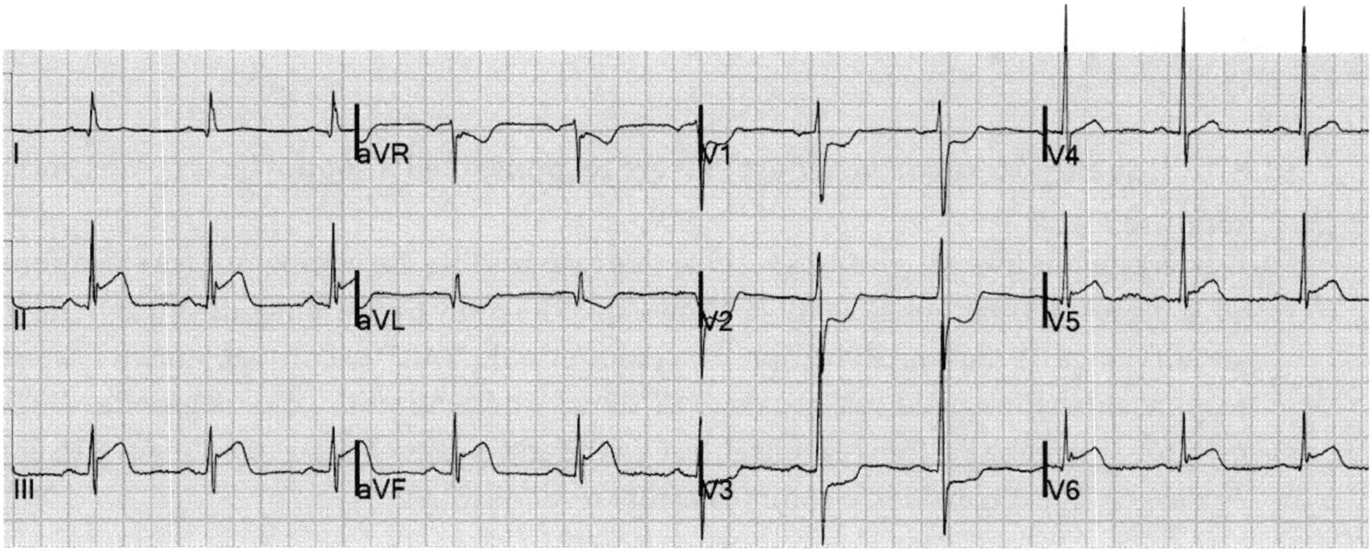

Figure 30-26

1. Y a-t-il un OMI sur cet ECG ?
2. Si oui, quelle artère coronaire est l'artère responsable ? Sur quoi basez-vous votre réponse ?
3. Où se situe la lésion dans l'artère responsable ?
4. À quels autres problèmes ou complications devez-vous être attentif ?

ECG 24 – Discussion

1. **Y a-t-il un OMI présente sur cet ECG ?**
   Oui.

2. **Si oui, quelle artère coronaire est l'artère responsable ? Sur quoi basez-vous votre réponse ?**
   L'artère circonflexe gauche ACX) est l'artère responsable. En comparant les élévations ST dans les dérivations II et III, je trouve qu'elles sont toutes deux de 3,0 mm. Si le sus-décalage ST dans la dérivation III est plus grande, l'ACD est probablement l'artère responsable ; lorsque le sus-décalage ST dans la dérivation II est plus grande, l'ACX est probablement l'artère responsable. Cependant, lorsque les sus-décalages ST sont égales, l'ACX est considérée comme l'artère responsable.

3. **Où se situe la lésion dans l'artère responsable ?**
   La branche marginale obtuse (OM) de l'ACX fournit une circulation à la paroi basolatérale du ventricule gauche. Si la lésion est proximale à l'OM, il y aura un sus-décalage ST dans la dérivation aVL lorsque l'ACX n'est pas dominante. Si l'ACX est dominant, le sus-décalage du segment ST dans aVL annulera tout ou partie de le sus-décalage du segment ST dans la D3. Lorsque l'ACX est dominant, il y aura également une ischémie dans les dérivations inférieures. Si l'occlusion est distale par rapport à l'OM, la paroi basolatérale sera non ischémique, ce qui permettra à la D3 de réagir de manière réciproque à l'ischémie dans les dérivations inférieures, en particulier la D3.

   Étant donné que la D3 est capable de réagir de manière réciproque à la D3, l'occlusion est située en aval de la branche marginale obtuse.

4. **À quels autres problèmes ou complications devez-vous être attentif ?**
   Lorsque l'ACX est occlus, plusieurs complications possibles peuvent survenir : 1) irrégularités du rythme sinusal, y compris la fibrillation auriculaire (si l'occlusion est très proximale). L'ACX assure la circulation vers le nœud sinusal et l'oreillette droite dans 45 % des cas, qu'il soit dominant ou non dominant. 2) Lorsqu'il est dominant, l'ACX est la seule source de circulation vers le muscle papillaire postérieur. La rupture du muscle papillaire peut entraîner un reflux sanguin massif dans l'oreillette gauche pendant la systole avec apparition soudaine d'un œdème pulmonaire aigu profond. Soyez toujours à l'écoute d'un nouveau souffle de régurgitation apical (souffle holosystolique à l'apex), qui pourrait annoncer une catastrophe imminente. 3) Lorsqu'il est dominant, l'ACX assure également la circulation du nœud AV, soyez donc attentif aux blocs AV de premier degré, Mobitz I et de troisième degré. Les blocs AV

Mobitz II sont infranodaux, vous ne les verrez donc pas pendant l'occlusion de l'ACX ou de l'ACD.

Étant donné que l'artère du nœud SA est située très proximalement sur le tronc principal de l'ACX et que l'occlusion est distale par rapport à l'OM, il ne devrait pas y avoir de problèmes auriculaires ou sinusaux. Les intervalles PR sont normaux et stables, il n'y a donc probablement pas eu d'atteinte de l'artère du nœud AV.

ECG 25

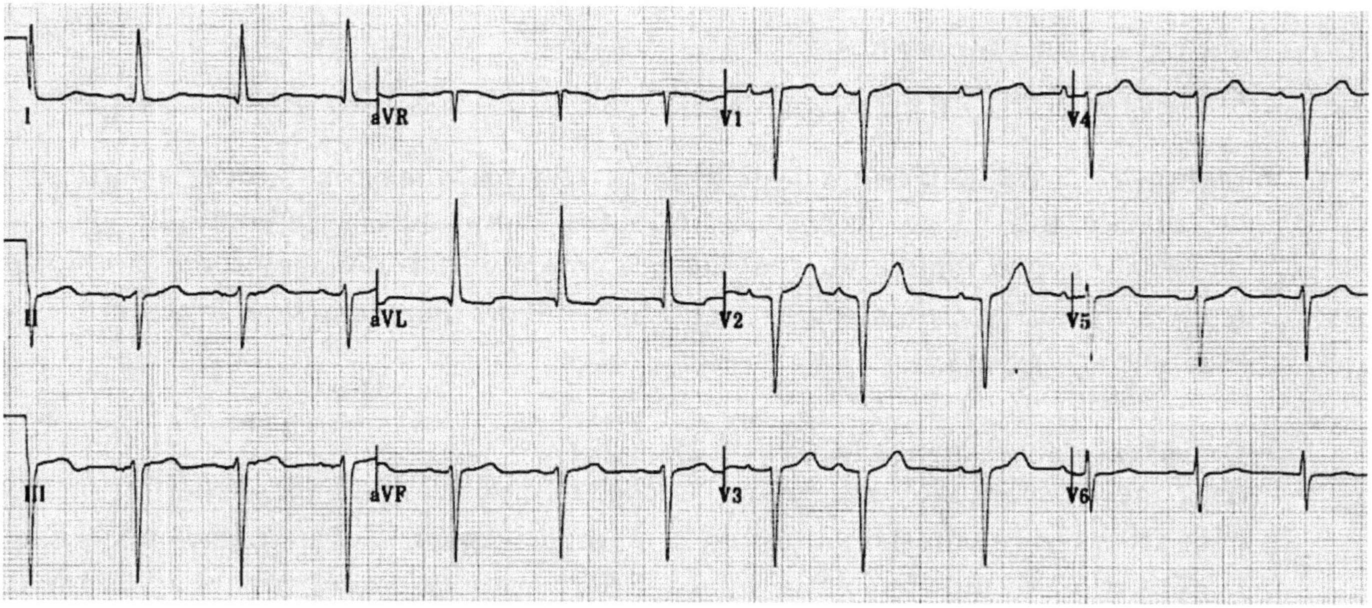

Figure 30-27

ECG d'une femme de 69 ans ayant des antécédents de tabagisme, de diabète de type 2 et d'hypertension. Elle se plaint d'une dyspnée d'apparition soudaine et d'une fatigue profonde pendant deux heures. Elle nie avoir des douleurs thoraciques mais admet avoir de légères nausées.

1. Y a-t-il un OMI sur cet ECG ?

2. L'absence de douleur thoracique vous dit-elle quelque chose sur cette patiente ?

3. Que se passe-t-il sur cet ECG ?

4. Sa première troponine est inférieure à la limite supérieure de la normale. Il n'y a pas de sus-décalage du segment ST sur cet ECG qui correspond au protocole STEMI. Cela signifie-t-il qu'elle ne souffre pas d'occlusion coronaire aiguë ?

ECG 25 – Discussion

1. **Y a-t-il un OMI sur cet ECG ?**
   Pas pour le moment.

2. **L'absence de douleur thoracique vous dit-elle quelque chose sur cette patiente ?**
   Oui... cela m'indique qu'elle n'a aucune douleur thoracique. Les patients plus âgés, les diabétiques et les femmes de tout âge présentent parfois des symptômes atypiques (c'est-à-dire des symptômes autres que des douleurs thoraciques qui irradient vers le bras, le cou ou la mâchoire).

3. **Que se passe-t-il sur cet ECG ?**
   Il y a une hypertrophie ventriculaire gauche présente. L'onde R dans la dérivation aVL peut atteindre 18 mm et, en utilisant la méthode Peguero-LoPresti, une onde S dans la dérivation V4 plus une onde S dans la dérivation III est supérieure à 30 mm, ce qui est qualifié d'HVG - dans ce cas pour les hommes et les femmes. L'onde R dans la dérivation I + l'onde S dans la dérivation III > 24 mm, ce qui est également qualifié d'HVG. L'hypertrophie ventriculaire gauche est l'un des sosies les plus courants d'une ischémie/infarctus aigu du myocarde et une cause occasionnelle de fausses activations du laboratoire de cathétérisme.

4. **Sa première troponine est inférieure à la limite supérieure de la normale. Il n'y a pas de sus-décalage du segment ST sur cet ECG qui soit éligible au protocole STEMI. Cela signifie-t-il qu'elle ne souffre pas d'une occlusion coronaire aiguë ?**
   L'absence de critères sur cet ECG pour un infarctus aigu du myocarde ne l'exclut pas ! Des ECG en série doivent être enregistrés, les enzymes cardiaques évaluées et une radiographie thoracique et un échocardiogramme doivent être demandés. Si la patiente ne s'améliore pas avec un traitement médical, un cardiologue doit être consulté. Elle nie avoir des douleurs thoraciques, mais son sexe, son âge et ses facteurs de risque pourraient être des causes de symptômes atypiques. Soyez très prudent avec celui-ci.

ECG EN BONUS !

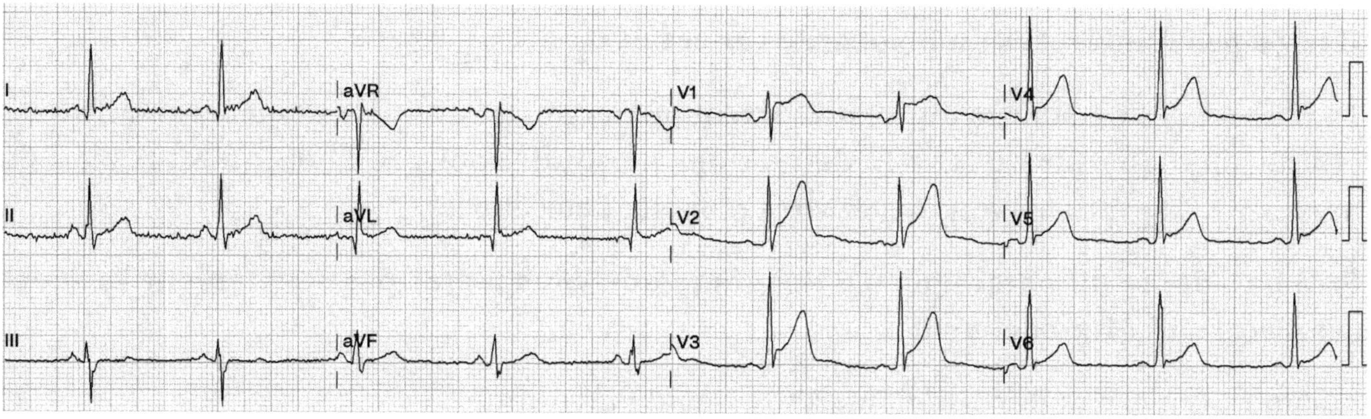

Figure 30-28

Un homme de 42 ans souffrant de douleurs thoraciques sous-sternales, estimées à 6/10, contre 7/10 après une seule nitroglycérine sublinguale. Aucun problème cardiaque antérieur.

Une question simple...

Y a-t-il un infarctus du myocarde par occlusion sur cet ECG ?

Si votre réponse est « OUI ! », justifiez-la.

Si votre réponse est « NON ! », justifiez-la.

ECG EN BONUS ! – Discussion

Il n'y a pas d'infarctus du myocarde sur cet ECG.

La plupart des personnes qui se présentent aux urgences avec des douleurs thoraciques et une anomalie sur l'ECG à 12 dérivations ne souffriront pas d'un infarctus aigu du myocarde. Cependant, vous devez vous rappeler deux choses...

Être un adepte du paradigme OMI signifie que vous n'êtes pas strictement lié à des sus-décalages ST prédéfinies.

Aucun ECG n'exclut jamais un infarctus aigu du myocarde !

Ne basez pas prématurément votre diagnostic sur un seul ECG d'apparence anormale. Pensez-y d'abord...

Il y a un sus-décalage ST dans les dérivations V1 à V6, ce qui est évident dans les dérivations V1-V4 mais plus subtil dans les dérivations V5 et V6. Il y a également un sus-décalage ST dans les dérivations I et aVL, mais les deux sont très subtils.

Il n'y a pas de changement réciproque manifesté dans les dérivations inférieures. Bien que les changements réciproques puissent apparaître avant le changement indicatif de le sus-décalage ST, cela ne se produit généralement pas dans le sens inverse. Le sus-décalage ST n'apparaît pas avant le changement réciproque. S'il y avait une ischémie dans la région basolatérale, les dérivations inférieures, et en particulier la dérivation III, la détecteraient réciproquement presque immédiatement. Il ne peut pas y avoir d'ischémie antérolatérale de la dérivation V1 à la dérivation V6 sans atteinte de la région basolatérale (dérivations I et aVL).

Toute l'élévation du segment ST présente une concavité vers le haut, ce qui rend un infarctus aigu du myocarde moins probable.

La question ici est : « S'agit-il vraiment d'une occlusion de l'artère coronaire gauche ? »

Le sus-décalage du segment ST dans la dérivation aVL élimine l'ACD de la prise en compte.

Le sus-décalage du segment ST dans les dérivations V1 à V3 élimine l'ACX de la prise en compte.

Mais qu'en est-il de l'artère interventriculaire antérieure ? Elle présente également des problèmes. Si l'occlusion était proximale à D1, il devrait y avoir un sous-décalage du segment ST réciproque dans les dérivations inférieures. En fait, le sous-décalage du segment ST dans ces dérivations est un signe d'occlusion proximale à D1. Ainsi, un sus-décalage du segment ST dans la dérivation aVL sans modification réciproque dans la dérivation III est incompatible avec une occlusion proximale de l'IVA.

S'il s'agissait d'une occlusion de l'IVA médiane à distale, dans environ 80 % des cas, il y aurait probablement un sous-décalage du segment ST dans la dérivation aVL en raison d'une ischémie inférieure causée par une IVA de type 3.

Les dérivations V2 et V3 semblent présenter une ischémie de grade 3 par perte de l'onde S. Mais s'agit-il vraiment d'une ischémie de grade 3 ou simplement d'une sorte de sosie ? Examinons de plus près l'ischémie de grade 3 réelle...

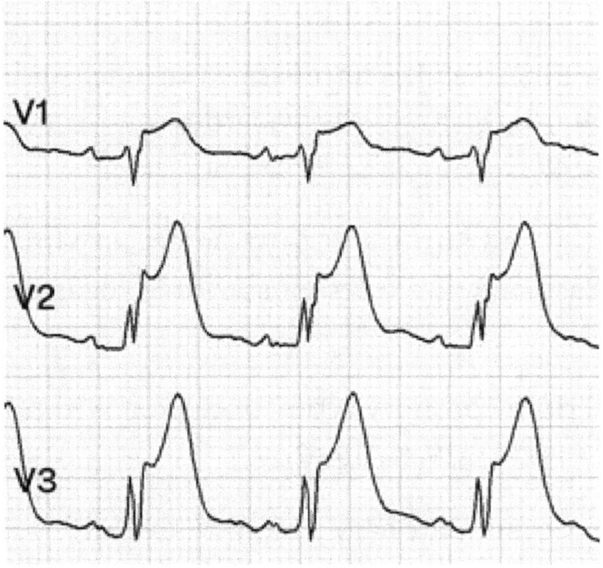

Figure 30-29 Ischémie de grade 3

Comparez cet exemple d'ischémie réelle de grade 3 (Figure 30-29) avec les dérivations V2 et V3 de la Figure 30-28. Quelle différence remarquez-vous ? Observez la hauteur des ondes R de la Figure 30-28 et comparez-les à la Figure 30-29. La hauteur marquée des ondes R avec des ondes S réduites de la Figure 30-28 est due à *une transition précoce*, également connue sous le nom de rotation dans le sens inverse des aiguilles d'une montre. Il n'y a pas de rotation dans cet extrait d'ECG (Figure 30-29).

PERLE | Dans le plan frontal, nous déterminons l'axe QRS moyen (ÂQRS) tandis que dans le plan horizontal (ou transversal), nous déterminons la transition, ou rotation.

Avant de passer au diagnostic de péricardite aiguë, voyez-vous d'autres signes de péricardite sur cet ECG ? Vous devez interroger le patient plus en détail sur la qualité de la douleur thoracique - qu'est-ce qui l'aggrave, qu'est-ce qui la soulage ? Y a-t-il eu récemment une maladie des voies respiratoires supérieures ou gastro-intestinales ?

Lectures recommandées

Birnbaum Y, et al. Acute myocardial infarction entailing ST-segment elevation in lead aVL: Electrocardiographic differentiation among occlusion of the left anterior descending, first diagonal, and first obtuse marginal coronary arteries. American Heart Journal. Volume 131, Number 1;January 1996: 38-42.

Birnbaum Y, et al. Common pitfalls in the interpretation of electrocardiograms from patients with acute coronary syndromes with narrow QRS: a consensus report. Journal of Electrocardiology 45 (2012) 463–475.

Birnbaum Y, Solodky A, Herz I, Kusniec J, Rechavia E, Sulkes J, Sclarovsky S: Implications of ST-segment depression in anterior acute myocardial infarction: Electrocardiographic and angiographic correlation. Arn Heart J. 1994;127: 1467-1473.

Fiol M, et al. New Criteria Based on ST Changes in 12-Lead Surface ECG to Detect Proximal versus Distal Right Coronary Artery Occlusion in a Case of Acute Inferoposterior Myocardial Infarction. A. N. E. 2004;9(4):383-388.

Garcia-Niebla J, Goldwasser D, de Luna AB. Proximal right coronary artery occlusion with ST elevation in all precordial leads. J Electrocardiol. 2009;42(2):119.e1-119.e2.

de Agustín, JA, et al. Collateral Circulation From the Conus Coronary Artery to the Anterior Descending Coronary Artery: Assessment Using Multislice Coronary Computed Tomography. Rev Esp Cardiol. 2010;63(3):347-51.

de Winter, RJ, et al. A New ECG Sign of Proximal LAD Occlusion. N Engl J Med. 359:19, Nov 2008.

Engelen, D, Gorgels, A, Cheriex, E. et al. Value of the electrocardiogram in localizing the occlusion site in the left anterior descending coronary artery in acute anterior myocardial infarction. J Am Coll Cardiol. 1999 Aug, 34 (2) 389–395.

MacAlpin RN. Clinical Significance of QS Complexes in V1 and V2 without Other Electrocardiographic Abnormality. A.N.E. 2004;9(1):39-47.

Nair R, Glancy DL. ECG Discrimination Between Right and Left Circumflex Coronary Arterial Occlusion in Patients With Acute Inferior Myocardial Infarction - Value of Old Criteria and Use of Lead aVR. CHEST 2002; 122:134–139.

Réimprimé à partir du blog ECG du Dr Smith

Les ECG suivants sont reproduits avec l'aimable autorisation du Dr Stephen W. Smith. Vous pouvez trouver ces cas et d'autres cas très intéressants et instructifs sur son blog (Dr. Smith's ECG Blog) à l'adresse suivante : https://hqmeded-ecg.blogspot.com/

Figure 30-16
Date : jeudi 23 mai 2013
"24 yo woman with chest pain the morning after binge drinking: Is it Pericarditis?"

Figure 30-17
Date : mardi 19 mars 2024
"An 80 year old woman with Left Bundle Branch Block (LBBB) and pleuritic chest pain"

Figure 30-19
Date : dimanche 11 septembre 2022
A man in his 60s with chest pain and LBBB

Figure 30-22
Date : dimanche 19 janvier 2020
"A woman in her 70s with bradycardia and hypotension."

Figure 30-27
Date : dimanche 6 mai 2018
"Is There a Delayed Activation Wave???"

www.ingramcontent.com/pod-product-compliance
Lightning Source LLC
LaVergne TN
LVHW082024051026
849532LV00011B/3262